2025国家执业药师职业资格考试2000题

中药学专业知识（一）

主 编 关 枫

中国健康传媒集团

中国医药科技出版社

内 容 提 要

本书由具有丰富考前培训经验的专家老师根据新版执业药师职业资格考试大纲及考试指南的内容要求精心编写而成。书中习题按新版考试指南章节编排，题量丰富，出题角度多样，题目难度恰当，题型与真题要求完全一致，并逐题配有答案和详尽解析。随书附赠配套数字化资源，包括历年真题、考生手册、思维导图、高频考点、飞升上岸修炼计划等；赠线上模拟试卷，方便考生系统复习后自查备考。考生可通过做题加深对所学知识点的理解、运用和记忆，提升应试能力。本书是参加 2025 年国家执业药师职业资格考试考生的辅导用书。

图书在版编目（CIP）数据

中药学专业知识（一）/ 关枫主编 . -- 北京：中国医药科技出版社，2025. 4. --（2025 国家执业药师职业资格考试 2000 题）. -- ISBN 978-7-5214-5046-0

Ⅰ. R28-44

中国国家版本馆 CIP 数据核字第 2025DQ9914 号

美术编辑 陈君杞
责任编辑 黄 坤
版式设计 友全图文

出版　**中国健康传媒集团** ｜ 中国医药科技出版社
地址　北京市海淀区文慧园北路甲 22 号
邮编　100082
电话　发行：010 - 62227427　邮购：010 - 62236938
网址　www. cmstp. com
规格　889×1194mm ¹⁄₁₆
印张　15
字数　514 千字
版次　2025 年 4 月第 1 版
印次　2025 年 4 月第 1 次印刷
印刷　大厂回族自治县彩虹印刷有限公司
经销　全国各地新华书店
书号　ISBN 978 - 7 - 5214 - 5046 - 0
定价　**69. 00 元**

获取新书信息、投稿、为图书纠错，请扫码联系我们。

出版说明

执业药师职业资格制度的核心是保障职业准入人员具备良好的职业素质和能力。国家执业药师职业资格考试以执业药师岗位职责和实践内容为出发点，以培养在药品质量管理和药学服务方面具有综合性职业能力、具备自主学习和终生学习的态度和意识、能较好地服务公众健康的人才为目标。

为了更好地服务于考生，帮助考生顺利通过考试，我们组织国内工作在教学一线、有着丰富考前培训经验的专家编写了这套丛书。本丛书依据新版考试大纲和考试指南，在对近几年考试真题的考点分布及题型比例、出题难度进行深入研究的基础上编写而成，力求语言规范化、试题原创性和考点全覆盖。本丛书具有以下特点：

1. 紧扣新版考纲。新版考试大纲从考试内容、重点要求、出题方向、考题类型等多方面，更加强调实践应用，要求药学服务从业人员系统地掌握"三基"，即基本理论、基本知识和基本技能，并要具备将这些知识在实践中领会、运用、综合、分析等方面的能力。本丛书题目的设计紧紧围绕"以用定考、以考促学、学以致用"这一中心原则。

2. 精选通关试题。本丛书所设题型与历年真题完全一致，包括最佳选择题（只有1个最符合题意）、配伍选择题（备选项可重复选用，也可不选用）、综合分析选择题（每组题基于同一个案例，只有1个最符合题意）和多项选择题（有2个或2个以上符合题意），并根据近年执业药师考试真题中各章节所占分值比重，对各章节试题总量和题型比例做了合理配置。对重要考点多角度出题，帮助考生举一反三，利用联想记忆、对比记忆和分类记忆等方法掌握相关考点内容。

3. 逐题精准解析。为方便考生及时补充知识缺漏，书中对每道试题均设有解析。针对难点和重点题目做了详细解析，旨在开拓考生解题思路。

4. 合理安排题量。本丛书各分册均设计试题2000余道，题量丰富，旨在使考生通过反复做题，从不同角度熟悉考点，提高复习效率和应试能力。

5. 附赠配套资源。为令本丛书更加立体化，使考前复习更加高效、便捷，随书附赠配套数字化资源，包括历年真题、考生手册、思维导图、高频考点、飞升上岸修炼计划等，并赠线上模拟试卷，便于考生熟悉题型，模拟考场，自查备考。获取步骤详见图书封底。

本丛书适合参加2025年国家执业药师职业资格考试的考生使用。在使用中，如果您有任何意见和建议，欢迎扫描版权页的二维码与我们联系，我们将在今后的工作中不断修订完善。

中国医药科技出版社

2025 年 4 月

目　录

上篇
通关试题

第一章 中药与中药质量标准

第一节 中药和中药临床应用

一、中药与中药学

（一）配伍选择题

[1~2题共用备选答案]
- A. 生药
- B. 饮片
- C. 中药配方颗粒
- D. 本草
- E. 中成药

1. 未经精细加工炮制的原料药材是指
2. 中药材经过加工炮制处理后的制成品是指

（二）多项选择题

关于中成药的叙述，正确的有
- A. 以中医药理论为指导
- B. 以合格的中药饮片或药材为主要原料
- C. 获得国家药品主管部门的批准
- D. 按规定的处方、生产工艺和质量标准生产
- E. 是符合国家药品管理法规定的制剂

二、中药性能和功效

（一）最佳选择题

1. 中药的药性中，反映药物影响人体阴阳盛衰和寒热变化作用特点的是
- A. 有毒无毒
- B. 升降浮沉
- C. 四气
- D. 五味
- E. 归经

2. 寒凉性药物对人体的不良作用是
- A. 伤阳
- B. 敛阴
- C. 泻火
- D. 耗气
- E. 伤津

3. 寒凉性药物不具备的功效是
- A. 清热
- B. 凉血
- C. 解热毒
- D. 回阳救逆
- E. 泻火

4. 辛味药物所具有的功效是

- A. 和中
- B. 调和药性
- C. 发散
- D. 缓急
- E. 利湿

5. 辛味药物对人体的不良作用是
- A. 泻下伤阳
- B. 腻膈碍胃
- C. 收敛邪气
- D. 耗气伤阴
- E. 荡涤肠胃

6. 多用于治自汗盗汗、久泻久痢、遗精滑精、遗尿尿频等滑脱不禁病证的是
- A. 辛味药
- B. 甘味药
- C. 酸味药
- D. 苦味药
- E. 咸味药

7. 大多能伤津、伐胃，津液大伤及脾胃虚弱者不宜大量使用的是
- A. 甘味药
- B. 苦味药
- C. 咸味药
- D. 涩味药
- E. 淡味药

8. 咸味药物所具有的功效是
- A. 活血
- B. 利水
- C. 收敛
- D. 燥湿
- E. 软坚

9. 表示药物有渗湿利水作用的是
- A. 淡味
- B. 辛味
- C. 酸味
- D. 涩味
- E. 咸味

10. 性味皆属于沉降的是
- A. 酸、苦、寒
- B. 辛、甘、热
- C. 甘、辛、凉
- D. 苦、咸、温
- E. 甘、苦、温

11. 升浮类药物一般不具备的功效是
- A. 升阳发表
- B. 开窍
- C. 祛风散寒
- D. 消积导滞
- E. 涌吐

12. 药性理论中，药物作用的定位是指

 A. 四气   B. 五味

 C. 升降浮沉 D. 归经

 E. 有毒与无毒

13. 下列中药主治病证的表述用语中，不属于证名类主治病证的是

 A. 风寒表证 B. 湿热黄疸

 C. 冷哮   D. 惊悸

 E. 热淋

14. 五味是对人体不同效用的概括，其中效用为能泄、能坚、能燥的是

 A. 酸   B. 苦

 C. 甘   D. 辛

 E. 咸

（二）配伍选择题

[1~2 题共用备选答案]

 A. 辛味   B. 甘味

 C. 涩味   D. 苦味

 E. 咸味

1. 中药性味中，能腻膈碍胃、令人中满的是

2. 中药性味中，能敛邪的是

[3~4 题共用备选答案]

 A. 酸味   B. 苦味

 C. 淡味   D. 辛味

 E. 咸味

3. 中药性味中，能降火坚阴的是

4. 中药性味中，能行气活血的是

（三）多项选择题

1. 中药药性理论包括

 A. 四气   B. 五味

 C. 升降浮沉 D. 归经

 E. 有毒无毒

2. 中药的性状包括

 A. 色泽   B. 质地

 C. 滋味   D. 大小

 E. 气味

3. 关于中药五味的阴阳属性的描述，正确的是

 A. 辛属阳   B. 甘属阳

 C. 淡属阴   D. 酸属阳

 E. 苦属阴

4. 关于中药的功效分类，如按照对因功效分类，属于祛邪功效的是

 A. 祛风   B. 涌吐

 C. 息风   D. 解毒

 E. 祛痰

5. 下列属于对症功效的是

 A. 泻下   B. 止血

 C. 祛风湿   D. 通鼻窍

 E. 平喘

三、中药炮制

（一）最佳选择题

1. 通过加热炮制可使毒性降低的药材是

 A. 五味子   B. 苍耳子

 C. 商陆   D. 柴胡

 E. 党参

2. 经炮制后，药性由凉转温、功能由清泄转温补的药味是

 A. 人参   B. 菊花

 C. 商陆   D. 甘草

 E. 桔梗

3. 张仲景在《金匮玉函经》中指出，麻黄用时"皆先煮数沸"，其主要目的是

 A. 改变或缓和药物的性能

 B. 增强药物疗效

 C. 提高中药净度

 D. 便于调剂和制剂

 E. 除去或降低药物的副作用

4. 古人云"逢子必炒"的现代科学依据主要是

 A. 降低毒性

 B. 改变药性

 C. 利于有效成分溶出

 D. 增强作用

 E. 便于制剂

5. 钩藤一般宜生用或入汤剂（宜后下），主要是因为其中含有受热易被破坏的有效成分，该成分类型是

 A. 黄酮类   B. 蒽醌类

 C. 苯丙素类 D. 生物碱类

 E. 甾体类

6. 在本草著作中，石斛、龙胆等被注明"勿近火"，是因为其含有受热易被破坏的有效成分，该成分

类型是

  A. 三萜皂苷类   B. 甾体皂苷类

  C. 苯丙素类   D. 生物碱类

  E. 木脂素类

7. 黄芪、甘草等药材用水处理时，应尽量少泡多润，是因为含有易溶于水的有效成分类型，该类型是

  A. 苷类   B. 甾体类

  C. 蒽醌类   D. 鞣质类

  E. 木脂素类

8. 石榴皮、虎杖等药材用水处理时，应尽量少泡多润，是因为含有易溶于水的有效成分类型，该类型是

  A. 游离三萜   B. 甾醇类

  C. 游离蒽醌类   D. 鞣质类

  E. 挥发油类

9. 对槟榔、白芍等进行切片时，长时间露置于空气中，表面色泽会泛红，主要是因为药材中含有

  A. 黄酮类   B. 蒽醌类

  C. 苯丙素类   D. 鞣质类

  E. 甾体类

10. 容易发生"酸败""走油"等变化的中药，主要含有的成分类型是

  A. 有机酸   B. 蒽醌类

  C. 油脂类   D. 香豆素类

  E. 三萜类

11. 可缓和黄连的苦寒之性并引黄连入气分、清气分湿热的炮制方法是

  A. 姜汁制   B. 蜜炙

  C. 土制   D. 吴茱萸汁制

  E. 醋炙

12. 用于炮制的黄酒，其乙醇含量是

  A. 5%~10%   B. 15%~20%

  C. 25%~30%   D. 35%~40%

  E. 45%~50%

13. 关于辅料酒的说法，错误的是

  A. 甘辛、大热   B. 行药势

  C. 矫臭矫味   D. 活血通络

  E. 散寒止痛

14. 常用酒炙的中药是

  A. 黄连   B. 厚朴

  C. 乳香   D. 黄芪

  E. 马兜铃

15. 可以和植物体内的 $MgCl_2$、$CaCl_2$ 等形成结晶醇的辅料是

  A. 醋   B. 蜂蜜

  C. 酒   D. 姜汁

  E. 胆汁

16. 作为炮制用醋，其总酸量不得低于

  A. 2.0%   B. 2.5%

  C. 3.0%   D. 3.5%

  E. 4.0%

17. 关于米醋的炮制作用，错误的是

  A. 理气止血   B. 杀菌防腐

  C. 疏肝和胃   D. 消肿解毒

  E. 矫臭矫味

18. 能缓和药物燥性、除去不良气味、使药物色泽均匀一致的辅料是

  A. 稻米   B. 灶心土

  C. 河砂   D. 麦麸

  E. 滑石粉

19. 关于灶心土的炮制作用，错误的是

  A. 补脾益气   B. 温中和胃

  C. 止血   D. 止呕

  E. 涩肠止泻

20. 炮制后性味由辛温变为苦凉的饮片是

  A. 炙甘草

  B. 清半夏

  C. 制何首乌

  D. 胆南星

  E. 熟地黄

（二）配伍选择题

[1~3 题共用备选答案]

  A. 挥发油类   B. 生物碱类

  C. 苷类   D. 有机酸类

  E. 鞣质类

1. 醋制后可增加有效成分的溶出，提高疗效的是

2. 加水处理时，宜"抢水洗"的是

3. 常采用炒、蒸等方法破坏酶的活性，以免有效成分损失的是

[4~8 题共用备选答案]

  A. 食盐水   B. 生姜汁

C. 酒 D. 麻油

E. 醋

4. 具有抑制药物寒性、增强疗效、降低毒性作用的是

5. 具有引药入肝、散瘀止痛作用的是

6. 具有活血通络、祛风散寒作用的是

7. 具有润燥通便、解毒生肌作用的是

8. 具有引药下行、矫味、防腐作用的是

[9 ~ 11 题共用备选答案]

A. 木瓜 B. 地黄

C. 炉甘石 D. 阿胶

E. 鹅不食草

9. 经炮制能降低刺激性、减小副作用的是

10. 经炮制能改变或缓和药性的是

11. 经炮制能增强疗效的是

[12 ~ 14 题共用备选答案]

A. 蜜炙黄芪 B. 姜炙厚朴

C. 酒炙大黄 D. 姜炙半夏

E. 盐炙杜仲

12. 可缓和药物苦寒之性的是

13. 可缓和药物辛辣棘咽之性的是

14. 可增强药物补中益气之功的是

[15 ~ 18 题共用备选答案]

A. 竹茹 B. 苍术

C. 百部 D. 知母

E. 当归

15. 宜采用酒炙的药物是

16. 宜采用盐炙的药物是

17. 宜采用姜炙的药物是

18. 宜采用蜜炙的药物是

[19 ~ 22 题共用备选答案]

A. 白术 B. 阿胶

C. 斑蝥 D. 马钱子

E. 僵蚕

19. 宜采用土炒的药物是

20. 宜采用砂炒的药物是

21. 宜采用蛤粉炒的药物是

22. 宜采用米炒的药物是

[23 ~ 25 题共用备选答案]

A. 醋 B. 盐水

C. 蜂蜜 D. 麦麸

E. 河砂

23. 能强筋骨、软坚散结并能矫味的辅料是

24. 能使药物中的游离生物碱类增加溶解度的辅料是

25. 炮制后能使坚硬的药物质地松脆、便于制剂的辅料是

（三）多项选择题

1. 炮制的目的包括

A. 降低或消除药物的毒性或副作用

B. 改变或缓和药物的性能

C. 增强药物疗效

D. 便于调剂和制剂

E. 提高中药净度、确保用药质量和剂量

2. 炮制时，可能对生物碱类成分产生多种影响的辅料主要有

A. 盐水 B. 姜汁

C. 酒 D. 醋

E. 蜂蜜

3. 药材中主含挥发油性有效成分，干燥时应阴干的有

A. 大黄 B. 薄荷

C. 甘草 D. 桔梗

E. 荆芥

4. 下列药物中，常用蜂蜜炮制的有

A. 甘草 B. 麻黄

C. 紫菀 D. 枇杷叶

E. 天麻

5. 关于常用固体辅料稻米的说法，正确的有

A. 味甘、性平 B. 补中益气

C. 健脾和胃 D. 除烦止渴

E. 止泻痢

6. 固体辅料河砂的作用有

A. 作传热介质 B. 使药物质地酥脆

C. 降低毒性 D. 去除非药用部分

E. 矫味矫臭

四、中药化学成分

（一）最佳选择题

1. 鹧鸪菜驱虫作用的有效成分类型是

A. 氨基酸 B. 黄酮

C. 有机酸 D. 蒽醌

E. 苯丙素

2. 天花粉具有引产作用的有效成分类型是

A. 氨基酸 B. 蛋白质

C. 有机酸
D. 鞣质
E. 苯丙素

3. 有效成分遇热不稳定的中药，适宜的提取方法是
   A. 浸渍法
   B. 连续回流提取法
   C. 煎煮法
   D. 水蒸气蒸馏法
   E. 升华法

4. 关于渗漉法特点的叙述，正确的是
   A. 需温热（60~80℃）提取，不适用有效成分遇热不稳定的中药
   B. 不断向粉碎的中药材中添加新鲜浸出溶剂，消耗溶剂量大
   C. 加水煮沸，操作简便
   D. 用易挥发有机溶剂加热提取
   E. 实验室常用索氏提取器操作

5. 水蒸气蒸馏法主要用于提取
   A. 挥发油
   B. 黄酮苷
   C. 强心苷
   D. 糖类
   E. 蛋白质

6. 目前最常用的超临界流体是
   A. 二氧化碳
   B. 乙烷
   C. 庚烷
   D. 一氧化二氮
   E. 六氟化硫

7. 单一化合物的熔距要求为
   A. 0.5~1℃
   B. 1~2℃
   C. 2~3℃
   D. 3~4℃
   E. 4~5℃

8. 水提醇沉法主要可沉淀除去的水溶性杂质是
   A. 挥发油、木脂素
   B. 三萜皂苷、甾体皂苷
   C. 多糖、蛋白质
   D. 香豆素、木脂素
   E. 蒽醌、生物碱

9. 醇提水沉法主要可沉淀除去的水不溶性杂质是
   A. 多糖、氨基酸
   B. 三萜皂苷元、甾体皂苷元
   C. 树脂、叶绿素
   D. 游离香豆素、木脂素
   E. 游离蒽醌、生物碱

10. 下列成分中，适用于酸提碱沉法进行分离的是
    A. 木脂素
    B. 甾体皂苷
    C. 葡萄糖
    D. 生物碱
    E. 黄酮

11. 下列吸附柱色谱法洗脱溶剂系统中，极性最大的是
    A. 丙酮－水
    B. 三氯甲烷－乙酸乙酯
    C. 三氯甲烷－甲醇
    D. 甲醇－水
    E. 苯－乙酸乙酯

12. 液－液萃取法分离混合物中各组分的原理是
    A. 各组分的结构类型不同
    B. 各组分的分配比不同
    C. 各组分的酸碱性不同
    D. 各组分的极性不同
    E. 各组分的分子大小不同

13. 分离原理主要为氢键缔合的吸附剂是
    A. 活性炭
    B. 聚酰胺
    C. 硅藻土
    D. 氧化铝
    E. 硅胶

14. 利用分子大小不同分离混合成分的方法是
    A. 硅胶色谱法
    B. 氧化铝色谱法
    C. 凝胶色谱法
    D. 聚酰胺色谱法
    E. 离子交换树脂色谱法

15. 利用中药中各成分沸点的差别进行提取分离的方法是
    A. 升华法
    B. 分馏法
    C. 水蒸气蒸馏法
    D. 连续回流法
    E. 回流法

16. 在大孔吸附树脂色谱柱上被水最先洗脱下来的成分是
    A. 皂苷类
    B. 糖类
    C. 生物碱类
    D. 黄酮苷类
    E. 强心苷类

17. 属于非极性吸附剂的是
    A. 硅胶
    B. 氧化铝
    C. 聚酰胺
    D. 活性炭
    E. 葡聚糖凝胶

18. 下列溶剂极性最小的是
    A. 水
    B. 甲醇
    C. 丙酮
    D. 乙醇
    E. 乙醚

19. 可直接确定化合物精确分子组成的是
    A. ^1H-NMR
    B. $^{13}C-NMR$
    C. IR
    D. UV
    E. HR-MS

20. 确定化合物分子量常采用的方法是
    A. NMR
    B. IR
    C. UV
    D. MS
    E. DEPT

（二）配伍选择题

[1～3题共用备选答案]
    A. 硅胶色谱
    B. 聚酰胺色谱
    C. 凝胶色谱
    D. 分配色谱
    E. 离子交换色谱

1. 基于物理吸附原理的是
2. 基于氢键吸附原理的是
3. 基于分子筛原理的是

[4～6题共用备选答案]
    A. 挥发油
    B. 皂苷
    C. 黄酮
    D. 多糖
    E. 生物碱

4. 不宜用煎煮法提取的成分是
5. 可采用水提醇沉法提取的成分是
6. 可采用酸水提取法提取的成分是

[7～8题共用备选答案]
    A. 二氧化硅
    B. 二氧化碳
    C. 活性炭
    D. 硅胶
    E. 聚酰胺

7. 常用的极性吸附剂是
8. 常用的脱色剂是

[9～10题共用备选答案]
    A. 分馏法
    B. 升华法
    C. 重结晶法
    D. 硅胶柱色谱法
    E. 凝胶柱色谱法

9. 根据待分离物质的溶解度不同，用于分离提纯的方法是
10. 根据待分离物质的吸附能力不同，用于分离提纯的方法是

（三）综合分析选择题

[1～2题共用信息题干]

　　大孔吸附树脂是20世纪60年代末发展起来的一类有机高聚物吸附剂，通常分为非极性和极性两类。其在中草药化学成分的提取分离、复方中药制剂的纯化和制备等方面均显示出独特的作用，具有传统分离纯化方法无法比拟的优势。采用大孔树脂吸附分离、纯化中药提取液已越来越受到人们的重视，在中药制剂领域中也被用来进行单味中药的提取、分离或者复方制剂的纯化和制备。

1. 由于选用的骨架材料和引入的基团不同，大孔树脂有选择性吸附的性能。常用的 AB-8 型大孔树脂的吸附性能属于
    A. 弱极性
    B. 非极性
    C. 强极性
    D. 中极性
    E. 极性

2. 大孔树脂色谱在洗脱时，一般首先选用的洗脱溶剂是
    A. 3%～5%碱性溶液
    B. 10%酸性溶液
    C. 70%乙醇
    D. 30%乙醇
    E. 水

（四）多项选择题

1. 可用升华法提取分离的中药化学成分有
    A. 薯蓣皂苷
    B. 樟脑
    C. 咖啡因
    D. 黄连碱
    E. 齐墩果酸

2. 可作为超临界萃取夹带剂的有
    A. 甲醇
    B. 丙酮
    C. 乙醇
    D. 乙腈
    E. 三氯甲烷

3. 根据物质分子大小差别进行分离的方法有
    A. 凝胶色谱法
    B. 结晶法
    C. 膜分离法
    D. 硅胶柱色谱法
    E. 大孔树脂色谱法

4. 关于聚酰胺柱色谱的叙述，正确的有
    A. 聚酰胺吸附属于氢键吸附
    B. 也称半化学吸附
    C. 特别适合分离酚类、醌类、黄酮类化合物
    D. 对酸碱均较稳定
    E. 水在聚酰胺柱上的洗脱能力大于甲醇

五、中药剂型

（一）最佳选择题

1. 按剂型的物态分类，不属于固体剂型的是
    A. 散剂
    B. 糊剂
    C. 丸剂
    D. 锭剂
    E. 膜剂

2. 按药物的分散状态分类，洗剂为
    A. 真溶液型
    B. 胶体溶液型

C. 乳浊液型　　　　　　　D. 混悬液型

E. 芳香水剂型

3. 按给药途径和给药方法分类，涂膜剂为

　　A. 经口服给药的剂型

　　B. 经直肠给药的剂型

　　C. 经呼吸道给药的剂型

　　D. 经皮肤给药的剂型

　　E. 经黏膜给药的剂型

4. 剂型可改变药物的作用性质，硫酸镁静脉注射给药有镇静、解痉作用，口服给药作用是

　　A. 泻下　　　　　　　　B. 镇痛

　　C. 抗炎　　　　　　　　D. 止呕

　　D. 催吐

5. 下列给药方式中，起效最慢的是

　　A. 静脉注射　　　　　　B. 吸入给药

　　C. 舌下给药　　　　　　D. 口服制剂

　　E. 皮下注射

6. 下列给药方式中，起效最快的是

　　A. 直肠给药

　　B. 口服给药

　　C. 静脉注射给药

　　D. 皮下注射给药

　　E. 肌内注射给药

7. 中药制剂的使用安全风险的高低顺序是

　　A. 口服给药 > 静脉注射 > 肌内注射 > 外用给药

　　B. 外用给药 > 静脉注射 > 肌内注射 > 口服给药

　　C. 静脉注射 > 肌内注射 > 外用给药 > 口服给药

　　D. 静脉注射 > 肌内注射 > 口服给药 > 外用给药

　　E. 肌内注射 > 静脉注射 > 口服给药 > 外用给药

8. 不属于中药剂型选择原则中"五方便"内容的是

　　A. 方便质量控制　　　　B. 方便服用

　　C. 方便携带　　　　　　D. 方便贮存

　　E. 方便生产

9. 急症患者要求奏效迅速，不适宜的剂型是

　　A. 注射剂　　　　　　　B. 气雾剂

　　C. 舌下片　　　　　　　D. 滴丸

　　E. 蜜丸剂

10. 下列剂型中，经黏膜给药的速效剂型是

　　A. 糊剂　　　　　　　　B. 舌下片剂

　　C. 贴膏剂　　　　　　　D. 涂膜剂

　　E. 软膏剂

（二）配伍选择题

[1~4 题共用备选答案]

　　A. 片剂　　　　　　　　B. 软膏剂

　　C. 注射剂　　　　　　　D. 合剂

　　E. 乳剂

1. 按物态分类，属于固体制剂的是

2. 按药物的分散状态分类，属于乳状液型液体制剂的是

3. 按给药途径和方法分类，属于经皮肤给药的制剂是

4. 按制法分类，属于无菌制剂的是

（三）多项选择题

1. 下列剂型中，属于半固体剂型的有

　　A. 涂膜剂　　　　　　　B. 膜剂

　　C. 软膏剂　　　　　　　D. 糊剂

　　E. 凝胶剂

2. 根据药物在溶剂中的分散特性，属于真溶液型液体制剂的有

　　A. 溶液剂　　　　　　　B. 芳香水剂

　　C. 甘油剂　　　　　　　D. 醑剂

　　E. 乳剂

3. 不宜设计为口服制剂的有

　　A. 在胃肠道中不稳定的药物

　　B. 对胃肠道有刺激性的药物

　　C. 不被胃肠道吸收的药物

　　D. 因肝脏首过效应易失效的药物

　　E. 用于皮肤病的药物

4. 某药物肝脏首过效应较大，其不适宜的剂型有

　　A. 肠溶衣片　　　　　　B. 舌下片

　　C. 咀嚼片　　　　　　　D. 透皮吸收贴剂

　　E. 直肠栓剂

5. 中药剂型选择的基本原则包括

　　A. 根据药物的性质

　　B. 根据疾病防治的需要

　　C. 根据销售利润

　　D. 根据经验

　　E. 根据"五方便"的要求

六、中药体内过程及中药药理毒理

（一）最佳选择题

1. 有关生理因素影响口服给药吸收的叙述，错误的是

　　A. 胃液的 pH 为 1.0 左右，有利于弱酸性药物的吸收

B. 小肠部位肠液 pH 通常为 7.6，有利于弱碱性药物的吸收

C. 胃肠液中的胆盐能增加所有药物的吸收

D. 胃排空速率快，有利于多数药物的吸收

E. 消化道吸收部位的血液循环状况影响药物的吸收

2. 下列影响药物吸收的因素中，错误的是

A. 非解离药物的浓度越大，越易吸收

B. 药物的脂溶性越大，越易吸收

C. 药物的水溶性越大，越易吸收

D. 药物的粒径越小，越易吸收

E. 药物的溶出速度越大，越易吸收

3. 口服制剂中药物吸收速度最快的是

A. 溶液剂　　　　　B. 混悬剂

C. 胶囊剂　　　　　D. 片剂

E. 丸剂

4. 关于影响药物分布的因素，错误的是

A. 与血浆蛋白结合的药物可透过血管壁

B. 血流量大、血管通透性好的组织器官药物分布速度快

C. 水溶性药物很难透入脑脊髓

D. 药物的选择性分布主要取决于生物膜的转运特性

E. 通常药物的分布是通过血液循环进行的

5. 关于药物排泄的叙述，错误的是

A. 药物可因与血浆蛋白结合不被肾小球滤过而减少排泄

B. 药物可因与血浆蛋白结合不被肾小管分泌而减少排泄

C. 尿量增加可导致重吸收减少而增加排泄

D. 经乳汁排泄的药物可能影响乳儿的安全

E. 经胆汁排泄的药物可因肝肠循环致作用时间延长

6. 恒速静脉滴注的给药速度以及控释制剂中药物的释放速度是

A. 米氏动力学过程　　B. 零级速度过程

C. 一级速度过程　　　D. 二级速度过程

E. 三级速度过程

（二）配伍选择题

[1~3 题共用备选答案]

A. V　　　　　　　B. K

C. Cl　　　　　　　D. AUC

E. $t_{1/2}$

1. 表示药物血药浓度 – 时间曲线下面积的符号是

2. 表示体内清除率的符号是

3. 表示生物半衰期的符号是

[4~6 题共用备选答案]

A. 生物利用度　　　　B. 绝对生物利用度

C. 相对生物利用度　　D. 生物等效性

E. 生物半衰期

4. 体内药量或血药浓度消除一半所需要的时间，称为

5. 试验制剂与参比制剂血药浓度 – 时间曲线下面积的比率，称为

6. 试验制剂与静脉给药参比制剂的血药浓度 – 时间曲线下面积的比值，称为

（三）多项选择题

1. 关于不同给药途径的药物吸收显效快慢的顺序，正确的有

A. 静脉 > 口服　　　　B. 吸入 > 口服

C. 舌下 > 皮下　　　　D. 口服 > 皮肤

E. 静脉 > 吸入

2. 影响药物胃肠道吸收的生理因素有

A. 胃肠液的成分与性质

B. 胃排空速率

C. 药物的油、水分配系数

D. 胃肠本身的运动

E. 消化道吸收部位的血液或淋巴循环途径及其流量大小

3. 下列关于影响药物吸收的药物自身因素的叙述，正确的有

A. 未解离的分子型药物比离子型药物易于透过细胞膜

B. pH 减小有利于碱性药物的吸收

C. pH 减小有利于酸性药物的吸收

D. 在消化道部位吸收的药物分子型比例是由吸收部位的 pH 和药物本身的 pK_a 决定的

E. 常采用减小药物粒径、制成固体分散体等方法促进药物溶出

4. 下列有关药物分布影响因素的叙述，正确的有

A. 药物分布主要取决于组织器官的血流量

B. 药物与血浆蛋白的结合是不可逆的

C. 药物与血浆蛋白结合的能力

D. 药物与血浆蛋白结合具有饱和现象

E. 通常水溶性药物很难透入脑脊髓

E. 药物可经肾、胆汁、唾液、汗腺、乳汁等途径排泄

5. 影响药物代谢的主要因素有

A. 给药剂量与体内酶的作用

B. 年龄

C. 给药途径

D. 个体差异

E. 性别

7. 用于评价制剂生物等效性的药物动力学参数有

A. 生物半衰期（$t_{1/2}$）

B. 清除率（Cl）

C. 血药峰浓度（C_{max}）

D. 表观分布容积（V）

E. 血药浓度－时间曲线下面积（AUC）

6. 下列关于药物排泄的叙述，正确的有

A. 药物主要经肾排泄

B. 肾小管分泌主要以主动转运为主

C. 血浆蛋白结合率影响药物的肾小管分泌

D. 药物的代谢物以结合型经胆汁排泄，在肠道中水解为原型后易被重吸收

8. 中药药理作用的特点主要有

A. 中药药理作用与功效的一致性

B. 中药药理作用与功效的差异性

C. 中药药理作用的多样性

D. 中药药理作用的双向性

E. 中药量效关系的复杂性

第二节　中药质量标准体系

一、中药标准体系

（一）最佳选择题

1. 国家药品监督管理部门依据国家有关法律法规，制定了《中药标准管理专门规定》，具体施行时间是

A. 2024 年 12 月 1 日起　　B. 2024 年 12 月 31 日起

C. 2025 年 1 月 1 日起　　D. 2025 年 3 月 1 日起

E. 2025 年 5 月 1 日起

2. 根据中药配方颗粒的国家药品标准要求，除另有规定外，辅料与中间体（浸膏或干膏粉，以干燥品计）之比一般不超过

A. 0.5:1　　　　　　B. 1:1

C. 2:1　　　　　　D. 3:1

E. 4:1

（二）多项选择题

属于国家中药标准体系的是

A. 《中国药典》　　B. 部/局颁标准

C. 药品注册标准　　D. 进口药材标准

E. 中药团体标准

二、中药质量标准内容

（一）最佳选择题

1. 《中国药典》规定，称取"0.1g"系指称取重量可为

A. 0.06 ~ 0.14g　　　　B. 0.01 ~ 0.1g

C. 0.05 ~ 0.15g　　　　D. 0.10 ~ 0.15g

E. 0.05 ~ 0.10g

2. 《中国药典》规定，称取"2.00g"系指称取重量可为

A. 0.01 ~ 0.05g　　　　B. 0.50 ~ 1.00g

C. 1.50 ~ 2.50g　　　　D. 1.95 ~ 2.05g

E. 1.995 ~ 2.005g

3. 《中国药典》规定，"精密称定"是指被称取重量应准确至所取重量的

A. 十分之一　　　　　B. 百分之一

C. 千分之一　　　　　D. 万分之一

E. 十万分之一

4. 除另有规定外，恒重系指供试品连续两次干燥或炽灼后称重的差异在规定要求以下的重量。该要求是

A. 0.1mg　　　　　　B. 0.2mg

C. 0.3mg　　　　　　D. 0.4mg

E. 0.5mg

5. 药材产地加工规定的干燥方法中，"低温干燥"指的是一般不超过

A. 30℃　　　　　　　B. 40℃

C. 50℃　　　　　　　D. 60℃

E. 70℃

6. 关于中药配方颗粒质量标准内容的叙述，错误的是

A. 中药配方颗粒应符合现行版《中国药典》制剂

通则颗粒剂项下的有关规定

B. 所有中药配方颗粒都应进行有毒有害物质的检查研究

C. 以易于霉变的中药材为原料生产的中药配方颗粒，应进行真菌毒素的检查研究

D. 浸出物检查所用的溶剂一般选择乙醇或适宜的溶剂

E. 对于被测成分含量低于0.1%者，可增加有效组分的含量测定

（二）配伍选择题

[1~2题共用备选答案]

A. 0.06~0.14g　　B. 1.5~2.5g

C. 1.95~2.05g　　D. 1.995~2.005g

E. 0.5~1.0g

1. 称取"2g"系指称取重量可为

2. 称取"2.0g"系指称取重量可为

（三）多项选择题

符合《中国药典》中关于"称重"或"量取"的规定要求的有

A. "精密称定"系指称取重量应准确至所取重量的千分之一

B. "称定"系指称取重量应准确至所取重量的百分之一

C. "精密量取"系指量取体积的准确度应符合国家标准中对该体积移液管的精密度要求

D. "量取"系指可用量筒或按照量取体积的有效数位选用量具

E. 取用量为"约"若干时，系指取用量不得超过规定量的±10%。

三、中药材及饮片质量评价

（一）最佳选择题

1. 下列药材中，表面具有钉刺的是

A. 芥子　　　　B. 紫苏子

C. 海桐皮　　　D. 合欢皮

E. 西红花

2. 具强烈的蒜样臭气的药材是

A. 阿魏　　　　B. 白芷

C. 降香　　　　D. 川芎

E. 当归

3. 水试时，加水浸泡后水液染成黄色而药材不变色的是

A. 西红花　　　B. 葶苈子

C. 通草　　　　D. 车前子

E. 熊胆

4. 水试时，药材浸出液在日光下显碧蓝色荧光的是

A. 秦皮　　　　B. 龙胆

C. 黄芪　　　　D. 地黄

E. 甘草

5. 加水浸泡则种子变黏滑且体积膨胀的药材是

A. 沙苑子　　　B. 葶苈子

C. 决明子　　　D. 酸枣仁

E. 薏苡仁

6. 火试时，火烧有爆鸣声且有明亮的火焰的药材是

A. 龙骨　　　　B. 海金沙

C. 莱菔子　　　D. 大黄

E. 人参

7. 火试时，火烧产生紫红色烟雾的药材是

A. 没药　　　　B. 青黛

C. 雄黄　　　　D. 玄参

E. 桔梗

8. 切面具大理石样花纹的饮片是

A. 槟榔　　　　B. 桔梗

C. 黄柏　　　　D. 麻黄

E. 玄参

9. 含硬橡胶类成分、折断时有白色胶丝的饮片是

A. 千里光　　　B. 桔梗

C. 满山红　　　D. 杜仲

E. 地骨皮

10. 细胞内含物鉴定时，淀粉粒加碘试液后呈色为

A. 棕色或黄棕色　B. 橘红色

C. 绿色　　　　D. 紫红色

E. 蓝色或紫色

11. 直立百部鲜块根切片，滴加氯化金试液，于皮层细胞中有微黄色玫瑰花状结晶，提示其中含有

A. 黄酮　　　　B. 三萜皂苷

C. 蒽醌　　　　D. 甾体皂苷

E. 生物碱

12. 《中国药典》规定，车前子膨胀度不低于

A. 3.0　　　　B. 4.0

C. 5.0　　　　D. 6.0

E. 7.0

13.《中国药典》规定，南葶苈子膨胀度不低于
A. 3   B. 12
C. 5   D. 6
E. 7

14.《中国药典》规定，应测定相对密度的药材是
A. 血竭   B. 儿茶
C. 蟾酥   D. 蜂蜜
E. 冰片

15. 可以用微量升华方法进行鉴别的中药材是
A. 大黄   B. 太子参
C. 附子   D. 地榆
E. 山药

16. 浙贝母粉末在紫外光灯下显示荧光的颜色为
A. 亮紫色   B. 亮蓝色
C. 亮黄色   D. 亮淡绿色
E. 亮橘色

17. 用荧光法鉴别，紫外光波长为
A. 254nm   B. 365nm
C. 265nm   D. 280nm
E. 400nm

18. 目前中药含量测定使用最多的方法是
A. 原子吸收分光光度法
B. 气相色谱法
C. 分光光度法
D. 原子发射光谱法
E. 高效液相色谱法

19. 中药的安全性检查中，外源性有害物质不包括
A. 吡咯里西啶类生物碱
B. 黄曲霉毒素
C. 农药残留量
D. 重金属及有害元素
E. 二氧化硫残留量

20.《中国药典》规定，药屑及杂质通常不得过
A. 2%   B. 3%
C. 5%   D. 6%
E. 8%

21. 关于各类饮片的含水量，《中药饮片质量标准通则（试行)》中规定，蜜炙品不得过
A. 10%   B. 12%

C. 13%   D. 15%
E. 20%

22.《中国药典》规定，使用甲苯法测定水分的中药材是
A. 黄连   B. 肉桂
C. 木瓜   D. 冬虫夏草
E. 金钱草

23.《中国药典》规定，使用第五法（气相色谱法）测定水分的中药材是
A. 肉豆蔻   B. 广枣
C. 砂仁   D. 辛夷
E. 三七

24. 测定含无机盐较多的植物类中药材的灰分时，需要测定
A. 总灰分   B. 生理性灰分
C. 酸不溶性灰分   D. 炽灼残渣
E. 灰屑含量

25.《中国药典》规定，二氧化硫残留量不得过 10mg/kg 的药材是
A. 党参   B. 白术
C. 麦冬   D. 山药片
E. 天麻

26. 可以鉴别药材组织中的草酸钙结晶的方法是
A. 加硫酸不溶解
B. 加钌红试液呈红色
C. 加碘试液显棕色或黄棕色
D. 加苏丹III试液呈橘红色或紫红色
E. 加稀醋酸不溶解，加稀盐酸溶解而无气泡产生

（二）配伍选择题

[1～3题共用备选答案]
A. 狮子头   B. 蚯蚓头
C. 马头蛇尾瓦楞身   D. 珍珠盘
E. 朱砂点

1. 党参根顶端具有的瘤状茎残基称为
2. 防风根头部具有的横环纹称为
3. 海马的外形鉴定术语习称

[4～8题共用备选答案]
A. 罗盘纹   B. 筋脉点
C. 朱砂点   D. 车轮纹
E. 菊花心

4. 甘草药材的断面特征为

5. 防己药材的断面特征为
6. 茅苍术药材的断面特征为
7. 牛膝药材的断面特征为
8. 商陆药材的断面特征为

[9~11 题共用备选答案]

　A. 黄柏　　　　　　　B. 甘草
　C. 乌梅　　　　　　　D. 干姜
　E. 地榆

9. 以味酸为好的药材是
10. 以味甜为好的药材是
11. 以味苦为好的药材是

[12~14 题共用备选答案]

　A. 40mg/kg　　　　　B. 20mg/kg
　C. 10mg/kg　　　　　D. 2mg/kg
　E. 1mg/kg

12. 《中国药典》规定，玄明粉含砷盐不得过
13. 《中国药典》规定，芒硝含砷盐不得过
14. 《中国药典》规定，石膏含砷盐不得过

[15~17 题共用备选答案]

　A. 含挥发性成分的药品
　B. 各种成分的药品
　C. 果实及种子类药品
　D. 含挥发性成分的贵重药品
　E. 不含或少含挥发性成分的药品

15. 《中国药典》中水分测定的烘干法适用于
16. 《中国药典》中水分测定的甲苯法适用于
17. 《中国药典》中水分测定的减压干燥法适用于

[18~20 题共用备选答案]

　A. 10%　　　　　　　B. 20%
　C. 30%　　　　　　　D. 40%
　E. 50%

18. 《中国药典》规定，穿心莲药材中叶不得少于
19. 《中国药典》规定，薄荷药材中叶不得少于
20. 《中国药典》规定，广藿香药材中叶不得少于

[21~24 题共用备选答案]

　A. 酸碱滴定法　　　　B. 沉淀滴定法
　C. 配位滴定法　　　　D. 氧化还原滴定法
　E. 重量滴定法

21. 《中国药典》规定，颠茄草中总生物碱、山楂中总有机酸的含量测定均采用
22. 《中国药典》规定，朱砂中硫化汞、红粉中氧化汞的含量测定均采用

23. 《中国药典》规定，石决明中碳酸钙、白矾中含水硫酸铝钾的含量测定均采用
24. 《中国药典》规定，雄黄中总砷、昆布中总碘的含量测定均采用

（三）综合分析选择题

[1~2 题共用信息题干]

中药药品标准是在传统中医药理论指导下，结合传统经验鉴别手段和现代分析技术，对药材和饮片、植物油脂和提取物、成方制剂和单味制剂进行质量评价的依据。中药质量标准主要包含真实性鉴定、安全性检查、有效性评价等内容，其检验工作主要以中药质量标准检验通则为依据和方法支持。

1. 在中药真实性鉴定中，理化鉴别是常用手段之一。其中，微量升华法可将所得升华物在显微镜下观察其结晶形状、颜色及化学反应作为药材的鉴别特征，少数中成药制剂也能利用微量升华法进行鉴别，《中国药典》中利用微量升华法鉴别万应锭中的药味是

　A. 黄连　　　　　　　B. 胡黄连
　C. 儿茶　　　　　　　D. 熊胆粉
　E. 牛黄

2. 按照《中国药典》规定，在相应药材中需进行含量控制的毒性成分是

　A. 大黄酸　　　　　　B. 胆酸
　C. 川楝素　　　　　　D. 胡椒碱
　E. 槲皮素

（四）多项选择题

1. 中药真实性鉴定的方法主要包括

　A. 基原鉴定　　　　　B. 性状鉴定
　C. 显微鉴定　　　　　D. 理化鉴定
　E. 产地鉴定

2. 饮片切面皮部白色，木部黄色，习称"金井玉栏"，具有该特征的药材饮片有

　A. 人参　　　　　　　B. 黄芪
　C. 板蓝根　　　　　　D. 桔梗
　E. 金银花

3. 具有升华特性的化合物是

　A. 薄荷醇　　　　　　B. 丹皮酚
　C. 斑蝥素　　　　　　D. 苦参碱
　D. 槲皮素

4. 可通过测定膨胀度进行鉴别的中药材有

A. 葶苈子   B. 车前子

C. 五倍子   D. 哈蟆油

E. 蟾酥

5. 中药材显微鉴定常制作成

    A. 横切片   B. 纵切片

    C. 表面制片   D. 解离组织片

    E. 粉末制片

6. 《中国药典》中用聚合酶链反应进行鉴别的药材有

    A. 蕲蛇   B. 羚羊角

    C. 全蝎   D. 斑蝥

    E. 乌梢蛇

7. 含有肾毒性成分马兜铃酸的药材有

    A. 关木通   B. 广防己

    C. 青木香   D. 马兜铃

    E. 天仙藤

8. 《中国药典》收载的重金属检验方法包括

    A. 电感耦合等离子体质谱法

    B. 原子吸收分光光度法

    C. 硫代乙酰胺法

    D. 炽灼后硫代乙酰胺法

    E. 硫化钠法

9. 《中国药典》中砷盐的检查方法有

    A. 古蔡氏法（第一法）

    B. 二乙基二硫代氨基甲酸银法（第二法）

    C. 原子吸收分光光度法

    D. 硫代乙酰胺法

    E. 电感耦合等离子体质谱法

10. 《中国药典》规定，需进行黄曲霉毒素限量检查的药材和饮片有

    A. 延胡索   B. 远志

    C. 马钱子   D. 土鳖虫

    E. 陈皮

11. 《中国药典》测定药材或饮片中二氧化硫残留量的方法有

    A. 酸碱滴定法   B. 气相色谱法

    C. 离子色谱法   D. 红外色谱法

    E. 毛细管电泳法

12. 《中国药典》规定，二氧化硫残留量不得过400mg/kg的药材和饮片有

    A. 毛山药   B. 天冬

    C. 天花粉   D. 牛膝

E. 白芍

13. 《中国药典》规定的水分测定法包括

    A. 费休氏法   B. 烘干法

    C. 减压干燥法   D. 甲苯法

    E. 气相色谱法

14. 中药的纯度检查包括

    A. 总灰分测定

    B. 酸不溶性灰分测定

    C. 杂质检查

    D. 酸败度测定

    E. 浸出物测定

15. 下列项目中，属于酸败度测定的检查项目的有

    A. 酸值   B. 羰基值

    C. 酯值   D. 皂化值

    E. 过氧化值

16. 《中国药典》规定，浸出物测定包括

    A. 水溶性浸出物测定   B. 酸溶性浸出物测定

    C. 醇溶性浸出物测定   D. 碱溶性浸出物测定

    E. 挥发性醚溶性浸出物测定

17. 用理化方法鉴别饮片中是否含有菊糖，所用试剂包括

    A. 香草醛   B. 盐酸

    C. 无色亚甲蓝   D. 硫酸

    E. 10%α－萘酚乙醇溶液

18. 性状鉴别时，横断面可见异常构造的药材有

    A. 茅苍术   B. 何首乌

    C. 商陆   D. 大黄

    E. 牛膝

四、中药制剂质量评价

（一）最佳选择题

1. 稳定性试验中的加速试验和长期试验要求

    A. 用1批制剂样品进行

    B. 用2批制剂样品进行

    C. 用3批制剂样品进行

    D. 视药品稳定性而定

    E. 视药品种类而定

2. 影响中药制剂稳定性的处方因素是

    A. 制剂工艺   B. 温度

    C. 湿度   D. pH

    E. 光线

3. 既能防止药物氧化，又能延缓药物水解的方法是
   A. 调节 pH
   B. 避光
   C. 注入惰性气体
   D. 添加抗氧剂
   E. 控制微量金属离子

4. 稳定性试验需要重点考察融变时限的是
   A. 丸剂
   B. 片剂
   C. 栓剂
   D. 颗粒剂
   E. 胶囊剂

5. 关于稳定性试验的基本要求，叙述错误的是
   A. 药物制剂应是放大试验的产品，每批放大试验的规模，至少是中试规模
   B. 大体积包装的制剂（如静脉输液等），每批放大规模的数量通常应为各项试验所需总量的 10 倍
   C. 含量与初始值相差 3% 为制剂质量的"显著变化"定义之一
   D. 以通透性容器包装的药物制剂，应当考虑药物的湿敏感性或可能的溶剂损失
   E. 加速试验与长期试验所用供试品的包装应与拟上市产品一致

6. 高温试验时，设置温度一般应高于加速试验温度的范围是
   A. 2℃ 以上
   B. 5℃ 以上
   C. 10℃ 以上
   D. 12℃ 以上
   E. 15℃ 以上

（二）多项选择题

1. 稳定性试验包括
   A. 影响因素试验
   B. 加速试验
   C. 短期试验
   D. 中长期试验
   E. 长期试验

2. 稳定性试验中，制剂质量的"显著变化"通常定义为
   A. 含量与初始值相差 5%，或采用生物学或免疫法测定时效价不符合规定
   B. 降解产物超过标准限度要求

C. 外观、物理常数、功能试验等不符合标准要求
D. pH 不符合规定
E. 10 个制剂单位的溶出度不符合标准的规定

3. 影响中药制剂稳定性的因素有
   A. 处方因素
   B. 制剂工艺
   C. 贮藏温度
   D. 贮藏光线
   E. 贮藏湿度

4. 延缓药物水解的方法有
   A. 调节 pH
   B. 降低温度
   C. 制成干燥固体
   D. 驱逐氧气
   E. 改变溶剂

5. 延缓药物氧化的方法
   A. 添加抗氧剂
   B. 降低温度
   C. 调节 pH
   D. 避光
   E. 控制微量金属离子

6. 不属于丸剂稳定性试验重点考察项目的是
   A. 溶散时限
   B. 含量
   C. 性状
   D. 相对密度
   E. 粒度

7. 散剂稳定性试验需要重点考察的项目有
   A. 性状
   B. 含量
   C. 崩解时限
   D. 外观均匀度
   E. 粒度

8. 稳定性试验需要重点考察 pH 的有
   A. 滴眼剂
   B. 吸入喷雾剂
   C. 糖浆剂
   D. 注射剂
   E. 鼻用制剂

9. 加速试验时，对于半透性容器包装的药物制剂，实验条件要求为
   A. 温度 25℃ ±2℃
   B. 温度 30℃ ±2℃
   C. 温度 40℃ ±2℃
   D. 相对湿度 25% ±5%
   E. 相对湿度 30% ±5%

第二章 中药材生产和中药饮片炮制

第一节 中药材生产

一、中药材的品种与栽培

（一）最佳选择题

1. 下列《中国药典》收载的常用中药中，其原植物来源种类最多的是
   - A. 柴胡
   - B. 大黄
   - C. 甘草
   - D. 秦艽
   - E. 川贝母

2. 因含有毒性成分马兜铃酸，被取消药用标准的药材是
   - A. 粉防己
   - B. 木防己
   - C. 广防己
   - D. 白防己
   - E. 川防己

（二）配伍选择题

[1~2题共用备选答案]
   - A. 2种
   - B. 3种
   - C. 4种
   - D. 5种
   - E. 6种

1. 《中国药典》收载的药材海马的原植物种类为
2. 《中国药典》收载的药材大黄的原植物种类为

（三）多项选择题

1. 《中国药典》收载的柴胡来源于
   - A. 银州柴胡
   - B. 狭叶柴胡
   - C. 锥叶柴胡
   - D. 柴胡
   - E. 银柴胡

2. 下列《中国药典》收载的常用中药中，其原植物来源种类为3种及以上的有
   - A. 柴胡
   - B. 大黄
   - C. 甘草
   - D. 秦艽
   - E. 川贝母

3. 中药材质量直接关系到临床疗效，影响中药材质量的因素有
   - A. 品种
   - B. 种养环境
   - C. 产地
   - D. 采收加工
   - E. 贮藏养护

二、中药材的产地

（一）最佳选择题

1. 不属于"四大怀药"的是
   - A. 地黄
   - B. 牛膝
   - C. 山药
   - D. 龙胆
   - E. 菊花

2. 不属于"浙八味"的是
   - A. 白术
   - B. 延胡索
   - C. 当归
   - D. 温郁金
   - E. 玄参

3. 玄参的主产地是
   - A. 甘肃
   - B. 青海
   - C. 浙江
   - D. 西藏
   - E. 四川

4. 不属于秦药的是
   - A. 大黄
   - B. 秦艽
   - C. 秦皮
   - D. 冬虫夏草
   - E. 羌活

5. 属于淮药的是
   - A. 半夏
   - B. 阿魏
   - C. 雪莲花
   - D. 淫羊藿
   - E. 甘松

6. 下列药名前，所冠的地名不是指药材道地产区而是指进口或集散地的是
   - A. 西宁大黄
   - B. 宁夏枸杞
   - C. 秦艽
   - D. 关防风
   - E. 西红花

7. 下列中药中，按照道地产区且为维吾尔族聚居地区维医所使用、属于维药的是
   - A. 大黄
   - B. 紫草
   - C. 虎杖
   - D. 栀子

E. 玄参

8. 下列中药中，按照道地产区且为蒙古族聚居地区蒙医所使用、属于蒙药的是
A. 细辛　　　　　　　　B. 锁阳
C. 防风　　　　　　　　D. 番泻叶
E. 地黄

9. 主产于河北、山西地区的药材是
A. 薄荷　　　　　　　　B. 附子
C. 哈蟆油　　　　　　　D. 太子参
E. 酸枣仁

（二）配伍选择题

[1~2题共用备选答案]
A. 宁夏　　　　　　　　B. 浙江
C. 河南　　　　　　　　D. 福建
E. 安徽

1. 延胡索的主产地是
2. 牛膝的主产地是

[3~4题共用备选答案]
A. 天麻　　　　　　　　B. 阿胶
C. 白术　　　　　　　　D. 山药
E. 泽泻

3. 主产于贵州的道地药材是
4. 主产于福建的道地药材是

[5~8题共用备选答案]
A. 白芷　　　　　　　　B. 甘松
C. 当归　　　　　　　　D. 三七
E. 鹿茸

5. 属于关药的是
6. 属于云药的是
7. 属于藏药的是
8. 属于怀药的是

（三）综合分析选择题

[1~2题共用信息题干]

产地是影响中药质量的重要因素之一。中药有效成分的形成和积累与其生长的自然条件有着密切的关系。我国土地辽阔，同种药材会因产地不同引起药材质量上的差异。道地药材这一概念源于生产和中医临床实践，数千年来被无数的中医临床实践所证实，有着丰富的科学内涵。

1. 下列药材中，不属于海药的是
A. 石决明　　　　　　　B. 牡蛎

C. 珍珠　　　　　　　　D. 海马
E. 硼砂

2. 下列药材中，不属于道地药材的是
A. 川贝母　　　　　　　B. 秦艽
C. 宁夏枸杞　　　　　　D. 关防风
E. 绵茵陈

3. 按照地形地貌的特点和民族医药体系的中心，可将我国道地药材产区划分为
A. 12个药材区　　　　　B. 13个药材区
C. 14个药材区　　　　　D. 15个药材区
E. 16个药材区

（四）多项选择题

1. 传统川药包括
A. 黄连　　　　　　　　B. 附子
C. 麦冬　　　　　　　　D. 丹参
E. 天麻

2. 从道地性而言，党参属于
A. 北药　　　　　　　　B. 藏药
C. 关药　　　　　　　　D. 秦药
E. 川药

3. 传统"浙八味"药材包括
A. 白术　　　　　　　　B. 延胡索
C. 玄参　　　　　　　　D. 温郁金
E. 木香

4. 下列药材属于关药的有
A. 人参　　　　　　　　B. 鹿茸
C. 细辛　　　　　　　　D. 龙胆
E. 防风

5. 下列药材属于广药的有
A. 高良姜　　　　　　　B. 砂仁
C. 益智仁　　　　　　　D. 广藿香
E. 巴戟天

6. 主产于青藏高原地区的药材有
A. 冬虫夏草　　　　　　B. 雪莲花
C. 胡黄连　　　　　　　D. 西红花
E. 麝香

三、中药材的采收

（一）最佳选择题

1. 甘草中甘草甜素含量最高的生长时期为

A. 生长初期   B. 开花前期

C. 开花盛期   D. 生长中期

E. 生长末期

2. 牡丹皮的最佳采收年限为

A. 1 年生   B. 2 年生

C. 3 年生   D. 4 年生

E. 5 年生

3. 人参的最佳采收年限为

A. 2 年生   B. 3 年生

C. 4 年生   D. 5 年生

E. 6 年生

4. 实行春季、秋季两个采收时间的药材是

A. 薄荷   B. 香薷

C. 荆芥   D. 青蒿

E. 茵陈

5. 需在成熟经霜后采摘为佳的果实类药材是

A. 瓜蒌   B. 栀子

C. 山楂   D. 荆芥

E. 山茱萸

(二) 配伍选择题

[1~5 题共用备选答案]

A. 在花初开时采收

B. 在含苞待放时采收

C. 在花盛开时采收

D. 在花冠由黄变红时采收

E. 在花完全盛开后采收

1. 金银花的采收时间是

2. 辛夷的采收时间是

3. 槐米的采收时间是

4. 洋金花的采收时间是

5. 西红花的采收时间是

[6~7 题共用备选答案]

A. 幼苗期   B. 茎叶茂盛期

C. 果实成熟前   D. 果实成熟期

E. 花开到顶、穗绿时

6. 荆芥的采收时间应为

7. 穿心莲的采收时间应为

(三) 多项选择题

1. 适宜秋、冬两季采收的药材有

A. 莪术   B. 薄荷

C. 郁金   D. 姜黄

E. 天花粉

2. 需在秋、冬两季采收的皮类药材有

A. 黄柏   B. 厚朴

C. 秦皮   D. 肉桂

E. 川楝皮

3. 需在夏季及时采收的药材有

A. 牛膝   B. 太子参

C. 浙贝母   D. 半夏

E. 延胡索

4. 关于植物药的采收原则，叙述正确的有

A. 根及根茎类药材一般在秋、冬两季植物地上部分将枯萎时及春初发芽前或刚露苗时采收

B. 皮类药材一般宜在秋冬季采收

C. 叶类药材多在开花前或果实成熟前采收

D. 花类药材一般不宜在花完全盛开后采收

E. 种子类药材需在果实成熟时采收

四、中药材的产地加工

(一) 最佳选择题

1. 下列药材在产地加工时，置沸水中略烫的是

A. 薄荷   B. 细辛

C. 木香   D. 杜仲

E. 太子参

2. 下列关于《中国药典》规定药材产地加工的干燥方法，叙述不正确的是

A. 烘干、晒干、阴干均可的，用"干燥"表示

B. 不宜用较高温度烘干的，用"晒干"或"低温干燥"表示

C. 烘干、晒干均不适宜的，用"阴干"或"晾干"表示

D. 药材需要短时间干燥的，用"暴晒"或"及时干燥"表示

E. 低温干燥一般不超过 80℃

3. 厚朴的产地加工方法是

A. 切片   B. 揉搓

C. 硫熏   D. 烫

E. 发汗

4. 含黏液质、淀粉或糖类成分多的药材，通常采用的干燥方法是

A. 切片后晒干   B. 蒸或煮、烫后晒干

C. 用硫黄熏后晒干　　　D. "发汗"后晒干

E. 阴干

5. 有些药材在产地加工中为了促使变色，增强气味或减小刺激性，有利于干燥，常对其进行

A. 切片　　　　　　　　B. 分拣

C. 熏硫　　　　　　　　D. 发汗

E. 揉搓

6. 在产地加工干燥过程中需时时搓揉，达到油润、饱满、柔软目的的药材是

A. 人参　　　　　　　　B. 玉竹

C. 续断　　　　　　　　D. 桔梗

E. 麻黄

（二）配伍选择题

[1～4题共用备选答案]

A. 蒸　　　　　　　　　B. 揉搓

C. 烫　　　　　　　　　D. 发汗

E. 煮

1. 红参的产地加工方法是

2. 白芍的产地加工方法是

3. 太子参的产地加工方法是

4. 续断的产地加工方法是

[5～7题共用备选答案]

A. 低温干燥　　　　　　B. 蒸至透心

C. 发汗　　　　　　　　D. 拣、洗

E. 切片

5. 玄参在产地加工时应

6. 天麻在产地加工时应

7. 木瓜在产地加工时应

[8～9题共用备选答案]

A. 切片　　　　　　　　B. 蒸至透心

C. 熏硫　　　　　　　　D. 发汗

E. 蒸至杀死虫卵及蚜虫

8. 大黄在产地加工时应

9. 五倍子在产地加工时应

（三）多项选择题

1. 中药材产地加工的目的包括

A. 除去杂质及非药用部位

B. 保证药材的纯净度

C. 有利于包装、运输与贮藏

D. 降低或消除药材的毒性或刺激性

E. 有利于药材商品规格标准化

2. 在产地加工过程中，"发汗"处理的目的是

A. 促使变色　　　　　　B. 增强气味

C. 减小刺激性　　　　　D. 有利于干燥

E. 有利于除杂

3. 在产地加工过程中需要"发汗"处理的药物是

A. 厚朴　　　　　　　　B. 杜仲

C. 玄参　　　　　　　　D. 续断

E. 茯苓

第二节　中药饮片的净制和切制

一、净制

（一）最佳选择题

1. 下列药材需要去毛的是

A. 枇杷叶　　　　　　　B. 当归

C. 鱼腥草　　　　　　　D. 防风

E. 胡黄连

2. 下列药材需要去核的是

A. 附子　　　　　　　　B. 诃子

C. 黄芩　　　　　　　　D. 防风

E. 黄连

3. 下列药材需要去瓤的是

A. 附子　　　　　　　　B. 山楂

C. 枳壳　　　　　　　　D. 枳实

E. 杜仲

（二）配伍选择题

[1～4题共用备选答案]

A. 牡丹皮　　　　　　　B. 厚朴

C. 黄芩　　　　　　　　D. 旋覆花

E. 白扁豆

1. 需要去心的药材是

2. 需要去皮壳的药材是

3. 需要去残茎的药材是

4. 需要去枝梗的药材是

（三）多项选择题

1. 净制的主要目的有
A. 除去泥沙杂质及虫蛀霉变品
B. 进行大小分档
C. 分离不同药用部位
D. 除去非药用部位
E. 保证用药剂量准确或减少服用时的副作用

2. 根据操作方法的不同，清除杂质的方法分为
A. 挑选　　　　B. 筛选
C. 风选　　　　D. 水选
E. 磁选

3. 下列药材需要去瓤的有
A. 枳壳　　　　B. 化橘红
C. 山楂　　　　D. 瓜蒌皮
E. 枳实

4. 下列药材需要去核的有
A. 山茱萸　　　B. 诃子
C. 龙眼肉　　　D. 木瓜
E. 巴戟天

5. 下列药材需要去毛的有
A. 骨碎补　　　B. 鹿茸
C. 枇杷叶　　　D. 秦皮
E. 金樱子

6. 下列药材需要去心的有
A. 巴戟天　　　B. 五加皮
C. 白鲜皮　　　D. 地骨皮
E. 桑白皮

二、切制

（一）最佳选择题

1. 药材在水处理过程中，要检查其软化程度是否符合切制要求。宜用手捏法检查的药材是
A. 木香　　　　B. 白术
C. 大黄　　　　D. 木通
E. 延胡索

2. 下列水处理软化方法中，适用于毒性药材、带盐分的药材及具腥臭气味的药材是
A. 漂法　　　　B. 润法
C. 淋法　　　　D. 泡法
D. 淘洗

3. 下列水处理软化方法中，适用于质地松软、水分易渗入、有效成分易溶于水及芳香药材的是
A. 淘洗法　　　B. 润法
C. 淋法　　　　D. 泡法
D. 漂法

4. 下列水处理软化方法中，适用于薄荷的是
A. 淘洗法　　　B. 润法
C. 淋法　　　　D. 泡法
D. 漂法

5. 中药在切制时通常需要进行水处理软化。适宜的软化方法有利于保证饮片质量，下列药材中采用淋法软化的是
A. 肉苁蓉　　　B. 川乌
C. 昆布　　　　D. 陈皮
E. 海藻

6. 不适于用弯曲法检查软化程度的药材是
A. 白芍　　　　B. 山药
C. 木通　　　　D. 木香
E. 大黄

7. 不适于切段的药材是
A. 薄荷　　　　B. 荆芥
C. 香薷　　　　D. 麻黄
E. 秦皮

8. 宜阴干的饮片是
A. 荆芥　　　　B. 大黄
C. 杜仲　　　　D. 木通
E. 麻黄

（二）配伍选择题

[1~5题共用备选答案]
A. 淘洗法　　　B. 漂法
C. 淋法　　　　D. 反复闷润
E. 蒸润

1. 适用于五加皮的水处理软化方法是
2. 适用于肉苁蓉的水处理软化方法是
3. 适用于何首乌的水处理软化方法是
4. 适用于黄芩的水处理软化方法是
5. 适用于枇杷叶的水处理软化方法是

[6~10题共用备选答案]
A. 槟榔　　　　B. 瞿麦
C. 厚朴　　　　D. 淫羊藿
E. 阿胶

6. 适宜切片的药材是

7. 适宜切细丝的药材是

8. 适宜切宽丝的药材是

9. 适宜切段的药材是

10. 适宜切丁的药材是

（三）多项选择题

1. 饮片切制的主要目的有
   - A. 便于有效成分煎出
   - B. 避免药材细粉在煎煮过程中出现糊化、粘锅等现象
   - C. 利于炮制
   - D. 利于调配和制剂
   - E. 利于中成药生产中的浸提、粉碎等处理

2. 药材软化的要求有
   - A. 长时间浸泡
   - B. 长时间蒸煮
   - C. 软硬适度
   - D. 药透水尽
   - E. 避免伤水

3. 常用的水处理软化方法包括
   - A. 淋法
   - B. 淘洗法
   - C. 泡法
   - D. 漂法
   - E. 润法

4. 需反复闷润才能软化的药材有
   - A. 大黄
   - B. 何首乌
   - C. 泽泻
   - D. 槟榔
   - E. 甘草

5. 检查药材软化程度时，常用的方法有
   - A. 弯曲法
   - B. 指掐法
   - C. 穿刺法
   - D. 手捏法
   - E. 刀切或折断法

6. 检查药材软化程度时，大黄适用的方法有
   - A. 穿刺法
   - B. 刀切或折断法
   - C. 弯曲法
   - D. 指掐法
   - E. 手捏法

7. 药材软化程度检查时，润至手握无响声及无坚硬感为宜的药材有
   - A. 黄芩
   - B. 延胡索
   - C. 枳实
   - D. 雷丸
   - E. 白芍

8. 根据药材质地，一般宜切厚片的中药有
   - A. 山药
   - B. 天花粉
   - C. 茯苓
   - D. 南沙参
   - E. 甘草

9. 根据药材质地，一般宜切薄片的中药有
   - A. 乌药
   - B. 槟榔
   - C. 当归
   - D. 白芍
   - E. 三棱

10. 根据药材质地，一般宜切极薄片的中药有
    - A. 山药
    - B. 乌药
    - C. 鹿角
    - D. 降香
    - E. 羚羊角

11. 关于饮片的干燥方法，叙述正确的有
    - A. 一般色浅、含黏液类、淀粉类的饮片宜晒干
    - B. 易褪色、易挥发和气味易散失及含有不耐高温成分的饮片宜阴干
    - C. 一般药物干燥的温度以不超过80℃为宜
    - D. 含芳香挥发性成分的饮片以不超过60℃为宜
    - E. 干燥后的饮片含水量应控制在5%～10%为宜

第三节　常用饮片炮制方法与作用

一、炒法

（一）最佳选择题

1. 炒莱菔子的作用主要在于
   - A. 清热排脓
   - B. 涌吐风痰
   - C. 通络止痛
   - D. 健脾止泻
   - E. 降气化痰

2. 苍耳子应炒至表面颜色为
   - A. 黄色
   - B. 黄褐色
   - C. 棕黄色
   - D. 橘黄色
   - E. 金黄色

3. 牛蒡子的炮制方法是
   - A. 炒炭
   - B. 去油
   - C. 制霜
   - D. 炒焦
   - E. 炒黄

4. 关于炒牛蒡子的作用，叙述正确的是
   - A. 降低毒性
   - B. 使药性由苦寒变甘温
   - C. 缓和寒滑之性
   - D. 除去不良气味

E. 缓和苦燥之性

E. 去瓤

5. 需用炒黄法炮制的药材是
A. 芥子
B. 蒲黄
C. 大蓟
D. 骨碎补
E. 枳壳

6. 莱菔子宜采用的炮制方法是
A. 土炒
B. 麸炒
C. 炒炭
D. 炒黄
E. 炒焦

7. 关于炒槐花炮制方法及作用的叙述，错误的是
A. 炒制时用武火加热
B. 炒至表面深黄色
C. 炒后苦寒之性缓和
D. 炒制有杀酶保苷作用
E. 炒后的清热凉血作用弱于生品

8. 炒黄法炒制程度判定最关键的是
A. 看表面
B. 对比看
C. 听爆声
D. 闻香气
E. 看断面

9. 苍耳子炒黄的作用是
A. 降低辛燥之性
B. 增强解表的作用
C. 降低毒性
D. 转变药性
E. 产生新的功效

10. 炒王不留行的爆花率应达
A. 40%以上为宜
B. 50%以上为宜
C. 60%以上为宜
D. 70%以上为宜
E. 80%以上为宜

11. 炒王不留行至爆花的主要目的是
A. 增强止痛的作用
B. 降低毒性
C. 易于煎出有效成分
D. 降低不良反应
E. 增强涩性

12. 善于消食化积的山楂炮制品是
A. 焦山楂
B. 山楂炭
C. 生山楂
D. 炒山楂
E. 麸炒山楂

13. 山楂炒焦可增强
A. 消食止泻的作用
B. 消积化食的作用
C. 活血化瘀的作用
D. 止血的作用
E. 酸涩收敛的作用

14. 山楂净制时应
A. 去核
B. 去油
C. 去毛
D. 去皮

15. 炒栀子的炮制作用是
A. 利于贮藏
B. 降低毒性
C. 缓和药性
D. 产生止血的作用
E. 矫臭矫味

16. 栀子炒炭的炮制作用是
A. 缓和苦寒之性
B. 善于凉血止血
C. 增强清热泻火的作用
D. 行气力增强
E. 解毒作用增强

17. 炒炭的目的主要是
A. 增强或产生止呕的作用
B. 增强或产生止痛的作用
C. 增强或产生止咳的作用
D. 增强或产生化痰的作用
E. 增强或产生止血、止泻的作用

18. 蒲黄常用的炮制方法是
A. 炒黄法
B. 炒焦法
C. 麸炒法
D. 炒炭法
E. 砂炒法

19. 一般不采用清炒法炮制的中药是
A. 槐花
B. 莱菔子
C. 白茅根
D. 白术
E. 牛蒡子

20. 荆芥炒炭的目的是
A. 增强散寒解表的作用
B. 增强活血止血的作用
C. 增强收敛止血的作用
D. 产生止血的作用
E. 增强止血的作用

21. 炮制辅料麦麸本身所具有的作用是
A. 消除药物毒性
B. 减轻药物副作用
C. 清除药物杂质
D. 和中
E. 缓和药性

22. 关于麸炒的叙述，不正确的是
A. 辅料用量要适当
B. 一般用武火
C. 待麦麸起烟投药
D. 麦麸要均匀撒在热锅中
E. 药物要干燥以免黏附焦化麦麸

23. 麸炒苍术的作用是
　　A. 增加燥性，增强健脾燥湿的作用
　　B. 缓和燥性，增强健脾和胃的作用
　　C. 缓和燥性，增强健脾止泻的作用
　　D. 缓和燥性，增强健胃消胀的作用
　　E. 缓和燥性，增强化湿和胃的作用

24. 米炒药物时，一般每100kg药物需用米
　　A. 5kg　　　　　　　　B. 10～15kg
　　C. 20kg　　　　　　　 D. 20～25kg
　　E. 30kg

25. 斑蝥中的有毒成分是
　　A. 斑蝥酸　　　　　　B. 斑蝥油
　　C. 斑蝥碱　　　　　　D. 斑蝥素
　　E. 斑蝥苷

26. 土炒白术的作用是
　　A. 缓和燥性，增强燥湿化痰的作用
　　B. 缓和燥性，增强补脾止泻的作用
　　C. 缓和燥性，增强利水消肿的作用
　　D. 缓和燥性，增强健脾和胃的作用
　　E. 缓和燥性，减少不良反应

27. 山药治疗脾虚久泻，宜选用的炮制方法是
　　A. 炒黄　　　　　　　B. 砂炒
　　C. 土炒　　　　　　　D. 炒炭
　　E. 炒焦

28. 根据临床治疗需要，既可麸炒又可土炒的饮片是
　　A. 芡实　　　　　　　B. 僵蚕
　　C. 白术　　　　　　　D. 枳壳
　　E. 薏苡仁

29. 砂炒时，辅料砂的主要作用是
　　A. 协同作用　　　　　B. 中间传热体作用
　　C. 中和作用　　　　　D. 吸附油性作用
　　E. 吸附毒性作用

30. 不属于砂炒骨碎补作用的是
　　A. 质地松脆　　　　　B. 易于除去鳞片
　　C. 便于调和制剂　　　D. 利于煎出有效成分
　　E. 降低毒性

31. 制鳖甲指的是
　　A. 砂炒鳖甲　　　　　　B. 砂炒米泔水淬鳖甲
　　C. 砂炒醋淬鳖甲　　　　D. 砂炒酒淬鳖甲
　　E. 砂炒水淬鳖甲

32. 醋鳖甲的作用是
　　A. 养阴清热，潜阳息风
　　B. 入肝消积，软坚散结
　　C. 补肾健骨，滋阴止血
　　D. 活血止痛，通经下乳
　　E. 消食止泻，固精止遗

33. 长于健脾消积的饮片是
　　A. 生鸡内金　　　　　　B. 焦鸡内金
　　C. 砂炒鸡内金　　　　　D. 醋鸡内金
　　E. 酒炒鸡内金

34. 炮制辅料滑石粉本身所具有的作用是
　　A. 清热利尿　　　　　　B. 疏风清热
　　C. 清热泻火　　　　　　D. 疏风解毒
　　E. 清热解毒

35. 水蛭的炮制辅料为
　　A. 土　　　　　　　　　B. 砂石
　　C. 米　　　　　　　　　D. 滑石粉
　　E. 盐

36. 水蛭主含的成分类型为
　　A. 蛋白质　　　　　　　B. 鞣质
　　C. 生物碱　　　　　　　D. 萜类
　　E. 香豆素

37. 阿胶常见的炮制品种不包括
　　A. 阿胶丁　　　　　　　B. 蛤粉炒阿胶
　　C. 阿胶珠　　　　　　　D. 蒲黄炒阿胶
　　E. 滑石粉炒阿胶

38. 骨碎补去毛的方法是
　　A. 刷　　　　　　　　　B. 燎
　　C. 刮　　　　　　　　　D. 烫
　　E. 洗

39. 炒王不留行的火候是
　　A. 大火　　　　　　　　B. 中火
　　C. 小火　　　　　　　　D. 武火
　　E. 文火

40. 发表透疹宜生用、止血须炒炭的中药是
　　A. 薄荷　　　　　　　　B. 甘草
　　C. 荆芥　　　　　　　　D. 苍耳子
　　E. 牛蒡子

41. 焦苍术的作用是
　　A. 健脾燥湿　　　　　　B. 化湿和胃

C. 固肠止泻 　　　　D. 行气宽中

E. 消食健胃

42. 关于蒲黄炭炮制方法及作用的叙述，错误的是

A. 宜采用中火炒炭

B. 炒炭时应喷适量清水，灭尽火星

C. 应炒至焦黑色

D. 炒炭出锅后应摊开晾凉

E. 炒炭后止血作用增强

43. 砂烫醋淬后增强补肾健骨、滋阴止血作用，用于劳热咯血，脚膝痿弱的中药是

A. 鳖甲 　　　　　　B. 蛤蚧

C. 龟甲 　　　　　　D. 黄精

E. 延胡索

（二）配伍选择题

[1～4题共用备选答案]

A. 缓和寒泄之性，有平肝养肾功效

B. 缓和辛散走窜之性，以免耗气伤阴

C. 易于粉碎和煎出，杀酶保苷

D. 变升为降，既缓和药性，又利于粉碎及煎出有效成分

E. 增强药理作用

1. 决明子炒炙的主要作用是

2. 芥子炒炙的主要作用是

3. 酸枣仁炒炙的主要作用是

4. 莱菔子炒炙的主要作用是

[5～7题共用备选答案]

A. 凉血止血，清肝泻火

B. 苦寒之性缓和，多用于脾胃虚弱的出血患者

C. 健脾、消胀的作用增强

D. 善于通络止痛

E. 涩性增加，以止血力胜

5. 槐花的功效是

6. 炒槐花的炮制作用是

7. 槐花炭的炮制作用是

[8～10题共用备选答案]

A. 消食健胃，行气散瘀

B. 缓和对胃的刺激性，善于消食化积

C. 长于消食止泻，用于食积兼脾虚或痢疾等

D. 长于泻火利湿，凉血解毒

E. 其性收涩，具有止血、止泻的功效

8. 山楂的功效是

9. 炒山楂的炮制作用是

10. 山楂炭的炮制作用是

[11～13题共用备选答案]

A. 杀虫，消积，降气，行水，截疟

B. 缓和药性，并能减少服后恶心、腹泻、腹痛的副作用

C. 长于消食导滞，克伐正气的作用减弱

D. 长于清热解毒

E. 具有止血、止泻的功效

11. 槟榔的功效是

12. 炒槟榔的炮制作用是

13. 焦槟榔的炮制作用是

[14～16题共用备选答案]

A. 增强疗效 　　　　B. 缓和药性

C. 矫臭矫味 　　　　D. 降低毒性

E. 便于调剂

14. 山药麸炒的主要作用是

15. 僵蚕麸炒的主要作用是

16. 枳壳麸炒的主要作用是

[17～18题共用备选答案]

A. 5kg 　　　　　　B. 10kg

C. 15kg 　　　　　　D. 10～15kg

E. 20kg

17. 净麸炒一般为每100kg药物用麦麸

18. 蜜麸炒一般为每100kg药物用蜜麸

[19～22题共用备选答案]

A. 改变药性 　　　　B. 矫臭矫味

C. 便于去毛 　　　　D. 降低毒性

E. 增强疗效

19. 狗脊砂炒的主要目的是

20. 马钱子砂炒的主要目的是

21. 骨碎补砂炒的主要目的是

22. 鸡内金砂炒的主要目的是

[23～25题共用备选答案]

A. 炒焦法 　　　　　B. 砂炒法

C. 土炒法 　　　　　D. 麸炒法

E. 蛤粉炒

23. 山楂宜选用的炮制方法是

24. 阿胶宜选用的炮制方法是

25. 马钱子宜选用的炮制方法是

[26～28题共用备选答案]

A. 10～15kg 　　　　B. 20kg

C. 25～30kg   D. 30～50kg

E. 40～50kg

26. 滑石粉炒时一般每100kg药物用滑石粉

27. 土炒时一般每100kg药物用土

28. 蛤粉炒时一般每100kg药物用蛤粉

[29～31题共用备选答案]

A. 河砂   B. 滑石粉

C. 稻米   D. 灶心土

E. 蛤粉

29. 具有补中益气作用的辅料是

30. 具有温中止泻作用的辅料是

31. 具有化痰软坚作用的辅料是

[32～34题共用备选答案]

A. 炒黄法   B. 炒焦法

C. 炒炭法   D. 麸炒法

E. 米炒法

32. 党参宜采用的炮制方法是

33. 斑蝥宜采用的炮制方法是

34. 侧柏叶宜采用的炮制方法是

（三）多项选择题

1. 炒制的目的有

A. 增强药效

B. 缓和或改变药性

C. 降低毒性或减少刺激性

D. 矫臭矫味

E. 利于贮藏和制剂

2. 关于炒黄的方法，叙述正确的有

A. 表面呈黄色 B. 表面呈焦褐色

C. 种皮爆裂   D. 发泡鼓起

E. 较原色加深

3. 牛蒡子炒黄的炮制作用有

A. 缓和寒滑之性，以免伤中

B. 气变清香

C. 杀酶保苷

D. 利于有效成分煎出

E. 宣散作用增强

4. 芥子炒黄的炮制作用有

A. 缓和辛散走窜之性

B. 避免耗气伤阴

C. 善于顺气豁痰

D. 利于粉碎和煎出有效成分

E. 杀酶保苷

5. 炒莱菔子的作用偏于

A. 涌吐风痰   B. 降气化痰

C. 消食除胀   D. 温肺化痰

E. 泻肺平喘

6. 关于决明子炮制方法和作用的叙述，错误的是

A. 炒制时用文火加热

B. 炒至颜色加深，微鼓起，断面浅黄色，并有香气逸出时，取出

C. 炒决明子能缓和寒泻之性

D. 炒决明子有平肝养肾的功效

E. 决明子炒制后具泻热通便作用的游离型蒽醌类成分被破坏

7. 酸枣仁的炮制作用是

A. 易于粉碎和煎出

B. 杀酶保苷

C. 增强药效

D. 有利于药效成分的煎出

E. 降低毒副作用

8. 栀子炒焦的目的包括

A. 缓和苦寒之性，免伤中气

B. 缓和对胃的刺激性

C. 能清热除烦

D. 长于凉血止血

E. 适于脾胃虚弱者

9. 下列叙述正确的有

A. 生大蓟以凉血消肿力胜，大蓟炭凉性减弱，收敛止血作用增强

B. 蒲黄生、炒品均有止血作用，蒲黄炭性涩，止血作用增强

C. 荆芥具有解表散风的功能，荆芥炭辛散作用极弱，具有止血的功效

D. 干姜性热偏燥，能守能走，力速而作用较强，故可用于回阳救逆

E. 姜炭辛味消失，守而不走，长于止血温经

10. 炒炭需要注意的有

A. 质地疏松的花、花粉、叶、全草类药物可用中火

B. 质地坚实的药物宜用武火

C. 质地疏松的药物需喷淋适量清水熄灭出现的火星

D. 经检查确无余热后再收贮药物，避免复燃

E. 炒完后趁热收贮药物

11. 下列关于炒炭炮制方法的叙述，正确的有

　　A. 炒时用武火或中火

　　B. 药物发泡、爆裂

　　C. 逸出药物固有香味

　　D. 炒至"存性"

　　E. 药物表面焦黑色或焦褐色，内部呈棕褐色或棕黄色

12. 关于白茅根炮制方法和作用的叙述，正确的是

　　A. 用中火加热炒制

　　B. 茅根炭味涩，寒性减弱

　　C. 有利于药效成分的煎出

　　D. 茅根炭止血作用比生品强

　　E. 减少刺激性

13. 关于侧柏炭炮制方法和作用的叙述，正确的是

　　A. 用武火加热炒制

　　B. 侧柏炭有助于有效成分的溶出

　　C. 侧柏炭寒凉之性趋于平和，功专收敛止血

　　D. 侧柏炭可增强化痰止咳作用

　　E. 侧柏炭可产生新的功效

14. 可采用清炒法炮制的药材有

　　A. 牛蒡子　　　　　　　　B. 莱菔子

　　C. 荆芥　　　　　　　　　D. 斑蝥

　　E. 芥子

15. 苍术的炒制方法有

　　A. 清炒　　　　　　　　　B. 麸炒

　　C. 土炒　　　　　　　　　D. 米炒

　　E. 米泔水制

16. 关于党参生品与炮制品的叙述，正确的是

　　A. 党参生品擅长益气生津

　　B. 米炒党参气变清香，能增强和胃、健脾止泻作用

　　C. 蜜党参增强了补中益气、润燥养阴的作用

　　D. 治中气下陷，内脏下垂者一般用蜜党参

　　E. 党参蜜炙后多糖含量高于生品

17. 山药加辅料炒的目的有

　　A. 土炒山药以补脾止泻为主

　　B. 土炒山药用于脾虚久泻

　　C. 土炒山药增强补肾生精、益肺阴的作用

　　D. 麸炒山药以补脾健胃为主

　　E. 麸炒山药用于脾虚食少，泄泻便溏

18. 土炒的目的有

　　A. 补中益气　　　　　　　B. 温中止呕

　　C. 温经止血　　　　　　　D. 固脾止泻

　　E. 疏肝理气

19. 砂炒的注意事项包括

　　A. 炒过毒性药物的砂不可再炒其他药物

　　B. 油砂每次用前均需添加适量油拌炒后再用

　　C. 砂炒温度要适中，砂量也应适宜

　　D. 一般使用武火

　　E. 有需醋浸淬的药物，砂炒后应趁热浸淬

20. 砂烫马钱子降低毒性、保留药理作用的科学依据有

　　A. 总挥发油含量降低

　　B. 总蒽醌含量降低

　　C. 总黄酮含量降低

　　D. 马钱子碱含量降低较多

　　E. 士的宁含量降低较少

21. 醋鳖甲的炮制作用包括

　　A. 质变酥脆

　　B. 易于粉碎

　　C. 矫臭矫味

　　D. 增强药物入肝消积、软坚散结的作用

　　E. 易于有效成分煎出

22. 关于醋龟甲的炮制方法及作用的叙述，正确的是

　　A. 醋龟甲的炮制方法为砂炒后醋淬

　　B. 每100kg龟甲，用醋30kg

　　C. 醋龟甲质变酥脆，易于粉碎

　　D. 炮制利于煎出有效成分

　　E. 炮制可矫臭矫味

23. 蛤粉炒制的主要目的有

　　A. 使药物质地酥脆

　　B. 便于制剂和调剂

　　C. 矫正不良气味

　　D. 降低药物的滋腻之性

　　E. 降低药物毒性

24. 阿胶加辅料炒的作用有

　　A. 蛤粉炒阿胶可降低滋腻之性

　　B. 蛤粉炒阿胶长于益肺润燥

　　C. 蛤粉炒阿胶质变酥脆，利于粉碎

　　D. 蛤粉炒阿胶可矫正不良气味

　　E. 蒲黄炒阿胶以止血安络力强

二、炙法

（一）最佳选择题

1. 酒炙法中先炒药后加酒的操作适用的药材类型是
   - A. 树脂类药材
   - B. 根茎类药材
   - C. 矿石类药材
   - D. 质地疏松的药材
   - E. 含黏液质较多的药材

2. 酒炙药物时，一般每 100kg 药物用黄酒量为
   - A. 5kg
   - B. 10～20kg
   - C. 25kg
   - D. 30～35kg
   - E. 40kg

3. 常用于酒炙法的炮制辅料是
   - A. 麦麸
   - B. 滑石粉
   - C. 黄酒
   - D. 稻米
   - E. 灶心土

4. 炮制后可引药下行，专于入肾，增强滋阴降火的作用，善清虚热的饮片是
   - A. 补骨脂
   - B. 知母
   - C. 泽泻
   - D. 小茴香
   - E. 橘核

5. 大黄的炮制品一般包括
   - A. 醋大黄、酒大黄、大黄炭、熟大黄、清宁片
   - B. 大黄、酒大黄、大黄炭、炒大黄、清宁片
   - C. 醋大黄、酒大黄、姜大黄、蜜大黄、清宁片
   - D. 大黄、熟大黄、大黄炭、炒大黄
   - E. 大黄、熟大黄、大黄炭、焦大黄

6. 熟大黄能缓和泻下、减轻腹痛的原理是
   - A. 结合型蒽醌含量减小
   - B. 结合型蒽醌含量增高
   - C. 游离型蒽醌含量减小
   - D. 鞣质含量增高
   - E. 有机酸含量增高

7. 具缓泻而不伤气、逐瘀而不败正之功，用于年老、体弱及久病患者的大黄炮制品种是
   - A. 酒大黄
   - B. 熟大黄
   - C. 大黄炭
   - D. 醋大黄
   - E. 清宁片

8. 黄连的炮制品中，能抑制其苦寒之性，使其寒而不滞、清气分湿热、散肝胆郁火的是
   - A. 黄连
   - B. 酒黄连
   - C. 姜黄连
   - D. 萸黄连

   - E. 炒黄连

9. 血虚便溏患者应用
   - A. 当归尾
   - B. 酒当归
   - C. 土炒当归
   - D. 当归炭
   - E. 醋当归

10. 在当归的多种炮制品中，有止血和血作用的是
    - A. 当归
    - B. 酒当归
    - C. 土炒当归
    - D. 当归炭
    - E. 醋当归

11. 酒炙蕲蛇的作用不包括
    - A. 减少腥气
    - B. 增强祛风、通络、止痉的作用
    - C. 降低毒性
    - D. 矫味
    - E. 便于粉碎和制剂

12. 醋白芍的炮制作用是
    - A. 缓和苦寒之性
    - B. 收敛止痛
    - C. 降低酸寒之性，善于和中缓急
    - D. 增强敛血养血、疏肝解郁的作用
    - E. 活血止痛

13. 善于调经止血、柔肝止痛的白芍炮制品是
    - A. 炒白芍
    - B. 酒白芍
    - C. 白芍炭
    - D. 醋白芍
    - E. 土炒白芍

14. 丹参的炮制方法是
    - A. 炒黄
    - B. 盐炙
    - C. 蜜炙
    - D. 姜炙
    - E. 酒炙

15. 酒炙川芎的目的是
    - A. 引药上行，增强活血行气止痛的作用
    - B. 引药上行，增强理气宽胸的作用
    - C. 引药上行，增强清热解毒的作用
    - D. 引药上行，增强止咳化痰的作用
    - E. 引药下行，增强润肠通便的作用

16. 关于醋炙法的注意事项，叙述错误的是
    - A. 醋炙前药物应大小分档
    - B. 一般用文火炒制
    - C. 勤加翻动，使之受热均匀
    - D. 若醋的用量较少，可加适量水稀释后再与药物拌匀
    - E. 树脂类、动物粪便类药物必须先拌醋后炒药

17. 醋炙甘遂的作用是
    A. 引药入肝，增强活血止痛的作用
    B. 降低毒性，缓和药性
    C. 增强疏肝理气止痛的作用
    D. 增强清肝退热的作用
    E. 矫臭矫味

18. 关于延胡索的炮制，叙述错误的是
    A. 醋炙延胡索时每100kg延胡索用米醋20kg
    B. 酒炙延胡索时每100kg延胡索用黄酒30kg
    C. 醋延胡索行气止痛作用增强
    D. 酒延胡索以活血、祛瘀、止痛为主
    E. 醋炙、酒炙均能提高延胡索生物碱和延胡索乙素的煎出量

19. 用于治疗冠心病时，延胡索宜
    A. 醋炙   B. 酒炙
    C. 姜炙   D. 蜜炙
    E. 生用

20. 醋炙乳香的炮制作用不包括
    A. 利于粉碎
    B. 增强活血止痛的作用
    C. 矫臭矫味
    D. 降低毒性
    E. 利于服用

21. 具疏肝止痛、消积化滞作用的香附应是
    A. 炒制品   B. 酒炙品
    C. 醋炙品   D. 四制香附
    E. 香附炭

22. 醋炙柴胡的主要目的是
    A. 增强解表退热的作用
    B. 增强清肝退热的作用
    C. 增强活血祛瘀的作用
    D. 增强散瘀止痛的作用
    E. 增强疏肝止痛的作用

23. 盐炙时，盐的用量通常为每100kg药物用食盐
    A. 1kg   B. 2kg
    C. 5kg   D. 10kg
    E. 15kg

24. 盐炙时，用中火炒至丝易断、表面焦黑色的药材是
    A. 黄柏   B. 杜仲
    C. 厚朴   D. 巴戟天
    E. 车前子

25. 盐炙黄柏的主要作用是
    A. 清热泻火   B. 生津润燥
    C. 滋阴降火   D. 利尿固精
    E. 止血

26. 炮制后不温不寒，平补阴阳，并能引药归肾，增强补肾固精安胎作用的药材是
    A. 姜菟丝子   B. 酒菟丝子
    C. 蜜菟丝子   D. 盐菟丝子
    E. 炒菟丝子

27. 盐炙时，需采用先炒后拌盐水的炮制方法的药材是
    A. 补骨脂   B. 益智仁
    C. 车前子   D. 续断
    E. 杜仲

28. 姜炙法炮制药物时，每100kg药材需用生姜
    A. 1kg   B. 5kg
    C. 10kg   D. 15kg
    E. 20kg

29. 关于蜜炙法的叙述，错误的是
    A. 质地致密的药物，宜先炒药后加蜜
    B. 一般质地疏松、纤维多的药物用蜜量宜大
    C. 蜜炙药物所用的炼蜜不宜过多过老
    D. 炼蜜用开水稀释时，要严格控制水量
    E. 通常每100kg药物用炼蜜20kg

30. 要增强黄芪补中益气的作用应采用
    A. 醋炙   B. 酒炙
    C. 盐炙   D. 蜜炙
    E. 油炙

31. 在药理作用方面，蜜黄芪显著强于生黄芪的是
    A. 抗心律失常作用
    B. 补气作用
    C. 分泌抑制作用
    D. 免疫作用
    E. 解毒作用

32. 在药理作用方面，蜜甘草显著强于生甘草的是
    A. 抗心律失常作用   B. 激素样作用
    C. 止痛作用   D. 免疫作用
    E. 解毒作用

33. 表证已解而喘咳未愈的体虚患者宜用
    A. 生麻黄   B. 麻黄绒
    C. 蜜麻黄   D. 蜜麻黄绒
    E. 鲜麻黄

34. 麻黄蜜炙后可增强

    A. 平喘作用   B. 解表作用

    C. 发汗作用   D. 利水作用

    E. 消肿作用

35. 蜜炙枇杷叶与生品相比，作用长于

    A. 清肺止咳   B. 润肺止咳

    C. 降逆止呕   D. 缓急止痛

    E. 利尿退肿

36. 蜜炙枇杷叶时，每100kg药物用炼蜜量为

    A. 10kg   B. 15kg

    C. 20kg   D. 25kg

    E. 30kg

37. 羊脂油炙淫羊藿的作用是

    A. 增强补脾益肺的作用

    B. 增强健脾胃和的作用

    C. 增强温肾助阳的作用

    D. 增强补肝肾的作用

    E. 增强补中益气的作用

38. 熟三七的炮制方法为

    A. 酒炙法   B. 醋炙法

    C. 姜炙法   D. 油炙法

    E. 蜜炙法

39. 酒炙后可增强补肾壮阳作用，用于肾阳不足、精血亏损的中药是

    A. 麻黄   B. 蛤蚧

    C. 大黄   D. 黄精

    E. 黄柏

（二）配伍选择题

[1~4题共用备选答案]

    A. 泻下作用峻烈

    B. 泻下作用极微并能止血

    C. 泻下作用缓和且能清上焦血分热毒

    D. 泻下作用缓和，能减轻腹痛并增强活血祛瘀的作用

    E. 缓泻而不伤气，逐瘀而不败正

1. 生大黄的炮制作用是

2. 熟大黄的炮制作用是

3. 酒大黄的炮制作用是

4. 清宁片的炮制作用是

[5~6题共用备选答案]

    A. 每100kg大黄片或块用黄酒10kg

    B. 每100kg大黄片或块用黄酒15kg

    C. 每100kg大黄片或块用黄酒20kg

    D. 每100kg大黄片或块用黄酒25kg

    E. 每100kg大黄片或块用黄酒30kg

5. 酒大黄的制法是

6. 熟大黄的制法是

[7~9题共用备选答案]

    A. 引药上行，善清头目之火

    B. 引药下行，善清下焦之湿

    C. 寒而不滞，以清气分湿热、散肝胆郁火为主

    D. 缓和苦寒之性，增强止泻作用

    E. 缓和苦寒之性，增强止呕作用

7. 酒炙黄连的炮制作用是

8. 姜炙黄连的炮制作用是

9. 吴茱萸制黄连的炮制作用是

[10~12题共用备选答案]

    A. 增强理气宽中的作用

    B. 增强活血通经、祛瘀止痛的作用

    C. 增强入脾补血的作用，缓和油润而不滑肠

    D. 具有止血和血的作用，用于崩中漏下、月经过多

    E. 增强补中益气的作用

10. 酒炙当归的炮制作用是

11. 土炒当归的炮制作用是

12. 当归炭的炮制作用是

[13~15题共用备选答案]

    A. 酸寒伐肝之性降低，善于调经止血、柔肝止痛

    B. 引药入肝，敛血养血、疏肝解郁的作用最强

    C. 借土气入脾，增强养血和脾、止泻的作用

    D. 具有止血和血的作用

    E. 增强补中益气的作用

13. 酒白芍的炮制作用是

14. 醋白芍的炮制作用是

15. 土炒白芍的炮制作用是

[16~18题共用备选答案]

    A. 引药入肾，直达下焦，补肝肾、强筋骨、安胎的作用增强

    B. 引药入肾，缓和燥性，滋肾阴、泻相火、退虚热的作用增强

    C. 引药入肾，缓和燥性，清热泻火，生津润燥的作用增强

    D. 引药下行，祛风除湿的作用增强

    E. 引药下行，补肝肾、强腰膝的作用增强

16. 盐杜仲的炮制作用是

17. 盐黄柏的炮制作用是

18. 盐续断的炮制作用是

[19~20题共用备选答案]

　　A. 益卫固表　　　　　B. 益卫解毒

　　C. 益气润肺　　　　　D. 益气生津

　　E. 益气补中

19. 黄芪的作用长于

20. 炙黄芪的作用长于

[21~22题共用备选答案]

　　A. 10kg　　　　　B. 15kg

　　C. 20kg　　　　　D. 25kg

　　E. 30kg

21. 蜜麻黄为每100kg麻黄用炼蜜

22. 蜜麻黄绒为每100kg麻黄绒用炼蜜

[23~25题共用备选答案]

　　A. 生麻黄　　　　　B. 蜜麻黄

　　C. 麻黄绒　　　　　D. 蜜麻黄绒

　　E. 炒麻黄

23. 治风寒表实证，宜选用的饮片是

24. 治外感风寒而表证较轻、咳喘较重，宜选用的饮片是

25. 治体虚外感风寒，表证已解而咳喘未愈，宜选用的饮片是

[26~27题共用备选答案]

　　A. 增强补肾壮阳的作用

　　B. 以补肺益精，纳气定喘见长

　　C. 增强祛风除湿的作用

　　D. 以清热润肺、止咳化痰见长

　　E. 增强补中益气的作用

26. 油酥蛤蚧的炮制作用是

27. 酒蛤蚧的炮制作用是

[28~32题共用备选答案]

　　A. 增强活血通络的作用

　　B. 增强润肺止咳的作用

　　C. 增强活血止痛的作用

　　D. 增强和胃止呕的作用

　　E. 增强滋阴降火的作用

28. 蜜炙的作用为

29. 姜炙的作用为

30. 盐炙的作用为

31. 醋炙的作用为

32. 酒炙的作用为

[33~36题共用备选答案]

　　A. 黄酒　　　　　B. 醋

　　C. 食盐水　　　　D. 蜂蜜

　　E. 姜汁

33. 具有化痰止咳、温中止呕作用的辅料是

34. 具有活血通络、祛风散寒、行药势作用的辅料是

35. 具有甘缓益脾、润肺止咳作用的辅料是

36. 具有润燥、软坚散结、清热凉血作用的辅料是

[37~41题共用备选答案]

　　A. 酒炙　　　　　B. 盐炙

　　C. 蜜炙　　　　　D. 姜汁炙

　　E. 醋炙

37. 黄芩、黄连、川芎适宜的炮制方法为

38. 百部、黄芪、麻黄适宜的炮制方法为

39. 黄连、竹茹、厚朴适宜的炮制方法为

40. 杜仲、益智仁、知母适宜的炮制方法为

41. 甘遂、香附、白芍适宜的炮制方法为

（三）多项选择题

1. 关于炙法与加辅料炒法的区别，叙述正确的有

　　A. 加辅料炒法使用固体辅料

　　B. 加辅料炒的温度较高，一般用中火或武火

　　C. 炙法使用液体辅料

　　D. 炙法所用温度较低，一般用文火

　　E. 炙法以药物炒干为宜

2. 关于酒炙法的叙述，正确的有

　　A. 黄酒味甘、辛，性大热

　　B. 黄酒能升能散，宣行药势

　　C. 黄酒具有活血通络、祛风散寒的作用

　　D. 黄酒具有矫臭去腥的作用

　　E. 酒炙法多用于活血散瘀、祛风通络及动物类中药

3. 酒炙法炮制的主要目的有

　　A. 降低药物毒性

　　B. 改变药性，引药上行

　　C. 增强活血通络的作用

　　D. 矫其腥臭

　　E. 增强滋阴降火的作用

4. 黄连的炮制品种包括

　　A. 醋黄连　　　　　B. 姜黄连

　　C. 生黄连　　　　　D. 萸黄连

　　E. 酒黄连

5. 关于续断的炮制方法及作用的叙述，错误的有
    A. 酒续断炮制时，每100kg续断片，用黄酒10kg
    B. 盐续断炮制时，每100kg续断片，用食盐2kg
    C. 盐续断增强通血脉、续筋骨、止崩漏作用
    D. 酒续断引药下行，补肝肾、强腰膝的作用增强
    E. 两种炮制品炒制时均为文火

6. 甘遂醋炙的目的有
    A. 增强疗效
    B. 降低毒性
    C. 矫臭矫味
    D. 缓和泻下
    E. 改变药性

7. 关于商陆的炮制方法及作用的叙述，正确的有
    A. 每100kg商陆片，用米醋20kg
    B. 商陆的毒性成分主要为三萜皂苷中的商陆毒素
    C. 醋商陆毒性降低
    D. 醋商陆峻泻作用缓和
    E. 醋商陆以逐水消肿为主

8. 关于芫花生品及炮制品的叙述，正确的有
    A. 醋芫花炮制时，每100kg芫花，用米醋30kg
    B. 醋芫花能降低毒性
    C. 芫花酯甲为三萜类成分，具较强毒性
    D. 醋芫花可缓和泻下作用和腹痛症状
    E. 芫花生品峻泻逐水力较猛，较少内服

9. 关于醋乳香炮制方法及作用的叙述，正确的有
    A. 醋乳香炮制宜采用文火加热
    B. 醋乳香炮制宜先炒乳香至表面微熔再喷入米醋
    C. 乳香醋炙后刺激性缓和，利于服用
    D. 乳香醋炙后便于粉碎
    E. 乳香醋炙后增强活血止痛、收敛生肌的功效

10. 关于三棱生品及炮制品的叙述，正确的有
    A. 醋三棱炮制时，每100kg三棱片，用米醋30kg
    B. 生品为血中气药，破血行气之力较强
    C. 醋三棱主入血分，破瘀散结、止痛的作用增强
    D. 体质虚弱者不宜使用生品
    E. 三棱切制饮片时，切成厚片

11. 关于莪术生品及炮制品的叙述，正确的有
    A. 生品为气中血药
    B. 生品行气止痛，破血祛瘀力强
    C. 醋莪术炮制时，每100kg莪术，用米醋20kg
    D. 醋莪术主入肝经血分
    E. 醋莪术散瘀止痛作用增强

12. 香附主要的炮制品有
    A. 炒香附
    B. 酒香附
    C. 醋香附
    D. 四制香附
    E. 香附炭

13. 四制香附所用的辅料为
    A. 生姜汁
    B. 米醋
    C. 食盐水
    D. 蜂蜜
    E. 黄酒

14. 盐炙法的主要目的包括
    A. 缓和药物燥性
    B. 引药下行
    C. 降低药物毒性
    D. 增强滋阴降火的作用
    E. 增强祛风除湿的作用

15. 盐炙时，宜采用先炒药后加辅料的药物有
    A. 知母
    B. 黄柏
    C. 车前子
    D. 乳香
    E. 五灵脂

16. 常见的黄柏炮制品有
    A. 盐黄柏
    B. 酒黄柏
    C. 醋黄柏
    D. 黄柏炭
    E. 蜜黄柏

17. 关于巴戟天炮制方法及作用的叙述，正确的有
    A. 巴戟天置蒸制容器内蒸透，趁热除去木心，称为巴戟肉
    B. 制巴戟天炮制时，每100kg净巴戟天，用甘草10kg
    C. 盐巴戟天引药归肾，温而不燥，补肾助阳作用缓和
    D. 制巴戟天增加甘温补益作用，偏于补肾阳，强筋骨
    E. 除去木心的作用是去除非药用部位

18. 关于菟丝子炮制方法与作用的叙述，正确的有
    A. 炒菟丝子时用文火加热，炒至有爆裂声，取出
    B. 炮制酒菟丝子饼时，每100kg菟丝子，用黄酒15kg，白面15kg
    C. 盐炙、酒炙和炒黄均利于菟丝子中黄酮类成分的溶出
    D. 菟丝子质地坚硬，炮制后利于煎出有效成分、利于制剂
    E. 酒菟丝子能引药归肾，增强补肾固精安胎作用

19. 关于补骨脂及其炮制作用的叙述，正确的有
    A. 补骨脂处方用名中有"破故纸"
    B. 盐补骨脂可引药入肝
    C. 盐补骨脂可增强温肾助阳、纳气、止泻的作用
    D. 外用消风祛斑治银屑病、白癜风等时，宜用生品
    E. 用于阳痿遗精、遗尿尿频时，宜用盐补骨脂

20. 关于知母及其炮制作用的叙述，正确的有
    A. 生品苦寒滑利
    B. 泻肺、胃之火尤宜生用
    C. 盐知母可引药下行，专于入肾
    D. 盐知母可增强滋阴降火的作用
    E. 知母生品善清虚热，常用于虚火上炎，骨蒸潮热

21. 小茴香的炮制作用包括
    A. 缓和辛散作用　　　B. 引药下行
    C. 便于粉碎　　　　　D. 降低毒副作用
    E. 增强滋阴降火作用

22. 关于橘核炮制方法及作用的叙述，正确的有
    A. 生品可用于肝胃气滞疼痛，乳痛肿痛
    B. 盐炙时先炒药再喷淋盐水炒干
    C. 盐橘核引药下行，走肾经
    D. 盐炙增加疗疝止痛功效
    E. 橘核炮制后，柠檬苦素和诺米林量均有不同程度的降低

23. 姜炙后能增强降逆止呕作用的药物有
    A. 山茱萸　　　　　　B. 竹茹
    C. 草果　　　　　　　D. 黄连
    E. 大黄

24. 蜜炙的主要目的有
    A. 增加有效成分的溶出
    B. 强润肺止咳的作用
    C. 增强补脾益气的作用
    D. 缓和药性
    E. 矫味

25. 关于百合炮制方法及作用的叙述，错误的有
    A. 蜜百合操作方法是先拌蜜后炒药
    B. 每100kg百合，用炼蜜25kg
    C. 生品以清心安神力胜
    D. 蜜炙后多糖含量增加
    E. 蜜百合润肺止咳作用增强

26. 关于百部炮制方法及作用的叙述，正确的有
    A. 生品长于止咳化痰，灭虱杀虫
    B. 生品有小毒，百部碱等生物碱对胃有一定刺激性
    C. 蜜百部操作方法是先拌蜜后炒药
    D. 每100kg百部片，用炼蜜25kg
    E. 蜜百部可缓和对胃的刺激性，并增强润肺止咳的功效

27. 关于紫菀炮制方法及作用的叙述，正确的有
    A. 生品以散寒降气化痰力胜
    B. 生品多用于风寒咳嗽
    C. 蜜紫菀炮制时，每100kg紫菀片或段，用炼蜜12.5kg
    D. 蜜紫菀转泻为润，以润肺止咳力胜
    E. 蜜紫菀多用于肺虚久咳

28. 油炙法的炮制目的有
    A. 增强疗效　　　　　B. 利于粉碎
    C. 便于制剂　　　　　D. 缓和药性
    E. 降低毒性

29. 多用油炙法炮制的药物有
    A. 杜仲　　　　　　　B. 淫羊藿
    C. 蛤蚧　　　　　　　D. 三七
    E. 肉豆蔻

三、煅法

（一）最佳选择题

1. 常用明煅法炮制的药物是
    A. 白矾　　　　　　　B. 炉甘石
    C. 赭石　　　　　　　D. 自然铜
    E. 磁石

2. 石决明经煅后可增强
    A. 散瘀止痛的作用
    B. 收湿敛疮的作用
    C. 收敛止血的作用
    D. 收湿止痒的作用
    E. 固涩收敛、明目的作用

3. 经煅后失去结晶水的药材是
    A. 石决明　　　　　　B. 白矾
    C. 自然铜　　　　　　D. 赭石
    E. 珍珠母

4. 白矾煅制成枯矾最主要的目的是
    A. 使药物疏松

B. 便于粉碎

C. 失去部分结晶水

D. 使颜色洁白

E. 增强收敛止血的作用

5. 珍珠母的炮制方法是

    A. 明煅法   B. 煅淬法

    C. 蜜炙法   D. 盐炙法

    E. 扣锅煅法

6. 煅石膏的炮制目的是

    A. 增强清热泻火的作用

    B. 增强生津止渴的作用

    C. 增强收敛生肌的作用

    D. 便于煎出有效成分

    E. 增强安神收敛的作用

7. 矿物类药物煅淬的主要目的是

    A. 矫臭矫味

    B. 引药入肝

    C. 增强益气养阴的作用

    D. 缓和药性，降低毒性

    E. 利于粉碎和煎出有效成分

8. 煅淬后可增强平肝止血作用的药物是

    A. 朱砂   B. 磁石

    C. 赭石   D. 炉甘石

    E. 明矾

9. 赭石煅淬所用的辅料是

    A. 醋   B. 酒

    C. 食盐水   D. 黄连水

    E. 米泔水

10. 自然铜的炮制方法是

    A. 明煅法   B. 煅淬法

    C. 扣锅煅法   D. 闷煅法

    E. 干馏法

11. 关于磁石炮制方法及作用的叙述，错误的是

    A. 磁石的炮制方法为明煅法

    B. 生品偏于平肝潜阳，镇惊安神

    C. 煅磁石补肾纳气力强

    D. 煅磁石缓和了重镇安神的功效

    E. 煅后易于粉碎及煎出有效成分

12. 煅淬后可增强散瘀止痛作用的中药是

    A. 朱砂   B. 自然铜

    C. 紫石英   D. 炉甘石

    E. 明矾

13. 制炉甘石的主要目的是

    A. 增强清热解毒、收敛固涩的功效

    B. 增强清热燥湿、解疮痈毒的功效

    C. 增强清热泻火、宣肺平喘的功效

    D. 增强清热明目、敛疮收湿的功效

    E. 增强清热解表、发汗平喘的功效

14. 宜用煅淬法炮制的中药是

    A. 石膏   B. 紫石英

    C. 雄黄   D. 白矾

    E. 石决明

15. 宜用扣锅煅法炮制的中药是

    A. 石膏   B. 赭石

    C. 干漆   D. 牡蛎

    E. 磁石

（二）配伍选择题

[1～3题共用备选答案]

    A. 煅珍珠母

    B. 煅牡蛎

    C. 煅炉甘石

    D. 煅白矾

    E. 煅磁石

1. 炮制后可治疗胃酸过多的中药是

2. 炮制后可增强收敛固涩作用的中药是

3. 炮制后可增强聪耳明目、补肾纳气作用的中药是

[4～6题共用备选答案]

    A. 扣锅煅法   B. 炒黄法

    C. 明煅法   D. 煅淬法

    E. 炒炭法

4. 不隔绝空气的煅法是

5. 高温缺氧条件下进行的是

6. 需用液体辅料的煅法是

[7～9题共用备选答案]

    A. 明煅法   B. 扣锅煅法

    C. 炒黄法   D. 煅淬法

    E. 水飞法

7. 血余炭的炮制方法是

8. 石膏的炮制方法是

9. 自然铜的炮制方法是

[10～11题共用备选答案]

    A. 产生止血的作用

    B. 使药物质地纯洁细腻，适宜于眼科及外敷用

    C. 使药物酥脆、便于粉碎和煎出

D. 增强收涩敛疮、止血化腐的作用

E. 增强固涩收敛、明目的作用

10. 白矾煅制的主要目的是

11. 炉甘石煅制的主要目的是

[12~13题共用备选答案]

    A. 煅赭石   B. 煅磁石

    C. 煅炉甘石   D. 煅石膏

    E. 煅牡蛎

12. 炮制后苦寒之性降低，平肝止血作用增强的中药是

13. 炮制后收敛固涩作用增强，善治胃痛吐酸的中药是

（三）多项选择题

1. 明煅的主要目的包括

    A. 使药物质地酥脆

    B. 除去结晶水

    C. 降低毒性

    D. 增强祛风除湿的作用

    E. 使药物有效成分易于煎出

2. 下列关于明煅法的叙述，正确的有

    A. 药物煅制时不隔绝空气的方法

    B. 药物煅制时应大小分档

    C. 药物应受热均匀

    D. 煅制温度因药材性质而定

    E. 应一次性煅透

3. 白矾的处方用名有

    A. 白矾   B. 明矾

    C. 枯矾   D. 紫矾

    E. 绿矾

4. 煅制白矾时应注意

    A. 用武火加热至熔化

    B. 煅至膨胀松泡呈白色蜂窝状固体

    C. 应一次性煅透

    D. 中途不得停火

    E. 煅制时不要搅拌

5. 煅制白矾的炮制作用有

    A. 酸寒之性降低

    B. 收涩敛疮的作用增强

    C. 涌吐的作用减弱

    D. 止血化腐的作用增强

    E. 止泻的作用增强

6. 煅石决明的炮制作用有

    A. 咸寒之性降低

    B. 平肝潜阳的功效缓和

    C. 便于粉碎

    D. 固涩收敛、明目的作用增强

    E. 利于外用涂敷撒布

7. 煅淬时常用的淬液有

    A. 醋   B. 药汁

    C. 酒   D. 盐水

    E. 水

8. 常用煅淬法炮制的药物有

    A. 赭石   B. 自然铜

    C. 磁石   D. 炉甘石

    E. 牡蛎

9. 关于紫石英炮制方法及作用的叙述，错误的有

    A. 生品偏于镇心安神

    B. 煅淬时，每100kg紫石英块，用醋20kg

    C. 淬制时药物需长期浸泡后再取出

    D. 煅紫石英温肺降逆、散寒暖宫力强

    E. 煅后易于粉碎及煎出有效成分

10. 经验法判断密闭煅炭是否煅透的标准有

    A. 滴水于锅盖四周即沸

    B. 贴于锅盖上的纸变深黄色

    C. 贴于锅盖上的白米变黑色

    D. 贴于锅盖上的白米变深黄色

    E. 两锅盐泥封闭处小孔的烟雾由白变黄并转呈青烟至基本无烟

11. 下列有关扣锅煅法的叙述，正确的有

    A. 煅烧时应随时用湿盐泥堵封锅缝

    B. 防止空气进入

    C. 煅后应放至冷却再开锅

    D. 煅锅内药料不宜放得过多、过紧

    E. 观察米和纸的颜色及滴水即沸法可判断是否煅透

四、蒸、煮、燀法

（一）最佳选择题

1. 煮法炮制的主要目的是

    A. 降低毒性或消除副作用

    B. 改变药性

    C. 去除非要用部分

D. 利于粉碎

E. 增强疗效

2. 通过蒸煮可降低毒性的中药是

   A. 麻黄   B. 熟地黄

   C. 草乌   D. 苦杏仁

   E. 黄柏

3. 蒸制后改变了药物性能、扩大了用药范围的药物是

   A. 黄精   B. 地黄

   C. 木瓜   D. 丹参

   E. 党参

4. 蒸后便于保存的药物是

   A. 虎杖   B. 芦荟

   C. 木瓜   D. 大黄

   E. 地黄

5. 制何首乌所用的液体辅料是

   A. 水   B. 甘草汁

   C. 醋   D. 黑豆汁

   E. 酒

6. 何首乌炮制后多种药理作用增强，其中不包括

   A. 补肝肾的作用   B. 益精血的作用

   C. 乌须发的作用   D. 强筋骨的作用

   E. 祛风湿的作用

7. 何首乌炮制后的变化是

   A. 游离蒽醌含量减少

   B. 结合型蒽醌含量增高

   C. 二苯乙烯苷含量增高

   D. 解毒、消炎、润肠的作用增强

   E. 补益作用增强

8. 黄芩酒炙的目的是

   A. 增强活血化瘀的作用

   B. 增强补肝肾的作用

   C. 增强酸涩收敛的作用

   D. 引药上行，清上焦热

   E. 增强滋阴补血的作用

9. 生地黄炮制成熟地黄的作用是

   A. 清热凉血   B. 生津止渴

   C. 滋阴补血   D. 益气补阴

   E. 补血止血

10. 具有滋阴补血、益精填髓功能的地黄炮制品是

   A. 鲜地黄   B. 生地黄

   C. 熟地黄   D. 生地炭

   E. 熟地炭

11. 蒸制后可除去麻味的药材是

   A. 大黄   B. 黄精

   C. 黄芩   D. 黄柏

   E. 麻黄

12. 关于肉苁蓉及其炮制品的叙述，错误的是

   A. 为列当科植物，药用部位为干燥带鳞叶的肉质茎

   B. 处方用名有肉苁蓉、大芸、酒苁蓉

   C. 酒苁蓉炮制时，每100kg肉苁蓉片，用黄酒20kg

   D. 生品补肾止浊、滑肠通便力强

   E. 酒苁蓉补肾助阳之力增强

13. 红参的炮制方法是

   A. 清蒸法   B. 加辅料蒸法

   C. 煮法   D. 浸泡法

   E. 炖法

14. 关于女贞子及其炮制品的叙述，错误的是

   A. 为木犀科植物女贞的干燥成熟果实

   B. 生品以清肝明目、滋阴润燥为主

   C. 酒女贞子炮制时，每100kg净女贞子，用黄酒15kg

   D. 酒女贞子滋补肝肾作用增强

   E. 酒女贞子可缓和其寒凉之性

15. 关于五味子及其炮制方法与作用的叙述，错误的是

   A. 生品以敛肺止咳止汗为主

   B. 醋五味子酸涩收敛之性及涩精止泻作用增强

   C. 酒五味子益肾固精作用增强

   D. 蜜五味子补益肺肾作用增强

   E. 三种炮制品均为蒸法炮制

16. 关于桑螵蛸炮制方法及作用的叙述，错误的是

   A. 处方用名为桑螵蛸，炮制时需要用武火蒸至"圆汽"

   B. 盐桑螵蛸炮制时，每100kg净桑螵蛸，用食盐2kg

   C. 生品令人泄泻，蒸后可消除致泻的副作用

   D. 经过蒸制，可杀死虫卵，有利于保存药效

   E. 盐桑螵蛸可引药下行入肾，增强益肾固精、缩尿止遗的作用

17. 下列为制藤黄主要炮制作用的是

   A. 降低毒性以供内服   B. 矫臭

C. 利于有效成分煎出 D. 变苦味为甜味

E. 利于粉碎

18. 川乌炮制去毒的原理是

A. 使乌头碱溶于水

B. 使双酯型生物碱分解

C. 使总生物碱含量降低

D. 保留总生物碱

E. 使生物碱成盐

19. 淡附片的炮制需用

A. 酒、甘草和水共煮

B. 姜汁、甘草和水共煮

C. 胆汁、甘草和水共煮

D. 黑豆、甘草和水共煮

E. 米泔水、甘草和水共煮

20. 将附子炮制加工为黑顺片时所用的辅料是

A. 草酸 B. 醋

C. 胆巴 D. 豆腐

E. 麦麸

21. 在炮制过程中，附子中所含的乌头碱发生的主要化学反应是

A. 氧化反应 B. 还原反应

C. 水解反应 D. 加成反应

E. 环合反应

22. 炮制后毒性降低，具有温肾暖脾作用，用于心腹冷痛、虚寒吐泻的饮片是

A. 白附片 B. 炮附片

C. 制川乌 D. 淡附片

E. 黑顺片

23. 关于草乌及其炮制品的叙述，错误的是

A. 为毛莨科植物草乌的干燥块根

B. 制草乌时，需煮至取大个切开内无白心、口尝微有麻舌感时，取出

C. 生品有大毒，多作外用，以祛寒止痛，消肿为主

D. 制草乌毒性降低，可供内服，以祛风除湿、温经止痛力胜

E. 乌头碱等二萜双酯类生物碱是川乌、草乌、附子中共有的毒性成分

24. 制远志所用的液体辅料是

A. 黄酒 B. 姜汁

C. 胆汁 D. 黑豆汁

E. 甘草汤

25. 白扁豆焯法炮制的目的是

A. 降低毒性

B. 去除非药用部位

C. 改变药性

D. 分离不同药用部位

E. 增强疗效

26. 甘草汁煮后可降低毒性、缓和燥性，用于厥阴头痛、寒疝腹痛的中药是

A. 麦冬 B. 洋金花

C. 吴茱萸 D. 延胡索

E. 黄连

（二）配伍选择题

[1～4题共用备选答案]

A. 蒸法 B. 煮法

C. 焯法 D. 煨法

E. 煅法

1. 炮制黄芩应选用的方法是

2. 炮制苦杏仁应选用的方法是

3. 炮制远志应选用的方法是

4. 炮制黄精应选用的方法是

[5～7题共用备选答案]

A. 蒸黄芩 B. 酒黄芩

C. 黄芩炭 D. 生黄芩

E. 蜜黄芩

5. 黄芩的炮制品中，以清热止血为主的是

6. 黄芩的炮制品中，清热泻火、解毒力强的是

7. 黄芩的炮制品中，可清上焦肺热及四肢肌表之湿热的是

[8～10题共用备选答案]

A. 鲜地黄 B. 熟地黄

C. 生地黄 D. 生地炭

E. 熟地炭

8. 地黄的炮制品中，可清热凉血的是

9. 地黄的炮制品中，可凉血止血的是

10. 地黄的炮制品中，可补血止血的是

[11～12题共用备选答案]

A. 人参 B. 何首乌

C. 黄精 D. 制川乌

E. 天麻

11. 炮制后具有大补元气、复脉固脱、益气摄血功能的药物是

12. 炮制后便于软化切片，杀酶保苷的药物是

(三) 多项选择题

1. 用煮法炮制以降低毒性的中药有

    A. 巴豆   B. 吴茱萸

    C. 附子   D. 川乌

    E. 草乌

2. 黄芩常用的炮制方法有

    A. 酒炙   B. 蒸制

    C. 炒炭   D. 蜜炙

    E. 煮制

3. 地黄蒸制后可发生的变化有

    A. 表面变成乌黑光亮

    B. 味转甜

    C. 梓醇含量降低

    D. 低聚糖和多糖水解成单糖

    E. 氨基酸的含量增加

4. 黄精的炮制作用包括

    A. 除去麻味以免刺激咽喉

    B. 便于有效成分煎出

    C. 酒蒸可更好地发挥补益的作用

    D. 增强补脾润肺益肾的作用

    E. 矫臭矫味

5. 煮制操作时的一般要求有

    A. 只用清水煮

    B. 先用武火后用文火

    C. 煮至内无白心

    D. 加水适量

    E. 及时干燥或切片

6. 藤黄的炮制方法有

    A. 山羊血制   B. 荷叶制

    C. 水煮制   D. 豆腐制

    E. 醋蒸制

7. 附子常见的炮制品包括

    A. 黑顺片   B. 黄附片

    C. 白附片   D. 炮附片

    E. 淡附片

五、其他制法

(一) 最佳选择题

1. 下列药材中需用复制法炮制的是

    A. 大黄   B. 何首乌

    C. 黄芩   D. 天南星

    E. 麻黄

2. 清半夏炮制时所选用的辅料是

    A. 白矾   B. 生姜

    C. 甘草   D. 石灰

    E. 豆腐

3. 法半夏炮制时应选用的辅料是

    A. 甘草与石灰水   B. 生姜与明矾

    C. 甘草与皂角   D. 甘草与豆腐

    E. 甘草与明矾

4. 炮制姜半夏的辅料用量是

    A. 每100kg药物用生姜25kg，白矾12.5kg

    B. 每100kg药物用生姜12.5kg，白矾25kg

    C. 每100kg药物用生姜15kg，白矾25kg

    D. 每100kg药物用生姜20kg，白矾10kg

    E. 每100kg药物用生姜20kg，白矾12.5kg

5. 半夏的炮制品中，以降逆止呕作用见长的是

    A. 生半夏   B. 清半夏

    C. 姜半夏   D. 法半夏

    E. 半夏曲

6. 制南星的炮制作用是降低毒性并增强

    A. 清肝明目的作用   B. 清化热痰的作用

    C. 息风定惊的作用   D. 降逆止呕的作用

    E. 燥湿化痰的作用

7. 可降低天南星毒性的常用炮制方法是

    A. 炒炭法   B. 蜜炙法

    C. 醋炙法   D. 提净法

    E. 复制法

8. 关于天南星炮制方法及作用的叙述，错误的是

    A. 生南星辛温燥烈，不可内服

    B. 制南星炮制时，需用白矾与生姜

    C. 胆南星炮制时，需用胆汁或胆膏粉

    D. 制南星毒性降低，燥湿化痰的作用增强

    E. 胆南星毒性降低，燥性缓和，性味均改变

9. 药材发酵的主要目的是

    A. 产生新的治疗作用

    B. 降低毒性

    C. 清除杂质

    D. 消除不良反应

    E. 增加用药部位

10. 发酵的一般条件是
  A. 温度 25～30℃，相对湿度 50%～60%，pH 为 4.0～7.6
  B. 温度 25～30℃，相对湿度 70%～80%，pH 为 4.0～9.0
  C. 温度 30～37℃，相对湿度 50%～60%，pH 为 4.0～7.6
  D. 温度 30～37℃，相对湿度 70%～80%，pH 为 4.0～9.0
  E. 温度 30～37℃，相对湿度 70%～80%，pH 为 4.0～8.0

11. 六神曲的制法属于
  A. 制霜法   B. 拌衣法
  C. 发芽法   D. 发酵法
  E. 复制法

12. 为增强六神曲醒脾和胃的作用，常用的炮制方法是
  A. 炒黄   B. 炒焦
  C. 麸炒   D. 土炒
  E. 米炒

13. 关于淡豆豉炮制方法与作用的叙述，错误的是
  A. 淡豆豉的炮制方法为蒸法
  B. 经过用桑叶、青蒿汁混匀蒸制并经发酵后制成
  C. 具有香气，能行能散
  D. 具有解表、除烦、宣发郁热的功能
  E. 用于感冒，寒热头痛，烦躁胸闷，虚烦不眠等症

14. 发芽法要求发芽率在
  A. 65% 以上   B. 70% 以上
  C. 75% 以上   D. 80% 以上
  E. 85% 以上

15. 麦芽的炮制品中，增强了止泻作用的是
  A. 生麦芽   B. 炒麦芽
  C. 焦麦芽   D. 蜜麦芽
  E. 麦芽曲

16. 巴豆制霜炮制的主要目的是
  A. 改变性味
  B. 降低毒性
  C. 使脂肪油含量增加
  D. 使其具有逐水消肿的作用
  E. 增强泻下的作用

17. 西瓜霜的制备方法是
  A. 去油制霜   B. 压榨制霜
  C. 风干制霜   D. 渗析制霜
  E. 升华制霜

18. 西瓜制霜的主要目的是
  A. 降低毒性
  B. 缓和药性
  C. 增强清热泻火的作用
  D. 增强清热化痰的作用
  E. 增强养心安神的作用

19. 西瓜制霜时，每 100kg 西瓜所需芒硝的用量为
  A. 10kg   B. 15kg
  C. 20kg   D. 25kg
  E. 30kg

20. 西瓜霜的主要成分是
  A. $Na_2SO_4 \cdot 10H_2O$ B. $Na_2SO_4 \cdot 5H_2O$
  C. $CaSO_4 \cdot 10H_2O$ D. $CaSO_4 \cdot 5H_2O$
  E. $FeSO_4 \cdot 10H_2O$

21. 煨肉豆蔻的作用是
  A. 增强敛肺止咳的作用
  B. 增强消食化积的作用
  C. 增强固肠止泻的作用
  D. 增强解毒退热的作用
  E. 增强行气活血的作用

22. 生肉豆蔻有滑肠之弊主要是因为含有大量
  A. 黄酮   B. 生物碱
  C. 油质   D. 蛋白质
  E. 蒽醌

23. 煨木香一般采用
  A. 麦麸煨   B. 面裹煨
  C. 蛤粉煨   D. 纸裹煨
  E. 滑石粉煨

24. 宜采用水飞法炮制的药物是
  A. 硼砂   B. 芒硝
  C. 朱砂   D. 冰片
  E. 明矾

25. 宜采用干馏法炮制的药物是
  A. 朱砂   B. 雄黄
  C. 竹沥   D. 灯心草
  E. 槟榔

（二）配伍选择题

[1～3题共用备选答案]

    A. 降低毒性，以燥湿化痰为主

    B. 降低毒性，增强降逆止呕的作用

    C. 降低毒性，增强清热化痰的作用

    D. 降低毒性，偏于祛寒痰

    E. 降低毒性，增强祛风化痰的作用

1. 姜半夏的炮制作用是

2. 法半夏的炮制作用是

3. 清半夏的炮制作用是

[4～5题共用备选答案]

    A. 降低毒性，偏于清热化痰

    B. 降低毒性，燥湿化痰的作用增强

    C. 降低毒性，清化热痰，息风定惊作用增强

    D. 降低毒性，偏于清热解毒

    E. 降低毒性，祛风除湿的作用增强

4. 制南星的炮制作用是

5. 胆南星的炮制作用是

[6～9题共用备选答案]

    A. 姜半夏   B. 制南星

    C. 清半夏   D. 法半夏

    E. 生半夏

6. 用生姜和白矾炮制的药物是

7. 经炮制后降低毒性的药物是

8. 用甘草与生石灰炮制的药物是

9. 用白矾水溶液浸泡的药物是

[10～13题共用备选答案]

    A. 利水通淋   B. 降火安神

    C. 清热凉血   D. 凉血止血

    E. 清热解毒

10. 生品灯心草长于

11. 朱砂拌灯心草长于

12. 青黛拌灯心草长于

13. 灯心炭长于

[14～18题共用备选答案]

    A. 拌衣法   B. 水飞法

    C. 制绒法   D. 干馏法

    E. 发酵法

14. 可使雄黄药粉达到极细的炮制方法是

15. 灯心草炮制时加入朱砂细粉的炮制方法是

16. 蛋黄油的炮制方法是

17. 用于体弱者、发挥缓和发汗作用的麻黄炮制方法是

18. 六神曲的炮制方法是

（三）多项选择题

1. 复制法炮制药物的目的有

    A. 增强疗效

    B. 改变药性

    C. 便于粉碎

    D. 降低或消除药物毒性

    E. 矫臭矫味

2. 常用复制法炮制的药物有

    A. 半夏   B. 淡豆豉

    C. 天南星   D. 白附子

    E. 藤黄

3. 处方常用的半夏包括

    A. 清半夏   B. 姜半夏

    C. 法半夏   D. 生半夏

    E. 蒸半夏

4. 关于发酵过程的叙述，正确的有

    A. 温度30～37℃

    B. 相对湿度70%～80%

    C. 充足的氧气或二氧化碳

    D. 充分的营养物质

    E. 较纯的菌种

5. 发芽法操作的注意事项包括

    A. 选新鲜、成熟的种子

    B. 控制温度在18～25℃

    C. 浸渍度的含水量控制在42%～45%

    D. 要求发芽率在65%以上

    E. 适当避光、通风

6. 制霜法包括

    A. 去油制霜法   B. 渗析制霜法

    C. 升华制霜法   D. 冷冻制霜法

    E. 蒸煮制霜法

7. 常用去油制霜法炮制的药材有

    A. 巴豆   B. 柏子仁

    C. 砒霜   D. 西瓜霜

    E. 诃子

8. 关于煨法炮制药物的叙述，正确的有

    A. 药物按大小分档以免受热不均匀

    B. 煨制时辅料用量较大

    C. 煨制时火力不宜过强

D. 一般以文火缓缓加热

E. 煨制可增强疗效

9. 煨法的操作方法包括

A. 麦麸煨   B. 面裹煨

C. 纸裹煨   D. 隔纸煨

E. 滑石粉煨

10. 肉豆蔻煨法炮制的具体方法包括

A. 麦麸煨   B. 面裹煨

C. 纸裹煨   D. 隔纸煨

E. 滑石粉煨

11. 下列有关提净法的叙述，正确的有

A. 使药物纯净

B. 适用于矿物药

C. 只能用水，不可加其他辅料

D. 可缓和药性，降低毒性

E. 需经过溶解、过滤、重结晶处理

12. 芒硝的炮制作用有

A. 提高纯净度

B. 缓和药性

C. 降低毒性

D. 便于粉碎

E. 增强润燥软坚、消导、下气通便之功

13. 采用水飞法炮制药材的目的有

A. 去除杂质

B. 使药物质地细腻

C. 改变药性

D. 去除毒性成分

E. 防止粉尘飞扬

14. 下列有关朱砂炮制方法的叙述，正确的有

A. 采用水飞法进行炮制

B. 杂质的主要成分为游离汞和可溶性汞盐

C. 忌用铁器

D. 洗涤次数越多，可溶性汞盐的含量越低

E. 水飞法可使药物纯净

15. 下列有关雄黄及其炮制方法的叙述，正确的有

A. 主含二硫化二砷

B. 采用水飞法炮制

C. 忌用铁器

D. 炮制可使其毒性降低

E. 炮制后便于制剂

16. 下列关于艾叶炮制方法及作用，叙述错误的有

A. 艾叶炭是便于制剂和应用

B. 处方用名有艾叶、艾绒、酒艾叶、艾叶炭、醋艾炭

C. 醋艾叶可缓和对胃的刺激性

D. 酒艾叶增强逐寒止痛的作用

E. 醋艾炭温经止血的作用增强

第三章 中药化学成分与药理作用

第一节 糖和苷

一、糖及其分类

（一）最佳选择题

1. 阿拉伯糖和木糖均为
   - A. 五碳醛糖
   - B. 六碳醛糖
   - C. 六碳酮糖
   - D. 糖醛酸
   - E. 去氧糖

2. 甘露糖与葡萄糖均为
   - A. 五碳醛糖
   - B. 六碳醛糖
   - C. 六碳酮糖
   - D. 糖醛酸
   - E. 去氧糖

3. 下列为甲基五碳糖的是
   - A. 阿拉伯糖
   - B. 半乳糖
   - C. 木糖
   - D. 葡萄糖
   - E. 鼠李糖

4. 下列为六碳酮糖的是
   - A. 阿拉伯糖
   - B. 半乳糖
   - C. 夫糖
   - D. 果糖
   - E. 鼠李糖

5. 化合物 的类型为
   - A. 五碳醛糖
   - B. 六碳醛糖
   - C. 糖醛酸
   - D. 六碳酮糖
   - E. 甲基五碳糖

6. 低聚糖组成单糖单元的数目范围是
   - A. 2~9 个
   - B. 1~9 个
   - C. 2~10 个
   - D. 10 个以上
   - E. 20~100 个

（二）配伍选择题

[1~4 题共用备选答案]
   - A. 甲基五碳糖
   - B. 六碳醛糖
   - C. 六碳酮糖
   - D. 二糖
   - E. 五碳醛糖

1. 夫糖为
2. 核糖为
3. 槐糖为
4. 麦芽糖为

（三）多项选择题

1. 下列属于六碳醛糖的是
   - A. 果糖
   - B. 甘露糖
   - C. 核糖
   - D. 半乳糖
   - E. 葡萄糖

2. 下列属于还原糖的是
   - A. 槐糖
   - B. 樱草糖
   - C. 蔗糖
   - D. 麦芽糖
   - E. 芸香糖

二、苷及其分类

（一）最佳选择题

1. 根据形成苷键的原子不同分类，属于硫苷的是
   - A. 山慈菇苷
   - B. 萝卜苷
   - C. 巴豆苷
   - D. 天麻苷
   - E. 毛茛苷

2. 根据形成苷键的原子不同分类，属于碳苷的是
   - A. 芦荟大黄素
   - B. 黄芩苷
   - C. 芦荟苷
   - D. 獐芽菜苦苷
   - E. 甘草苷

3. 化合物 的类型为
   - A. 酚苷
   - B. 酯苷
   - C. 氰苷
   - D. 吲哚苷
   - E. 碳苷

4. 既有缩醛性质又有酯的性质、易被稀酸和稀碱水解

的是

A. 酚苷
B. 酯苷
C. 醇苷
D. 吲哚苷
E. 碳苷

5. 化合物 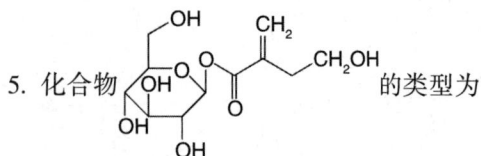 的类型为

A. 酚苷
B. 酯苷
C. 氰苷
D. 醇苷
E. 碳苷

6. 下列化合物属于酚苷的是

A.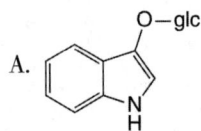
B.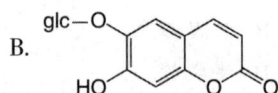
C.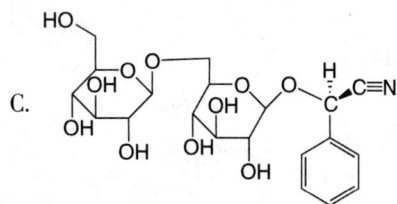
D.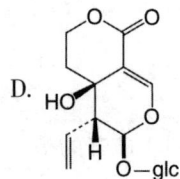
E.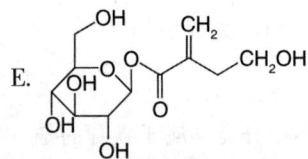

（二）配伍选择题

[1~5题共用备选答案]

A. 氮苷
B. 醇苷
C. 硫苷
D. 酚苷
E. 碳苷

1. 巴豆苷为
2. 红景天苷为
3. 芥子苷为
4. 天麻苷为
5. 芦荟苷为

[6~9题共用备选答案]

A. 醇苷
B. 酯苷
C. 氮苷
D. 碳苷
E. 酚苷

6. 化合物 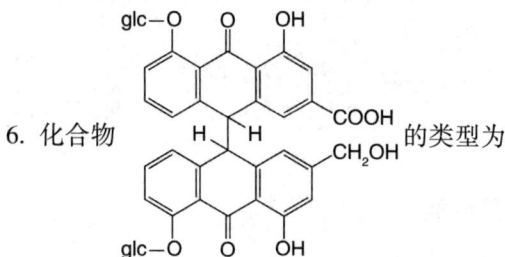 的类型为

7. 化合物 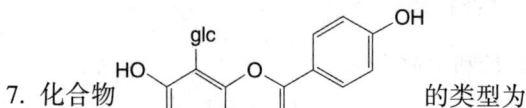 的类型为

8. 化合物 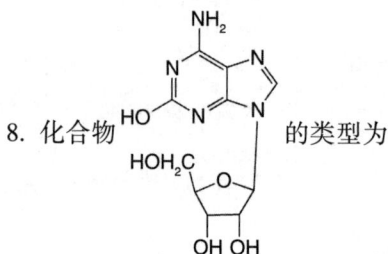 的类型为

9. 化合物 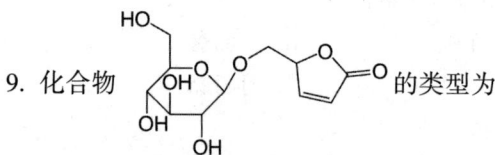 的类型为

（三）多项选择题

1. 按照苷键原子分类，属于氧苷的有

A. 氰苷
B. 酯苷
C. 酚苷
D. 氮苷
E. 吲哚苷

2. 按苷的不同分类方式，苦杏仁苷属于

A. 单糖链苷
B. 二糖苷
C. 氧苷
D. 酯苷
E. 鼠李糖苷

三、糖和苷的化学性质

（一）最佳选择题

1. 糖及苷最常用的甲醚化方法是

A. Haworth 法
B. Purdic 法
C. Kuhn 法
D. Hakomori 法
E. Fehling 法

2. 具有醛或酮羰基的单糖可发生成脎反应, 其试剂为
   A. 苯甲酸   B. 苯酚
   C. 苯醌   D. 苯腙
   E. 苯肼

3. 苷类酸催化水解的机制是
   A. 苷键原子先质子化, 然后与苷元之间键断裂生成正碳离子, 再溶剂化成苷元
   B. 苷键原子先质子化, 然后与糖之间的键断裂生成正碳离子, 再溶剂化成糖
   C. 苷键原子与苷元之间键先断裂生成正碳离子, 然后质子化, 再溶剂化成苷元
   D. 苷键原子与糖之间的键先断裂生成正碳离子, 然后质子化, 再溶剂化成糖
   E. 以上均不正确

4. 按苷键原子不同, 苷被酸水解的易难顺序是
   A. $C-$苷 $>S-$苷 $>O-$苷 $>N-$苷
   B. $N-$苷 $>O-$苷 $>S-$苷 $>C-$苷
   C. $S-$苷 $>O-$苷 $>C-$苷 $>N-$苷
   D. $C-$苷 $>O-$苷 $>S-$苷 $>N-$苷
   E. $O-$苷 $>S-$苷 $>C-$苷 $>N-$苷

5. 按苷键原子不同, 最难发生酸水解的苷是
   A. $N-$苷   B. $O-$苷
   C. $S-$苷   D. $C-$苷
   E. 无区别

6. 在吡喃糖苷中, 最难被水解的是
   A. 五碳糖   B. 甲基五碳糖
   C. 六碳糖   D. 七碳糖
   E. 五碳醛糖

7. 关于苷类化合物酸水解难易规律的叙述, 错误的是
   A. 按苷键原子不同, $N-$苷最易水解
   B. 呋喃糖苷比吡喃糖苷易水解
   C. 酮糖比醛糖易水解
   D. 苷元为大基团者, 苷键横键的比苷键竖键的易于水解
   E. 氨基糖较羟基糖难水解

8. 麦芽糖酶主要用于专属性水解
   A. $\beta-$果糖苷   B. $\alpha-$葡萄糖苷
   C. $\beta-$葡萄糖苷   D. 六碳醛糖苷
   E. 糖醛酸苷

（二）配伍选择题

[1~2题共用备选答案]
   A. 葡萄糖苷   B. 巴豆苷

   C. 鼠李糖苷   D. 木糖苷
   E. 葡萄糖醛酸苷

1. 最易发生酸水解的是
2. 最难发生酸水解的是

（三）多项选择题

1. 关于过碘酸氧化反应的特点, 叙述正确的是
   A. 不仅能氧化邻二醇, 也可氧化 $\alpha-$氨基醇、$\alpha-$羟基醛（酮）等
   B. 在中性或弱酸性条件下, 对顺式邻二醇羟基的氧化速度比反式快
   C. 对固定在环的异边并无扭曲余地的邻二醇羟基不反应
   D. 对开裂邻二醇羟基的反应几乎是定量进行的
   E. 反应在乙醇溶液中进行

2. 苷键的裂解反应可使苷键断裂, 其目的在于了解
   A. 苷类的苷元结构   B. 所连接的糖的种类
   C. 所连接的糖的组成   D. 苷元与糖的连接方式
   E. 糖与糖的连接方式

3. 可发生碱水解的苷类化合物类型有
   A. 酯苷   B. 酚苷
   C. 醇苷   D. 有羰基共轭的烯醇苷
   E. 成苷的羟基 $\beta-$位有吸电子基取代的苷

4. 可发生碱水解的苷有
   A. 水杨苷   B. 4-羟基香豆素苷
   C. 藏红花苦苷   D. 毛茛苷
   E. 红景天苷

5. 酶促反应水解苷类的特点有
   A. 专属性高
   B. 条件温和
   C. 可以获知苷键的构型
   D. 可以保持苷元的结构不变
   E. 可以保留部分苷键, 得到次级苷或低聚糖

6. Molish 反应的试剂包括
   A. 浓硫酸   B. 硝酸
   C. 盐酸   D. $\alpha-$萘酚
   E. 苯酚

四、含氰苷类化合物的常用中药

（一）最佳选择题

1. 《中国药典》规定苦杏仁的含量测定指标成分是
   A. 巴豆苷   B. 阿福豆苷

C. 山柰苷 　　　　D. 苦杏仁苷

E. 野樱苷

2. 化合物 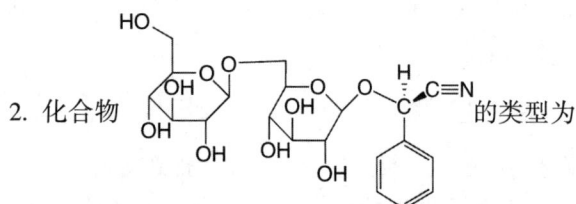 的类型为

A. 碳苷 　　　　B. 醇苷

C. 酯苷 　　　　D. 氰苷

E. 酚苷

3. 苦杏仁苷口服后经肠道菌群酶催化，首先转化成的单糖苷为

A. 杏仁苷 　　　　B. 野樱苷

C. 熊果苷 　　　　D. 山柰苷

E. 芸香苷

4. 用三硝基苯酚试纸法鉴定苦杏仁苷，主要是检识其酶解后生成的

A. 野樱苷 　　　　B. 葡萄糖

C. α - 羟基苯乙腈 　　　　D. 苯甲醛

E. 氢氰酸

5. 鉴定苦杏仁时所依据的香气来自于

A. 苦杏仁苷 　　　　B. 野樱苷

C. 苯羟乙腈 　　　　D. 苯甲醛

E. 氢氰酸

6. 中药苦杏仁中所含的主要有效成分类型是

A. 黄酮 　　　　B. 强心苷

C. 蒽醌 　　　　D. 木脂素

E. 氧苷

7. 苦杏仁苷口服后，真正发挥止咳祛痰作用的是

A. 杏仁苷 　　　　B. 野樱苷

C. 氢氰酸 　　　　D. 苯甲醛

E. α - 羟基苯乙腈

（二）多项选择题

1.《中国药典》规定，以苦杏仁苷为含量测定指标成分的有

A. 苦杏仁 　　　　B. 桃仁

C. 郁李仁 　　　　D. 酸枣仁

E. 柏子仁

2. 关于苦杏仁苷的性质及鉴别，叙述正确的有

A. 属于氰苷类型

B. 易被酸和酶催化水解

C. 过量服用有毒

D. 苷元 α - 羟基苯乙腈易分解生成苯甲醛和氢氰酸

E. 可通过加水共研，产生苯甲醛的特殊香气

3. 苦杏仁的药理作用包括

A. 利尿 　　　　B. 镇咳

C. 平喘 　　　　D. 祛痰

E. 镇痛

第二节　醌类化合物

一、结构与分类

（一）最佳选择题

1. 大黄致泻的有效成分番泻苷 A、番泻苷 B、番泻苷 C、番泻苷 D 等均属于

A. 二蒽醌类 　　　　B. 二蒽酮类

C. 二蒽酚类 　　　　D. 蒽酮类

E. 蒽醌类

2. 化合物 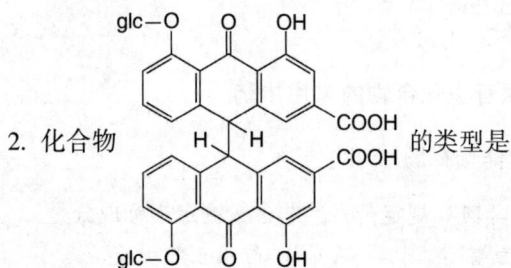 的类型是

A. 蒽醌类 　　　　B. 蒽酮类

C. 二蒽酚类 　　　　D. 二蒽酮类

E. 二蒽醌类

3. 中药丹参中的醌类成分类型是

A. 菲醌类 　　　　B. 蒽醌类

C. 萘醌类 　　　　D. 苯醌类

E. 二蒽醌类

4. 属于对醌类化合物的是

A. 丹参醌 I 　　　　B. 丹参醌 II$_A$

C. 隐丹参醌 　　　　D. 丹参酸甲酯

E. 丹参新醌甲

5. 化合物 的类型是

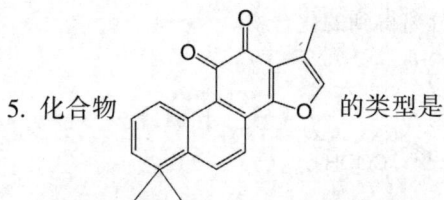

A. 萘醌类　　　　　B. 菲醌类
C. 甾体类　　　　　D. 黄酮类
E. 三萜类

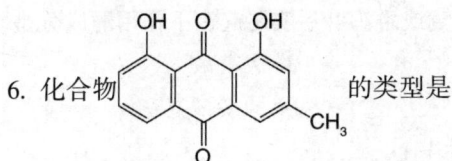

6. 化合物 的类型是

A. 大黄酸　　　　　B. 大黄素
C. 大黄酚　　　　　D. 大黄素甲醚
E. 芦荟大黄素

7. 大黄素型蒽醌的结构特点是
A. 甲基分布在两侧苯环上
B. 甲基分布在一侧苯环上
C. 羟基分布在两侧苯环上
D. 羟基分布在一侧苯环上
E. 甲氧基分布在两侧苯环上

8. 大黄素型与茜草型蒽醌类化合物在结构上的主要区别是
A. 羟基数目不同
B. 甲氧基数目不同
C. 羟甲基数目不同
D. 羟基在母核上的分布不同
E. 连接糖的个数不同

9. 存在于新鲜大黄中，经2年以上贮存几乎检测不到的成分是
A. 苯醌　　　　　　B. 萘醌
C. 蒽醌　　　　　　D. 蒽酮
E. 蒽酚

10 迄今为止，从自然界得到的萘醌几乎均为
A. α – 萘醌类　　B. β – 萘醌类
C. γ – 萘醌类　　D. δ – 萘醌类
E. amphi – 萘醌类

11. 紫草素具有止血、抗菌、抗病毒及抗肿瘤的作用，其结构类型属于
A. 对苯醌　　　　　B. 邻苯醌
C. β – 萘醌　　　　D. α – 萘醌

E. amphi – 萘醌

12. 结构母核属于二蒽醌类的化合物是
A. 大黄素甲醚　　　B. 羟基茜草素
C. 山扁豆双醌　　　D. 番泻苷 A
E. 槲皮素

（二）配伍选择题

[1～5 题共用备选答案]
A. 苯醌类化合物　　B. 萘醌类化合物
C. 菲醌类化合物　　D. 蒽醌类化合物
E. 二蒽酮类化合物

1. 紫草素属于
2. 丹参醌 II$_B$ 属于
3. 羟基茜草素属于
4. 大黄素属于
5. 番泻苷 A 属于

（三）多项选择题

1. 以醌类化合物为主要有效成分的药材有
A. 大黄　　　　　　B. 虎杖
C. 丹参　　　　　　D. 茜草
E. 紫草

2. 主要有效成分为蒽醌类化合物的有
A. 大黄　　　　　　B. 茜草
C. 丹参　　　　　　D. 番泻叶
E. 虎杖

二、理化性质

（一）最佳选择题

1. 关于醌类化合物性质的叙述，错误的是
A. 天然醌类多为无色晶体
B. 苯醌及萘醌多以游离状态存在
C. 游离的醌类多具升华性
D. 小分子苯醌类及萘醌类能随水蒸气蒸馏出来
E. 游离醌类微溶或不溶于水

2. 下列蒽醌类衍生物，酸性最强的是
A. 含两个以上 β – OH　　B. 含一个 β – OH
C. 含 – COOH　　　　　　　　D. 含两个以上 α – OH
E. 含一个 α – OH

3. 可以鉴别苦参碱与大黄酚的反应是
A. Feigl 反应　　　　　B. 无色亚甲蓝反应
C. 盐酸 – 镁粉反应　　　D. Molish 反应

E. FeCl₃反应

4. 可以鉴别紫草素与大黄酚的反应是

A. CuSO₄反应   B. HCl - Mg 反应

C. 无色亚甲蓝反应   D. AlCl₃反应

E. FeCl₃反应

（二）配伍选择题

[1~3 题共用备选答案]

A. 5% NaHCO₃溶液   B. 5% Na₂CO₃溶液

C. 1% NaOH 溶液   D. 5% NaOH 溶液

E. 10% NaOH 溶液

1. 从总蒽醌中分离出含一个 β - OH 的蒽醌，可选用

2. 从总蒽醌中分离出含一个 α - OH 的蒽醌，可选用

3. 从总蒽醌中分离出含一个 - COOH 的蒽醌，可选用

[4~5 题共用备选答案]

A. Bornträger's 反应   B. 无色亚甲蓝反应

C. Labat 反应   D. CuSO₄反应

E. Molish 反应

4. 茜草素反应阳性的是

5. 紫草素反应阳性的是

（三）多项选择题

1. 紫草素反应阳性的是

A. Feigl 反应   B. 无色亚甲蓝反应

C. Labat 反应   D. Molish 反应

E. FeCl₃反应

2. 能溶解于 1% NaOH 溶液的是

A. 含一个 - COOH 的蒽醌

B. 含两个 β - OH 的蒽醌

C. 含一个 β - OH 的蒽醌

D. 含两个 α - OH 的蒽醌

E. 含一个 α - OH 的蒽醌

三、含醌类化合物的常用中药

（一）最佳选择题

1. 大黄中提取分离得到的化合物

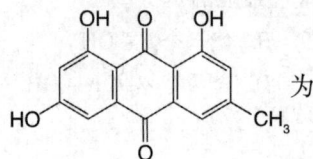

为

A. 大黄酸   B. 大黄素甲醚

C. 大黄素   D. 芦荟大黄素

E. 大黄酚

2. 大黄中提取分离得到的化合物

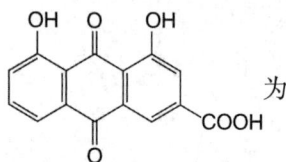

为

A. 大黄酸   B. 大黄素甲醚

C. 大黄素   D. 芦荟大黄素

E. 大黄酚

3. 口服中药大黄或番泻叶后实际起泻下作用的成分是

A. 番泻苷   B. 大黄酸

C. 大黄酚   D. 大黄酸蒽酮

E. 大黄酸素

4. 番泻叶中主要含有的化学成分类型是

A. 木脂素类   B. 黄酮类

C. 双香豆素类   D. 二蒽醌类

E. 双蒽酮类

5. 虎杖中提取分离得到的化合物

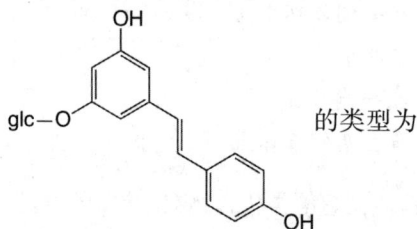

的类型为

A. 黄酮类   B. 蒽醌类

C. 蒽酮类   D. 二苯乙烯类

E. 二蒽酮类

6. 虎杖中的主要化学成分结构属于

A. 大黄素型蒽醌类   B. 茜草素型蒽醌类

C. 邻菲醌类   D. 对菲醌类

E. 萘醌类

7. 《中国药典》中芦荟的含量测定指标成分是

A. 芦荟大黄素   B. 芦荟苷

C. 大黄素   D. 番泻苷

E. 大黄素甲醚

8. 化合物

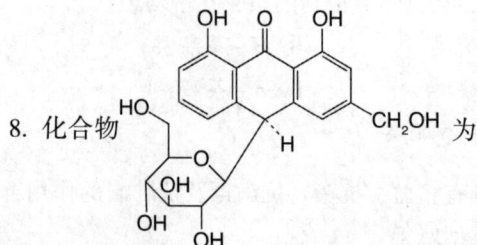

为

A. 虎杖苷   B. 芦荟苷

C. 秦皮苷   D. 番泻苷

E. 甘草苷

9. 丹参中丹参素的成分类型是
    A. 醌类　　　　　　B. 黄酮类
    C. 三萜类　　　　　D. 酚酸类
    E. 生物碱类

10. 紫草中的主要有效成分是
    A. 苯醌类　　　　　B. 萘醌类
    C. 蒽醌类　　　　　D. 菲醌类
    E. 蒽酮类

（二）配伍选择题

[1~3题共用备选答案]
    A. 苯醌类　　　　　B. 萘醌类
    C. 蒽醌类　　　　　D. 菲醌类
    E. 黄酮类

1. 紫草抗炎的有效成分是
2. 大黄泻下的有效成分是
3. 丹参降血脂的有效成分是

[4~5题共用备选答案]
    A. 大黄酚　　　　　B. 大黄素
    C. 大黄酸　　　　　D. 大黄素甲醚
    E. 芦荟大黄素

4. 决明子含量测定指标成分之一是
5. 虎杖含量测定指标成分之一是

（三）多项选择题

1.《中国药典》规定，大黄指标成分有
    A. 大黄素　　　　　B. 大黄酸
    C. 总蒽醌　　　　　D. 游离蒽醌
    E. 大黄酚

2. 大黄的药理作用包括
    A. 止咳作用　　　　B. 保肝、利胆作用
    C. 祛风湿作用　　　D. 抗病原微生物作用
    E. 泻下作用

3.《中国药典》规定，番泻叶药材的含量测定指标成分有
    A. 番泻苷A　　　　B. 番泻苷B
    C. 番泻苷C　　　　D. 番泻苷D
    E. 总蒽酮苷

4.《中国药典》规定虎杖的含量控制指标成分有
    A. 大黄素　　　　　B. 虎杖苷
    C. 大黄酚　　　　　D. 白藜芦醇苷

E. 番泻苷

5. 关于《中国药典》中何首乌、制何首乌含量测定规定的叙述，正确的有
    A. 以二苯乙烯苷和结合蒽醌为指标成分进行何首乌含量测定
    B. 何首乌含二苯乙烯苷不得少于1.0%
    C. 制何首乌含二苯乙烯苷不得少于0.70%
    D. 何首乌含结合型蒽醌不得少于0.10%（以大黄素和大黄酚总量计）
    E. 以二苯乙烯苷和游离蒽醌为指标成分对制何首乌进行含量测定

6. 何首乌的药理作用包括
    A. 降血脂　　　　　B. 促进造血功能
    C. 增强免疫功能　　D. 抗动脉粥样硬化
    E. 解毒

7. 关于芦荟的化学成分及药理作用，叙述错误的有
    A. 芦荟中主要含有茜草素型蒽醌
    B. 芦荟苷为主要有效成分
    C. 芦荟苷为碳苷
    D.《中国药典》规定，库拉索芦荟和好望角芦荟中芦荟苷含量均不得少于16.0%
    E. 芦荟对多种致病菌有抑制作用，并能减轻炎症反应

8.《中国药典》规定，决明子含量测定的指标性成分有
    A. 大黄酚　　　　　B. 大黄素
    C. 决明素　　　　　D. 黄决明素
    E. 橙黄决明素

9. 关于决明子的化学成分及含量测定，叙述正确的有
    A. 决明子中含蒽醌类、萘并吡咯酮类、脂肪酸类等化学成分
    B. 蒽醌类化合物为决明子主要成分
    C. 决明子中蒽醌类化合物含量约为5%
    D.《中国药典》规定，决明子中大黄酚含量不得少于0.20%，橙黄决明素含量不得少于0.080%
    E.《中国药典》规定，炒决明子大黄酚含量不得少于0.12%，橙黄决明素含量不得少于0.080%

10.《中国药典》中关于丹参含量测定的叙述，正确的有
    A. 采用高效液相色谱法测定
    B. 丹参酮IIA、隐丹参酮和丹参酮I的总量不得少于0.25%

C. 丹酚酸 B 不得少于 3.0%

D. 丹参酮 II$_B$ 不得少于 0.25%

E. 丹参素不得少于 0.25%

11. 丹参的药理作用包括

　　A. 改善血液流变性　　B. 改善微循环

　　C. 抗凝血　　D. 降血脂

　　E. 抗心肌缺血

12. 《中国药典》规定,紫草含量测定的指标性成分有

　　A. 左旋紫草素

　　B. 乙酰紫草素

　　C. β, β' - 二甲基丙烯酰欧紫草素

　　D. 欧紫草素

　　E. α, β - 二甲基丙烯酰欧紫草素

第三节　苯丙素类化合物

一、结构与分类

(一) 最佳选择题

1. 化合物茵陈炔内酯属于

　　A. 简单香豆素　　B. 呋喃香豆素

　　C. 吡喃香豆素　　D. 异香豆素

　　E. 双香豆素

2. 化合物 的类型是

　　A. 简单香豆素　　B. 线型呋喃香豆素

　　C. 线型吡喃香豆素　　D. 角型呋喃香豆素

　　E. 角型吡喃香豆素

3. 补骨脂内酯的结构属于

　　A. 简单香豆素类　　B. 异香豆素类

　　C. 呋喃香豆素类　　D. 吡喃香豆素类

　　E. 其他香豆素

4. 化合物 的类型是

　　A. 简单香豆素　　B. 线型呋喃香豆素

　　C. 线型吡喃香豆素　　D. 角型呋喃香豆素

　　E. 角型吡喃香豆素

5. 不属于吡喃香豆素类的化合物是

A.

B.

C.

D.

E.

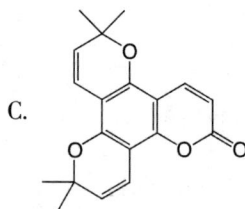

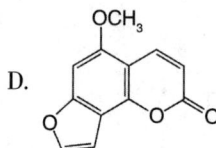

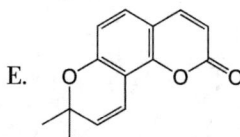

6. 香豆素的母核是

　　A. 萘骈 α - 吡喃酮　　B. 苯骈 α - 吡喃酮

　　C. 萘骈 β - 吡喃酮　　D. 萘骈 γ - 吡喃酮

　　E. 苯骈 γ - 吡喃酮

7. 属于香豆素类化合物的是

　　A. 连翘苷　　B. 厚朴酚

　　C. 七叶内酯　　D. 五味子素

　　E. 细辛脂素

8. 结构类型属于木脂素的化合物是

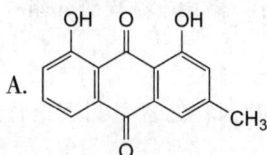

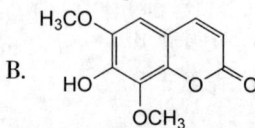

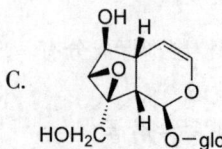

A.

B.

C.

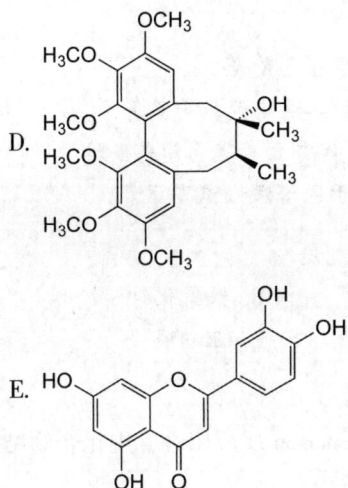

D.

E.

（二）配伍选择题

［1~4 题共用备选答案］

    A. 简单香豆素   B. 线型呋喃香豆素

    C. 线型吡喃香豆素   D. 角型呋喃香豆素

    E. 角型吡喃香豆素

1. 伞形花内脂属于

2. 补骨脂内酯属于

3. 花椒内酯属于

4. 邪蒿内酯属于

（三）多项选择题

1. 下列化合物属于异香豆素及其二氢衍生物类型的是

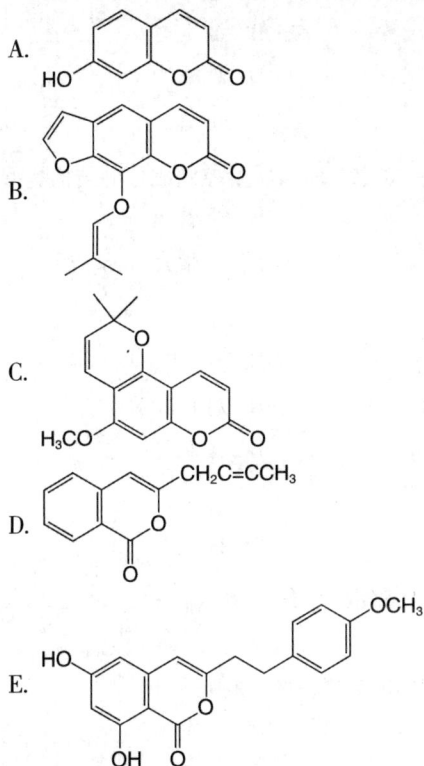

A.

B.

C.

D.

E.

2. 下列化合物属于香豆素类化合物的有

    A. 伞形花内酯   B. 白芷内酯

    C. 茵陈炔内酯   D. 花椒内酯

    E. 邪蒿内酯

二、理化性质

（一）最佳选择题

1. 关于香豆素类化合物性质的叙述，错误的是

    A. 游离的香豆素大多有香味

    B. 小分子香豆素具挥发性

    C. 小分子香豆素具升华性

    D. 香豆素苷多数无香味和挥发性

    E. 香豆素苷具升华性

2. 关于香豆素类化合物溶解性的叙述，错误的是

    A. 游离香豆素能溶于沸水

    B. 游离香豆素可溶于冷水

    C. 游离香豆素易溶于甲醇、乙醇、三氯甲烷和乙醚

    D. 香豆素苷类能溶于水、甲醇、乙醇

    E. 香豆素苷类难溶于乙醚

3. 在紫外光灯下多显蓝色荧光的化合物是

    A. 苦杏仁苷   B. 甘草酸

    C. 白芷内酯   D. 芦荟苷

    E. 大黄素

4. 香豆素类化合物在碱中长时间放置，会发生

    A. 不发生变化

    B. 生成顺邻羟基桂皮酸盐

    C. 生成顺邻羟基桂皮酸

    D. 生成反邻羟基桂皮酸盐

    E. 生成反邻羟基桂皮酸

5. 异羟肟酸铁反应用于鉴别香豆素结构中的

    A. 异戊烯基   B. 酚羟基

    C. 醇羟基   D. 内酯环

    E. 环氧基

6. 异羟肟酸铁反应阳性结果的溶液变为

    A. 蓝色   B. 绿色

    C. 黑色   D. 紫色

    E. 红色

7. Gibb's 反应的试剂是

    A. α－萘酚   B. 氢氧化钠

    C. 铁氰化钾   D. 邻苯二甲酸

    E. 2,6－二氯（溴）苯醌氯亚胺

8. Gibb's 反应的阳性结果为溶液呈
   A. 蓝色　　　　　　　B. 红色
   C. 黑色　　　　　　　D. 紫色
   E. 绿色

9. Gibb's 反应和 Emerson 反应可用于判断香豆素母核中
   A. 是否有游离的酚羟基
   B. 游离酚羟基的对位有无氢原子
   C. 内酯环是否开裂
   D. 是否有甲氧基取代
   E. 是否有羧基取代

10. 具有光化学毒性的中药化学成分类型是
   A. 多糖　　　　　　　B. 吡喃香豆素
   C. 鞣质　　　　　　　D. 呋喃香豆素
   E. 三萜

11. 关于木脂素性质的叙述，错误的是
   A. 多数为无色或白色结晶
   B. 木脂素多数不挥发
   C. 与糖结合成苷者水溶性减小
   D. 少数木脂素具升华性
   E. 游离木脂素偏亲脂性

12. 木脂素的结构特征为
   A. $C_6 - C_6$　　　　B. $C_6 - C_5$
   C. $C_6 - C_4$　　　　D. $C_6 - C_3$
   E. $C_6 - C_2$

（二）配伍选择题

[1~2题共用备选答案]
   A. 异羟肟酸铁反应　　B. Molish 反应
   C. 三氯化铁反应　　　D. 无色亚甲蓝反应
   E. 三氯化铝反应

1. 鉴别化合物伞形花内酯与大黄素可用

2. 鉴别 glc—O〔7-位糖苷香豆素结构〕与 〔呋喃香豆素结构〕可用

[3~4题共用备选答案]
   A. 盐酸羟胺　　　　　B. 铁氰化钾
   C. 三氯化铝　　　　　D. 浓硫酸
   E. 邻苯二甲酸

3. 属于异羟肟酸铁反应试剂之一的是

4. 属于 Molish 反应试剂之一的是

（三）多项选择题

1. 关于香豆素类化合物荧光特性的叙述，正确的是

A. 母体本身无荧光
B. 羟基香豆素多显蓝色荧光
C. 香豆素类在酸性溶液中荧光更显著
D. C-7 位羟基取代香豆素蓝色荧光强烈
E. 荧光性质常用于色谱法检识香豆素

2. Emerson 反应的试剂是
   A. 氨基安替比林　　　B. 铁氰化钾
   C. 三氯化铁　　　　　D. 亚硝酸
   E. 稀盐酸

3. 若 Gibb's 反应和 Emerson 反应阳性，则化合物结构中必须具有
   A. 游离的酚羟基　　　B. 至少有2个酚羟基取代
   C. 酚羟基对位无取代　D. 内酯结构
   E. 羧基取代

4. 含酚羟基的香豆素类化合物一定具有的性质或可发生的反应是
   A. 荧光性　　　　　　B. 异羟肟酸铁反应
   C. Gibb's 反应　　　 D. Kedde 反应
   E. Emerson 反应

三、含香豆素类化合物的常用中药

（一）最佳选择题

1. 前胡主要生理活性成分类型是
   A. 三萜　　　　　　　B. 甾体
   C. 挥发油　　　　　　D. 蒽醌
   E. 香豆素

2.《中国药典》规定，前胡质量控制成分的结构类型是
   A. 香豆素　　　　　　B. 黄酮
   C. 蒽醌　　　　　　　D. 木脂素
   E. 二萜

3.《中国药典》规定，白芷的含量测定指标成分是
   A. 白芷内酯　　　　　B. 别异欧前胡素
   C. 氧化前胡素　　　　D. 异欧前胡素
   E. 欧前胡素

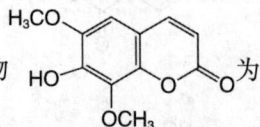

4.《中国药典》规定，以化合物 〔H3CO、HO、OCH3 取代香豆素结构〕为质量控制指标成分之一的药材是
   A. 苦参　　　　　　　B. 黄连
   C. 肿节风　　　　　　D. 秦皮
   E. 补骨脂

5. 《中国药典》采用高效液相色谱法测定补骨脂中补骨脂素和异补骨脂素的含量，要求总含量不得少于

　　A. 0.80%　　　　　　　B. 0.70%

　　C. 0.60%　　　　　　　D. 0.50%

　　E. 0.40%

6. 补骨脂中含有化合物补骨脂定，其结构类型是

　　A. 黄酮类　　　　　　　B. 木脂素类

　　C. 香豆素类　　　　　　D. 萜类

　　E. 甾体类

（二）多项选择题

1. 《中国药典》规定，质控成分为香豆素类化合物的中药有

　　A. 秦皮　　　　　　　　B. 大黄

　　C. 前胡　　　　　　　　D. 白芷

　　E. 补骨脂

2. 秦皮治疗痢疾的有效成分有

　　A. 白蜡树苷　　　　　　B. 白蜡素

　　C. 七叶内酯　　　　　　D. 七叶素

　　E. 七叶苷

3. 《中国药典》规定，秦皮的含量测定指标成分有

　　A. 秦皮甲素　　　　　　B. 秦皮乙素

　　C. 白蜡树苷　　　　　　D. 白蜡素

　　E. 山柰酚

4. 《中国药典》规定，前胡的含量测定指标成分有

　　A. 白花前胡甲素　　　　B. 白花前胡乙素

　　C. 紫花前胡甲素　　　　D. 白花前胡丙素

　　E. 紫花前胡乙素

四、含木脂素类化合物的常用中药

（一）最佳选择题

1. 五味子中所含木脂素的主要类型是

　　A. 简单木脂素　　　　　B. 单环氧木脂素

　　C. 环木脂内酯木脂素　　D. 联苯环辛烯型木脂素

　　E. 新木脂素

2. 《中国药典》规定，五味子的含量测定指标成分是

　　A. 五味子醇甲　　　　　B. 五味子醇乙

　　C. 五味子醇丙　　　　　D. 五味子醇丁

　　E. 五味子醇戊

3. 以木脂素为主要成分的中药是

　　A. 厚朴　　　　　　　　B. 麦冬

　　C. 黄芪　　　　　　　　D. 黄芩

　　E. 人参

4. 细辛挥发油中含量最大，也是其主要有效成分的化合物是

　　A. β-细辛醚　　　　　　B. 黄樟醚

　　C. 榄香素　　　　　　　D. 甲基丁香酚

　　E. 桉油素

5. 《中国药典》规定，以马兜铃酸 I 为质量控制成分之一的中药是

　　A. 补骨脂　　　　　　　B. 麻黄

　　C. 细辛　　　　　　　　D. 连翘

　　E. 当归

（二）多项选择题

1. 主要含有木脂素类成分的中药有

　　A. 五味子　　　　　　　B. 前胡

　　C. 连翘　　　　　　　　D. 厚朴

　　E. 补骨脂

2. 《中国药典》规定，厚朴的含量测定指标成分有

　　A. 厚朴酚　　　　　　　B. 和厚朴酚

　　C. 中华厚朴酚　　　　　D. 新厚朴酚

　　E. 新和厚朴酚

3. 连翘中的木脂素类成分多为

　　A. 双环氧木脂素　　　　B. 木脂内酯

　　C. 单环氧木脂素　　　　D. 环木脂内酯

　　E. 联苯木脂素

4. 《中国药典》规定，连翘的含量测定指标成分有

　　A. 挥发油　　　　　　　B. 连翘苷

　　C. 连翘脂素　　　　　　D. 连翘酯苷 A

　　E. 松脂素

5. 《中国药典》规定，细辛的含量测定指标成分有

　　A. 挥发油　　　　　　　B. 细辛脂素

　　C. 黄樟醚　　　　　　　D. β-细辛醚

　　E. 榄香素

第四节 黄酮类化合物

一、结构与分类

（一）最佳选择题

1. 化合物 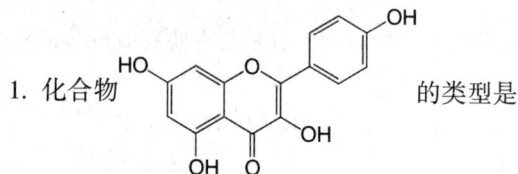 的类型是

A. 黄酮   B. 黄酮醇

C. 黄烷醇   D. 查耳酮

E. 异黄酮

2. 化合物 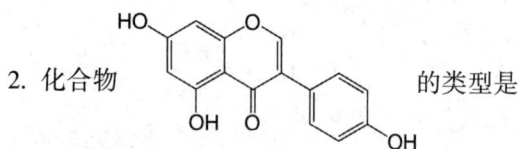 的类型是

A. 黄酮醇   B. 二氢黄酮

C. 异黄酮   D. 查耳酮

E. 黄烷醇

3. 化合物 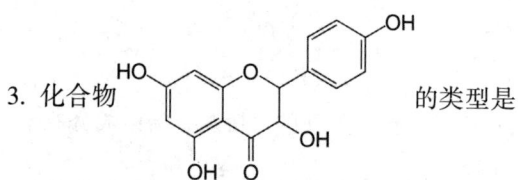 的类型是

A. 黄酮醇   B. 二氢黄酮

C. 异黄酮   D. 二氢黄酮醇

E. 查耳酮

4. 化合物 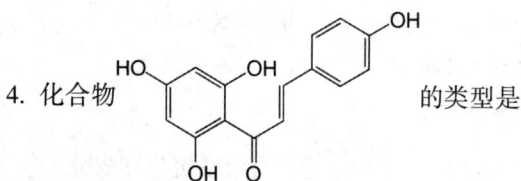 的类型是

A. 黄酮醇   B. 橙酮

C. 异黄酮   D. 黄烷醇

E. 查耳酮

5. 化合物 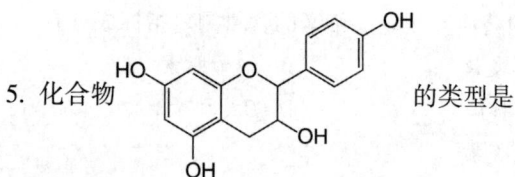 的类型是

A. 黄酮醇   B. 黄烷 - 3, 4 - 二醇

C. 异黄酮   D. 黄烷 - 3 - 醇

E. 二氢黄酮

6. 化合物 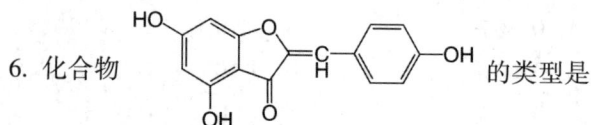 的类型是

A. 黄酮   B. 花色素

C. 橙酮   D. 异黄酮

E. 二氢黄酮

7. 基本母核为 3 - 苯基色原酮的黄酮衍生物类型是

A. 黄酮醇   B. 花色素

C. 黄烷醇   D. 异黄酮

E. 查耳酮

（二）配伍选择题

[1~3 题共用备选答案]

A. 查耳酮   B. 黄酮

C. 二氢黄酮   D. 黄酮醇

E. 异黄酮

1. 黄酮母核 3 位连有羟基的化合物是

2. 黄酮母核 2，3 位间为单键的化合物是

3. 黄酮母核三碳链不成环的化合物是

[4~7 题共用备选答案]

A.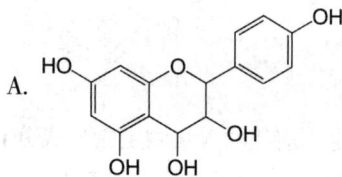

B.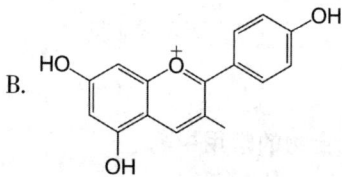

C.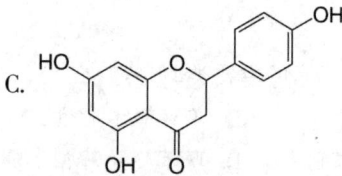

D.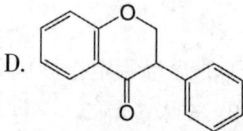

E.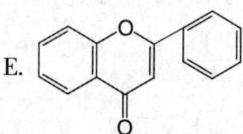

4. 属于黄酮类的化合物是

5. 属于二氢异黄酮类的化合物是

6. 属于二氢黄酮类的化合物是

7. 属于花色素类的化合物是

[8~10 题共用备选答案]

    A. 槲皮素   B. 汉黄芩素

    C. 丹参素   D. 葛根素

    E. 花青素

8. 化合物结构类型为黄酮醇的是

9. 化合物结构类型为异黄酮的是

10. 化合物结构类型为黄酮的是

（三）多项选择题

1. 下列黄酮类化合物结构中不具有羰基的是

    A. 黄酮醇   B. 黄烷醇

    C. 花色素   D. 橙酮

    E. 二氢黄酮

2. 下列黄酮类化合物结构中 2，3 位不具有双键的是

    A. 黄酮醇   B. 二氢黄酮醇

    C. 异黄酮   D. 黄烷醇

    E. 二氢黄酮

二、理化性质

（一）最佳选择题

1. 具有光学活性的化合物是

    A. 黄酮   B. 异黄酮

    C. 黄酮醇   D. 查耳酮

    E. 黄烷醇

2. 一般为无色的化合物是

    A. 异黄酮   B. 二氢黄酮

    C. 黄酮醇   D. 查耳酮

    E. 黄酮

3. 花色素及其苷元的颜色随 pH 不同而改变，pH < 7 时一般显示

    A. 蓝色   B. 红色

    C. 紫色   D. 棕色

    E. 绿色

4. 关于黄酮类化合物溶解性的叙述，错误的是

    A. 一般游离苷元难溶或不溶于水

    B. 黄酮、二氢黄酮及二氢黄酮醇等为非平面性分子，水溶性强

    C. 黄酮类苷元分子中引入羟基，将增加在水中的

溶解度

    D. 一般情况下，苷的糖链越长，在水中的溶解度越大

    E. $3-O-$ 葡萄糖苷的水溶性大于 $7-O-$ 葡萄糖苷

5. 下列黄酮类化合物中，酸性最强的是

    A. 7，$4'-$ 二羟基黄酮   B. $7-$ 羟基黄酮

    C. $4'-$ 羟基黄酮   D. $5-$ 羟基黄酮

    E. $6-$ 羟基黄酮

6. 鉴定黄酮类化合物最常用的颜色反应是

    A. 四氢硼钠反应   B. 盐酸 - 镁粉反应

    C. 三氯化铁反应   D. 氯化锶反应

    E. 醋酸铅反应

7. 可用于二氢黄酮类化合物特征鉴别的反应是

    A. 盐酸 - 镁粉反应   B. 四氢硼钠反应

    C. 三氯化铁反应   D. 二氯氧锆反应

    E. 碳酸镁反应

8. 鉴别黄酮类化合物分子中是否存在 $3-$ 羟基或 $5-$ 羟基常选用的试剂是

    A. 四氢硼钠   B. 二氯氧锆 - 枸橼酸

    C. 三氯化铁   D. 醋酸镁

    E. 醋酸铅

9. 下列黄酮类化合物的取代基中，可用氯化锶反应进行鉴别的是

    A. 羟基   B. 邻二酚羟基

    C. 亚甲二氧基   D. 甲氧基

    E. 内酯结构

10. 二氢黄酮类易在碱液中开环、进而转变成其相应的异构体是

    A. 异黄酮   B. 黄酮醇

    C. 查耳酮   D. 橙酮

    E. 二氢黄酮

11. 与硼酸反应生成亮黄色的黄酮是

    A. $4'-$ 羟基黄酮   B. $3-$ 羟基黄酮

    C. $5-$ 羟基黄酮   D. $3'-$ 羟基黄酮

    E. $7-$ 羟基黄酮

12. 在碱液中呈黄色、通入空气后变为棕色的黄酮类化合物是

    A. 黄酮   B. 黄酮醇

    C. 橙酮   D. 查耳酮

    E. 二氢黄酮

13. 下列最难被酸水解的化合物是
    A. 大豆苷
    B. 葛根素
    C. 花色苷
    D. 橙皮苷
    E. 黄芩苷

（二）配伍选择题

[1~4题共用备选答案]
    A. 二氢黄酮
    B. 异黄酮
    C. 黄酮和黄酮醇
    D. 花色素
    E. 查耳酮

1. 一般显浅黄色的化合物是
2. 随 pH 不同而改变颜色的化合物是
3. 一般呈灰黄色至黄色的化合物是
4. 通常呈黄色至橙黄色的化合物是

（三）多项选择题

1. 盐酸－镁粉反应为阴性的是
    A. 二氢黄酮
    B. 二氢黄酮醇
    C. 橙酮
    D. 黄酮
    E. 查耳酮

2. 游离型二氢黄酮类化合物具有的性质是
    A. $NaBH_4$ 反应呈红色
    B. Molish 反应阴性
    C. 水溶性大于黄酮
    D. 显黄色
    E. 具有旋光性

三、含黄酮类化合物的常用中药

（一）最佳选择题

1. 《中国药典》规定，黄芩的含量测定指标成分是
    A. 黄芩素
    B. 汉黄芩素
    C. 黄芩苷
    D. 木蝴蝶素 A
    E. 汉黄芩苷

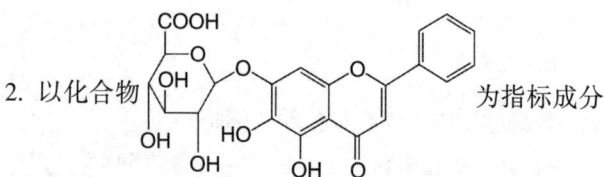

2. 以化合物
进行含量测定的中药是
    A. 满山红
    B. 槐米
    C. 黄芩
    D. 黄连
    E. 虎杖

3. 因保存或炮制不当，有效成分发生水解、氧化，可变成绿色的药材是
    A. 黄芪
    B. 黄连

    C. 姜黄
    D. 黄柏
    E. 黄芩

4. 黄芩苷肝肠循环的主要原因是水解产生的黄芩素在小肠可重新生成黄芩苷，这个过程需要的催化酶为
    A. 葡萄糖转移酶
    B. 葡萄糖酰化酶
    C. 葡萄糖苷化酶
    D. 葡萄糖醛酸苷化酶
    E. 葡萄糖醛酸转移酶

5. 《中国药典》规定，葛根的含量测定指标成分是
    A. 大豆素
    B. 大豆苷
    C. 葛根素
    D. 大豆素 － 7,4′ － 二葡萄糖苷
    E. 葛根素 － 7 － 木糖苷

6. 葛根中主要含有的黄酮类化合物类型为
    A. 黄酮醇类
    B. 二氢黄酮类
    C. 查耳酮类
    D. 二氢黄酮醇类
    E. 异黄酮类

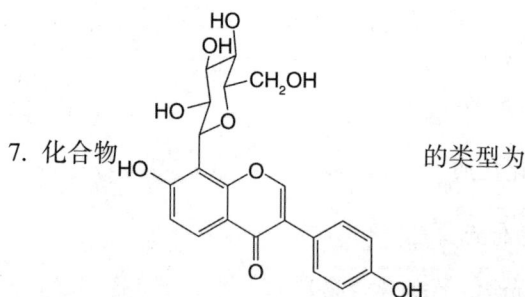

7. 化合物
的类型为
    A. 醇苷
    B. 碳苷
    C. 氰苷
    D. 酯苷
    E. 氮苷

8. 葛根总异黄酮的生物活性是
    A. 抗菌消炎作用
    B. 增加冠状动脉血流量及降低心肌耗氧量作用
    C. 增加白细胞作用
    D. 强心作用
    E. 松弛平滑肌作用

9. 槐米的主要有效成分是
    A. 二氢槲皮素
    B. 芦丁
    C. 白桦脂醇
    D. 槐二醇
    E. 槐米乙素

10. 在碱性溶液中加热提取芦丁时，为达到保护邻二酚羟基的目的，往往需加入少量的
    A. 三氯化铝
    B. 碳酸钙
    C. 三氯化铁
    D. 硼砂

E. 氢氧化钠

11. 芦丁在结肠部位可被混合菌完全水解，首先形成的开环产物是
　　A. 3，4-二羟基苯乙酸
　　B. 3-羟基苯乙酸
　　C. 槲皮素
　　D. 山柰酚
　　E. 4-羟基-3-甲氧基苯乙酸

12.《中国药典》规定，陈皮的含量测定指标成分是
　　A. 川陈皮素　　　　B. 橙皮素
　　C. 橘皮素　　　　　D. 橙皮苷
　　E. 陈皮素

13.《中国药典》规定，满山红的含量测定指标成分是
　　A. 杜鹃素　　　　　B. 槲皮素
　　C. 杨梅素　　　　　D. 金丝桃苷
　　E. 山柰酚

14. 满山红祛痰的有效成分是
　　A. 金丝桃苷　　　　B. 莨菪碱
　　C. 杨梅素　　　　　D. 杜鹃素
　　E. 伞形酮

15. 汉黄芩素的结构类型是
　　A. 黄酮　　　　　　B. 花色素
　　C. 异黄酮　　　　　D. 查耳酮
　　E. 二氢黄酮

16.《中国药典》规定，黄芩饮片中含黄芩苷不得少于
　　A. 5.0%　　　　　　B. 6.0%
　　C. 8.0%　　　　　　D. 9.0%
　　E. 12.0%

17. 下列关于蒲黄叙述错误的是
　　A. 原植物为香蒲科植物
　　B. 具有止血、化瘀、通淋的功效
　　C. 黄酮类为其主要化学成分
　　D.《中国药典》规定，异鼠李素-3-O-新橙皮苷和香蒲新苷为其含量测定指标成分
　　E. 香蒲新苷结构类型为查耳酮苷类

18. 下列关于沙棘叙述错误的是
　　A. 原植物为胡颓子科植物
　　B. 药用部位为干燥成熟果实
　　C. 具有止咳化痰、健胃消食、活血散瘀的功效

D. 黄酮类为其主要化学成分
E.《中国药典》规定，槲皮素为其含量测定指标成分

（二）配伍选择题

[1~3题共用备选答案]
　　A. 槐花　　　　　　B. 银杏叶
　　C. 黄芪　　　　　　D. 满山红
　　E. 葛根

1. 主要有效成分为异黄酮类化合物的中药是
2. 主要有效成分为芦丁的中药是
3.《中国药典》规定，质量控制成分为总黄酮醇苷和萜类内酯的中药是

（三）综合分析选择题

[1~3题共用信息题干]
　　《中国药典》收载的黄连上清丸可散风清热、泻火止痛，用于风热上攻、肺胃热盛所致的头晕目眩、牙齿疼痛、口舌生疮、咽喉肿痛、耳痛耳鸣、大便秘结、小便赤涩。其处方组成为黄连、栀子（姜炙）、连翘、蔓荆子（炒）、防风、荆芥穗、白芷、黄芩、菊花、薄荷、大黄（酒炒）、黄柏（酒炒）、桔梗、川芎、石膏、旋覆花、甘草。

1. 该处方中有效成分为黄酮类化合物的中药是
　　A. 黄连　　　　　　B. 栀子
　　C. 连翘　　　　　　D. 薄荷
　　E. 黄芩

2. 植物来源为木犀科的中药是
　　A. 黄连　　　　　　B. 防风
　　C. 连翘　　　　　　D. 薄荷
　　E. 大黄

3. 属于四大怀药之一的中药是
　　A. 甘草　　　　　　B. 桔梗
　　C. 菊花　　　　　　D. 防风
　　E. 石膏

（四）多项选择题

1. 黄芩的药理作用包括
　　A. 抗病原微生物　　B. 解热
　　C. 抗过敏　　　　　D. 抗炎
　　E. 解毒

2. 葛根的药理作用包括
　　A. 解热　　　　　　B. 降血糖

C. 保肝
D. 止血
E. 止泻

3. 主要含黄酮类化合物的中药有
   A. 槐花
   B. 川乌
   C. 五味子
   D. 黄芩
   E. 熊胆

4.《中国药典》规定，银杏叶的含量测定指标成分有

A. 总黄酮醇苷
B. 萜类内酯
C. 双黄酮苷
D. 异黄酮苷
E. 总皂苷

5.《中国药典》规定，槐花的含量测定指标成分有
   A. 总黄酮
   B. 槐二醇
   C. 芦丁
   D. 白桦脂醇
   E. 槲皮素

第五节 萜类和挥发油

一、萜类

（一）最佳选择题

1. 紫杉醇的结构类型是
   A. 单萜
   B. 倍半萜
   C. 二萜
   D. 二倍半萜
   E. 三萜

2. 单萜类化合物基本碳架中含有的异戊二烯单位数目为
   A. 1个
   B. 2个
   C. 3个
   D. 4个
   E. 5个

3. 薄荷醇在结构分类上属于
   A. 单环单萜
   B. 单环倍半萜
   C. 双环单萜
   D. 双环倍半萜
   E. 三环二萜

4. 关于龙脑结构及性质的叙述，错误的是
   A. 主要成分为单环单萜类化合物
   B. 具升华性
   C. 有清凉气味
   D. 具有发汗、兴奋作用
   E. 具有镇痛作用

5. 环烯醚萜类属于
   A. 单萜
   B. 倍半萜
   C. 二萜
   D. 二倍半萜
   E. 三萜

6. 化合物 的结构类型是

A. 蒽醌苷
B. 黄酮苷
C. 环烯醚萜苷
D. 酯苷
E. 强心苷

7. 地黄中的降血糖有效成分梓醇和梓苷属于
   A. 单萜
   B. 倍半萜
   C. 二萜
   D. 二倍半萜
   E. 三萜

8. 属于裂环环烯醚萜苷的化合物是
   A. 栀子苷
   B. 獐牙菜苷
   C. 芦荟苷
   D. 京尼平苷
   E. 番泻苷

9. 某植物提取物遇皮肤呈蓝色，该植物可能含有
   A. 蒽醌
   B. 鞣质
   C. 环烯醚萜苷
   D. 生物碱
   E. 强心苷

10. 地黄在炮制及放置过程中容易变黑的原因是
    A. 化学成分中含有蒽醌苷
    B. 化学成分中含有黄酮苷
    C. 化学成分中含有环烯醚萜苷
    D. 化学成分中含有三萜皂苷
    E. 化学成分中含有强心苷

11. 某化合物水解后可溶于冰醋酸溶液中，加少量铜离子后加热显蓝色，该化合物类型是
    A. 皂苷
    B. 黄酮苷
    C. 强心苷
    D. 蒽醌苷
    E. 环烯醚萜苷

12. 倍半萜基本碳架中含有的异戊二烯单位数目是
    A. 1个
    B. 2个
    C. 3个
    D. 4个
    E. 5个

13. 属于倍半萜类化合物的是
    A. 龙脑　　　　　　　B. 梓醇苷
    C. 紫杉醇　　　　　　D. 青蒿素
    E. 穿心莲内酯

14. 由五元环与七元环骈合而成的芳烃衍生物称为
    A. 薁类　　　　　　　B. 橙酮类
    C. 甾体类　　　　　　D. 蒽酮类
    E. 环烯醚萜类

15. 在挥发油分馏时，高沸点馏分中可见蓝色或绿色的馏分，表示存在的化合物是
    A. 薁类　　　　　　　B. 黄酮类
    C. 蒽醌类　　　　　　D. 甾体类
    E. 生物碱类

16. 属于薁类化合物的是
    A. 龙脑　　　　　　　B. 樟脑
    C. 紫杉醇　　　　　　D. 青蒿素
    E. 莪术醇

17. 不属于二萜类化合物的是
    A. 穿心莲内酯　　　　B. 芫花酯
    C. 雷公藤内酯　　　　D. 莪术醇
    E. 银杏内酯

18. 下列成分为萜类化合物衍生的前体成分的是
    A. 甲戊二羟酸　　　　B. 乙酸
    C. 苯丙氨酸　　　　　D. 莽草酸
    E. 氨基酸

（二）配伍选择题

[1~3题共用备选答案]
    A. 银杏内酯A　　　　B. 龙脑
    C. 香叶醇　　　　　　D. 龙胆苦苷
    E. 京尼平苷

1. 属于裂环环烯醚萜的化合物是
2. 属于二萜的化合物是
3. 属于双环单萜的化合物是

[4~5题共用备选答案]
    A. 环烯醚萜　　　　　B. 二萜
    C. 三萜　　　　　　　D. 有机酸
    E. 倍半萜

4. 雷公藤甲素属于
5. 金合欢醇属于

[6~9题共用备选答案]
    A. 穿心莲内酯　　　　B. 青蒿素
    C. 莪术醇　　　　　　D. 薄荷脑
    E. 京尼平苷

6. 用于上呼吸道抗菌消炎的主要成分是
7. 高效抗疟疾的主要成分是
8. 具有显著抗肿瘤作用的主要成分是
9. 栀子清热泻火的主要成分是

（三）综合分析选择题

[1~2题共用信息题干]
　　某药厂生产的牛黄解毒片，具有清热解毒作用。其药物组成包括牛黄、雄黄、石膏、大黄、黄芩、桔梗、冰片、甘草。

1. 处方中冰片的化学成分类型是
    A. 单萜　　　　　　　B. 倍半萜
    C. 二萜　　　　　　　D. 三萜皂苷
    E. 甾体皂苷

2. 方中雄黄味辛，性温，有毒。其炮制方法为
    A. 煅淬法　　　　　　B. 炒炭法
    C. 水飞法　　　　　　D. 醋炙法
    E. 煨法

（四）多项选择题

1. 环烯醚萜的结构特点有
    A. 半缩醛结构　　　　B. 环戊烷结构
    C. 醌烯结构　　　　　D. 蒽酮结构
    E. 蒽酚结构

2. 属于环烯醚萜类化合物的有
    A. 黄芪甲苷　　　　　B. 栀子苷
    C. 苦杏仁苷　　　　　D. 甜菊苷
    E. 京尼平苷

3. 属于双环二萜类化合物的有
    A. 穿心莲内酯　　　　B. 甜菊苷
    C. 雷公藤内酯　　　　D. 莪术醇
    E. 银杏内酯

4. 银杏叶制剂中治疗心脑血管疾病的主要有效成分类型有
    A. 二萜内酯类　　　　B. 蒽醌类
    C. 生物碱类　　　　　D. 甾体类
    E. 黄酮类

二、挥发油

(一) 最佳选择题

1. 山苍子油中含量最高的成分是
   - A. 柠檬素
   - B. 山苍子醇
   - C. 柠檬酸
   - D. 山苍子醛
   - E. 柠檬醛

2. 薄荷油中含量最高的成分是
   - A. 薄荷醛
   - B. 乙酸薄荷酯
   - C. 薄荷酮
   - D. 薄荷酸
   - E. 薄荷醇

3. 挥发油中的芳香族化合物多为小分子的
   - A. 苯丙素类衍生物
   - B. 萜类衍生物
   - C. 黄酮类衍生物
   - D. 生物碱类衍生物
   - E. 甾体类衍生物

4. 区别挥发油与油脂常用的方法是
   - A. 相对密度
   - B. 溶解性
   - C. 皂化值
   - D. 油迹实验
   - E. 比旋度

(二) 多项选择题

1. 中药挥发油中萜类化合物的结构类型主要有
   - A. 单萜
   - B. 倍半萜
   - C. 二倍半萜
   - D. 三萜
   - E. 四萜

2. 挥发油若氧化变质，则其性状的改变为
   - A. 相对密度增加
   - B. 颜色变深
   - C. 失去原有香味
   - D. 形成树脂样物质
   - E. 无挥发性

3. 关于挥发油物理常数的叙述，正确的是
   - A. 多数比水轻
   - B. 相对密度一般在 0.85 ~ 1.065 之间
   - C. 比旋度一般在 +97° ~ +117° 之间
   - D. 折光率一般在 1.43 ~ 1.61 之间
   - E. 沸点一般在 70 ~ 300℃ 之间

4. 评价挥发油质量的物理常数有
   - A. 比旋度
   - B. 折光率
   - C. 相对密度
   - D. 熔点
   - E. 闪点

5. 挥发油所具有的重要化学常数包括
   - A. 酸值
   - B. 酯值
   - C. 皂化值
   - D. 碱值
   - E. 水解值

三、含萜类化合物的常用中药

(一) 最佳选择题

1. 穿心莲叶含有的二萜内酯类成分中含量最高的是
   - A. 穿心莲内酯
   - B. 14 – 去氧穿心莲内酯
   - C. 新穿心莲内酯
   - D. 脱水新穿心莲内酯
   - E. 脱水穿心莲内酯

2. 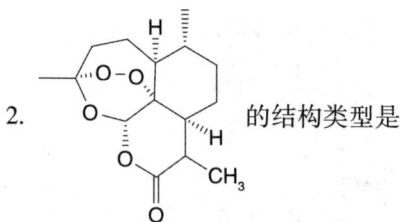 的结构类型是
   - A. 三萜
   - B. 二倍半萜
   - C. 二萜
   - D. 倍半萜
   - E. 单萜

3. 龙胆含有的主要有效成分类型是
   - A. 环烯醚萜
   - B. 卓酚酮
   - C. 香豆素
   - D. 生物碱
   - E. 黄酮

4. 《中国药典》规定，龙胆的含量测定指标成分是
   - A. 獐牙菜苷
   - B. 獐牙菜苦苷
   - C. 龙胆苦苷
   - D. 龙胆新苷
   - E. 龙胆碱

5. 栀子中主要含有的化学成分类型是
   - A. 黄酮类
   - B. 木脂素类
   - C. 环烯醚萜类
   - D. 二萜类
   - E. 三萜类

(二) 多项选择题

1. 主要有效成分类型为萜类的药材有
   - A. 青蒿
   - B. 麻黄
   - C. 龙胆
   - D. 大黄
   - E. 穿心莲

2. 青蒿的药理作用包括
   - A. 抗病原微生物
   - B. 抗内毒素
   - C. 镇痛
   - D. 调节免疫
   - E. 抗肿瘤

3. 关于栀子的叙述，正确的有
   A. 原植物为茜草科植物
   B. 药用部位为干燥成熟果实
   C. 含有的栀子素为黄酮类化合物
   D. 《中国药典》规定，京尼平苷为栀子含量测定指标成分
   E. 京尼平苷为环烯醚萜类化合物

四、含挥发油的常用中药

（一）最佳选择题

1. 评价薄荷油质量的重要指标是
   A. 薄荷酮　　　　　　B. 新薄荷醇
   C. 薄荷醇　　　　　　D. 乙酸薄荷酯
   E. 胡椒酮

2. 化合物　　　　的结构类型是
   A. 单萜　　　　　　　B. 倍半萜
   C. 二萜　　　　　　　D. 二倍半萜
   E. 三萜

3. 莪术挥发油的主要有效成分结构类型是
   A. 单萜　　　　　　　B. 倍半萜
   C. 二萜　　　　　　　D. 二倍半萜
   E. 三萜

4. 主要有效成分为挥发油且来源于菊科的药材是
   A. 柴胡　　　　　　　B. 莪术
   C. 商陆　　　　　　　D. 肉桂
   E. 艾叶

5. 肉桂挥发油中的主要化学成分是
   A. 肉桂醛
   B. 乙酸桂皮酯
   C. 肉桂酸
   D. 乙酸苯丙酯
   E. 肉桂素

（二）多项选择题

1. 莪术的药理作用包括
   A. 抗凝血
   B. 改善血液流变性
   C. 抗血小板聚集
   D. 抗纤维化
   E. 抗炎

2. 《中国药典》规定，艾叶的含量测定指标成分为
   A. 桉叶素　　　　　　B. 香桧烯
   C. 柠檬烯　　　　　　D. 丁香酚
   E. 龙脑

3. 《中国药典》规定，肉桂的含量测定指标成分为
   A. 桉叶素　　　　　　B. 桂皮酸
   C. 柠檬烯　　　　　　D. 挥发油
   E. 桂皮醛

第六节　三萜类和甾体化合物

一、结构与分类

（一）最佳选择题

1. 20（S）–原人参二醇的结构类型是
   A. 羊毛甾烷型　　　　B. 达玛烷型
   C. 乌苏烷型　　　　　D. 齐墩果烷型
   E. 羽扇豆烷

2. 三萜皂苷元类化合物结构的共同特点是
   A. 均为四环三萜
   B. 均为五环三萜
   C. 基本母核由30个碳原子组成
   D. C–17侧链为不饱和内酯环
   E. 其中两环以螺缩酮形式相连接

3. 甾体皂苷元碳原子组成数目是
   A. 25个　　　　　　　B. 26个
   C. 27个　　　　　　　D. 28个
   E. 29个

4. 异螺旋甾烷C–25位上的甲基位于环平面上的直立键时，其绝对构型是
   A. S型　　　　　　　 B. L型
   C. α型　　　　　　　 D. β型
   E. D型

5. 甲型强心苷与乙型强心苷结构中的主要不同是
   A. 糖链连接位置不同
   B. A/B环稠合方式不同

C. 不饱和内酯环种类不同

D. 不饱和内酯环的构型不同

E. 不饱和内酯环的位置不同

6. *D*-洋地黄毒糖属于

A. 6-去氧糖   B. 2,6-二去氧糖

C. 6-去氧糖甲醚   D. α-氨基糖

E. α-羟基糖

7. Ⅰ型强心苷的特征是

A. 苷元-(D-葡萄糖)$_y$

B. 苷元-(6-去氧糖甲醚)$_x$-(D-葡萄糖)$_y$

C. 苷元-(2,6-二去氧糖)$_x$-(D-葡萄糖)$_y$

D. 苷元-(6-去氧糖)$_x$-(D-葡萄糖)$_y$

E. 苷元-(D-葡萄糖)$_y$-(2,6-二去氧糖)$_x$

(二) 配伍选择题

[1~3题共用备选答案]

A. 四环三萜皂苷元

B. 五环三萜皂苷元

C. 螺旋甾烷型甾体皂苷元

D. 异螺旋甾烷型甾体皂苷元

E. Ⅰ型强心苷

1. 齐墩果酸属于

2. 薯蓣皂苷元属于

3. 紫花洋地黄苷A属于

[4~6题共用备选答案]

A. 人参皂苷Rg₁   B. 甘草酸

C. 芦荟苷   D. 知母皂苷BⅡ

E. 商陆皂苷A

4. 结构为四环三萜化合物的是

5. 结构为甾体皂苷化合物的是

6. 结构含有葡萄糖醛酸的和化合物是

(三) 综合分析选择题

[1~2题共用信息题干]

某女，58岁。自述胸痛、头痛日久，痛如针刺而有定处，烦闷、心悸，易怒，失眠。经中医辨证为胸痹证，处以血府逐瘀汤，方中药用桃仁、红花、赤芍、川芎、牛膝、桔梗、当归、生地黄、枳壳、柴胡、甘草，水煎服。

1. 处方中甘草补脾益气、调和诸药，其主要成分甘草酸的结构类型是

A. 甾体皂苷元   B. 三萜皂苷元

C. 甾体皂苷   D. 三萜皂苷

E. 二萜类

2. 《中国药典》规定，含量测定指标成分为氰苷类化合物的中药是

A. 桃仁   B. 红花

C. 赤芍   D. 川芎

E. 牛膝

(四) 多项选择题

1. 属于四环三萜皂苷元类型的有

A. 羊毛甾烷型   B. 达玛烷型

C. 乌苏烷型   D. 齐墩果烷型

E. 羽扇豆烷

2. 属于三萜皂苷元类型的有

A. 羊毛甾烷型   B. 达玛烷型

C. 乌苏烷型   D. 螺旋甾烷型

E. 齐墩果烷型

3. 关于螺旋甾烷醇和异螺旋甾烷醇类皂苷元的结构特征，正确的有

A. 由30个碳原子组成

B. 分子中有A、B、C、D、E和F六个环

C. E环和F环以螺缩酮形式连接

D. 母核为螺旋甾烷结构

E. 大多数在C-3上有羟基

二、理化性质

(一) 最佳选择题

1. 多数三萜皂苷呈

A. 酸性   B. 碱性

C. 中性   D. 两性

E. 弱碱性

2. Liebermann-Burchard反应可以区别甾体皂苷和三萜皂苷，反应结果正确的是

A. 甾体皂苷颜色变化最后呈蓝绿色

B. 三萜皂苷颜色变化最后呈绿色

C. 甾体皂苷颜色比较浅

D. 三萜皂苷颜色比较浅

E. 甾体皂苷颜色变化最后呈紫色

3. 可以区别甾体皂苷和三萜皂苷的显色反应是

A. $FeCl_3$反应

B. Liebermann反应

C. 三氯乙酸反应

D. α-萘酚-浓硫酸反应

E. 五氯化锑反应

4. 用于鉴别 α – 去氧糖的显色反应是

    A. Legal 反应　　　　B. 醋酐 – 浓硫酸反应

    C. 呫吨氢醇反应　　　D. Kedde 反应

    E. 盐酸 – 镁粉反应

5. 用 3% ~5% 盐酸加热水解 Ⅱ 型和 Ⅲ 型强心苷，最终产物是

    A. 苷元　　　　　　　B. 次级苷

    C. 原生苷元　　　　　D. 脱水苷元

    E. 双糖

6. 可用于胆酸含量测定的反应是

    A. Gregory – Pascoe 反应　　B. Pettenkofer 反应

    C. Hammarsten 反应　　　D. Kedde 反应

    E. Keller – Kiliani 反应

（二）配伍选择题

[1 ~5 题共用备选答案]

    A. Hammarsten 反应

    B. 三氯乙酸反应

    C. 呫吨氢醇反应

    D. 亚硝酰铁氰化钠反应

    E. 三氯乙酸 – 氯胺 T 反应

1. 可鉴别胆酸与鹅去氧胆酸的反应是

2. 可鉴别三萜皂苷与甾体皂苷的反应是

3. 可鉴别 α – 去氧糖与 α – 羟基糖的反应是

4. 可鉴别甲型强心苷与乙型强心苷的反应是

5. 可鉴别洋地黄类强心苷各种苷元的反应是

（三）多项选择题

1. 可以鉴别甲型强心苷元与乙型强心苷元的显色反应有

    A. Legal 反应　　　　B. Raymond 反应

    C. Kedde 反应　　　　D. Baljet 反应

    E. Keller – Kiliani 反应

2. 关于 Ⅰ 型强心苷的温和酸水解，叙述正确的有

    A. 反应条件常为 0.02 ~0.05mol/L 的盐酸或硫酸

    B. 在含水醇中经短时间加热回流

    C. α – 去氧糖与 α – 去氧糖、α – 去氧糖与 α – 羟基糖之间的糖苷键可断裂

    D. α – 羟基糖与 α – 羟基糖之间的苷键在此条件下不易断裂

    E. 可得到真正的苷元

三、含三萜皂苷类化合物的常用中药

（一）最佳选择题

1. 化合物人参皂苷 Ro 属于

    A. 人参皂苷二醇型　　B. 人参皂苷三醇型

    C. 熊果烷型　　　　　D. 齐墩果烷型

    E. 羽扇豆烷型

2. A 型人参皂苷元与 B 型人参皂苷元的结构类型是

    A. 达玛烷型　　　　　B. 齐墩果烷型

    C. 羊毛甾烷型　　　　D. 木栓烷型

    E. 熊果烷型

3. A 型人参皂苷的真正皂苷元是

    A. 20（S）– 原人参二醇

    B. 20（S）– 原人参三醇

    C. 人参二醇

    D. 人参三醇

    E. 齐墩果酸

4. 三七中主要含有的化学成分是

    A. 黄酮苷类　　　　　B. 蒽醌苷类

    C. 甾体皂苷类　　　　D. 木脂素苷类

    E. 三萜皂苷类

5. 甘草所含的三萜皂苷中含量最高的是

    A. 甘草酸　　　　　　B. 甘草次酸

    C. 甘草苷　　　　　　D. 甘草素

    E. 甘草酚

6. 具有抗炎作用，用于治疗胃溃疡的活性成分是

    A. 人参皂苷　　　　　B. 甘草次酸

    C. 薯蓣皂苷元　　　　D. 羽扇豆烷醇

    E. 齐墩果酸

7. 主含皂苷及黄酮，能促进咽喉和支气管黏膜的分泌而呈现祛痰作用的中药是

    A. 麻黄　　　　　　　B. 贝母

    C. 满山红　　　　　　D. 甘草

    E. 丹参

8. 甘草的药理作用不包括

    A. 抗溃疡　　　　　　B. 镇咳

    C. 祛痰　　　　　　　D. 解毒

    E. 镇痛

9. 《中国药典》规定，合欢皮的含量测定指标成分是

    A. （ – ）– 丁香树脂酚 – 4 – O – β – D – 呋喃木糖苷

    B. （ – ）– 丁香树脂酚 – 4 – O – β – D – 吡喃半乳糖苷

    C. （ – ）– 丁香树脂酚 – 4 – O – β – D – 呋喃芹糖苷

    D. （ – ）– 丁香树脂酚 – 4 – O – β – D – 吡喃葡萄糖苷

E.（－）－丁香树脂酚－4－O－β－D－呋喃芹糖
基－（1→2）－β－D－吡喃葡萄糖苷

10. 从合欢属植物中分离得到的皂苷结构类型大多为
    A. 达玛烷型　　　　　　B. 齐墩果烷型
    C. 羊毛甾烷型　　　　　D. 木栓烷型
    E. 熊果烷型

11.《中国药典》规定，商陆的含量测定指标成分是
    A. 商陆皂苷 A　　　　　B. 商陆皂苷 B
    C. 美商陆皂苷 A　　　　D. 美商陆皂苷 B
    E. 商陆酸

12.《中国药典》规定，柴胡中柴胡皂苷 a 和柴胡皂苷 d
    的总含量不得少于
    A. 0.20%　　　　　　　B. 0.25%
    C. 0.30%　　　　　　　D. 0.35%
    E. 0.40%

（二）配伍选择题

[1~2题共用备选答案]
    A. 四环三萜皂苷　　　　B. 五环三萜皂苷
    C. 甾体皂苷　　　　　　D. 强心苷
    E. 黄酮苷

1. 甘草酸属于
2. 人参皂苷 Rb$_1$ 属于

[3~6题共用备选答案]
    A. 三萜皂苷　　　　　　B. 木脂素
    C. 香豆素　　　　　　　D. 甾体皂苷
    E. 生物碱

3. 人参的主要成分结构类型是
4. 知母的主要成分结构类型是
5. 厚朴的主要成分结构类型是
6. 洋金花的主要成分结构类型是

[7~8题共用备选答案]
    A. 三萜皂苷　　　　　　B. 甾体皂苷
    C. 环烯醚萜苷　　　　　D. 强心苷
    E. 黄酮苷

7. 罗布麻叶含有的加拿大麻苷，其结构类型是
8. 商陆中含有的商陆皂苷 A，其结构类型是

（三）多项选择题

1.《中国药典》规定，人参的指标成分为
    A. 人参皂苷 Rg$_1$　　　B. 人参皂苷 Rb$_2$
    C. 人参皂苷 Re　　　　　D. 人参皂苷 Rh$_1$
    E. 人参皂苷 Rb$_1$

2. 人参皂苷的类型包括
    A. 人参皂苷二醇型　　　B. 人参皂苷三醇型
    C. 熊果烷型　　　　　　D. 齐墩果烷型
    E. 羽扇豆烷型

3. 人参的药理作用包括
    A. 增强免疫功能　　　　B. 抗疲劳
    C. 改善心功能　　　　　D. 调血脂
    E. 延缓衰老

4.《中国药典》规定，中三七的质量控制成分为
    A. 人参皂苷 Rg$_1$　　　B. 人参皂苷 Rg$_2$
    C. 人参皂苷 Rb$_1$　　　D. 人参皂苷 Rb$_2$
    E. 三七皂苷 R$_1$

5. 三七的药理作用包括
    A. 抗血栓形成　　　　　B. 抗脑缺血
    C. 抗心肌损伤　　　　　D. 抗疲劳
    E. 抗心律失常

6.《中国药典》规定，甘草的质量控制成分为
    A. 甘草苷　　　　　　　B. 甘草酚
    C. 甘草素　　　　　　　D. 甘草次酸
    E. 甘草酸

7.《中国药典》规定，以人参皂苷类成分为质量控制
    指标（或之一）的药材有
    A. 人参　　　　　　　　B. 玄参
    C. 苦参　　　　　　　　D. 党参
    E. 三七

8. 有研究表明，人肠道混合菌可将甘草酸代谢为
    A. 3－表－18β－甘草次酸
    B. 3－表－18α－甘草次酸
    C. 3－氧代－18β－甘草次酸
    D. 3－氧代－18α－甘草次酸
    E. 甘草次酸

9.《中国药典》规定，黄芪的含量测定指标成分为
    A. 黄芪甲苷
    B. 环黄芪醇
    C. 黄芪苷 I
    D. 毛蕊异黄酮葡萄糖苷
    E. 乙酰黄芪苷 I

10. 黄芪的药理作用包括
    A. 调节免疫功能　　　　B. 促进造血功能
    C. 抗肝损伤　　　　　　D. 抗疲劳
    E. 止血

11.《中国药典》规定，柴胡的含量测定指标成分为

A. 柴胡皂苷 a　　　　　B. 柴胡皂苷 b₁

C. 柴胡皂苷 c　　　　　D. 柴胡皂苷 d

E. 柴胡皂苷 e

12. 柴胡的药理作用包括

A. 解热　　　　　　　　B. 抗炎

C. 抗病毒　　　　　　　D. 调节消化系统

E. 提高免疫功能

四、含甾体皂苷类化合物的常用中药

（一）最佳选择题

1.《中国药典》规定，麦冬的质量控制对照品是

A. 偏诺皂苷元　　　　　B. 雅莫皂苷元

C. 鲁斯可皂苷元　　　　D. 薯蓣皂苷元

E. 麦冬皂苷元

2. 麦冬中主要有效成分类型是

A. 甾体皂苷　　　　　　B. 三萜皂苷

C. 多糖类　　　　　　　D. 强心苷类

E. 生物碱类

3. 知母根茎中含量最高的皂苷是

A. 知母皂苷 AⅢ　　　　B. 知母皂苷 Ⅰ

C. 知母皂苷 AⅠ　　　　D. 知母皂苷 BⅡ

E. 知母皂苷 BⅤ

（二）多项选择题

1.《中国药典》规定，知母的质量控制成分是

A. 知母皂苷 BⅡ　　　　B. 知母皂苷 BⅠ

C. 芒果苷　　　　　　　D. 芒果素

D. 知母皂苷 A

2. 知母的药理作用包括

A. 泻下　　　　　　　　B. 抗病原微生物

C. 抗炎　　　　　　　　D. 改善学习记忆能力

E. 降血糖

3. 知母解热的主要有效成分是

A. 芒果苷　　　　　　　B. 知母总酚

C. 知母多糖　　　　　　D. 知母皂苷

E. 菝葜皂苷元

五、含强心苷类化合物的常用中药

（一）最佳选择题

1. 含有强心苷类化合物的中药是

A. 知母　　　　　　　　B. 香加皮

C. 白术　　　　　　　　D. 淫羊藿

E. 合欢皮

2. 香加皮中主要成分的结构类型是

A. 三萜皂苷　　　　　　B. 甾体皂苷

C. 甲型强心苷　　　　　D. 乙型强心苷

E. 黄酮苷

3. 香加皮毒性的主要成分来源是

A. 杠柳毒苷　　　　　　B. 杠柳次苷

C. 香加皮苷　　　　　　D. 杠柳毒苷元

E. 杠柳次苷元

4. 罗布麻叶中所含强心成分类型主要是

A. 甲型强心苷　　　　　B. 乙型强心苷

C. 甾体皂苷　　　　　　D. 甾醇类

E. 植物变态激素类

（二）多项选择题

香加皮中强心苷的毒性表现包括

A. 中毒后血压先升后降

B. 心肌收缩力增强，继而减弱

C. 心律不齐

D. 心肌纤颤而死亡

E. 肝毒性

六、含胆汁酸类化学成分的常用动物药

（一）最佳选择题

1. 牛黄中具有平滑肌松弛作用的化学成分是

A. SMC　　　　　　　　B. 去氧胆酸

C. 胆红素　　　　　　　D. 石胆酸

E. 胆酸

2. 牛黄中具有收缩平滑肌作用的是

A. SMC　　　　　　　　B. 去氧胆酸

C. 胆红素　　　　　　　D. 石胆酸

E. 胆酸

3. 下列含胆汁酸的中药是

A. 牛膝　　　　　　　　B. 牛黄

C. 银杏　　　　　　　　D. 蟾酥

E. 麝香

4. 熊胆的主要有效成分是

A. 牛磺熊去氧胆酸　　　B. 鹅去氧胆酸

C. 胆酸　　　　　　　　D. 去氧胆酸

E. 胆红素

（二）多项选择题

《中国药典》规定，牛黄的质量控制成分包括

A. 胆酸　　　　　B. 去氧胆酸
C. 石胆酸　　　　D. 胆红素
E. 麦角固醇

七、含强心苷元成分的常用动物药

（一）最佳选择题

可以鉴别蟾酥中蟾蜍甾二烯类与强心甾烯蟾毒类成分的反应是

A. Gregory Pascoe 反应　　B. Pettenkofer 反应
C. Hammarsten 反应　　　　D. Millon 反应
E. Kedde 反应

（二）多项选择题

1. 蟾酥中具有强心作用的化学成分有
   A. 蟾蜍甾二烯类　　B. 甾醇类
   C. 强心甾烯蟾毒类　D. 蛋白质类
   E. 吲哚碱类

2.《中国药典》中蟾酥的含量测定指标成分有

A. 蟾毒灵　　　　　B. 蟾酥甾醇
C. 华蟾酥毒基　　　D. 蟾酥甾酮
E. 脂蟾毒配基

八、含蜕皮激素类化合物的中药

（一）最佳选择题

1.《中国药典》规定，牛膝的含量测定指标成分是
   A. β-蜕皮甾酮　　B. α-蜕皮甾酮
   C. 牛膝甾酮　　　　D. 川牛膝甾酮
   E. 羟基促蜕皮甾酮

2. 牛膝中含有三萜皂苷化合物的苷元类型是
   A. 齐墩果酸型　　B. 熊果酸型
   C. 羽扇豆烷型　　D. 达玛烷型
   E. 木栓烷型

（二）多项选择题

牛膝的药理作用包括

A. 抗凝血作用　　　B. 抗衰老作用
C. 抗心肌缺血作用　D. 增强免疫作用
E. 抗肿瘤作用

第七节　生物碱

一、基本内容

（一）最佳选择题

1. 下列化合物中，属于有机胺类生物碱的是
   A. 小檗碱　　　B. 麻黄碱
   C. 苦参碱　　　D. 马钱子碱
   E. 汉防己乙素

2. 原小檗碱类生物碱多为
   A. 伯胺碱　　　B. 仲胺碱
   C. 叔胺碱　　　D. 季胺碱
   E. 酰胺碱

3. 吴茱萸中的吴茱萸碱属于
   A. 简单吲哚类生物碱
   B. 色氨吲哚类生物碱
   C. 单萜吲哚类生物碱
   D. 双吲哚类生物碱

E. 吲哚喹啉类生物碱

4. 化合物 的结构类型属于
   A. 苄基异喹啉类生物碱
   B. 双稠哌啶类生物碱
   C. 有机胺类生物碱
   D. 吲哚类生物碱
   E. 甾体类生物碱

5. 小檗碱类生物碱多为
   A. 伯胺碱　　　B. 仲胺碱
   C. 叔胺碱　　　D. 季胺碱
   E. 酰胺碱

6. 下列生物碱中，属于生物碱 N – 氧化物形式的是

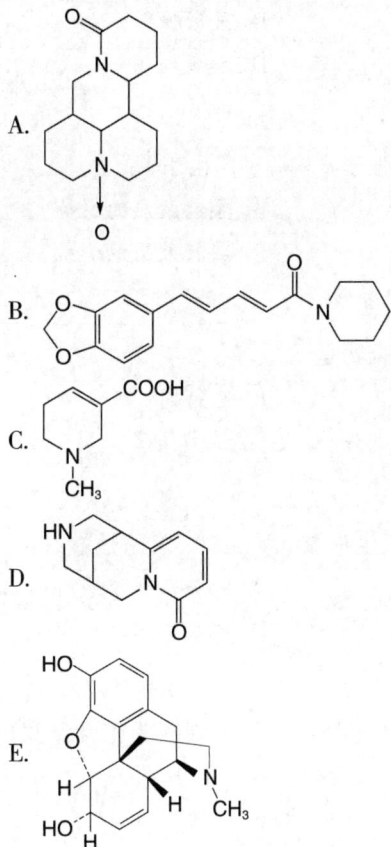

A.

B.

C.

D.

E.

7. 化合物 的结构类型属于

　　A. 简单吡啶类生物碱

　　B. 双稠哌啶类生物碱

　　C. 有机胺类生物碱

　　D. 异喹啉类生物碱

　　E. 莨菪烷类生物碱

（二）配伍选择题

[1～4题共用备选答案]

　　A. 小檗碱型生物碱

　　B. 原小檗碱型生物碱

　　C. 吡啶类生物碱

　　D. 有机胺类生物碱

　　E. 苄基异喹啉类生物碱

1. 小檗碱的类型是

2. 延胡索乙素的类型是

3. 胡椒碱的类型是

4. 厚朴碱的类型是

（三）综合分析选择题

[1～3题共用信息题干]

　　中药化学的发展离不开现代科学技术的进步。过去，一个天然化合物从中药中分离、纯化，到确定结构、人工合成需要很长的时间。以吗啡为例，1804—1806年发现，1925年提出正确结构，1952年人工全合成，共约150年时间。而利血平从发现、确定结构到人工全合成，只用了几年时间（1952—1956年）。近30年来，由于各种色谱技术的发展及广泛应用，中药化学取得了更为显著的成绩，研究速度加快，研究水平不断提高。

1. 吗啡的结构类型属于

　　A. 吡啶类生物碱　　　　　　B. 莨菪烷类生物碱

　　C. 异喹啉类生物碱　　　　　D. 吲哚类生物碱

　　E. 有机胺类生物碱

2. 利血平属于单萜吲哚类生物碱，与其结构类型相同的成分是

　　A. 靛苷　　　　　　　　　　B. 长春碱

　　C. 罂粟碱　　　　　　　　　D. 士的宁

　　E. 吴茱萸碱

3. 有机胺类生物碱的氮原子不在环状结构内，下列成分属于该结构类型的是

　　A. 厚朴碱　　　　　　　　　B. 蝙蝠葛碱

　　C. 萨苏林　　　　　　　　　D. 汉防己甲素

　　E. 益母草碱

（四）多项选择题

1. 主要有效成分为生物碱类化合物的中药有

　　A. 大黄　　　　　　　　　　B. 胡椒

　　C. 黄连　　　　　　　　　　D. 槟榔

　　E. 苦参

2. 关于生物碱的叙述，正确的有

　　A. 大多显碱性　　　　　　　B. 大多具有酸性

　　C. 大多具有生理活性　　　　D. 结构中都含有氮原子

　　E. 氮原子都位于环内

3. 属于吡啶类生物碱的有

　　A. 槟榔碱　　　　　　　　　B. 烟碱

　　C. 胡椒碱　　　　　　　　　D. 可待因

　　E. 苦参碱

4. 属于有机胺类生物碱的有

　　A. 麻黄碱　　　　　　　　　B. 秋水仙碱

　　C. 益母草碱　　　　　　　　D. 苦参碱

　　E. 莨菪碱

5. 化合物 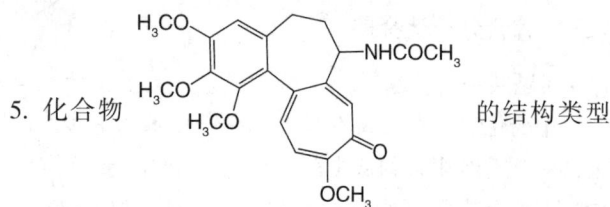 的结构类型

属于

A. 酰胺碱   B. 有机胺类碱

C. 季胺碱   D. 酚性碱

E. 两性碱

二、生物碱的理化性质

（一）最佳选择题

1. 下列具有升华性的生物碱类化合物是

A. 苦参碱   B. 小檗碱

C. 麻黄碱   D. 罂粟碱

E. 咖啡因

2. 属于酸碱两性生物碱的是

A. 可待因   B. 吗啡

C. 莨菪碱   D. 秋水仙碱

E. 麻黄碱

3. 下列生物碱类型中，碱性最强的是

A. 季铵碱

B. 有机胺类生物碱

C. 脂杂环类生物碱

D. 芳香胺类生物碱

E. 酰胺碱

4. 莨菪碱（A）、山莨菪碱（B）、东莨菪碱（C）的碱性强弱顺序为

A. A ＞ B ＞ C   B. A ＞ C ＞ B

C. B ＞ A ＞ C   D. C ＞ B ＞ A

E. B ＞ C ＞ A

5. 四氢异喹啉碱性比异喹啉碱性强是因为

A. 诱导效应的影响

B. 空间效应的影响

C. 氢键效应的影响

D. 氮原子杂化方式的影响

E. 溶剂效应的影响

6. 甲基麻黄碱的碱性弱于麻黄碱是由于

A. 杂化方式的影响   B. 吸电诱导的影响

C. 供电诱导的影响   D. 氢键效应的影响

E. 空间效应的影响

7. 结构中具有邻位环氧基，可产生空间位阻而使其碱性减弱的是

A. 东莨菪碱   B. 莨菪碱

C. 山莨菪碱   D. 麻黄碱

E. 利血平

8. 钩藤碱的碱性强于异钩藤碱是由于

A. 杂化方式的影响   B. 氢键效应的影响

C. 诱导效应的影响   D. 共轭效应的影响

E. 空间效应的影响

9. 碱性最强的化合物是

A. 士的宁   B. 可待因

C. 麻黄碱   D. 秋水仙碱

E. 小檗碱

10. 下列溶剂属于生物碱沉淀反应要求的是

A. 碱性醇溶液   B. 95% 乙醇溶液

C. 三氯甲烷   D. 碱性水溶液

E. 酸性水溶液

11. 对生物碱进行定性鉴别，可判断为阳性结果时，需要应用沉淀试剂的种类至少

A. 1 种   B. 2 种

C. 3 种   D. 4 种

E. 5 种

12. 常用作生物碱检识反应的试剂是

A. 三氯化铁   B. 阿托品

C. 碘化铋钾   D. 硼酸

E. 盐酸 – 镁粉

13. 不能与一般生物碱沉淀试剂产生沉淀反应的是

A. 小檗碱   B. 莨菪碱

C. 厚朴碱   D. 咖啡碱

E. 苦参碱

14. 可用于鉴别莨菪碱与可待因的反应是

A. Molish 反应   B. Mandelin 反应

C. Emerson 反应   D. Labat 反应

E. Kedde 反应

（二）配伍选择题

[1 ~ 3 题共用备选答案]

A. 小檗碱   B. 延胡索乙素

C. 胡椒碱   D. 麻黄碱

E. 莨菪碱

1. 属于季铵碱的生物碱是

2. 属于叔胺碱的生物碱是

3. 属于酰胺碱的生物碱是

[4~5题共用备选答案]

    A. 延胡索乙素   B. 麻黄碱

    C. 槟榔次碱   D. 咖啡因

    E. 莨菪碱

4. 属于酸碱两性碱的生物碱是

5. 具有升华性的生物碱是

（三）多项选择题

1. 下列生物碱类化合物中，为液态的是

    A. 烟碱   B. 毒芹碱

    C. 槟榔碱   D. 麻黄碱

    E. 厚朴碱

2. 下列生物碱类化合物中，呈黄色的是

    A. 小檗碱   B. 麻黄碱

    C. 苦参碱   D. 胡椒碱

    E. 蛇根碱

3. 下列生物碱类化合物中，呈红色的是

    A. 小檗红碱   B. 麻黄碱

    C. 药根碱   D. 胡椒碱

    E. 蛇根碱

4. 下列生物碱类化合物中，属于两性生物碱的有

    A. 吗啡   B. 麻黄碱

    C. 槟榔次碱   D. 小檗碱

    E. 药根碱

5. 在强碱性溶液中加热溶解、酸化后又可环合析出的有

    A. 喜树碱   B. 小檗碱

    C. 苦参碱   D. 延胡索乙素

    E. 麻黄碱

6. 影响生物碱碱性强弱的因素有

    A. 氮原子的杂化方式   B. 诱导效应

    C. 共轭效应   D. 空间效应

    E. 氢键形成

7. 关于生物碱类化合物旋光性的叙述，正确的是

    A. 含有手性碳原子或本身为手性分子的生物碱都有旋光性

    B. 生物碱多呈右旋光性

    C. 麻黄碱在水中呈右旋性

    D. 烟碱在中性条件下呈左旋性

    E. 通常是左旋体的生物活性显著

三、含生物碱类化合物的常用中药

（一）最佳选择题

1. 苦参碱的结构类型为

    A. 有机胺类生物碱   B. 芳香胺类生物碱

    C. 双稠哌啶类生物碱   D. 异喹啉类生物碱

    E. 吲哚类生物碱

2. 利用溶解性的差异分离苦参碱与氧化苦参碱，可采用的溶剂是

    A. 水   B. 三氯甲烷

    C. 苯   D. 二硫化碳

    E. 乙醚

3. 《中国药典》以苦参碱和氧化苦参碱为指标成分进行鉴别和含量测定的药材是

    A. 麻黄   B. 黄芩

    C. 葛根   D. 槐米

    E. 山豆根

4. 山豆根中生物碱的主要类型是

    A. 吲哚类生物碱   B. 异喹啉类生物碱

    C. 莨菪烷类生物碱   D. 喹诺里西啶类生物碱

    E. 有机胺类生物碱

5. 麻黄中生物碱的主要类型是

    A. 有机胺类生物碱

    B. 芳香胺类生物碱

    C. 喹诺里西啶类生物碱

    D. 喹啉类生物碱

    E. 色氨吲哚类生物碱

6. 《中国药典》规定，黄连的含量测定指标成分是

    A. 小檗碱   B. 盐酸延胡索乙素

    C. 盐酸甲基黄连碱   D. 盐酸药根碱

    E. 盐酸木兰碱

7. 黄连有效成分中含量最高的是

    A. 巴马汀   B. 黄连碱

    C. 药根碱   D. 木兰碱

    E. 小檗碱

8. 黄连中所含主要生物碱的类型是

    A. 吡啶类生物碱

    B. 莨菪烷类生物碱

    C. 苄基异喹啉类生物碱

    D. 吲哚类生物碱

    E. 有机胺类生物碱

9. 延胡索中所含主要生物碱的类型是
   A. 单萜吲哚类生物碱
   B. 有机胺类生物碱
   C. 色氨吲哚类生物碱
   D. 异喹啉类生物碱
   E. 喹诺里西啶类生物碱

10. 关于异汉防己甲素代谢动力学的叙述，错误的是
    A. 在一定剂量范围内灌胃给药，表现为线性动力学
    B. 给药剂量为50mg/kg以上时，表现为非线性动力学
    C. $C-T$ 曲线呈现单峰
    D. 经肝脏代谢为结合型生物碱
    E. 具有典型的肝肠循环特点

11. 川乌的主要毒性成分是
    A. 双酯型生物碱   B. 单酯型生物碱
    C. 季铵型生物碱   D. 醇胺型生物碱
    E. 有机胺型生物碱

12. 乌头及附子经水浸、加热等炮制后毒性变小的化学原理是毒性成分双酯型生物碱转变成几乎无毒性的
    A. 单酯型生物碱   B. 醛型生物碱
    C. 醇胺型生物碱   D. 酮型生物碱
    E. 季胺型生物碱

13. 洋金花中生物碱的主要化学成分是
    A. 单萜吲哚类生物碱
    B. 有机胺类生物碱
    C. 莨菪烷类生物碱
    D. 异喹啉生物碱
    E. 喹诺里西啶类生物碱

14. 《中国药典》规定，洋金花的含量测定指标成分是
    A. 莨菪碱   B. 阿托品
    C. 山莨菪碱   D. 东莨菪碱
    E. 樟柳碱

15. 阿托品的结构类型是
    A. 喹啉类   B. 异喹啉类
    C. 莨菪烷类   D. 苄基异喹啉类
    E. 双苄基异喹啉类

16. 下列生物碱类化合物中，不具有旋光性的是
    A. 莨菪碱   B. 山莨菪碱

C. 樟柳碱   D. 东莨菪碱
E. 阿托品

17. 可鉴别莨菪碱与东莨菪碱的反应是
    A. $HgCl_2$ 沉淀反应   B. Vitali 反应
    C. $FeCl_3$ 反应   D. DDL 反应
    E. $AlCl_3$ 反应

18. 可鉴别莨菪碱与樟柳碱的反应是
    A. DDL 反应   B. Molish 反应
    C. Labat 反应   D. Emerson 反应
    E. $SrCl_2$ 反应

19. 天仙子中的主要生物碱结构类型属于
    A. 喹啉类   B. 异喹啉类
    C. 莨菪烷类   D. 苄基异喹啉类
    E. 双苄基异喹啉类

20. 马钱子中所含的生物碱是
    A. 樟柳碱   B. 巴马汀
    C. 乌头碱   D. 秋水仙碱
    E. 士的宁

21. 士的宁为马钱子的主要毒性成分，要特别注意控制其用量。成人用士的宁的致死量是
    A. 35mg   B. 30mg
    C. 25mg   D. 20mg
    E. 15mg

22. 千里光中所含的生物碱结构类型是
    A. 吡咯里西啶类   B. 莨菪烷类
    C. 苄基异喹啉类   D. 单萜吲哚类
    E. 有机胺类

23. 《中国药典》中要求检查阿多尼弗林碱含量的中药是
    A. 千里光   B. 黄柏
    C. 葛根   D. 山豆根
    E. 虎杖

24. 雷公藤的主要毒性是
    A. 生殖毒性   B. 肝毒性
    C. 肾毒性   D. 心脏毒性
    E. 局部刺激反应

25. 下列各组中药中，所含主要生物碱均为异喹啉类的是
    A. 山豆根和洋金花   B. 黄连和防己
    C. 苦参和山豆根   D. 苦参和防己
    E. 麻黄和黄连

（二）配伍选择题

[1~4题共用备选答案]

    A. 吲哚类　　　　　　B. 异喹啉类

    C. 莨菪烷类　　　　　D. 双稠哌啶类

    E. 有机胺类

1. 洋金花中的生物碱类型主要是

2. 麻黄中的生物碱类型主要是

3. 苦参中的生物碱类型主要是

4. 黄连中的生物碱类型主要是

[5~7题共用备选答案]

    A. 莨菪碱　　　　　　B. 苦参碱

    C. 麻黄碱　　　　　　D. 去甲乌药碱

    E. 汉防己甲素

5. 具有中枢神经系统兴奋作用的有机胺类生物碱是

6. 具有抗肿瘤作用的双稠哌啶类生物碱是

7. 具有解痉镇痛、解有机磷中毒和散瞳作用的生物碱是

[8~10题共用备选答案]

    A. 川乌　　　　　　　B. 苦参

    C. 麻黄　　　　　　　D. 千里光

    E. 防己

8.《中国药典》规定，含量测定指标成分为二萜双酯型生物碱的药材是

9.《中国药典》规定，限量检查成分为吡咯里西啶类生物碱的药材是

10.《中国药典》规定，含量测定指标成分为双稠哌啶类生物碱的药材是

（三）综合分析选择题

[1~2题共用信息题干]

    《中国药典》收载的小儿消积止咳口服液，其处方由炒山楂、槟榔、枳实、蜜枇杷叶、瓜蒌、炒莱菔子、炒葶苈子、桔梗、连翘和蝉蜕组成，具有清热肃肺、消积止咳的功效。

1. 处方中槟榔主要有效成分的结构类型是

    A. 木脂素　　　　　　B. 黄酮

    C. 香豆素　　　　　　D. 萜类

    E. 生物碱

2. 处方中"炒山楂"的炮制方法应为

    A. 炒炭法　　　　　　B. 炒焦法

    C. 麸炒法　　　　　　D. 蛤粉炒法

    E. 炒黄法

（四）多项选择题

1.《中国药典》规定，苦参的质量控制成分有

    A. 苦参碱　　　　　　B. 羟基苦参碱

    C. 苦参烯碱　　　　　D. 安那吉碱

    E. 氧化苦参碱

2.《中国药典》规定，山豆根的质量控制成分有

    A. 氧化苦参碱　　　　B. 槐果碱

    C. 苦参烯碱　　　　　D. 苦参碱

    E. 槐定碱

3. 氧化苦参碱的结构特点包括

    A. 具有两个N原子

    B. 有喹诺里西啶结构

    C. 具有一个叔胺N原子

    D. 具有一个酰胺N原子

    E. 是苦参碱的N-氧化物

4.《中国药典》规定，麻黄的质量控制成分有

    A. 麻黄碱　　　　　　B. 盐酸麻黄碱

    C. 伪麻黄碱　　　　　D. 盐酸伪麻黄碱

    E. 甲基麻黄碱

5. 下列化合物中，具有挥发性的有

    A. 氧化苦参碱　　　　B. 麻黄碱

    C. 小檗碱　　　　　　D. 伪麻黄碱

    E. 吴茱萸碱

6. 可用于鉴别麻黄碱和伪麻黄碱的显色反应有

    A. 二硫化碳-硫酸铜反应

    B. α-萘酚-浓硫酸反应

    C. 氨性氯化锶反应

    D. 铜络盐反应

    E. 三氯化铝反应

7. 麻黄的药理作用包括

    A. 发汗　　　　　　　B. 平喘

    C. 止咳　　　　　　　D. 解热

    E. 抗炎

8. 黄连的药理作用包括

    A. 抗炎　　　　　　　B. 抗病原微生物

    C. 解热　　　　　　　D. 抗细菌毒素

    E. 止泻

9. 延胡索的药理作用包括

    A. 镇痛　　　　　　　B. 抗心肌缺血

    C. 改善血液流变性　　D. 抗心律失常

    E. 抗脑缺血

10.《中国药典》规定,功劳木的含量测定指标成分为
    A. 小檗碱
    B. 药根碱
    C. 巴马汀
    D. 防己碱
    E. 非洲防己碱

11.《中国药典》规定,防己的质量控制成分有
    A. 防己诺林碱
    B. 粉防己碱
    C. 甲基防己碱
    D. 异粉防己碱
    E. 防己碱

12. 川乌的药理作用包括
    A. 镇痛作用
    B. 抗炎作用
    C. 免疫抑制作用
    D. 降血压作用
    E. 强心作用

13. 下列药材不宜与川乌同用的有
    A. 半夏
    B. 瓜蒌
    C. 贝母
    D. 白蔹
    E. 白芍

14.《中国药典》规定,附子含量测定的指标成分有
    A. 苯甲酰新乌头原碱
    B. 乌头碱
    C. 苯甲酰乌头原碱
    D. 新乌头碱
    E. 苯甲酰次乌头原碱

15.《中国药典》规定,天仙子的质量控制成分有
    A. 莨菪碱
    B. 粉防己碱
    C. 樟柳碱
    D. 东莨菪碱
    E. 防己碱

16.《中国药典》规定,马钱子的质量控制成分有
    A. 士的宁
    B. 马钱子碱
    C. 莨菪碱
    D. 马钱子毒碱
    E. 阿托品

17. 千里光的毒性表现为
    A. 肝毒性
    B. 肾毒性
    C. 视神经损害
    D. 胚胎毒性
    E. 听力损害

18. 雷公藤中生物碱的基本结构为
    A. 倍半萜大环内酯生物碱
    B. 精眯类生物碱
    C. 有机胺类生物碱
    D. 喹诺里西啶类生物碱
    E. 吲哚类生物碱

第八节 其他化学成分

一、有机酸

(一)最佳选择题

1. 关于有机酸类化合物理化性质的叙述,错误的是
    A. 低级脂肪酸大多为固体
    B. 芳香酸大多为固体
    C. 低分子脂肪酸易溶于水
    D. 高分子脂肪酸多为亲脂性化合物
    E. 具有较强的酸性

2. 化合物 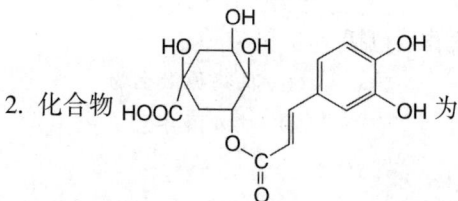 为
    A. 阿魏酸
    B. 异阿魏酸
    C. 绿原酸
    D. 异绿原酸
    E. 芥子酸

3. 在下列溶剂中,绿原酸难溶于
    A. 热水
    B. 乙醇
    C. 丙酮
    D. 乙酸乙酯
    E. 三氯甲烷

4. 化合物 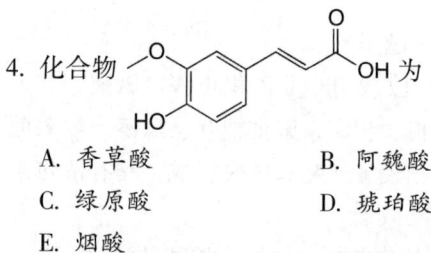 为
    A. 香草酸
    B. 阿魏酸
    C. 绿原酸
    D. 琥珀酸
    E. 烟酸

5. 当归抗心肌缺血的有效成分是
    A. 香草酸
    B. 阿魏酸
    C. 绿原酸
    D. 琥珀酸
    E. 异阿魏酸

6.《中国药典》要求测定丹参中的酚酸类化合物是
    A. 丹酚酸 A
    B. 丹酚酸 B

C. 丹酚酸 C   D. 迷迭香酸

E. 原儿茶酸

7. 有效成分为有机酸类化合物的中药是

  A. 乌头   B. 大黄

  C. 黄芩   D. 金银花

  E. 知母

8.《中国药典》规定，以木犀草苷和绿原酸为指标成分进行含量测定的药材是

  A. 当归   B. 丹参

  C. 细辛   D. 肉桂

  E. 金银花

（二）配伍选择题

[1~4 题共用备选答案]

  A. 4 – 羟基桂皮酸

  B. 3,4 – 二羟基桂皮酸

  C. 3 – 甲氧基 – 4 – 羟基桂皮酸

  D. 3 – 羟基 – 4 – 甲氧基桂皮酸

  E. 3,5 – 二 – 甲氧基 – 4 – 羟基桂皮酸

1. 咖啡酸的结构为

2. 阿魏酸的结构为

3. 异阿魏酸的结构为

4. 芥子酸的结构为

[5~7 题共用备选答案]

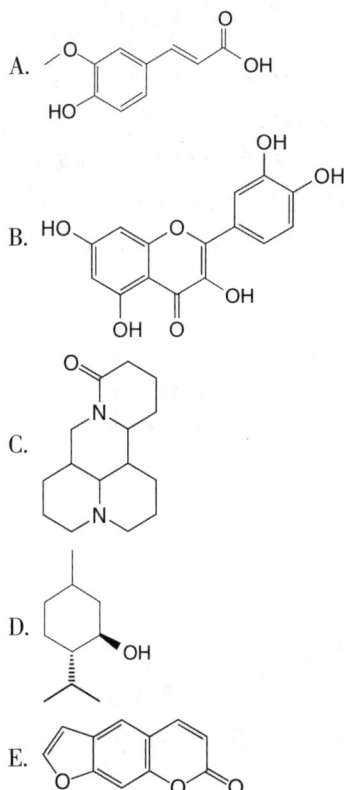

A.

B.

C.

D.

E.

5. 结构类型属于香豆素类化合物的是

6. 结构类型属于有机酸类化合物的是

7. 结构类型属于黄酮类化合物的是

（三）多项选择题

1. 关于桂皮酸类衍生物的结构特点，叙述正确的有

  A. 为芳香族有机酸

  B. 基本结构为苯丙酸

  C. 取代基多为羟基、甲氧基等

  D. 有些衍生物以酯的形式存在于植物中

  E. 阿魏酸与异阿魏酸的结构差异在于苯环外的取代基

2. 下列化合物为芳香族有机酸的有

  A. 对羟基桂皮酸   B. 咖啡酸

  C. 阿魏酸   D. 芥子酸

  E. 酒石酸

3. 含有马兜铃酸及其衍生物的中药有

  A. 细辛   B. 寻骨风

  C. 洋金花   D. 千里光

  E. 天仙藤

4. 因含马兜铃酸而被取消中药药用标准的有

  A. 关木通   B. 细辛

  C. 广防己   D. 木香

  E. 青木香

5.《中国药典》规定，金银花药材的含量控制成分为

  A. 木犀草苷   B. 绿原酸

  C. 酚酸类化合物   D. 异绿原酸

  E. 木脂素

6. 金银花的药理作用包括

  A. 抗菌、抗病毒   B. 抗内毒素

  C. 解热、抗炎   D. 润肠通便

  E. 消食化积

7. 金银花抗菌、抗病毒的主要有效成分为

  A. 咖啡酸   B. 异阿魏酸

  C. 阿魏酸   D. 异绿原酸

  E. 绿原酸

8.《中国药典》规定，当归药材的含量测定指标成分为

  A. 阿魏酸   B. 异阿魏酸

  C. 绿原酸   D. 异绿原酸

  E. 挥发油

9. 当归的药理作用主要包括
   A. 促进造血　　　　　　B. 抗炎
   C. 调节血压　　　　　　D. 降血脂
   E. 抗肝损伤

10. 除相同的基本结构外，马兜铃酸的种类主要取决于结构上的取代基，包括
   A. 亚甲基　　　　　　　B. 甲基
   C. 羟甲基　　　　　　　D. 羟基
   E. 甲氧基

二、鞣质

（一）最佳选择题

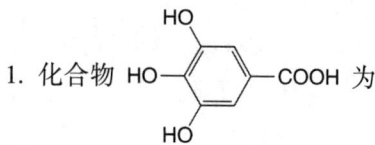

1. 化合物 HO—（苯环）—COOH 为

   A. 咖啡酸　　　　　　　B. 香草酸
   C. 桂皮酸　　　　　　　D. 苹果酸
   E. 没食子酸

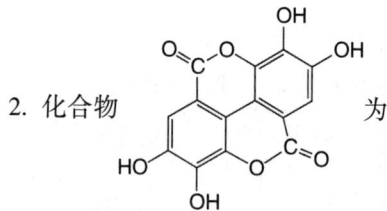

2. 化合物（结构式）为

   A. 桂皮酸　　　　　　　B. 琥珀酸
   C. 香草酸　　　　　　　D. 逆没食子酸
   E. 没食子酸

3. 组成缩合鞣质的基本单元是
   A. 酚羟基　　　　　　　B. 环己烷
   C. 苯环　　　　　　　　D. 邻二羟基
   E. 黄烷 – 3 – 醇

4. 关于鞣质分类的相关叙述，错误的是
   A. 根据是否能被酸水解可分为可水解鞣质和缩合鞣质
   B. 可水解鞣质由酚酸和多元醇通过苷键和酯键形成
   C. 没食子酸鞣质属于可水解鞣质
   D. 逆没食子酸鞣质属于缩合鞣质
   E. 缩合鞣质的基本单元是黄烷 – 3 – 醇

5. 关于鞣质性质的叙述，不正确的是
   A. 多为无色无定形粉末
   B. 具有吸湿性
   C. 具有较强的极性
   D. 具有较强的还原性

   E. 可与蛋白质结合生成不溶于水的复合物沉淀

6. 去除中药中鞣质的方法是
   A. 分馏法　　　　　　　B. 明胶法
   C. 煎煮法　　　　　　　D. 升华法
   E. 水蒸气蒸馏法

7. 与明胶作用后生成水不溶性沉淀的是
   A. 木脂素　　　　　　　B. 香豆素
   C. 黄酮　　　　　　　　D. 皂苷
   E. 鞣质

8. 五倍子中主要有效成分的结构类型是
   A. 蒽醌　　　　　　　　B. 黄酮
   C. 甾体　　　　　　　　D. 鞣质
   E. 三萜

（二）配伍选择题

［1～3题共用备选答案］
   A. 没食子酸鞣质
   B. 逆没食子酸鞣质
   C. 黄没食子酸鞣质
   D. 六羟基联苯二甲酸鞣质
   E. 缩合鞣质

1. 五倍子中所含的鞣质类型为
2. 诃子中所含的鞣质类型为
3. 大黄中所含的鞣质类型为

（三）多项选择题

1. 下列属于鞣质通性的有
   A. 具有还原性，易氧化
   B. 能和蛋白质或生物碱生成难溶于水的沉淀
   C. 能与三氯化铁反应呈蓝黑色或绿黑色
   D. 能与金属盐如醋酸铅反应产生沉淀
   E. 具较强的极性

2. 去除中药提取物中鞣质的方法包括
   A. 石灰法　　　　　　　B. 水蒸气蒸馏法
   C. 铅盐法　　　　　　　D. 聚酰胺吸附法
   E. 明胶法

三、蛋白质和酶

（一）最佳选择题

1. 鉴别蛋白质的常用方法是
   A. 三氯化铁反应　　　　B. 醋酸钙反应
   C. 三氯化铝反应　　　　D. 双缩脲反应
   E. 铅盐沉淀反应

2. 中药制剂生产中除去蛋白质的常用方法是

    A. 水提醇沉法　　　　B. 醇提水沉法

    C. 明胶沉淀法　　　　D. 铅盐沉淀法

    E. 聚酰胺吸附法

3. 水蛭中的主要有效成分是

    A. 蛋白质　　　　　　B. 鞣质

    C. 三萜　　　　　　　D. 油脂

    E. 甾体

(二) 多项选择题

1. 下列操作中，可在中药提取时杀灭酶活性的有

    A. 加热提取

    B. 加入电解质

    C. 加入重金属盐

    D. 滤过

    E. 活性炭吸附

2. 关于水蛭素的叙述，正确的有

    A. 是一种单链多肽

    B. 80℃下15分钟不被破坏

    C. pH升高则稳定性下降

    D. 溶于水和0.9%氯化钠溶液

    E. 不溶于乙醇和丙酮

四、多糖

(一) 最佳选择题

1. 关于多糖的叙述，错误的是

    A. 不具有单糖和低聚糖的一般性质

    B. 无甜味

    C. 大多数易溶于水

    D. 不溶于稀醇

    E. 不溶于其他有机溶剂

2. 下列成分属于多糖的是

    A. 果糖　　　　　　　B. 鼠李糖

    C. 菊糖　　　　　　　D. 芸香糖

    E. 蔗糖

(二) 多项选择题

1. 中药成分中常见的多糖为

    A. 淀粉　　　　　　　B. 黏液质

    C. 菊糖　　　　　　　D. 纤维素

    E. 果胶

2. 下列关于活性多糖药理作用的叙述，正确的有

    A. 香菇多糖具有抗肿瘤的作用

    B. 猪苓多糖具有抗肿瘤的作用

    C. 昆布多糖具有抗动脉粥样硬化的作用

    D. 黄芪多糖具有免疫调节的作用

    E. 银耳多糖具有保护肝细胞的作用

五、含其他化学成分的中药

(一) 最佳选择题

1. 《中国药典》规定，麝香的含量测定指标成分是

    A. 麝香酮　　　　　　B. 麝香醛

    C. 麝香酯　　　　　　D. 麝香酸

    E. 麝香醚

2. 《中国药典》规定，斑蝥的含量测定指标成分是

    A. 斑蝥醇　　　　　　B. 降斑蝥醇

    C. 斑蝥素　　　　　　D. 降斑蝥素

    E. 斑蝥酯

3. 斑蝥素的结构类型为

    A. 甾体　　　　　　　B. 三萜

    C. 二萜　　　　　　　D. 蒽醌

    E. 单萜

(二) 多项选择题

1. 关于麝香酮的叙述，正确的有

    A. 是雄甾烷衍生物

    B. 使麝香具有特有的香气

    C. 对冠心病有与硝酸甘油同样的疗效

    D. 为固体状态

    E. 是《中国药典》规定的麝香质量控制成分

2. 关于斑蝥素的叙述，正确的有

    A. 是单萜类化合物

    B. 是斑蝥的有效成分

    C. 是斑蝥的毒性成分

    D. 是《中国药典》规定的斑蝥质量控制成分

    E. 具有抗肿瘤的作用

第四章　常用中药的鉴别

第一节　常用植物类中药的鉴别

一、根及根茎类中药

（一）最佳选择题

1. 双子叶植物的根茎横断面可见的一圈环纹为
   A. 髓部
   B. 形成层
   C. 木质部
   D. 内皮层
   E. 石细胞环带

2. 单子叶植物的根横断面可见的一圈环纹为
   A. 髓部
   B. 内皮层
   C. 木质部
   D. 形成层
   E. 石细胞环带

3. 狗脊药材表面特征是
   A. 被粗刺
   B. 残留金黄色绒毛
   C. 被棱线
   D. 被硬毛
   E. 密被排列整齐的叶柄残基及鳞片

4. 图示药材为

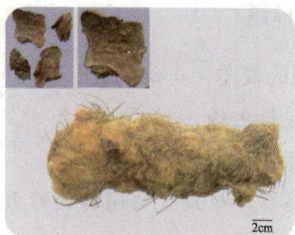

   A. 川乌
   B. 川牛膝
   C. 狗脊
   D. 绵马贯众
   E. 何首乌

5. 狗脊来源于
   A. 鳞毛蕨科
   B. 蚌壳蕨科
   C. 蓼科
   D. 毛茛科
   E. 小檗科

6. 某药材表面黄棕色或黑褐色，密被排列整齐的叶柄残基及鳞片，叶柄残基断面有黄白色维管束5～13个环列。该药材是
   A. 绵马贯众
   B. 南沙参

   C. 胡黄连
   D. 北沙参
   E. 川牛膝

7. 细辛来源于
   A. 马兜铃科
   B. 蓼科
   C. 毛茛科
   D. 苋科
   E. 唇形科

8. 细辛的道地产区是
   A. 华北
   B. 东北
   C. 西北
   D. 华东
   E. 华南

9. 《中国药典》规定，细辛的入药部位是
   A. 全草
   B. 根
   C. 根茎
   D. 根及根茎
   E. 地上部分

10. 图示药材为

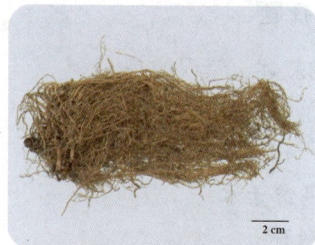

   A. 麻黄
   B. 龙胆
   C. 牛膝
   D. 秦艽
   E. 细辛

11. 大黄刮去外皮时忌用
   A. 铁器
   B. 玻璃器皿
   C. 瓷器
   D. 木器
   E. 竹器

12. 断面淡红棕色或黄棕色，显颗粒性，髓部有星点的药材是
   A. 白芍
   B. 盐附子
   C. 何首乌
   D. 三七
   E. 大黄

13. 大黄横切面的重要特征是
   A. 根有星点
   B. 根茎有星点
   C. 根和根茎都有星点
   D. 根和根茎均无星点
   E. 除藏边大黄外根茎均无星点

14. 大黄粉末中可见大量的草酸钙晶体，其晶形为
   A. 簇晶
   B. 针晶
   C. 砂晶
   D. 方晶
   E. 羽状结晶

15. 药用部位为根及根茎的药材是
   A. 黄芪
   B. 虎杖
   C. 板蓝根
   D. 牛膝
   E. 党参

16. 来源于蓼科植物块根的药材是
   A. 牛膝
   B. 银柴胡
   C. 何首乌
   D. 虎杖
   E. 商陆

17. 切断面浅黄棕色或浅红棕色，显粉性，皮部有 4 ~ 11 个类圆形异型维管束环列，形成云锦状花纹的药材是
   A. 黄芪
   B. 银柴胡
   C. 虎杖
   D. 何首乌
   E. 人参

18. 以个大、身干、表面红褐色、断面显云锦状花纹、质坚、粉性足者为佳的药材是
   A. 黄柏
   B. 大血藤
   C. 大黄
   D. 何首乌
   E. 鸡血藤

19. 图示药材为

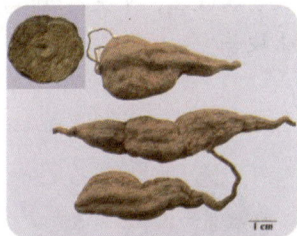

   A. 狗脊
   B. 三七
   C. 羌活
   D. 何首乌
   E. 苍术

20. 牛膝来源于
   A. 牛膝科
   B. 蓼科
   C. 木犀科
   D. 苋科
   E. 豆科

21. 断面淡棕色、角质样、周围有 2 ~ 4 轮黄白色小点的药材是
   A. 大黄
   B. 何首乌
   C. 黄芪
   D. 太子参
   E. 牛膝

22. 川牛膝的药用部位是
   A. 根
   B. 根茎
   C. 块根
   D. 鳞茎
   E. 根及根茎

23. 切面具有数个同心性环轮的药材是
   A. 人参
   B. 当归
   C. 太子参
   D. 白芍
   E. 商陆

24. 图示药材为

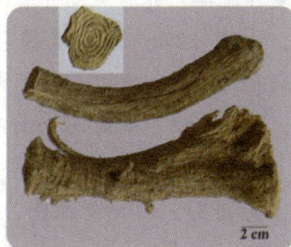

   A. 银柴胡
   B. 何首乌
   C. 黄芪
   D. 太子参
   E. 商陆

25. 银柴胡来源于
   A. 豆科
   B. 十字花科
   C. 木犀科
   D. 茜草科
   E. 石竹科

26. 表面具"砂眼"，根头部具"珍珠盘"，木部具黄、白色相间的放射状纹理的药材是
   A. 商陆
   B. 柴胡
   C. 何首乌
   D. 银柴胡
   E. 太子参

27. 太子参来源于
   A. 蓼科
   B. 毛茛科
   C. 豆科
   D. 石竹科
   E. 五加科

28. 川乌的断面特征是
    A. 断面类白色或浅灰黄色，形成层环纹呈圆形
    B. 断面黄棕色或黄褐色，形成层环纹呈圆形
    C. 断面淡棕色或褐色，形成层环纹呈多角形
    D. 断面淡棕色或浅灰色，形成层环纹呈圆形
    E. 断面类白色或浅灰黄色，形成层环纹呈多角形

29. 附子的来源为
    A. 北乌头主根　　　　B. 乌头主根
    C. 草乌块根　　　　　D. 乌头子根加工品
    E. 北乌头子根加工品

30. 盐附子的性状特征是
    A. 类圆形，表面灰棕色，被盐霜，较光滑
    B. 长圆形，表面淡棕色，被盐霜，皱缩
    C. 圆锥形，表面黄褐色，被盐霜，较光滑
    D. 圆锥形，表面灰黑色，被盐霜，顶端有凹陷的芽痕
    E. 圆锥形，表面灰褐色，皱缩

31. 黑顺片的性状特征是
    A. 纵切片，上宽下窄，外皮黑褐色，切面灰黑色，油润具光泽，并有纵向导管束
    B. 纵切片，上宽下窄，外皮黑褐色，切面暗黄色，油润具光泽，并有纵向导管束
    C. 纵切片，上宽下窄，表面与切面暗黄色，油润具光泽，无外皮
    D. 横切片，类圆形，切面黄棕色，油润具光泽，无外皮
    E. 横切片，类圆形，表面黄褐色，切面灰黑色

32. 图示药材为

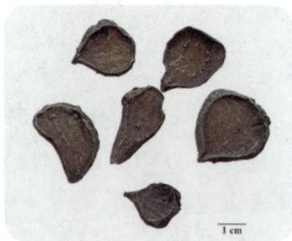

    A. 黑顺片　　　　　　B. 防己
    C. 柴胡　　　　　　　D. 虎杖
    E. 川芎

33. 某饮片为类圆形的片，外表皮黄棕色或棕褐色，具不规则纵皱纹或纵沟，近根头部有白色绒毛；切面皮部黄白色或淡黄棕色，木部淡黄色。该饮片是
    A. 威灵仙　　　　　　B. 川牛膝
    C. 银柴胡　　　　　　D. 太子参
    E. 白头翁

34. 白芍为毛茛科植物芍药根的
    A. 晒干品
    B. 蒸制品
    C. 沸水去皮后煮的加工品
    D. 阴干品
    E. 烘干品

35. 白芍与赤芍比较，下列描述正确的是
    A. 原植物完全不同，产地加工相同
    B. 原植物完全不同，产地加工不同
    C. 原植物完全相同，产地加工不同
    D. 原植物有一种相同，产地加工相同
    E. 原植物有一种相同，产地加工不同

36. 图示药材为

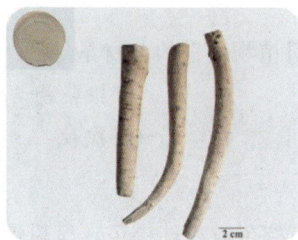

    A. 木通　　　　　　　B. 白芍
    C. 泽泻　　　　　　　D. 羌活
    E. 白芷

37. 味连的原植物为
    A. 峨眉野连　　　　　B. 雅连
    C. 云南黄连　　　　　D. 黄连
    E. 三角叶黄连

38. 下列不属于味连性状特征的是
    A. 多单枝，圆柱形，"过桥"长
    B. 表面灰黄色或黄褐色，有结节状隆起、须根及须根残基
    C. 断面不整齐，皮部橙红色或暗棕色
    D. 木部有放射状纹理，中央有髓
    E. 气微，味极苦

39. 图示药材为

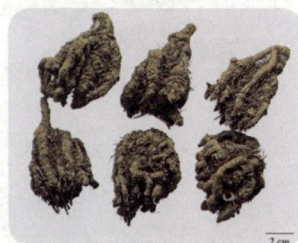

A. 升麻   B. 味连

C. 川乌   D. 草乌

E. 三棱

40. 升麻的性状特征是

  A. 体轻，角质样，半透明，气芳香，味辛、微苦

  B. 体轻，质坚硬，断面较平整，略呈角质样，气微，味微苦涩

  C. 体轻，质坚硬，断面不平坦，纤维性，黄绿色或淡黄白色，气微，味微苦而涩

  D. 体重，质坚硬，断面较平整，显粉性，灰绿色、黄绿色或灰白色，气微，味苦回甜

  E. 体重，质坚硬，不易折断，断面黑色，微有光泽，气特异似焦糖，味甘、微苦

41. 图示药材为

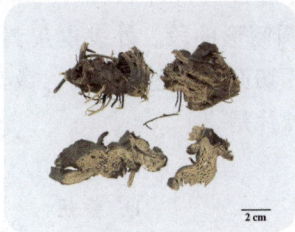

  A. 升麻   B. 威灵仙

  C. 地榆   D. 板蓝根

  E. 白术

42. 关于防己性状特征的叙述，错误的是

  A. 药材呈不规则圆柱形、半圆柱形或块状

  B. 表面淡灰黄色

  C. 体重，质坚实

  D. 断面平坦，富油性，有排列较稀疏的放射状纹理

  E. 气微，味苦

43. 图示药材为

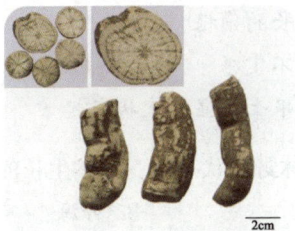

  A. 地榆   B. 木香

  C. 泽泻   D. 防己

  E. 白术

44. 北豆根来源于

  A. 蓼科   B. 豆科

C. 毛茛科   D. 防己科

E. 罂粟科

45. 延胡索的产地加工方法是

  A. 晒干

  B. 发汗后晒干

  C. 蒸透后晒干

  D. 去皮后晒干

  E. 煮至恰无白心时晒干

46. 延胡索的主产地是

  A. 吉林   B. 广西

  C. 河南   D. 山西

  E. 浙江

47. 图示药材为

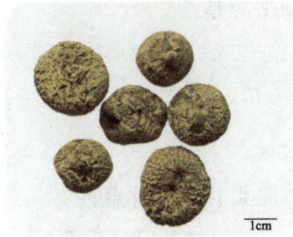

  A. 山豆根   B. 地榆

  C. 延胡索   D. 乌头

  E. 板蓝根

48. 某药材呈圆柱形，稍扭曲，长 10～20cm，直径 0.5～1cm，表面淡灰黄色或淡棕黄色。根头略膨大，可见暗绿色或暗棕色轮状排列的叶柄残基和密集的疣状突起。断面皮部黄白色，木部黄色。符合上述特征的是

  A. 威灵仙   B. 地榆

  C. 北沙参   D. 防风

  E. 板蓝根

49. 南板蓝根来源于

  A. 芸香科   B. 豆科

  C. 伞形科   D. 爵床科

  E. 百合科

50. 绵地榆的植物来源是

  A. 地榆   B. 长叶地榆

  C. 绵地榆   D. 狭叶地榆

  E. 江地榆

51. 苦参来源于

  A. 苋科   B. 豆科

C. 伞形科　　　　　　D. 兰科

E. 百合科

52. 某饮片加氢氧化钠试液数滴，栓皮部呈橙红色，渐变为血红色，久置不消失。该饮片是

A. 黄芩　　　　　　　B. 商陆

C. 党参　　　　　　　D. 苦参

E. 黄芪

53. 山豆根的主产地是

A. 广东、广西

B. 河北、河南

C. 黑龙江、辽宁、吉林

D. 福建、湖南

E. 海南

54. 葛根的植物来源是

A. 蝙蝠葛　　　　　　B. 粉葛

C. 甘葛藤　　　　　　D. 野葛

E. 野葛藤

55. 光果甘草、胀果甘草为甘草的

A. 代用品　　　　　　B. 正品

C. 混淆品　　　　　　D. 伪品

E. 加工品

56. 某饮片为类圆形或椭圆形厚片，外表面红棕色或灰棕色，具纵皱纹，切面黄白色至黄色，形成层环明显，显"菊花心"，质坚实，具粉性，气微，味甜而特殊。该饮片是

A. 苦参　　　　　　　B. 防己

C. 黄芪　　　　　　　D. 百部

E. 甘草

57. 关于黄芪粉末特征的叙述，错误的是

A. 纤维成束或散离，直径 8～30μm，壁厚

B. 纤维束初生壁常与次生壁分离，两端断裂成帚状或较平截

C. 具缘纹孔导管无色或橙黄色

D. 木栓细胞表面观三角形

E. 木栓细胞垂周壁薄，有的呈细波状弯曲

58. 黄芪的气味是

A. 气微，味甜而特殊

B. 气微，味微甜，嚼之微有豆腥味

C. 气微，味微苦而酸

D. 气辛香，味辛辣、麻舌

E. 香气浓郁，味苦、辛，稍麻舌，微回甜

59. 图示药材为

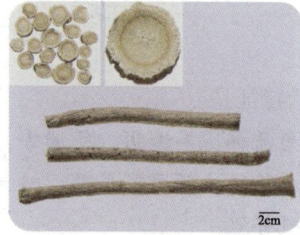

A. 苦参　　　　　　　B. 小蓟

C. 甘草　　　　　　　D. 黄芪

E. 远志

60. 下列药材植物的来源中，为非豆科植物的是

A. 地榆　　　　　　　B. 葛根

C. 苦参　　　　　　　D. 山豆根

E. 黄芪

61. 某饮片呈圆筒形的段。外表皮灰黄色至灰棕色，有横皱纹，切面棕黄色，味苦、微辛，嚼之有刺喉感。该饮片是

A. 苦参　　　　　　　B. 小蓟

C. 黄芩　　　　　　　D. 柴胡

E. 远志

62. 下列关于甘遂药材性状的描述，不正确的是

A. 呈椭圆形、长圆柱形或连珠形，长 1～5cm，直径 0.5～2.5cm

B. 表面类白色或黄白色，凹陷处有棕色外皮残留

C. 质韧，不易折断

D. 断面粉性，白色

E. 木部微显放射状纹理，长圆柱状者纤维性较强

63. 人参的"芦头"是指

A. 人参的圆柱形主根

B. 人参的根茎

C. 人参细长的须根

D. 人参的不定根

E. 人参须根上明显的疣状突起

64. 播种在山林野生状态下、自然生长的人参称为

A. 园参　　　　　　　B. 籽海

C. 野参　　　　　　　D. 种参

E. 山参

65. 人参的"艼"是指

A. 人参的支根　　　　B. 人参的侧根

C. 人参的块根　　　　D. 人参的不定根

E. 人参的根茎

66. 关于人参粉末特征的叙述，错误的是
    A. 树脂道碎片易见
    B. 含黄色块状分泌物
    C. 草酸钙簇晶棱角锐尖，直径 $20 \sim 68\mu m$
    D. 木栓细胞表面观类圆形
    E. 木栓细胞壁细波状弯曲

67. 西洋参的产地加工方法是
    A. 去须根、晒干或低温干燥
    B. 去须根、烘干
    C. 去须根、蒸后晒干或烘干
    D. 不去须根、煮后晒干
    E. 不去须根、煮后晒干或烘干

68. 西洋参均为栽培品，其原产地是
    A. 印度　　　　　　B. 法国、英国、美国
    C. 埃及　　　　　　D. 美国、加拿大
    E. 西班牙

69. 三七加工时剪下的根茎、支根、须根晒干后，其商品规格分别是
    A. 剪口、筋条、绒根　B. 筋条、剪口、绒根
    C. 剪口、筋条、须　　D. 芦头、腿、须
    E. 根头、支根、须

70. 药材三七的主产地是
    A. 黑龙江、吉林、辽宁
    B. 甘肃、山东
    C. 四川
    D. 云南、广西
    E. 湖北

71. 某药材呈长圆锥形，顶端有凹陷的茎痕，根头部钝四棱形或近圆形，表面灰黄色至黄棕色，具"疙瘩丁"，皮部散有多数棕色油点，气芳香，味辛、微苦。该药材是
    A. 甘草　　　　　　B. 当归
    C. 白芍　　　　　　D. 白芷
    E. 防己

72. 当归采收加工时的干燥方法是
    A. 晒干　　　　　　B. 烟火慢慢熏干
    C. 阴干　　　　　　D. 低温干燥
    E. 烘干

73. 当归的主产地是
    A. 山东　　　　　　B. 东北三省
    C. 陕西　　　　　　D. 甘肃
    E. 四川

74. 下列关于独活饮片性状特征的描述，不正确的是
    A. 呈类圆形薄片，外表面灰褐色或棕褐色，具皱纹
    B. 切面皮部灰白色至灰褐色，有多数散在棕色油点
    C. 木部灰黄色至黄棕色，形成层环棕色
    D. 气微
    E. 味苦、辛、微麻舌

75. 图示药材为

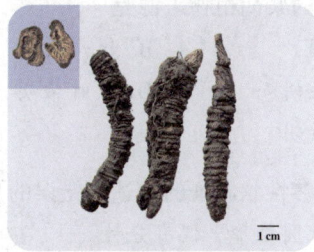

    A. 当归　　　　　　B. 重楼
    C. 川芎　　　　　　D. 羌活
    E. 莪术

76. 川芎的药材形状是
    A. 长圆柱形
    B. 不规则结节状拳形团块
    C. 圆锥形
    D. 扁圆形
    E. 纺锤形

77. 某饮片为不规则厚片，外表皮黄褐色或褐色，横切片切面黄白色或灰黄色，散有黄棕色小油点，可见明显波状环纹或多角形纹理，纵切片呈蝴蝶状，切面灰白色或黄白色，散有黄棕色小油点。该药材是
    A. 黄连　　　　　　B. 苦参
    C. 川芎　　　　　　D. 羌活
    E. 当归

78. 图示药材为

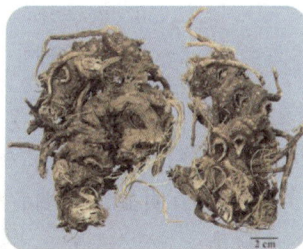

A. 白及   B. 升麻

C. 莪术   D. 藁本

E. 当归

79. 药材呈长圆锥形或长圆柱形，根头部具"蚯蚓头"，断面不平坦，皮部散生黄棕色油点，气特异，味微甘。该药材是

A. 泽泻   B. 秦艽

C. 防风   D. 羌活

E. 木香

80. 有败油气的柴胡植物来源是

A. 南柴胡   B. 银州柴胡

C. 兴安柴胡   D. 大叶柴胡

E. 竹叶柴胡

81. 关于北沙参性状特征的叙述，错误的是

A. 呈细长圆柱形，偶有分枝

B. 表面淡黄白色，略粗糙

C. 全体有细纵皱纹及纵沟，并有棕黄色点状细根痕

D. 质硬，不易折断

E. 断面皮部浅黄白色，木部黄色

82. 坚龙胆的主产地是

A. 东北地区   B. 东北及内蒙古地区

C. 东北、河南、江苏   D. 云南、四川、贵州

E. 新疆、西藏

83. 某药材根呈圆柱形，略扭曲，长 10~20cm，直径 0.2~0.5cm，上部多有显著的横皱纹，下部较细、有纵皱纹及支根痕，味甚苦。该药材是

A. 泽泻   B. 板蓝根

C. 龙胆   D. 南沙参

E. 防风

84. 秦艽来源于

A. 龙胆科   B. 茜草科

C. 玄参科   D. 伞形科

E. 萝藦科

85. 徐长卿来源于

A. 伞形科   B. 萝藦科

C. 唇形科   D. 毛茛科

E. 瑞香科

86. 药材根茎呈细长圆柱形，有分枝，稍弯曲，表面黄白色或黄棕色，节明显，顶端有残茎。质脆，断面中空的药材是

A. 白薇   B. 白前

C. 黄芩   D. 徐长卿

E. 白及

87. 某药材呈不规则的长圆柱形，多扭曲，表面紫红色或紫褐色，皮部疏松，呈条形片状，常 10 余层重叠，体轻，易折断，木部黄白色或黄色，气特异，味微苦、涩。该药材是

A. 甘草   B. 紫草

C. 茜草   D. 丹参

E. 红参

88. 丹参药材表面的颜色是

A. 橙红色   B. 棕红色或暗棕红色

C. 黄棕色   D. 黄褐色、灰棕色

E. 浅黄白色

89. 黄芩的药用部位是

A. 根及根茎   B. 块根

C. 根茎   D. 根

E. 块茎

90. 断面黄色，老根中心呈枯朽状或中空，味苦的药材是

A. 黄连   B. 大黄

C. 黄芩   D. 姜黄

E. 黄芪

91. 玄参药材的断面颜色是

A. 棕色   B. 黑色

C. 白色   D. 黄色

E. 红色

92. 气特异似焦糖，以条粗壮、坚实、断面乌黑色者为佳的药材是

A. 人参   B. 党参

C. 丹参   D. 沙参

E. 玄参

93. 关于地黄粉末显微鉴别的叙述，错误的是

A. 薄壁组织灰棕色至黑棕色，细胞多皱缩

B. 薄壁组织中内含棕色核状物

C. 分泌细胞形状与薄壁细胞相似

D. 分泌细胞内含棕色油滴状物

E. 具有网纹导管和具缘纹孔导管

94. 以下可用鲜品入药的是

A. 地黄   B. 何首乌

C. 黄连   D. 人参

E. 大黄

95. 某饮片呈不规则的圆形薄片，外表皮灰棕色至暗棕色，切面灰黑色或棕黑色，木部有 4 ~ 10 个类白色点状维管束排列成环，气微，味极苦。该饮片是
   A. 太子参 　　　　　　B. 百部
   C. 胡黄连 　　　　　　D. 黄连
   E. 玄参

96. 某药材表面灰黄色或暗灰色，有的皮部横向断离露出木部，形似连珠，质坚韧，断面皮部紫色或淡紫色，木部坚硬，黄棕色或黄白色。该药材是
   A. 巴戟天 　　　　　　B. 续断
   C. 淫羊藿 　　　　　　D. 厚朴
   E. 百部

97. 图示药材为

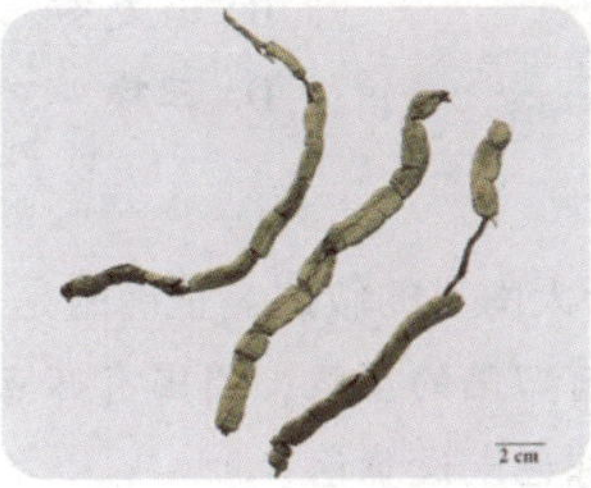

   A. 续断 　　　　　　　B. 威灵仙
   C. 党参 　　　　　　　D. 巴戟天
   E. 百部

98. 图示药材为

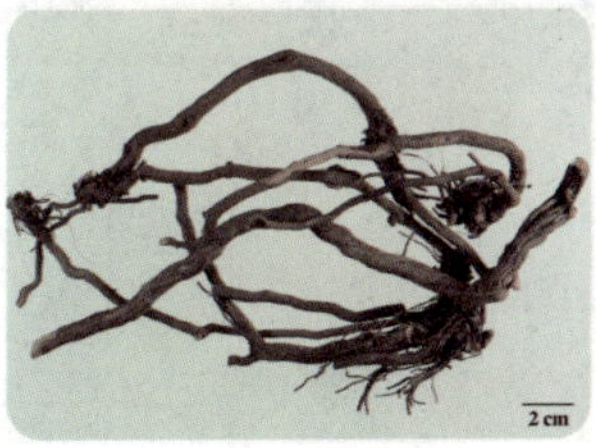

   A. 商陆 　　　　　　　B. 甘草
   C. 丹参 　　　　　　　D. 茜草
   E. 紫草

99. 采收加工时，需堆置"发汗"至内部变绿色时再烘干的药材是
   A. 柴胡 　　　　　　　B. 续断
   C. 大黄 　　　　　　　D. 黄芪
   E. 虎杖

100. 天花粉来源于
   A. 伞形科 　　　　　　B. 十字花科
   C. 瑞香科 　　　　　　D. 旋花科
   E. 葫芦科

101. 某药材呈圆柱形或略呈纺锤形，表面淡黄色至黄色，并有横长的皮孔样斑痕及支根痕，横切面可见放射状裂隙，皮部黄白色，形成层环棕色，木部淡黄色，味微甜后苦。该药材是
   A. 附子 　　　　　　　B. 玄参
   C. 桔梗 　　　　　　　D. 百部
   E. 续断

102. 来源于桔梗科的药材是
   A. 太子参 　　　　　　B. 玄参
   C. 党参 　　　　　　　D. 丹参
   E. 人参

103. 在加工过程中，需要晒至半干后反复搓揉 3 ~ 4 次的药材是
   A. 桔梗 　　　　　　　B. 木香
   C. 地黄 　　　　　　　D. 党参
   E. 白术

104. 某药材呈长圆柱形，表面灰黄色、黄棕色至灰棕色，根头部具"狮子头"，全体有纵皱纹及散在的横长皮孔样突起，支根断落处常有黑褐色胶状物，断面有裂隙或放射状纹理，皮部淡棕黄色至黄棕色，木部淡黄色至黄色，有特殊香气，味微甜。该药材是
   A. 巴戟天 　　　　　　B. 党参
   C. 桔梗 　　　　　　　D. 续断
   E. 白前

105. 党参根顶端具有的瘤状茎残基习称
   A. 蚯蚓头 　　　　　　B. 芦头
   C. 狮子头 　　　　　　D. 芦碗
   E. 金包头

106. 关于党参粉末特征的叙述，错误的是
   A. 联结乳管直径 12 ~ 24μm，含细小颗粒状物
   B. 石细胞类圆形
   C. 石细胞纹孔稀疏
   D. 具菊糖
   E. 水合氯醛装片不加热，菊糖结晶呈扇形

107. 木香的主产地是
   A. 四川 　　　　　　　B. 云南
   C. 新疆 　　　　　　　D. 河南
   E. 辽宁

108. 某药材呈圆柱形或有纵槽的半圆柱形，表面黄褐色或棕褐色，外皮脱落处可见丝瓜络状细筋脉，

根头具"油头"，断面黄白色或黄色，有深黄色稀疏油点及裂隙，木部宽广，有放射状纹理；有的中心呈枯朽状，味苦，嚼之粘牙。该药材是

　A. 党参　　　　　　B. 川牛膝

　C. 甘草　　　　　　D. 川木香

　E. 红参

109. 关于白术粉末特征的叙述，错误的是

　A. 草酸钙砂晶细小，长 $10\sim32\mu m$

　B. 纤维长梭形

　C. 纤维大多成束，孔沟明显

　D. 石细胞淡黄色，类圆形、多角形、长方形或少数纺锤形

　E. 薄壁细胞含菊糖，表面显放射状纹理

110. 断面散有多数棕红色或橙黄色油点（油室），暴露稍久可析出白色细针状结晶的药材是

　A. 川木香　　　　　B. 白术

　C. 茅苍术　　　　　D. 羌活

　E. 北苍术

111. 紫菀的药用部位是

　A. 根　　　　　　　B. 块根

　C. 根茎　　　　　　D. 块茎

　E. 根及根茎

112. 根茎簇生多数细根，多编成辫状的药材是

　A. 商陆　　　　　　B. 秦艽

　C. 紫菀　　　　　　D. 百部

　E. 白及

113. 三棱的药用部位是

　A. 根　　　　　　　B. 根茎

　C. 块根　　　　　　D. 块茎

　E. 根及根茎

114. 某药材呈圆锥形，略扁，长 $2\sim6cm$，直径 $2\sim4cm$，表面黄白色或灰黄色，有刀削痕，须根痕小点状，体重，质坚实，嚼之微有麻辣感。该药材是

　A. 大蓟　　　　　　B. 百部

　C. 三棱　　　　　　D. 苦参

　E. 地榆

115. 以下药材中以块茎入药的是

　A. 苦参　　　　　　B. 香附

　C. 百部　　　　　　D. 泽泻

　E. 天冬

116. 某饮片呈圆形或椭圆形厚片，切面黄白色至淡黄色，粉性。气微，味微苦。该饮片是

　A. 地黄　　　　　　B. 三棱

　C. 泽泻　　　　　　D. 山药

　E. 黄芪

117. 白茅根来源于

　A. 木犀科　　　　　B. 禾本科

　C. 罂粟壳　　　　　D. 毛茛科

　E. 伞形科

118. 多呈纺锤形，表面棕褐色或黑褐色，有纵皱纹及 $6\sim10$ 个略隆起的环节，节上有未除净的棕色毛须及须根断痕，去净毛须者较光滑，环节不明显的药材是

　A. 泽泻　　　　　　B. 山麦冬

　C. 香附　　　　　　D. 三棱

　E. 天麻

119. 以下关于天南星的叙述，正确的是

　A. 顶端有凹陷的茎痕，周围有麻点状根痕

　B. 表面棕色或浅黄色

　C. 断面平坦，色白，富粉性

　D. 呈类球形，有的稍偏斜

　E. 质坚实，易破碎

120. 图示药材为

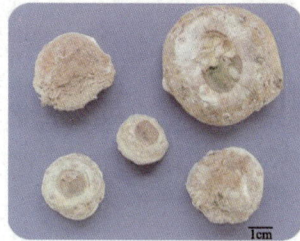

　A. 浙贝母　　　　　B. 半夏

　C. 川贝母　　　　　D. 茯苓

　E. 天南星

121. 以下不属于《中国药典》收载的半夏药材及其饮片的是

　A. 半夏　　　　　　B. 清半夏

　C. 姜半夏　　　　　D. 京半夏

　E. 法半夏

122. 半夏药材的形状为

　A. 类球形　　　　　B. 圆柱形

　C. 椭圆形　　　　　D. 圆锥形

　E. 半圆形

123. 表面白色或浅黄色，周围密布麻点状根痕的药材是
    A. 川贝母　　　　　B. 天麻
    C. 半夏　　　　　　D. 三七
    E. 郁金

124. 某药材呈椭圆形或卵圆形，长 2~5cm，直径 1~3cm；表面白色至黄白色，略粗糙，有环纹及须根痕，顶端有茎痕或芽痕；质坚硬，断面白色，粉性，味淡、麻辣刺舌。该药材是
    A. 白术　　　　　　B. 白芍
    C. 白芷　　　　　　D. 白薇
    E. 白附子

125. 石菖蒲来源于
    A. 十字花科　　　　B. 菊科
    C. 天南星科　　　　D. 茄科
    E. 伞形科

126. 百部的药用部位是
    A. 全草　　　　　　B. 块根
    C. 根茎　　　　　　D. 地上部分
    E. 根与根茎

127. 下列不属于《中国药典》规定的川贝母植物来源的是
    A. 太白贝母　　　　B. 湖北贝母
    C. 暗紫贝母　　　　D. 瓦布贝母
    E. 梭砂贝母

128. 下列药材具有"怀中抱月"性状特征的是
    A. 珠贝　　　　　　B. 青贝
    C. 松贝　　　　　　D. 炉贝
    E. 大贝

129. 下列对松贝性状特征的叙述，正确的是
    A. 鳞茎呈类圆锥形或近球形，外层鳞叶 2 瓣，大小悬殊，大瓣紧抱小瓣，未抱部分呈新月形，顶端闭合
    B. 鳞茎呈类扁球形，外层鳞叶 2 瓣，大小相近，相对抱合，顶端多开裂
    C. 鳞茎呈长圆锥形，外层鳞叶大小相近，顶端裂开而略尖
    D. 鳞茎扁球形，外层鳞叶 2 瓣，较大而肥厚，略呈肾形，相互抱合
    E. 鳞茎外层有单瓣肥厚鳞叶，略呈新月形

130. 浙贝母药材分为"大贝"和"珠贝"两个规格，大贝的直径范围是
    A. 1~1.5cm　　　　B. 1~2.5cm
    C. 2~3.0cm　　　　D. 2~3.5cm
    E. 3.5cm 以上

131. 关于浙贝母粉末特征的叙述，不正确的是
    A. 淀粉粒甚多，单粒卵形、广卵形
    B. 淀粉脐点点状、人字状或马蹄状
    C. 表皮细胞类圆形，垂周壁连珠状增厚
    D. 气孔扁圆形，副卫细胞 4~5 个
    E. 草酸钙结晶细小，多呈颗粒状

132. 黄精的采收加工需要
    A. 沸水中略烫或蒸至透心
    B. 净制即可
    C. 漂洗后干燥
    D. 浸润后干燥
    E. 堆置发汗

133. 呈结节状扁圆柱形，略弯曲；表面黄棕色或灰棕色，密具层状突起的粗环纹，一面结节明显，结节上具有椭圆形凹陷茎痕，另一面有疏生的须根或疣状须根痕的药材是
    A. 天冬　　　　　　B. 重楼
    C. 麦冬　　　　　　D. 山药
    E. 知母

134. 土茯苓的植物来源是
    A. 百部科植物光叶菝葜
    B. 百合科植物光叶菝葜
    C. 菝葜科植物光叶菝葜
    D. 百合科植物阔叶菝葜
    E. 菝葜科植物阔叶菝葜

135. 切面黄白色至红棕色，粉性，可见点状维管束及多数小亮点的饮片是
    A. 粉葛　　　　　　B. 泽泻
    C. 山药　　　　　　D. 土茯苓
    E. 茯苓

136. 某药材呈长椭圆形，长 2~5cm，宽 1~2cm，中部厚 1.3~4mm；表面黄白色至淡棕黄色，有的微带紫色，有数条纵直平行的白色维管束；顶端稍尖，基部较宽，边缘薄，微波状，略向内弯曲；质硬而脆，断面较平坦，角质样。该药材是
    A. 紫菀　　　　　　B. 玉竹
    C. 白前　　　　　　D. 石菖蒲
    E. 百合

137. 天冬的药用部位是
    A. 鳞茎
    B. 根茎
    C. 块根
    D. 根及根茎
    E. 块茎

138. 麦冬在采收加工时应
    A. 低温干燥
    B. 蒸透心，敞开低温干燥
    C. 发汗后再晒干或烘干
    D. 反复暴晒、堆放至七八成干，再干燥
    E. 阴干

139. 图示药材为

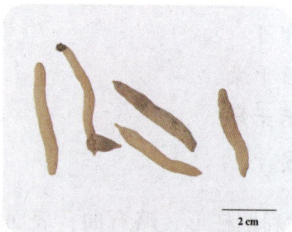

2 cm

    A. 麦冬
    B. 天冬
    C. 白芍
    D. 太子参
    E. 山麦冬

140. 《中国药典》规定，知母的植物来源是
    A. 百合科植物知母的干燥根
    B. 百合科植物知母的干燥根茎
    C. 伞形科植物知母的干燥根及根茎
    D. 毛茛科植物知母的干燥根
    E. 桔梗科植物知母的干燥根茎

141. 山药粉末中具有的草酸钙晶体是
    A. 方晶
    B. 砂晶
    C. 簇晶
    D. 针晶
    E. 混合晶

142. 射干来源于
    A. 姜科
    B. 鸢尾科
    C. 豆科
    D. 唇形科
    E. 菊科

143. 某药材呈扁平块状，具指状分枝；表面灰黄色或浅灰棕色，具纵皱纹和明显的环节，分枝顶端有茎痕或芽；质坚实，断面黄白色或灰白色，内皮层环纹明显，维管束及黄色油点散在；气香、特异，味辛辣。该药材是
    A. 黄精
    B. 干姜
    C. 玉竹
    D. 郁金
    E. 射干

144. 下列不属于姜黄药材性状特征的是
    A. 表面深黄色，有皱缩纹理和明显的环节
    B. 质坚实，不易折断
    C. 断面棕黄色至金黄色，角质样，有蜡样光泽
    D. 形成层环纹明显，维管束呈点状散在
    E. 气香特异，味苦、辛

145. 以质地坚实沉重、有鹦哥嘴、断面明亮、无空心者质佳的药材是
    A. 升麻
    B. 天麻
    C. 防风
    D. 虎杖
    E. 续断

146. 某药材粉末特征如下：厚壁细胞椭圆形或类多角形，木化，纹孔明显；草酸钙针晶成束或散在；用甘油醋酸试液装片含糊化多糖类物的薄壁细胞无色，有的细胞可见长卵形、长椭圆形或类圆形颗粒，遇碘液显棕色或淡棕紫色。该药材是
    A. 知母
    B. 山药
    C. 天麻
    D. 重楼
    E. 秦艽

147. 习称"冰球子"的药材是
    A. 白头翁
    B. 浙贝母
    C. 徐长卿
    D. 天花粉
    E. 山慈菇

148. 图示药材中，植物来源不属于毛茛科的是

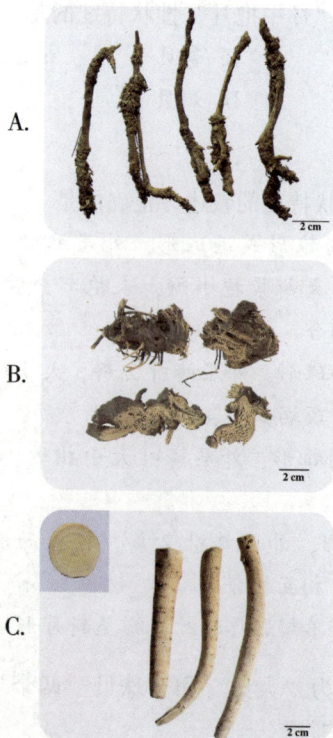

A.

2 cm

B.

2 cm

C.

2 cm

D.

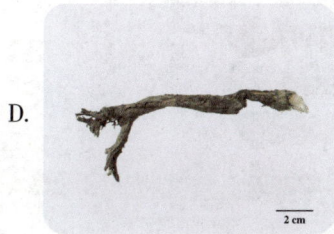

2 cm

E.

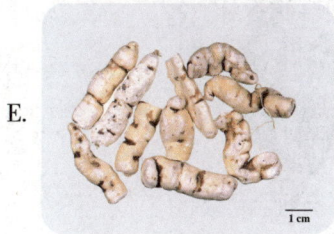

1 cm

149. 图示药材中，植物来源属于禾本科的是

A.

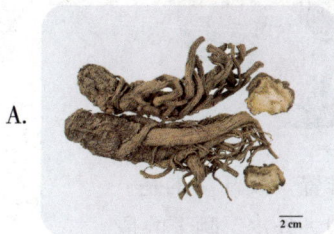

2 cm

B.

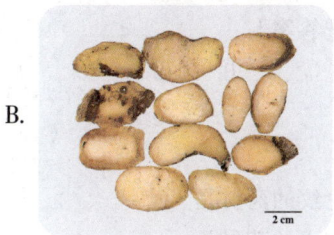

2 cm

C.

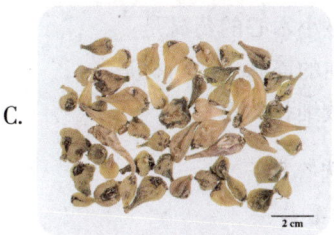

2 cm

D.

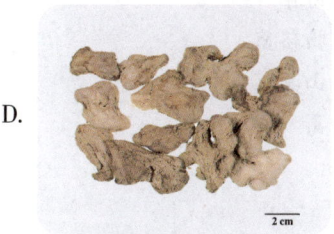

2 cm

E.

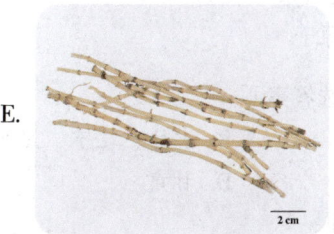

2 cm

150. 植物来源为兰科的药材是

A. 姜黄　　　　　B. 郁金

C. 莪术　　　　　D. 白及

E. 茜草

（二）配伍选择题

[1~2题共用备选答案]

A. 刮去粗皮（忌用铁器），加工成卵圆形或圆柱形，或切成厚片干燥

B. 堆放3~6天"发汗"，反复数次至干燥

C. 用矾水擦去外皮，晒干或低温干燥

D. 撞去表皮，加煅过的贝壳粉，吸去浆汁，晒干或烘干

E. 暴晒至半干，反复搓揉，边晒边搓，至全干，撞至表面光滑

1. 大黄的产地加工方法是

2. 玄参的产地加工方法是

[3~6题共用备选答案]

A. 点状维管束排成数轮同心环

B. 菊花心

C. 星点

D. 一条凸起的环纹或条纹

E. 云锦状花纹

3. 川牛膝断面的特点是具有

4. 甘草断面的特点是具有

5. 大黄断面的特点是具有

6. 何首乌断面的特点是具有

[7~8题共用备选答案]

A.

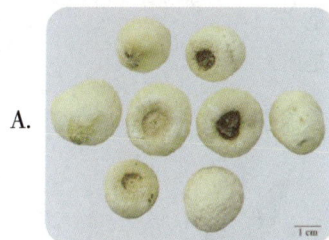

1 cm

B.

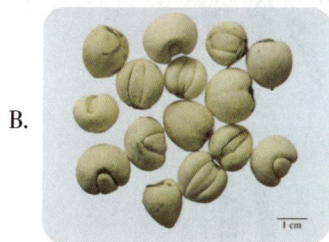

1 cm

C.
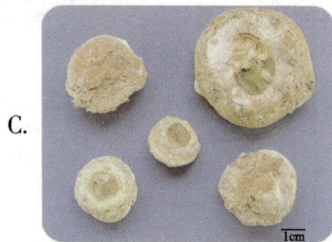

D.
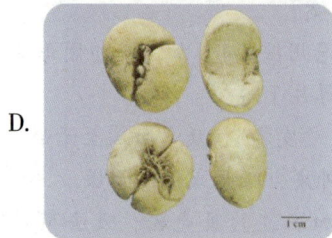

E.
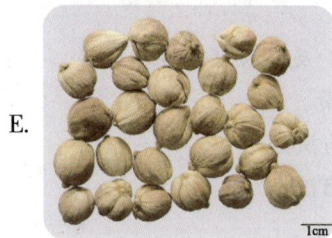

C.
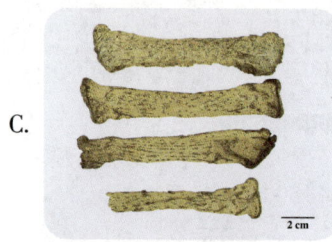

D.
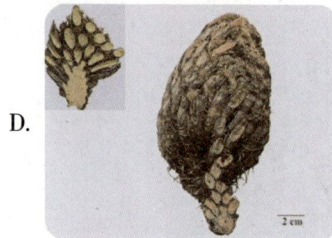

E.
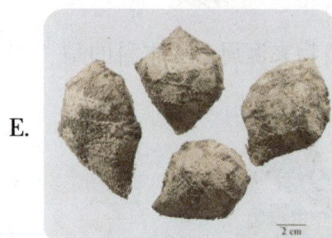

7. 图示饮片为川贝母的是

8. 图示饮片为浙贝母的是

[9~13题共用备选答案]

　　A. 气微，味微苦、酸

　　B. 气微，味极苦

　　C. 有豆腥气，味极苦

　　D. 气微，味微甜

　　E. 气微，味甜而特殊

9. 白芍的气味特征是

10. 黄连的气味特征是

11. 山豆根的气味特征是

12. 葛根的气味特征是

13. 甘草的气味特征是

[14~15题共用备选答案]

A.
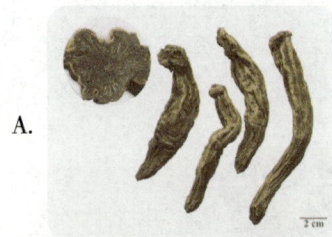

B.
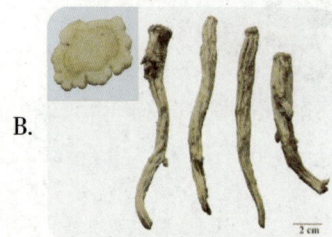

14. 图示中药中需堆置"发汗"的是

15. 图示中药中需削去外皮、晒干的是

[16~20题共用备选答案]

　　A. 黄芪　　　　　　B. 防己

　　C. 莪术　　　　　　D. 麦冬

　　E. 泽泻

16. 饮片切面显车轮纹的药材是

17. 饮片切面显菊花心的药材是

18. 饮片切面中心显小木心的药材是

19. 饮片切面具散在的筋脉点的药材是

20. 饮片切面有多数细孔的药材是

[21~24题共用备选答案]

　　A. 薯蓣科植物薯蓣

　　B. 豆科植物甘葛藤

　　C. 十字花科植物菘蓝

　　D. 薯蓣科植物山薯

　　E. 豆科植物野葛

21. 药材葛根来源于

22. 药材粉葛来源于

23. 药材山药来源于

24. 药材板蓝根来源于

[25~28题共用备选答案]

　　A. 云南　　　　　　B. 吉林、辽宁、黑龙江

　　C. 河南　　　　　　D. 甘肃

　　E. 重庆、四川

25. 味连主产于

26. 当归主产于

27. 山药主产于

28. 三七主产于

[29～30 题共用备选答案]

 A. 待水分稍蒸发后，捆成小把，上棚，用烟火慢慢熏干

 B. 晒至半干，反复搓揉 3～4 次，晒至七八成干时，捆成小把，晒干

 C. 置清水中，浸至无干心，闷透，切齐两端，用木板搓成圆柱状，晒干，打光

 D. 缓缓烘焙，至内部变黑，约八成干，捏成团块

 E. 置沸水中烫或煮至透心，刮去外皮晒干

29. 光山药的产地加工方法是

30. 生地黄的产地加工方法是

[31～32 题共用备选答案]

 A. 防风   B. 川木香

 C. 党参   D. 银柴胡

 E. 知母

31. 具"狮子头"性状特征的药材是

32. 具"蚯蚓头"性状特征的药材是

[33～35 题共用备选答案]

 A. 玉竹   B. 香附

 C. 射干   D. 天冬

 E. 浙贝母

33. 来源于百合科植物根茎的药材是

34. 来源于百合科植物块根的药材是

35. 来源于百合科植物鳞茎的药材是

[36～37 题共用备选答案]

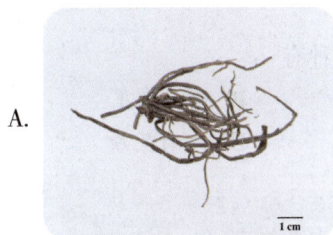
A.

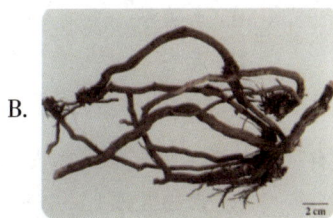
B.

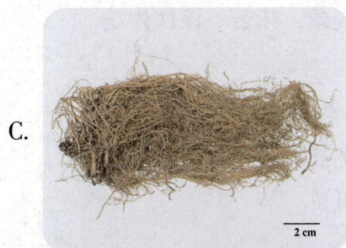
C.

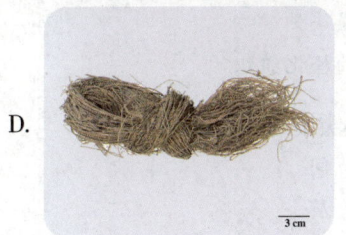
D.

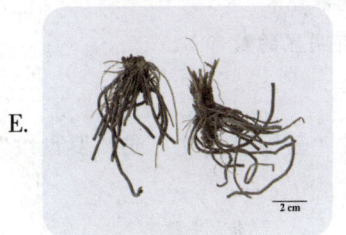
E.

36. 图示中药为紫菀的是

37. 图示中药为徐长卿的是

[38～39 题共用备选答案]

 A. 柴胡   B. 羌活

 C. 升麻   D. 木香

 E. 巴戟天

38. 某药材呈圆柱形，略弯曲，表面棕褐色至黑褐色，节间缩短，呈紧密隆起的环状，形似蚕，或节间延长，形如竹节状，节上有多数点状或瘤状突起的根痕及棕色破碎鳞片。该药材是

39. 某药材为扁圆柱形，略弯曲，表面灰黄色或暗灰色，具纵纹及横裂纹，质坚韧，断面皮部厚，紫色或淡紫色，易与木部剥离。该药材是

[40～42 题共用备选答案]

 A. 葛根   B. 白茅根

 C. 山豆根   D. 北豆根

 E. 南板蓝根

40. 某饮片呈类圆形的厚片；外表皮灰棕色或暗棕色，切面灰蓝色至淡黄褐色，中央有类白色或灰蓝色海绵状的髓，气微，味淡。该饮片是

41. 某饮片呈不规则的厚片、粗丝或方块，切面浅黄棕色至棕黄色；质韧，纤维性强；气微，味微甜。该饮片是

42. 某饮片呈不规则的圆形厚片；表面淡黄色至棕褐色，木部淡黄色，呈放射状排列，纤维性，中心

有髓，白色；气微，味苦。该饮片是

（三）多项选择题

1. 单子叶植物根的横断面特征包括
    A. 自中心向外无放射状结构
    B. 内皮层环较明显
    C. 中央有髓
    D. 外表无木栓层
    E. 有的具较薄的栓化组织

2. 双子叶植物根茎类中药的性状特征包括
    A. 表面无节和节间
    B. 外表常有木栓层
    C. 横切面有放射状结构
    D. 断面中央没有明显的髓部
    E. 内皮层环明显

3. 异型维管束形成"云锦状花纹"或"罗盘纹"的药材有
    A. 何首乌
    B. 牛膝
    C. 川牛膝
    D. 大黄
    E. 商陆

4. 药用部位为根及根茎的药材有
    A. 大黄
    B. 徐长卿
    C. 紫菀
    D. 何首乌
    E. 细辛

5. 《中国药典》规定，大黄的植物来源包括
    A. 掌叶大黄
    B. 唐古特大黄
    C. 药用大黄
    D. 藏边大黄
    E. 河套大黄

6. 《中国药典》规定，威灵仙的植物来源包括
    A. 威灵仙
    B. 铁线莲
    C. 棉团铁线莲
    D. 西北铁线莲
    E. 东北铁线莲

7. 《中国药典》规定，甘草的植物来源为
    A. 甘草
    B. 光果甘草
    C. 胀果甘草
    D. 苦甘草
    E. 刺果甘草

8. 黄芪的性状鉴别特征有
    A. 断面纤维性强，并显粉性
    B. 皮部黄白色，木部淡黄色，具放射状纹理及裂隙
    C. 老根中心偶呈枯朽状，黑褐色或呈空洞
    D. 质硬而脆，易折断
    E. 味微甜，嚼之有豆腥味

9. 断面呈角质样的药材有
    A. 姜黄
    B. 红参
    C. 百部
    D. 香附
    E. 天冬

10. 《中国药典》规定羌活具 2 种植物来源。依据不同植物来源的形态不同，可分为
    A. 蚕羌
    B. 竹节羌
    C. 条羌
    D. 大头羌
    E. 宽羌

11. 下列来源于萝藦科植物的药材有
    A. 白薇
    B. 徐长卿
    C. 白芍
    D. 香加皮
    E. 白前

12. 药材丹参的性状特征包括
    A. 根茎短粗，根长圆柱形，略弯曲
    B. 表面棕红色或暗棕红色，具纵皱纹
    C. 老根外皮疏松，常呈鳞片状剥落
    D. 皮部棕红色，木部灰黄色或紫褐色
    E. 导管束黑色，呈放射状排列

13. 下列关于巴戟天的来源及性状特征，叙述正确的有
    A. 来源于茜草科
    B. 药材呈扁圆柱形，略弯曲
    C. 皮部横向断离露出木部，形似连珠
    D. 断面皮部厚，紫色或淡紫色，木部坚硬，黄棕色或黄白色
    E. 饮片形状为除去木心的巴戟天短段或不规则块

14. 党参的植物来源包括
    A. 党参
    B. 素花党参
    C. 川党参
    D. 黄花党参
    E. 红花党参

15. 天南星的饮片品种有
    A. 生天南星
    B. 制天南星
    C. 胆南星
    D. 天南星片
    E. 天南星块

16. 来源于百合科的中药材有
    A. 浙贝母
    B. 土茯苓
    C. 玉竹
    D. 麦冬
    E. 山药

17. 莪术的植物来源有
    A. 蓬莪术
    B. 广西莪术

C. 温郁金 D. 莪术

E. 郁金

18. 关于天麻药材的叙述，正确的有
    A. 兰科植物的块茎
    B. 主产于四川、云南、贵州
    C. 采挖后直接低温干燥
    D. 表面有"横环纹"，顶端有"鹦哥嘴"
    E. 质坚硬，断面角质样

19. 来源于玄参科植物的药材有
    A. 丹参 B. 黄芩
    C. 胡黄连 D. 地黄
    E. 玄参

20. 粉末中含有草酸钙结晶的药材有
    A. 黄连 B. 甘草
    C. 白芍 D. 大黄
    E. 黄芪

21. 显微鉴别时可见菊糖的药材有
    A. 党参 B. 山药
    C. 肉桂 D. 白术
    E. 黄柏

22. 下列符合射干饮片性状特征的有
    A. 呈不规则形或长条形的薄片
    B. 外表皮黄褐色、棕褐色或黑褐色
    C. 外表皮可见残留的须根和须根痕
    D. 切面淡黄色或鲜黄色，具散在筋脉小点或筋脉纹
    E. 气微，味苦、微辛

23. 关于半夏粉末显微特征的叙述，正确的有
    A. 淀粉粒甚多
    B. 单粒类圆形、半圆形或圆多角形，脐点裂缝状、人字状或星状；
    C. 复粒淀粉粒2~6分粒组成
    D. 草酸钙针晶束存在于黏液细胞中或散在
    E. 具网纹导管

二、茎木类中药

（一）最佳选择题

1. 某饮片呈不规则的扁圆柱形厚片，直径0.3~2cm；表面灰褐色或褐色，有纵向棱状纹理；切面皮部窄，木部宽广呈灰黄色，导管孔多束，有灰黄色与灰白色相间排列的放射状纹理，中心有灰褐色髓；体轻，质脆，气香。该饮片是

A. 忍冬藤 B. 川木通
C. 大血藤 D. 海风藤
E. 钩藤

2. 图示药材为

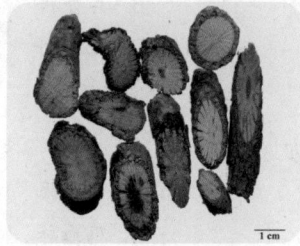

A. 木通 B. 川木通
C. 沉香 D. 槲寄生
E. 鸡血藤

3. 下列不属于槲寄生药材性状特征的是
    A. 茎枝圆柱形 B. 2~5叉状分枝
    C. 茎节膨大 D. 叶轮生，有柄
    E. 髓部常偏向一边

4. 某药材断面皮部红棕色，有数处向内嵌入木部，木部黄白色，有多数细孔状导管，射线呈放射状排列。该药材是
    A. 槲寄生 B. 川木通
    C. 大血藤 D. 槲寄生
    E. 鸡血藤

5. 苏木原植物来源是
    A. 苏木科 B. 豆科
    C. 樟科 D. 木犀科
    E. 禾本科

6. 表面黄红色至棕红色，具刀削痕，断面可见带亮星的髓部的中药是
    A. 通草 B. 鸡血藤
    C. 苏木 D. 大血藤
    E. 沉香

7. 某药材取碎片投入热水，水染成鲜艳桃红色，加酸变成黄色，再加碱液仍可变成红色。该药材是
    A. 槲寄生 B. 鸡血藤
    C. 钩藤 D. 大血藤
    E. 苏木

8. 某药材切面韧皮部有树脂状分泌物呈红棕色至黑棕色，与木部相间排列呈数个同心性椭圆形环或偏心性半圆形环，髓部偏向一侧。该药材是

A. 桑寄生　　　　　　　B. 大血藤

C. 槲寄生　　　　　　　D. 鸡血藤

E. 沉香

9. 大血藤原植物的来源为

A. 蔷薇科　　　　　　　B. 芸香科

C. 伞形科　　　　　　　D. 五加科

E. 木通科

10. 图示药材为

A. 钩藤　　　　　　　　B. 大血藤

C. 降香　　　　　　　　D. 鸡血藤

E. 木通

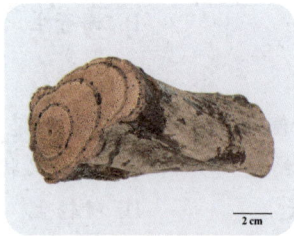

11. 表面紫红色或红褐色，切面纹理致密，气微香的药材是

A. 沉香　　　　　　　　B. 降香

C. 苏木　　　　　　　　D. 鸡血藤

E. 木通

12. 沉香的药用部位是

A. 茎髓　　　　　　　　B. 茎刺

C. 茎枝　　　　　　　　D. 边材

E. 含树脂的木材

13. 燃烧时有浓烟及强烈香气，并有黑色油状物渗出的药材是

A. 沉香　　　　　　　　B. 降香

C. 苏木　　　　　　　　D. 钩藤

E. 川木通

14. 呈不规则块状、片状或盔帽状；表面凹凸不平，可见黑褐色树脂与黄白色木部相间斑纹的药材是

A. 降香　　　　　　　　B. 沉香

C. 苏木　　　　　　　　D. 木通

E. 通草

15. 以色黑、质坚硬、油性足、香气浓而持久、能沉水者为佳的药材是

A. 沉香　　　　　　　　B. 降香

C. 木通　　　　　　　　D. 钩藤

E. 通草

16. 药用部位为干燥茎髓的药材是

A. 槲寄生　　　　　　　B. 沉香

C. 桑寄生　　　　　　　D. 木通

E. 通草

17. 表面有银白色光泽，髓部中空或有半透明的薄膜，体轻，质松软，有弹性的饮片是

A. 钩藤　　　　　　　　B. 通草

C. 苏木　　　　　　　　D. 木通

E. 沉香

18. 钩藤的原植物来源是

A. 苏木科　　　　　　　B. 茜草科

C. 伞形科　　　　　　　D. 瑞香科

E. 毛茛科

19. 某饮片呈不规则的段，表面棕红色（嫩枝），有的灰绿色，光滑或被茸毛；切面黄白色，中空；偶有残叶，暗绿色，略有茸毛；气微。该饮片是

A. 大血藤　　　　　　　B. 忍冬藤

C. 海风藤　　　　　　　D. 槲寄生

E. 鸡血藤

20. 某药材为卷曲成团的不规则丝条或呈长条形薄片状，宽窄厚薄不等，浅绿色、黄绿色或黄白色，纤维性，体轻松，质柔韧，有弹性。该药材是

A. 钩藤　　　　　　　　B. 通草

C. 麻黄　　　　　　　　D. 海风藤

E. 竹茹

21. 某药材呈细圆柱形，长达 90cm，直径 0.1 ～ 0.3cm；表面白色或淡黄白色，有细纵纹；体轻，质软，略有弹性，易拉断，断面白色。该药材是

A. 石斛　　　　　　　　B. 灯心草

C. 通草　　　　　　　　D. 桑寄生

E. 铁皮石斛

22. 石斛的药用部位是

A. 根　　　　　　　　　B. 茎

C. 根茎　　　　　　　　D. 鳞茎

E. 块茎

23. 铁皮枫斗的原植物是

A. 马鞭石斛　　　　　　B. 金钗石斛

C. 环草石斛　　　　　　D. 铁皮石斛

E. 黄草石斛

24. 图示药材中，植物来源属于胡椒科的是

A.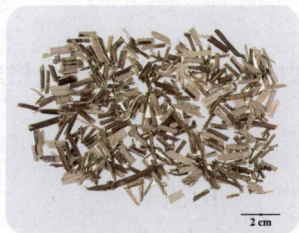

B.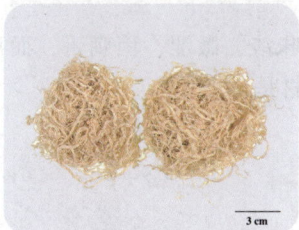

C.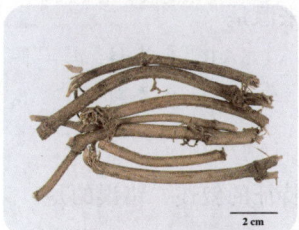

D.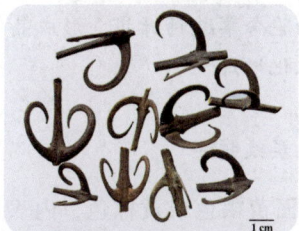

E.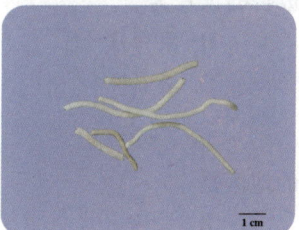

（二）配伍选择题

[1~4题共用备选答案]

    A. 木通科　　　　　　B. 瑞香科

    C. 豆科　　　　　　　D. 兰科

    E. 茜草科

1. 沉香原植物属于

2. 降香原植物属于

3. 鸡血藤原植物属于

4. 石斛原植物属于

[5~7题共用备选答案]

    A. 苏木　　　　　　　B. 沉香

    C. 通草　　　　　　　D. 钩藤

    E. 铁皮枫斗

5. 药材以条粗、色洁白、有弹性者为佳的中药是

6. 药用部位为带单钩或双钩的茎枝小段的中药是

7. 药材呈螺旋形或弹簧状的中药是

（三）多项选择题

1. 来源于木通科的药材有

    A. 川木通　　　　　　B. 木通

    C. 大血藤　　　　　　D. 通草

    E. 沉香

2. 木通药材的植物来源包括

    A. 关木通　　　　　　B. 三叶木通

    C. 白木通　　　　　　D. 木通

    E. 川木通

3. 来源于桑寄生科的药材有

    A. 桑寄生　　　　　　B. 紫花地丁

    C. 槲寄生　　　　　　D. 桑叶

    E. 白鲜皮

4. 来源于豆科的药材有

    A. 桑寄生　　　　　　B. 苏木

    C. 鸡血藤　　　　　　D. 降香

    E. 大血藤

5. 关于苏木的性状特征，叙述正确的有

    A. 呈长圆柱形或对剖半圆柱形

    B. 表面黄红色至棕红色，具刀削痕

    C. 断面略具光泽，年轮明显

    D. 可见质松、带亮星的髓部

    E. 气芳香，味苦

三、皮类中药

（一）最佳选择题

1. 呈筒状或半筒状，内表面淡灰黄色或浅棕色，断面较平坦、粉性、淡粉红色，内表面常见发亮的结晶、气芳香的药材是

    A. 杜仲　　　　　　　B. 秦皮

    C. 肉桂　　　　　　　D. 桑白皮

    E. 牡丹皮

2. 组织中富有石细胞群、折断面常呈颗粒状突起的药材是

    A. 肉桂　　　　　　　B. 桑白皮

    C. 白鲜皮　　　　　　D. 地骨皮

    E. 香加皮

3. 某药材呈扭曲的卷筒状，纤维性强、难折断，易纵向撕裂，撕裂时有粉尘飞扬。该药材是
 A. 秦皮
 B. 桑白皮
 C. 牡丹皮
 D. 合欢皮
 E. 肉桂

4. 来源于毛茛科的药材是
 A. 地骨皮
 B. 牡丹皮
 C. 合欢皮
 D. 香加皮
 E. 桑白皮

5. 采收加工时需经"发汗"处理的皮类药材是
 A. 厚朴
 B. 桑白皮
 C. 地骨皮
 D. 肉桂
 E. 香加皮

6. 某饮片的粉末见石细胞类方形、椭圆形或不规则分枝状，油细胞椭圆形或类圆形，含黄棕色油状物，纤维甚多，壁甚厚，有的呈波浪形或一边呈锯齿状。该饮片是
 A. 白鲜皮
 B. 厚朴
 C. 地骨皮
 D. 肉桂
 E. 桑白皮

7. 来源于樟科植物的药材是
 A. 厚朴
 B. 桑白皮
 C. 地骨皮
 D. 肉桂
 E. 香加皮

8. 关于肉桂粉末特征的叙述，错误的是
 A. 纤维大多单个散在
 B. 纤维壁厚，木化，纹孔不明显
 C. 石细胞类圆形或类方形
 D. 石细胞壁厚，有的一面菲薄
 E. 油细胞长梭形

9. 关于肉桂断面特征的叙述，正确的是
 A. 断面红棕色，纤维性强
 B. 断面外层呈棕色而较粗糙，内层红棕色而油润，中间有1条黄棕色的线纹
 C. 断面黄白色而油润
 D. 断面黄白色，纤维性强
 E. 断面白色，中间有1条黄棕色的线纹

10. 剥取10余年生的肉桂干皮，将两端削成斜面，夹在木质的凹凸板中间，压成两侧向内卷曲的浅槽状。此法加工的肉桂商品名称是
 A. 油筒桂
 B. 企边桂

C. 板桂
 D. 桂心
 E. 官桂

11. 断面有细密、银白色、富弹性的橡胶丝相连的药材是
 A. 肉桂
 B. 白鲜皮
 C. 厚朴
 D. 黄柏
 E. 杜仲

12. 某药材气微香，味淡、微涩、稍刺舌，而后喉头有不适感。该药材是
 A. 黄柏
 B. 白鲜皮
 C. 肉桂
 D. 合欢皮
 E. 杜仲

13. 合欢皮的原植物来源是
 A. 兰科
 B. 毛茛科
 C. 豆科
 D. 鼠李科
 E. 菊科

14. 关于黄柏的粉末特征的叙述，错误的是
 A. 纤维鲜黄色
 B. 纤维束周围细胞含草酸钙针晶，形成晶纤维
 C. 含晶细胞壁木化增厚
 D. 石细胞鲜黄色
 E. 石细胞壁厚，层纹明显

15. 呈丝条状，外表面黄褐色或黄棕色，内表面暗黄色或淡棕色，味极苦的饮片为
 A. 黄连
 B. 桑白皮
 C. 秦皮
 D. 黄柏
 E. 厚朴

16. 关黄柏产量最大的地区是
 A. 辽宁
 B. 吉林
 C. 河北
 D. 黑龙江
 E. 内蒙古

17. 质脆，折断时有粉尘飞扬，有羊膻气的药材是
 A. 桑白皮
 B. 香加皮
 C. 白鲜皮
 D. 地骨皮
 E. 秦皮

18. 某饮片呈不规则的厚片，外表面灰褐色，有稍扭曲的纵皱纹及横长皮孔样斑痕；内表面淡黄色或灰黄色，有细纵纹；切面不整齐，灰白色；气微香，味微辣而苦。该饮片是
 A. 香加皮
 B. 五加皮
 C. 地骨皮
 D. 白鲜皮
 E. 合欢皮

19. 热水浸出液呈黄绿色，日光下显碧蓝色荧光的药材是
 A. 杜仲 B. 秦皮
 C. 厚朴 D. 黄柏
 E. 肉桂

20. 栓皮松软常呈鳞片状，内表面黄色或淡黄棕色，质脆，易折断，有特异香气的药材是
 A. 地骨皮 B. 香加皮
 C. 厚朴 D. 黄柏
 E. 秦皮

21. 图示药材为

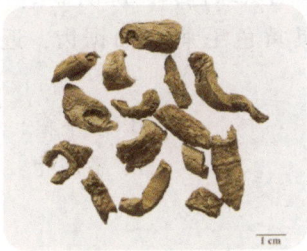

 A. 地骨皮 B. 秦皮
 C. 香加皮 D. 肉桂
 E. 黄柏

22. 外表面灰黄色至棕黄色，粗糙，易成鳞片状剥落，质脆，易折断，外层黄棕色，内层灰白色的药材是
 A. 桑白皮 B. 秦皮
 C. 地骨皮 D. 黄柏
 E. 杜仲

（二）配伍选择题

[1～3题共用备选答案]
 A. 板片状 B. 单卷状
 C. 筒状或管状 D. 双卷筒状
 E. 反曲状

1. 牡丹皮药材的形状多是
2. 黄柏药材的形状多是
3. 石榴树皮药材的形状多是

[4～5题共用备选答案]
 A. 桑白皮 B. 白鲜皮
 C. 合欢皮 D. 海桐皮
 E. 地骨皮

4. 折断时有粉尘飞扬，有羊膻气，味微苦的药材是
5. 撕裂时有粉尘飞扬，气微，味微甘的药材是

[6～8题共用备选答案]
 A. 牡丹皮 B. 桑白皮
 C. 杜仲 D. 苦楝皮
 E. 厚朴

6. 折断面呈平坦状的药材是
7. 折断面呈颗粒状的药材是
8. 折断面呈层片状的药材是

[9～11题共用备选答案]
 A. 暗紫色或紫褐色 B. 黄色或黄棕色
 C. 暗绿色 D. 红棕色
 E. 深褐色

9. 肉桂内表面的颜色是
10. 杜仲内表面的颜色是
11. 关黄柏内表面的颜色是

[12～13题共用备选答案]

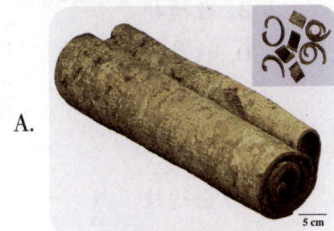

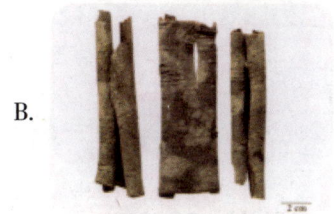

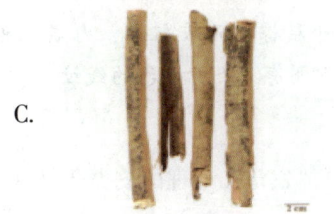

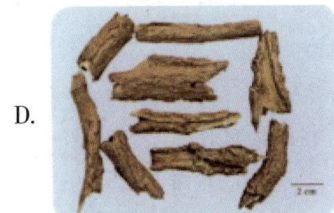

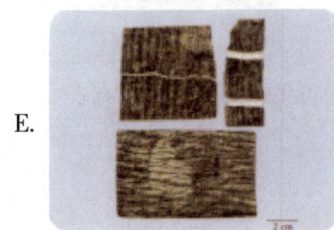

12. 图示中药为地骨皮的是

13. 图示中药为杜仲的是

(三) 多项选择题

1. 皮类中药的性状鉴别要点主要包括
    A. 性状
    B. 气味
    C. 内表面
    D. 折断面
    E. 外表面

2. 厚朴饮片的性状特征有
    A. 呈弯曲的丝条状或单、双卷筒状
    B. 外表面灰褐色,有时可见椭圆形皮孔或纵皱纹
    C. 内表面紫棕色或深紫褐色,较平滑,划之显油痕
    D. 切面颗粒性,有油性,有的可见小亮星
    E. 气香,味辛辣、微苦

3. 根据采收部位及性状不同,厚朴药材可分为
    A. 筒朴
    B. 靴筒朴
    C. 鸡肠朴
    D. 枝朴
    E. 干朴

4. 肉桂的加工品包括
    A. 桂通
    B. 企边桂
    C. 板桂
    D. 槽桂
    E. 桂碎

5. 肉桂的性状特征有
    A. 均成双卷筒状
    B. 外表面红棕色
    C. 内表面红棕色,指甲刻划可见油痕
    D. 断面不平坦,外层棕色而较粗糙,内层红棕色而油润,两层中间有1条黄棕色的线纹
    E. 气香浓烈

6. 采收加工时,需要"发汗"处理的皮类药材有
    A. 黄柏
    B. 茯苓
    C. 厚朴
    D. 肉桂
    E. 杜仲

7. 原植物来源于芸香科的药材有
    A. 关黄柏
    B. 白鲜皮
    C. 桑白皮
    D. 香加皮
    E. 地骨皮

8. 显微鉴别时粉末中可见石细胞的饮片有
    A. 黄连
    B. 黄芩
    C. 党参
    D. 白术
    E. 厚朴

四、叶类中药

(一) 最佳选择题

1. 某叶类药材多皱折或破碎,完整者呈扇形,长 3 ~ 12cm,5 ~ 15cm;黄绿色或浅棕黄色,具二叉状平行叶脉,细而密,光滑无毛,易纵向撕裂,叶基楔形,体轻,气微,味微苦。该药材是
    A. 枇杷叶
    B. 罗布麻叶
    C. 紫苏叶
    D. 番泻叶
    E. 银杏叶

2. 某叶类药材呈丝片状,上表面绿色、黄绿色或浅黄色,下表面灰绿色,网脉明显,中脉及细脉凸出,边缘具黄色毛刺状细锯齿,近革质。该药材是
    A. 侧柏叶
    B. 淫羊藿
    C. 枇杷叶
    D. 番泻叶
    E. 大青叶

3. 淫羊藿原植物来源于
    A. 蔷薇科
    B. 小檗科
    C. 茜草科
    D. 唇形科
    E. 夹竹桃科

4. 叶柄扁平,偶带膜质托叶鞘的药材是
    A. 蓼大青叶
    B. 番泻叶
    C. 枇杷叶
    D. 罗布麻叶
    E. 大青叶

5. 关于大青叶和蓼大青叶的性状特征,叙述正确的是
    A. 大青叶来源于菘蓝科
    B. 蓼大青叶来源于蓼蓝科
    C. 蓼大青叶完整的叶片展平后呈长椭圆形至长圆状倒披针形
    D. 大青叶完整者展平后呈椭圆形
    E. 大青叶和蓼大青叶的药用部位均是叶

6. 某叶类饮片呈丝条状,表面灰绿色、黄棕色或红棕色,较光滑,下表面可见绒毛,主脉突出,革质而脆。该饮片是
    A. 大青叶
    B. 番泻叶
    C. 枇杷叶
    D. 艾叶
    E. 大青叶

7. 某叶类药材多反卷成筒状,完整叶片展平后呈椭圆形或长倒卵形,长 2 ~ 7.5cm,宽 1 ~ 3cm;先端钝,基部近圆形或宽楔形,全缘;上表面暗绿色至褐绿

色，散生浅黄色腺鳞；下表面灰绿色，腺鳞甚多；叶柄长 3~10mm；近革质；气芳香特异。该药材是

A. 紫苏叶　　　　　B. 番泻叶

C. 枇杷叶　　　　　D. 侧柏叶

E. 满山红

8. 具有小芒尖性状特征的叶类药材是

A. 枇杷叶　　　　　B. 罗布麻叶

C. 大青叶　　　　　D. 侧柏叶

E. 紫苏叶

9. 罗布麻叶原植物来源是

A. 蔷薇科　　　　　B. 夹竹桃科

C. 茜草科　　　　　D. 毛茛科

E. 小檗科

10. 某药材叶呈卵圆形，先端长尖或急尖，基部圆形或宽楔形，边缘具圆锯齿。两面紫色或上表面绿色，下表面紫色，疏生灰白色毛，下表面有多数凹点状的腺鳞。该药材是

A. 紫苏叶　　　　　B. 蓼大青叶

C. 枇杷叶　　　　　D. 大青叶

E. 番泻叶

11. 图示药材是

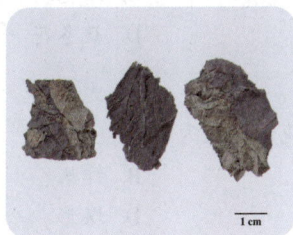

A. 番泻叶　　　　　B. 紫苏叶

C. 枇杷叶　　　　　D. 大青叶

E. 侧柏叶

12. 某药材叶的上表面灰绿色或深黄绿色，有稀疏柔毛和腺点，下表面密生灰白色绒毛，质柔软，气清香，味苦。该药材是

A. 侧柏叶　　　　　B. 艾叶

C. 枇杷叶　　　　　D. 大青叶

E. 番泻叶

13. 关于艾叶粉末特征的叙述，错误的是

A. 具两种非腺毛

B. 一种为 T 形毛，弯曲，柄 2~4 细胞，两臂不等长

C. 一种为单列性非腺毛，3~5 细胞，顶端细胞特长而扭曲

D. 腺毛表面观鞋底形，由 4、6 细胞相对叠合而成

E. 腺毛具柄

14. 图示药材是

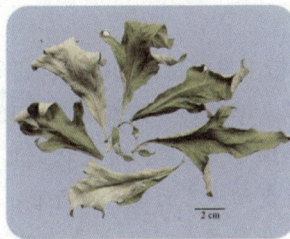

A. 番泻叶　　　　　B. 紫苏叶

C. 艾叶　　　　　　D. 大青叶

E. 侧柏叶

（二）配伍选择题

[1~4 题共用备选答案]

A. 十字花科　　　　B. 蓼科

C. 唇形科　　　　　D. 豆科

E. 菊科

1. 番泻叶的原植物属于

2. 艾叶的原植物属于

3. 大青叶的原植物属于

4. 紫苏叶的原植物属于

[5~8 题共用备选答案]

A. 侧柏叶　　　　　B. 番泻叶

C. 蓼大青叶　　　　D. 枇杷叶

E. 大青叶

5. 小枝扁平，叶细小鳞片状，交互对生，贴伏于枝上的药材是

6. 上表面黄绿色，下表面浅黄绿色，无毛或近无毛，味微苦，稍有黏性的药材是

7. 上表面灰绿色、黄棕色或红棕色，较光滑，下表面密被黄色绒毛的药材是

8. 上表面暗灰绿色，基部狭窄，下延至叶柄呈翼状的药材是

（三）多项选择题

1. 叶类药材的药用部位包括

A. 单叶　　　　　　B. 带有花和果实的枝条

C. 带有嫩枝的叶　　D. 带有根的全草

E. 复叶的小叶

2. 淫羊藿的原植物为

A. 淫羊藿　　　　　B. 箭叶淫羊藿

C. 柔毛淫羊藿　　　D. 朝鲜淫羊藿

E. 巫山淫羊藿

3. 艾叶的饮片包括
   A. 艾叶
   B. 蜜炙艾叶
   C. 醋艾炭
   D. 艾叶丝
   E. 盐炙艾叶

4. 下列番泻叶粉末显微特征的描述，正确的有
   A. 晶纤维多，草酸钙方晶直径 $12 \sim 15 \mu m$
   B. 非腺毛单细胞，壁厚，有疣状突起
   C. 上、下表皮细胞表面观呈多角形
   D. 上、下表皮均有气孔，主为平轴式，副卫细胞大多为 2 个
   E. 草酸钙簇晶存在于叶肉薄壁细胞中，直径 $9 \sim 20 \mu m$

五、花类中药

（一）最佳选择题

1. 关于松花粉药材性状特征的叙述，不正确的是
   A. 淡黄色细粉
   B. 质轻，易流动飞扬
   C. 手捻有滑润感
   D. 气微，味淡
   E. 入水下沉

2. 辛夷的植物来源属于
   A. 五加科
   B. 忍冬科
   C. 毛茛科
   D. 茜草科
   E. 木兰科

3. 花呈长卵形、似毛笔头、雄蕊和雌蕊多数、螺旋状排列的药材是
   A. 红花
   B. 西红花
   C. 辛夷
   D. 洋金花
   E. 金银花

4. 某药材呈卵形或椭圆形，长 $0.2 \sim 0.6cm$，直径 $0.2cm$。花萼下部有数条纵纹。萼的上方为黄白色未开放的花瓣，花梗细小，体轻，手捻即碎。该药材是
   A. 山银花
   B. 槐米
   C. 款冬花
   D. 槐花
   E. 丁香

5. 某花类药材常 $3 \sim 7$ 朵簇生于短花轴上，基部有苞片 $1 \sim 2$ 片，多脱落为单朵；单朵呈棒槌状，多弯曲；花被筒表面淡紫色或灰绿色，密被短柔毛，先端 4 裂，裂片淡紫色或黄棕色；气微，味甘、微辛。该药材是
   A. 红花
   B. 槐米

   C. 辛夷
   D. 芫花
   E. 丁香

6. 丁香植物来源属于
   A. 桃金娘科
   B. 豆科
   C. 大戟科
   D. 蔷薇科
   E. 樟科

7. 某药材略呈研棒状，长 $1 \sim 2cm$，花冠圆球形，花瓣 4，覆瓦状抱合，萼筒圆柱状，红棕色或棕褐色，气芳香浓烈。该药材是
   A. 辛夷
   B. 丁香
   C. 款冬花
   D. 金银花
   E. 蒲黄

8. 关于丁香粉末特征的叙述，错误的是
   A. 花粉粒极面观三角形
   B. 花粉粒赤道表面观双凸镜形
   C. 草酸钙针晶常数个排列成行
   D. 纤维梭形，顶端钝圆，壁较厚
   E. 油室多破碎，含油状物

9. 需在花蕾期由绿色转为红色时采摘、晒干的药材是
   A. 金银花
   B. 红花
   C. 西红花
   D. 款冬花
   E. 丁香

10. 洋金花的花冠形状为
    A. 管状
    B. 钟状
    C. 喇叭状
    D. 蝶形
    E. 圆球形

11. 关于洋金花粉末特征的叙述，错误的是
    A. 花粉粒类球形或长圆形
    B. 花粉粒表面有条纹状雕纹
    C. 花萼、花冠裂片边缘均具非腺毛
    D. 花丝基部具腺毛
    E. 花萼、花冠薄壁细胞中有草酸钙结晶

12. 某饮片呈棒状，上粗下细，略弯曲，表面黄白色或绿白色，密被短柔毛，花萼绿色，先端 5 裂。该饮片是
    A. 辛夷
    B. 金银花
    C. 槐花
    D. 洋金花
    E. 款冬花

13. 关于金银花粉末特征的叙述，错误的是
    A. 花粉粒类球形

B. 花粉粒表面具细密短刺及细颗粒状雕纹，具3个萌发孔

C. 腺毛头部倒圆锥形、类圆形或略扁圆形，多细胞

D. 腺毛柄部为单细胞

E. 非腺毛壁薄，有微细疣状突起

14. 图示药材为

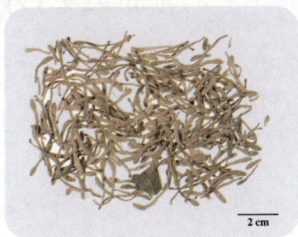

A. 红花　　　　　　　　B. 金银花

C. 槐花　　　　　　　　D. 洋金花

E. 芫花

15. 某花类药材苞片外表面紫红色或淡红色，内表面密被白色絮状茸毛，体轻，撕开后可见白色茸毛。该药材是

A. 金银花　　　　　　　B. 辛夷

C. 洋金花　　　　　　　D. 款冬花

E. 西红花

16. 红花的雄蕊数目是

A. 3 个　　　　　　　　B. 4 个

C. 5 个　　　　　　　　D. 6 个

E. 7 个

17. 采摘红花的最佳时期是

A. 花呈黄色时　　　　　B. 花呈红色时

C. 花由红变黄时　　　　D. 花由黄变红时

E. 花由红变紫色时

18. 图示药材为

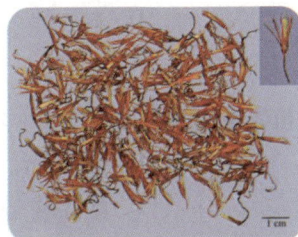

A. 洋金花　　　　　　　B. 金银花

C. 西红花　　　　　　　D. 红花

E. 款冬花

19. 浸入水中，水被染成黄色，先端呈喇叭状，内侧有一短缝的药材是

A. 西红花　　　　　　　B. 红花

C. 金银花　　　　　　　D. 洋金花

E. 款冬花

20. 蒲黄植物来源属于

A. 玄参科　　　　　　　B. 石竹科

C. 瑞香科　　　　　　　D. 香蒲科

E. 芸香科

（二）配伍选择题

[1~4 题共用备选答案]

A. 花　　　　　　　　　B. 柱头

C. 花蕾　　　　　　　　D. 已开放的花序

E. 未开放的花序

1. 红花的药用部位是

2. 西红花的药用部位是

3. 辛夷的药用部位是

4. 菊花的药用部位是

[5~8 题共用备选答案]

A. 鸢尾科　　　　　　　B. 菊科

C. 豆科　　　　　　　　D. 茄科

E. 木兰科

5. 西红花原植物来源于

6. 红花原植物来源于

7. 槐花原植物来源于

8. 洋金花原植物来源于

[9~13 题共用备选答案]

A. 气清香，味微苦而辛

B. 气清香，味甘、微苦

C. 气特异，微有刺激性，味微苦

D. 气芳香浓烈，味辛辣、有麻舌感

E. 气芳香，味辛凉而稍苦

9. 款冬花的气味特征是

10. 菊花的气味特征是

11. 西红花的气味特征是

12. 丁香的气味特征是

13. 辛夷的气味特征是

[14~15 题共用备选答案]

A. 花粉粒极面观三角形，赤道面观双凸镜形

B. 花粉粒类球形或长圆形，表面有条纹状雕纹

C. 花粉粒类球形，表面具细密短刺及细颗粒状

雕纹

　　D. 花粉粒类圆球形或椭圆形，外壁有刺或具齿状突起

　　E. 花粉粒类多角形，表面具细颗粒状雕纹

14. 符合洋金花粉末显微特征的是

15. 符合金银花粉末显微特征的是

（三）多项选择题

1. 药用部位为花蕾的药材有
　　A. 洋金花　　　　　　　B. 辛夷
　　C. 槐米　　　　　　　　D. 丁香
　　E. 菊花

2. 金银花的主产地有
　　A. 河南　　　　　　　　B. 山东
　　C. 辽宁　　　　　　　　D. 江苏
　　E. 宁夏

3. 山银花的植物来源有
　　A. 忍冬　　　　　　　　B. 灰毡毛忍冬
　　C. 华南忍冬　　　　　　D. 黄褐毛忍冬
　　E. 红腺忍冬

4. 按产地和加工方法不同，药材菊花可分为
　　A. 亳菊　　　　　　　　B. 滁菊
　　C. 贡菊　　　　　　　　D. 杭菊
　　E. 怀菊

5. 关于红花粉末显微鉴别的叙述，正确的有
　　A. 花粉粒类圆球形或椭圆形，直径约至 $60\mu m$
　　B. 花粉粒外壁有刺或具齿状突起
　　C. 花粉粒具 5 个萌发孔
　　D. 花冠、花丝、柱头碎片多见
　　E. 有长管状分泌细胞，内含黄棕色至红棕色分泌物

6. 来源于菊科的药材是
　　A. 红花　　　　　　　　B. 丁香
　　C. 菊花　　　　　　　　D. 款冬花
　　E. 西红花

六、果实及种子类中药

（一）最佳选择题

1. 地肤子的植物来源是
　　A. 豆科　　　　　　　　B. 木兰科
　　C. 藜科　　　　　　　　D. 蔷薇科
　　E. 十字花科

2. 某中药炒制后呈类球形爆花状，表面白色，质松脆。该药材是
　　A. 沙苑子　　　　　　　B. 决明子
　　C. 菟丝子　　　　　　　D. 蛇床子
　　E. 王不留行

3. 北五味子植物来源是
　　A. 毛茛科　　　　　　　B. 木兰科
　　C. 伞形科　　　　　　　D. 五味子科
　　E. 五加科

4. 五味子的主产区是
　　A. 华东　　　　　　　　B. 华南
　　C. 西南　　　　　　　　D. 西北
　　E. 东北

5. 南五味子的植物来源是
　　A. 五味子　　　　　　　B. 华中五味子
　　C. 红花五味子　　　　　D. 披针叶五味子
　　E. 球蕊五味子

6. 关于五味子性状特征的叙述，错误的是
　　A. 呈不规则的球形或扁球形
　　B. 表面红色、紫红色或暗红色，皱缩
　　C. 有的表面呈黑红色或出现"白霜"
　　D. 果肉坚硬
　　E. 种子肾形，表面棕黄色，有光泽

7. 关于五味子粉末显微特征的叙述，错误的是
　　A. 种皮表皮石细胞淡黄棕色，表面观类三角形
　　B. 石细胞壁较厚，胞腔含暗棕色物
　　C. 种皮内层石细胞呈多角形、类圆形或不规则形
　　D. 果皮表皮细胞表面观类多角形，垂周壁略呈连珠状增厚
　　E. 表皮中散有油细胞

8. 肉豆蔻的原植物来源于
　　A. 豆蔻科　　　　　　　B. 肉豆蔻科
　　C. 伞形科　　　　　　　D. 木兰科
　　E. 姜科

9. 南葶苈子的植物来源是
　　A. 黄花蒿　　　　　　　B. 播娘蒿
　　C. 荠菜　　　　　　　　D. 独行菜
　　E. 葴菜

10. 《中国药典》要求检查膨胀度的果实及种子类药材是
　　A. 砂仁　　　　　　　　B. 山楂

C. 五倍子　　　　　　D. 决明子

E. 葶苈子

C. 酸枣仁　　　　　　D. 栀子

E. 枳实

11. 某药材呈球形，直径 1.5～2.5mm；表面灰白色至淡黄色，具细微的网纹，有明显的点状种脐；种皮薄而脆，破开后内有白色折叠的子叶，有油性；气微，味辛辣；研碎后加水浸湿，则产生辛烈的特异臭气。该药味是

A. 补骨脂　　　　　　B. 芥子

C. 薏苡仁　　　　　　D. 牛蒡子

E. 蛇床子

12. 不符合莱菔子药材性状特征的是

A. 呈类卵圆形或椭圆形，稍扁

B. 长 2.5～4mm，宽 2～3mm

C. 表面黄棕色、红棕色或灰棕色

D. 一端有深棕色圆形种脐，一侧有数条纵沟

E. 种皮厚而韧，子叶 2，黄白色，有油性

13. 木瓜质量最佳的产区是

A. 广东　　　　　　　B. 广西

C. 安徽　　　　　　　D. 新疆

E. 辽宁

14. 某饮片呈类月牙形薄片，外表面紫红色或红棕色，具不规则的深皱纹，切面棕红色，气微清香，味酸。该饮片是

A. 木瓜　　　　　　　B. 枳壳

C. 酸枣仁　　　　　　D. 山茱萸

E. 青皮

15. 图示药材为

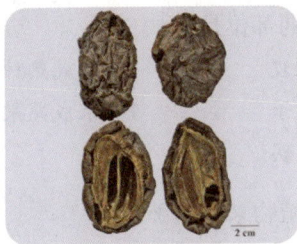

A. 金樱子　　　　　　B. 瓜蒌

C. 山茱萸　　　　　　D. 木瓜

E. 吴茱萸

16. 某药材为圆形片，皱缩不平，外皮红色，具皱纹，有灰白小斑点。果肉深黄色至浅棕色。中部横切片具 5 粒浅黄色果核，核多脱落而中空，气微清香，味酸、微甜。该药材是

A. 金樱子　　　　　　B. 山楂

17. 某药材呈扁心形，表面黄棕色至深棕色，一端尖，另端钝圆，肥厚，左右不对称。尖端一侧有短线形种脐，圆端合点处向上具多数深棕色的脉纹。种皮薄，子叶乳白色，富油性。气微，味苦。该药材是

A. 苦杏仁　　　　　　B. 郁李仁

C. 桃仁　　　　　　　D. 酸枣仁

E. 砂仁

18. 图示药材为

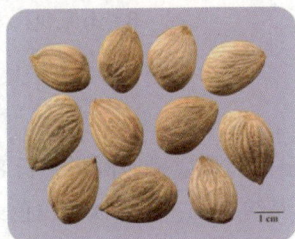

A. 郁李仁　　　　　　B. 草果

C. 苦杏仁　　　　　　D. 豆蔻

E. 桃仁

19. 某药材呈扁长卵形，表面黄棕色至红棕色，一端尖，中部膨大，另端钝圆而稍偏斜，边缘较薄。该药材是

A. 枸杞子　　　　　　B. 砂仁

C. 桃仁　　　　　　　D. 草果

E. 苦杏仁

20. 郁李仁为蔷薇科植物欧李、郁李或长柄扁桃的干燥成熟种子。前二种习称"小李仁"，后一种习称"大李仁"。其中，"大李仁"主产地是

A. 辽宁　　　　　　　B. 黑龙江

C. 河北　　　　　　　D. 河南

E. 内蒙古

21. 某药材呈类球形或扁球形，直径 1.5～3cm，表面乌黑色或棕黑色，皱缩不平，果核坚硬，表面有凹点；种子扁卵形，淡黄色，味极酸。该药材是

A. 乌梅　　　　　　　B. 吴茱萸

C. 山楂　　　　　　　D. 山茱萸

E. 栀子

22. 某药材为花托发育而成的假果，呈倒卵形，表面红黄色或红棕色，有突起的棕色小点，顶端有盘状花萼残基，质硬。切开后内有多数坚硬的小瘦果，内壁及瘦果均有淡黄色绒毛。该药材是

A. 金樱子　　　　　　B. 山楂

C. 草果　　　　　　　D. 栀子

E. 瓜蒌

23. 图示药材为

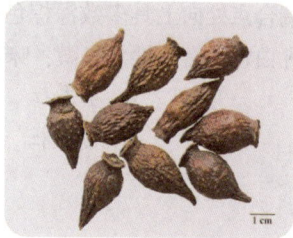

A. 金樱子　　　　　　B. 山茱萸

C. 草果　　　　　　　D. 豆蔻

E. 砂仁

24. 某药材呈扁椭圆形或扁卵圆形，长 8 ~ 13mm，宽 6 ~ 9mm，厚约 7mm；表面淡黄白色或淡黄色，略有光泽，一侧边缘有隆起的白色眉状种阜；质坚硬；种皮薄而脆，子叶 2，肥厚，黄白色；气微，味淡，嚼之有豆腥气。该药材是

A. 砂仁　　　　　　　B. 牛蒡子

C. 白扁豆　　　　　　D. 女贞子

E. 巴豆

25. 某药材略呈圆肾形而稍扁，表面绿褐色至灰褐色，边缘一侧微凹处具圆形种脐，质坚硬，气微，味淡，嚼之有豆腥味。该药材是

A. 小茴香　　　　　　B. 酸枣仁

C. 补骨脂　　　　　　D. 决明子

E. 沙苑子

26. 某药材呈椭圆形，略扁，长 0.6 ~ 1cm，直径 0.5 ~ 0.7cm；表面黑色，皱缩不平，一侧有长椭圆形种脐；质稍柔软或脆，断面棕黑色；气香，味微甘。该药材是

A. 牵牛子　　　　　　B. 牛蒡子

C. 补骨脂　　　　　　D. 淡豆豉

E. 马钱子

27. 某药材略呈菱状方形或短圆柱形，两端平行倾斜，表面绿棕色或暗棕色，平滑有光泽，背腹面各有 1 条突起的棱线，质坚硬，子叶黄色，呈 "S" 形折曲并重叠。该药材是

A. 吴茱萸　　　　　　B. 小茴香

C. 沙苑子　　　　　　D. 决明子

E. 酸枣仁

28. 某药材呈肾形，略扁，表面黑色、黑褐色或灰褐色，具细微网状皱纹，顶端圆，有一小突起，质硬，果皮与种子不易分离，气香，味辛、微苦。该药材是

A. 蛇床子　　　　　　B. 补骨脂

C. 女贞子　　　　　　D. 决明子

E. 酸枣仁

29. 图示药材为

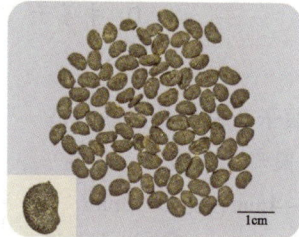

A. 吴茱萸　　　　　　B. 补骨脂

C. 女贞子　　　　　　D. 决明子

E. 小茴香

30. 质优枳壳的主产地是

A. 广东　　　　　　　B. 江西

C. 湖南　　　　　　　D. 河南

E. 广西

31. 某饮片呈不规则弧状条形薄片，切面外果皮棕褐色至褐色，中果皮黄白色至黄棕色，内侧有的有少量紫褐色瓤囊。该饮片是

A. 连翘　　　　　　　B. 枳实

C. 陈皮　　　　　　　D. 青皮

E. 枳壳

32. 枳壳的入药部位是

A. 外层果皮　　　　　B. 近成熟种子

C. 成熟种子　　　　　D. 未成熟果实

E. 成熟果实

33. 香橼的原植物来源属于

A. 豆科　　　　　　　B. 蔷薇科

C. 唇形科　　　　　　D. 芸香科

E. 萝藦科

34. 某药材常 3 瓣相连，形状整齐，厚度均匀，约 1mm；外表面橙黄色至棕褐色，点状油室较大，对光照视，透明清晰；质较柔软。该药材是

A. 陈皮　　　　　　　B. 秦皮

C. 广陈皮　　　　　　D. 青皮

E. 化橘红

35. 关于青皮药材的采收加工和性状特征，叙述不正确的是
    A. 5~6月收集自落的幼果，习称"个青皮"
    B. 7~8月采收未成熟的果实，在果皮上纵剖成四瓣至基部，除尽瓤瓣，习称"四花青皮"
    C. 个青皮呈类球形，直径0.5~2cm；表面灰绿色或黑绿色，顶端有稍突起的柱基，基部有圆形果梗痕
    D. 四花青皮果皮剖成4裂片，裂片长椭圆形，长4~6cm，厚0.1~0.2cm，外表面灰绿色或黑绿色
    E. "个青皮"与"四花青皮"均气清香，味苦、辛。

36. 某种子类药材略呈卵形，长0.8~1.2cm，直径0.4~0.6cm；表面淡黄白色或淡灰白色，一侧有种脊棱线，一端钝圆，另端渐尖成小柄状；外种皮薄而韧，内种皮菲薄，子叶2，黄绿色，有油性。该药材是
    A. 沙苑子
    B. 蛇床子
    C. 女贞子
    D. 补骨脂
    E. 橘核

37. 有"光七爪""光五爪"习称的药材是
    A. 化橘红
    B. 枳壳
    C. 陈皮
    D. 青皮
    E. 枳实

38. 某药材呈球形或略呈五角状扁球形，表面暗黄绿色至褐色，有多数点状突起或凹下的油点，顶端有五角星状的裂隙，质硬而脆，气芳香浓郁，味辛辣而苦。该药材是
    A. 酸枣仁
    B. 小茴香
    C. 补骨脂
    D. 沙苑子
    E. 吴茱萸

39. 鸦胆子的植物来源属于
    A. 伞形科
    B. 桔梗科
    C. 苦木科
    D. 葫芦科
    E. 茜草科

40. 某药材呈卵形，长6~10mm，直径4~7mm；表面黑色或棕色，有隆起的网状皱纹，网眼呈不规则的多角形，两侧有明显的棱线；果壳质硬而脆，种子卵形，表面类白色或黄白色，具网纹；种皮薄，子叶乳白色，富油性。气微，味极苦。该药材是
    A. 牵牛子
    B. 牛蒡子
    C. 鸦胆子
    D. 补骨脂

    E. 决明子

41. 巴豆原植物来源是
    A. 豆科
    B. 巴豆科
    C. 伞形科
    D. 大戟科
    E. 茄科

42. 某药材呈卵圆形，一般具三棱，表面灰黄色或稍深，有纵线6条，破开果壳可见3室，种子有隆起的种脊，味辛辣。该药材是
    A. 连翘
    B. 山茱萸
    C. 巴豆
    D. 砂仁子
    E. 草果

43. 图示药材为

    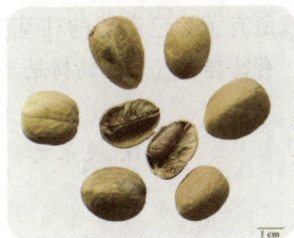

    A. 金樱子
    B. 枳壳
    C. 巴豆
    D. 栀子
    E. 草果

44. 酸枣仁的植物来源是
    A. 酸枣科
    B. 蔷薇科
    C. 鼠李科
    D. 伞形科
    E. 豆科科

45. 某药材呈扁圆形或扁椭圆形，表面紫红色或紫褐色，平滑有光泽，一端凹陷，可见线形种脐，另一端有细小突起的合点。该药材是
    A. 郁李仁
    B. 桃仁
    C. 酸枣仁
    D. 砂仁
    E. 薏苡仁

46. 沙棘系蒙古族、藏族习用药材，其植物来源属于
    A. 豆科
    B. 菊科
    C. 胡颓子科
    D. 爵床科
    E. 芸香科

47. 某药材呈类球形或扁球形，有的数个粘连，单个直径5~8mm；表面橙黄色或棕红色，顶端有残存花柱，基部具短小果梗或果梗痕；果肉柔软，种子斜卵形，中间有一纵沟；种皮较硬，种仁乳白色，有油性；味酸、涩。该药材是

A. 枳实 B. 吴茱萸
C. 沙棘 D. 金樱子
E. 栀子

48. 胖大海植物来源属于
A. 芸香科 B. 木兰科
C. 胡颓子科 D. 蔷薇科
E. 梧桐科

49. 主产于越南、泰国、印度尼西亚、马来西亚等国的种子类药材是
A. 女贞子 B. 枸杞子
C. 马钱子 D. 薏苡仁
E. 胖大海

50. 某药材为双悬果，呈圆柱形，表面黄绿色或淡黄色，顶端残留有黄棕色突起的柱基，分果背面有纵棱5条，有特异香气。该药材是
A. 决明子 B. 小茴香
C. 补骨脂 D. 吴茱萸
E. 薏苡仁

51. 某药材为双悬果，为双悬果，呈椭圆形，表面灰黄色或灰褐色，顶端有向外弯曲的柱基，分果的背面有薄而突起的纵棱5条，气香，有麻舌感。该药材是
A. 小茴香 B. 蛇床子
C. 补骨脂 D. 吴茱萸
E. 薏苡仁

52. 某药材呈不规则的片状或囊状，表面紫红色至紫黑色，皱缩，有光泽，顶端有的有圆形宿萼痕，基部有果梗痕，质柔软，气微，味酸、涩、微苦。该药材是
A. 五味子 B. 蛇床子
C. 益智 D. 山茱萸
E. 山楂

53. 图示药材为

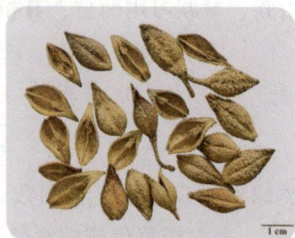

A. 连翘 B. 巴豆
C. 砂仁 D. 栀子
E. 草果

54. 女贞子的植物来源是
A. 蔷薇科 B. 菊科
C. 木犀科 D. 豆科
E. 木兰科

55. 某药材呈纽扣状圆板形，常一面隆起，一面稍凹下，底面中心有突起的圆点状种脐，味极苦。该药材是
A. 槟榔 B. 酸枣仁
C. 草果 D. 马钱子
E. 砂仁

56. 图示药材为

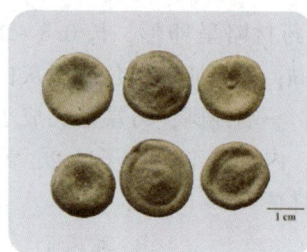

A. 薏苡仁 B. 女贞子
C. 马钱子 D. 益智
E. 豆蔻

57. 菟丝子的植物来源是
A. 旋花科 B. 茄科
C. 伞形科 D. 豆科
E. 蔷薇科

58. 牵牛子的主产地是
A. 吉林 B. 海南
C. 辽宁 D. 河南
E. 广西

59. 蔓荆子的植物来源是
A. 木兰科 B. 蔷薇科
C. 唇形科 D. 马鞭草科
E. 芸香科

60. 某果实类中药呈球形，直径4~6mm，表面灰黑色或黑褐色，被灰白色粉霜状茸毛，有纵向浅沟4条，顶端微凹，基部有灰白色宿萼及短果梗；体轻，质坚韧，不易破碎，横切面可见4室，每室有种子1枚；气特异而芳香，味淡、微辛。该药材是
A. 吴茱萸 B. 金樱子
C. 马钱子 D. 枸杞子
E. 蔓荆子

61. 某果实类药材呈类扁肾形或扁卵形，直径约1mm；表面棕黄色或灰黄色，有细密的网纹，略尖的一端有点状种脐；切面灰白色，油质；有胚乳，胚弯曲；气微，味微辛。该药材是
　　A. 地肤子　　　　　　B. 山茱萸
　　C. 天仙子　　　　　　D. 女贞子
　　E. 菟丝子

62. 果实表面棕红色或红黄色、具有6条翅状纵棱的药材是
　　A. 五味子　　　　　　B. 草果
　　C. 益智　　　　　　　D. 栀子
　　E. 山楂

63. 某种子类药材呈椭圆形、不规则长圆形或三角状长圆形，略扁，长约2mm，宽约1mm；表面黄棕色至黑褐色，有细皱纹，一面有灰白色凹点状种脐；质硬；气微，味淡。该药材是
　　A. 小茴香　　　　　　B. 牛蒡子
　　C. 牵牛子　　　　　　D. 补骨脂
　　E. 车前子

64. 某药材呈长倒卵形，略扁，微弯曲，长5~7mm，宽2~3mm，表面灰褐色，带紫黑色斑点，有数条纵棱，顶端有圆环，中间具点状花柱残迹，气微，味苦后微辛而稍麻舌。该药材是
　　A. 决明子　　　　　　B. 小茴香
　　C. 补骨脂　　　　　　D. 牛蒡子
　　E. 薏苡仁

65. 某药材呈纺锤形或卵圆形，长1~1.5cm，直径0.4~0.7cm；表面黄棕色或黄绿色，全体有钩刺，顶端有2枚较粗的刺，分离或相连，基部有果梗痕；质硬而韧；横切面中央有纵隔膜，2室，各有1枚瘦果；瘦果略呈纺锤形，一面较平坦，顶端具1突起的花柱基；气微，味微苦。该药材是
　　A. 决明子　　　　　　B. 沙苑子
　　C. 地肤子　　　　　　D. 苍耳子
　　E. 蛇床子

66. 薏苡仁的原植物来源是
　　A. 旋花科　　　　　　B. 伞形科
　　C. 禾本科　　　　　　D. 毛茛科
　　E. 十字花科

67. 槟榔的原植物来源是
　　A. 旋花科　　　　　　B. 木犀科

　　C. 棕榈科　　　　　　D. 楝科
　　E. 伞形科

68. 呈类圆形的薄片，切面可见棕色种皮与白色胚乳相间的大理石样花纹的饮片是
　　A. 鸡血藤　　　　　　B. 草果
　　C. 大血藤　　　　　　D. 槟榔
　　E. 瓜蒌

69. 图示药材为

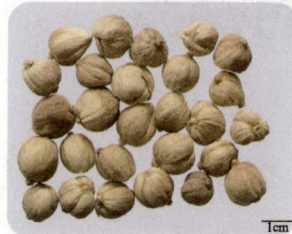

　　A. 豆蔻　　　　　　　B. 草豆蔻
　　C. 草果　　　　　　　D. 肉豆蔻
　　E. 益智

70. 某药材为类球形的种子团，直径1.5~2.7cm。表面灰褐色，中间有黄白色的隔膜，将种子团分成3瓣，种子外被淡棕色膜质假种皮，种子沿种脊纵剖两瓣，纵断面观呈斜心形，胚乳灰白色。该药材是
　　A. 豆蔻　　　　　　　B. 草豆蔻
　　C. 栀子　　　　　　　D. 肉豆蔻
　　E. 砂仁

71. 益智的主产地是
　　A. 山西　　　　　　　B. 海南
　　C. 福建　　　　　　　D. 安徽
　　E. 广东

72. 某药材呈椭圆形，表面棕色或灰棕色，有13~20条纵向凹凸不平的突起棱线。该药材是
　　A. 豆蔻　　　　　　　B. 木瓜
　　C. 益智　　　　　　　D. 砂仁
　　E. 草果

73. 图示药材为

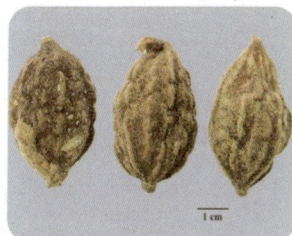

A. 豆蔻　　　　　　B. 木瓜

C. 益智　　　　　　D. 砂仁

E. 草果

74. 图示中药为决明子的是

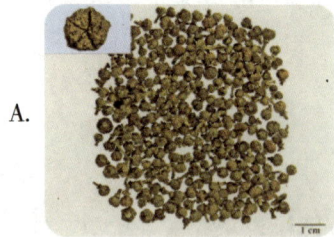

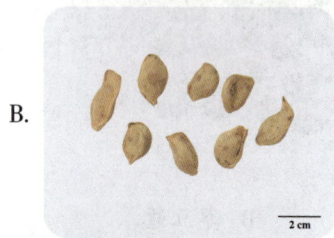

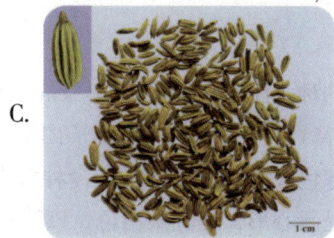

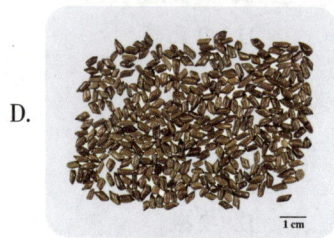

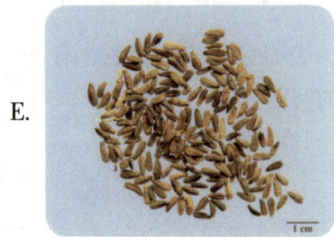

A.

B.

C.

D.

E.

75. 图示药材中，植物来源属于芸香科植物的是

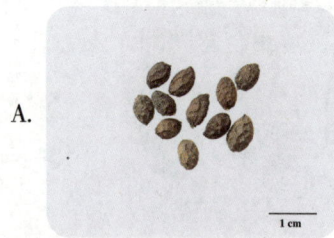

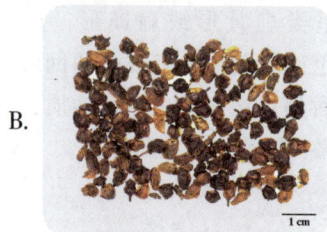

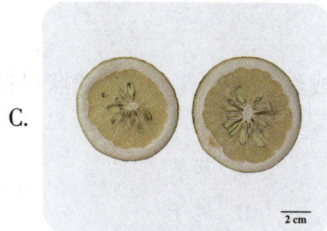

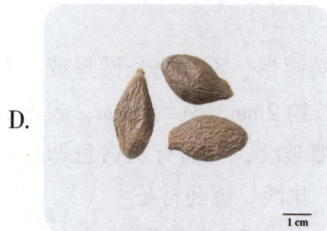

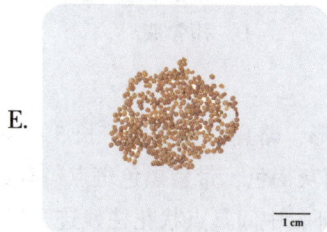

A.

B.

C.

D.

E.

（二）配伍选择题

[1～4题共用备选答案]

　　A. 绿豆衣　　　　　　B. 草豆蔻

　　C. 莲子心　　　　　　D. 龙眼肉

　　E. 淡豆豉

1. 药用部位为假种皮的药材是

2. 药用部位为幼叶及胚根的药材是

3. 药用部位为发酵加工品的药材是

4. 药用部位为种子的药材是

[5～7题共用备选答案]

　　A. 蛇床子　　　　　　B. 山茱萸

　　C. 马钱子　　　　　　D. 酸枣仁

　　E. 枳实

5. 药用部位是干燥成熟果实的药材是

6. 药用部位是干燥成熟果肉的药材是

7. 药用部位是干燥幼果的药材是

[8～10题共用备选答案]

　　A. 木瓜　　　　　　　B. 决明子

　　C. 肉豆蔻　　　　　　D. 山茱萸

E. 巴豆

8. 药用部位为种子的药材是

9. 药用部位为近成熟果实的药材是

10. 药用部位为种仁的药材是

[11～13题共用备选答案]

  A. 橘络   B. 大腹皮

  C. 乌梅   D. 肉豆蔻

 ·E. 青皮

11. 以果皮入药的药材是

12. 以中果皮部分的维管束组织入药的药材是

13. 以假种皮入药的药材是

[14～17题共用备选答案]

  A. 木瓜   B. 豆蔻

  C. 栀子   D. 五味子

  E. 山楂

14. 外皮红色，有细皱纹和灰白色小点的药材是

15. 表面紫红色或暗红色，皱缩，有的具"白霜"的药材是

16. 表面棕红色或红黄色，有6条翅状纵棱的药材是

17. 表面黄白色，有3条纵向槽纹，柱基和果柄处均具绒毛的药材是

[18～19题共用备选答案]

  A. 葶苈子   B. 决明子

  C. 牛蒡子   D. 牵牛子

  E. 菟丝子

18. 水浸后种皮呈龟裂状的药材是

19. 水浸后种子表面显黏液的药材是

[20～21题共用备选答案]

  A. 小茴香   B. 山茱萸

  C. 栀子   D. 牵牛子

  E. 枸杞子

20. 来源于茜草科植物的药材是

21. 来源于茄科植物的药材是

[22～23题共用备选答案]

  A. 蛇床子   B. 砂仁

  C. 薏苡仁   D. 牵牛子

  E. 地肤子

22. 呈橘瓣状，背面有1条浅纵沟的药材是

23. 呈扁球状五角星形，外被宿存花被的药材是

[24～26题共用备选答案]

  A. 地肤子   B. 菟丝子

  C. 决明子   D. 牛蒡子

  E. 枳壳

24. 略呈菱状方形或短圆柱形，两端平行倾斜的药材是

25. 呈长倒卵形，顶面有圆环，中间具点状花柱残基的药材是

26. 呈半球形，外果皮有颗粒状突起的药材是

[27～29题共用备选答案]

  A. 桃仁   B. 女贞子

  C. 巴豆   D. 金樱子

  E. 瓜蒌

27. 药材呈卵圆形，一般具三棱的是

28. 药材呈倒卵形，顶端有盘状花萼残基的是

29. 药材呈椭圆形，倒卵形或肾形的是

（三）多项选择题

1. 药用部位为果实的药材有

  A. 决明子   B. 五味子

  C. 蛇床子   D. 马钱子

  E. 吴茱萸

2. 以假种皮入药的种子类药材有

  A. 五味子   B. 菟丝子

  C. 肉豆蔻   D. 绿豆衣

  E. 龙眼肉

3. 以种子入药的药材有

  A. 葶苈子   B. 金樱子

  C. 苦杏仁   D. 桃仁

  E. 女贞子

4. 来源于蔷薇科植物的药材有

  A. 木瓜   B. 金樱子

  C. 乌梅   D. 苦杏仁

  E. 山楂

5. 来源于姜科植物的果实及种子类药材有

  A. 益智   B. 肉豆蔻

  C. 豆蔻   D. 草豆蔻

  E. 砂仁

6. 金樱子的性状特征有

  A. 呈倒卵形

  B. 表面被棕色小点

  C. 顶端有盘状花萼残基

  D. 切开后，内有多数坚硬的小瘦果，内壁及瘦果均有淡黄色绒毛

  E. 气清香，味甘、微苦涩

7. 来源于芸香科植物的果实类药材有
   A. 枳壳
   B. 巴豆
   C. 酸枣仁
   D. 吴茱萸
   E. 补骨脂

8. 来源于伞形科植物的药材有
   A. 牛蒡子
   B. 蛇床子
   C. 连翘
   D. 小茴香
   E. 五味子

9. 下列属于小茴香性状鉴别特征的有
   A. 呈圆柱形
   B. 表面黄绿色或淡黄色
   C. 有特异香气，味微甜、辛
   D. 背面有纵棱 3 条
   E. 顶端残留有黄棕色突起的花柱基

10. 马钱子的性状鉴别特征有
    A. 呈纽扣状圆板形
    B. 常一面隆起，一面稍凹下
    C. 表面密被灰棕或灰绿色绢状茸毛
    D. 底面中心有突起的圆点状种脐
    E. 气微，味微苦而涩

11. 瓜蒌的性状特征有
    A. 呈类球形或宽椭圆形
    B. 表面橙红色或橙黄色
    C. 基部有残存的果梗
    D. 剖开后，内部无瓤
    E. 具焦糖气，味微酸、甜

12. 《中国药典》收载的砂仁原植物有
    A. 阳春砂
    B. 绿壳砂
    C. 海南砂
    D. 红壳砂
    E. 广东砂

13. 关于砂仁粉末显微特征的叙述，正确的有
    A. 内种皮厚壁细胞红棕色或黄棕色
    B. 厚壁细胞表面观为三角形
    C. 种皮表皮细胞淡黄色，表面观呈长条形
    D. 表皮细胞常与下皮细胞垂直排列
    E. 下皮细胞含棕色或红棕色物

七、全草类中药

（一）最佳选择题

1. 图示药材为
   A. 荆芥
   B. 益母草

   C. 广藿香
   D. 穿心莲
   E. 广金钱草

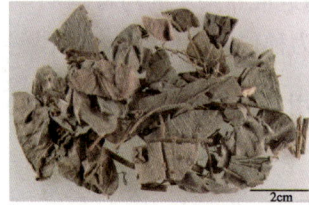

2. 图示药材为

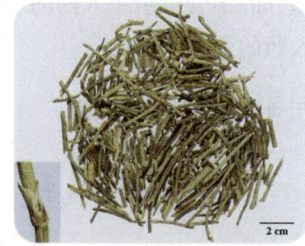

   A. 鱼腥草
   B. 麻黄
   C. 广藿香
   D. 荆芥
   E. 金钱草

3. 鱼腥草的植物来源是
   A. 鱼腥草科
   B. 唇形科
   C. 报春花科
   D. 伞形科
   E. 三白草科

4. 苦地丁的植物来源是
   A. 蔷薇科
   B. 伞形科
   C. 唇形科
   D. 木犀科
   E. 罂粟科

5. 下列不符合仙鹤草饮片性状特征的是
   A. 茎多数方柱形，有纵沟和棱线，无节
   B. 切面中空
   C. 叶多破碎，暗绿色，边缘有锯齿
   D. 托叶抱茎
   E. 气微，味微苦

6. 主根呈长圆锥形，叶基生；花茎纤细，花瓣 5，花距细管状；蒴果椭圆形或 3 裂，种子淡棕色的药材是
   A. 金钱草
   B. 紫花地丁
   C. 蒲公英
   D. 白花蛇舌草
   E. 车前草

7. 金钱草的来源是
   A. 唇形科的连钱草
   B. 豆科的广金钱草

C. 报春花科的过路黄 　　D. 唇形科的过路黄

E. 伞形科的连线草

8. 金钱草的主产地是

A. 湖南 　　　　　　　B. 新疆

C. 河北 　　　　　　　D. 黑龙江

E. 四川

9. 叶上表面灰绿色或棕褐色，下表面色较浅，主脉明显突出，用水浸后对光透视可见黑色或褐色条纹的全草类药材是

A. 薄荷 　　　　　　　B. 淫羊藿

C. 金钱草 　　　　　　D. 香薷

E. 白花蛇舌草

10. 叶两面均被灰白色绒毛，基部楔形或钝圆，边缘具大小不规则的钝齿，气香特异，味微苦的全草类药材是

A. 麻黄 　　　　　　　B. 紫花地丁

C. 金钱草 　　　　　　D. 广金钱草

E. 广藿香

11. 广藿香的加工方法是

A. 低温干燥 　　　　　B. 快速晒干

C. 短时暴晒 　　　　　D. 缓慢阴干

E. 日晒夜闷，反复至干

12. 茎方柱形，上部多分枝，四面凹下成纵沟，表面灰绿色或黄绿色，断面中部有白色髓的全草类药材是

A. 荆芥 　　　　　　　B. 香薷

C. 金钱草 　　　　　　D. 益母草

E. 广藿香

13. 药材薄荷著名的主产区是

A. 四川 　　　　　　　B. 江苏

C. 河北 　　　　　　　D. 河南

E. 湖北

14. 茎呈方柱形，表面紫棕色或淡绿色，棱角处具茸毛，断面白色，髓部中空，揉搓后有特殊清凉香气，味辛凉的全草类药材是

A. 荆芥 　　　　　　　B. 香薷

C. 麻黄 　　　　　　　D. 薄荷

E. 半枝莲

15. 图示药材来源于

A. 伞形科 　　　　　　B. 唇形科

C. 爵床科 　　　　　　D. 蔷薇科

E. 报春花科

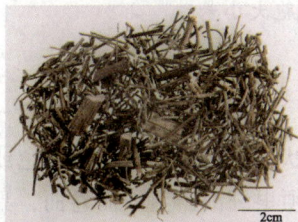

16. 肉苁蓉的植物来源是

A. 毛茛科 　　　　　　B. 茜草科

C. 列当科 　　　　　　D. 茄科

E. 菊科

17. 肉苁蓉片切面可见

A. 淡棕色或棕黄色点状维管束，排列成波状环纹

B. 棕色与白色组织相间，排列成大理石样花纹

C. 黄白色维管束小点，排列成环状

D. 棕色形成层环，近方形或近圆形

E. 黄白色维管束，排列成双卷状

18. 图示饮片为

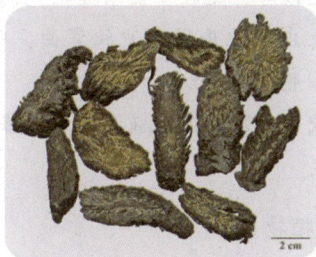

A. 茵陈 　　　　　　　B. 肉苁蓉

C. 麻黄 　　　　　　　D. 广藿香

E. 黄连

19. 体重，质硬，难折断，断面浅棕色或棕褐色，有黄色三角状维管束的全草类药材是

A. 香薷 　　　　　　　B. 锁阳

C. 半枝莲 　　　　　　D. 广藿香

E. 益母草

20. 某药材茎方柱形，节稍膨大，叶完整者展开后呈披针形或卵状披针形，上表面绿色，下表面灰绿色，两面光滑，味极苦。该药材是

A. 青蒿 　　　　　　　B. 穿心莲

C. 黄柏 　　　　　　　D. 广藿香

E. 麻黄

21. 关于穿心莲粉末显微鉴别的叙述，错误的是

A. 上、下表皮均有钟乳体晶细胞

B. 气孔哑铃式

C. 副卫细胞大小悬殊

D. 具腺鳞

E. 具非腺毛

22. 某药材性状为扭缠成团状，灰绿色或灰棕色，主根 1 条，须根纤细，茎细而卷曲，具纵棱，叶对生，极皱缩，花单生或对生于叶腋，蒴果扁球形。该药材是

A. 紫花地丁

B. 锁阳

C. 广金钱草

D. 广藿香

E. 白花蛇舌草

23. 绵茵陈和花茵陈的区分依据是

A. 产地不同

B. 来源不同

C. 加工不同

D. 采收期不同

E. 药用部位不同

24. 茵陈粉末显微特征的描述，不正确的是

A. 非腺毛 "T" 字形，长 600～1700μm

B. 中部略折成 "V" 字形，两臂不等长

C. 细胞壁极厚，胞腔多呈细缝状，柄 1～2 细胞

D. 叶下表皮细胞垂周壁波状弯曲，气孔不定式，副卫细胞 1～2 个

E. 腺毛较小，顶面观呈椭圆形或鞋底状，细胞成对叠生

25. 青蒿的原植物是

A. 青蒿

B. 滨蒿

C. 艾蒿

D. 黄花蒿

E. 茵陈蒿

26. 某药材茎呈圆柱形，表面黄绿色或棕黄色，易折断，断面中部有髓，叶完整者为三回羽状深裂，两面被短毛，气香特异，味微苦。该药材是

A. 青蒿

B. 香薷

C. 艾蒿

D. 广藿香

E. 茵陈

27. 千里光药材的来源及性状特征描述，不正确的是

A. 为菊科植物千里光的干燥地上部分

B. 茎呈四棱形，表面灰绿色、黄棕色或紫褐色，具纵棱，密被灰白色柔毛

C. 叶互生，叶片展平后呈卵状披针形或长三角形，基部戟形或截形，两面有细柔毛

D. 头状花序，总苞钟形

E. 花黄色至棕色，冠毛白色

28. 某全草类药材的叶片披针形，叶脉平行，具横行小脉，形成长方形的网格状。具有此特征的药材是

A. 车前草

B. 青蒿

C. 益母草

D. 金钱草

E. 淡竹叶

29. 图示中药为半枝莲的是

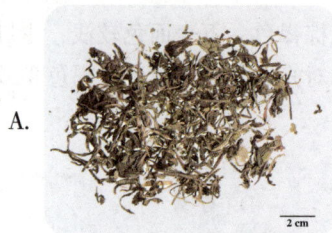

A.

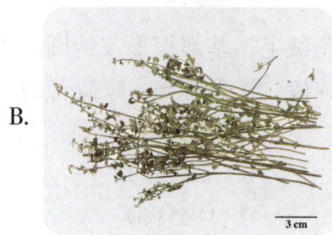

B.

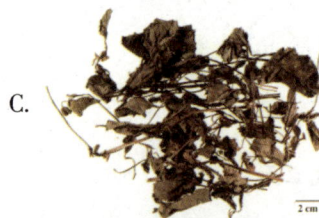

C.

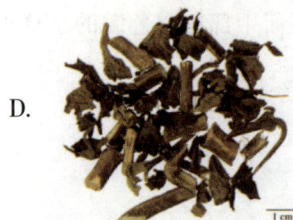

D.

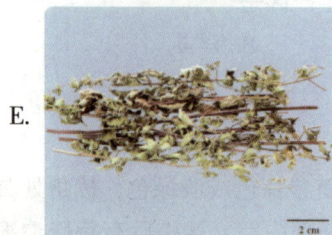

E.

30. 图示中药为仙鹤草的是

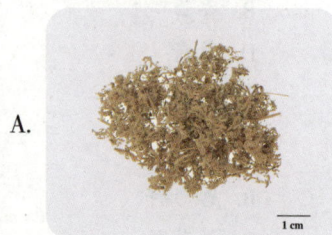

A.

B.

C.

D.

E.

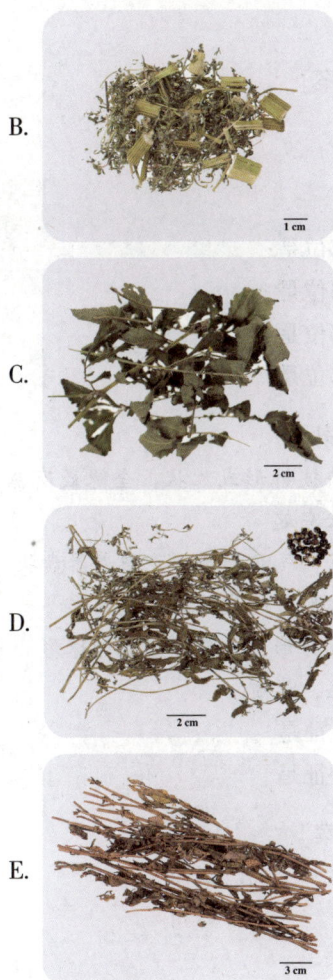

（二）配伍选择题

［1～3题共用备选答案］

　　A. 紫花地丁　　　　B. 麻黄

　　C. 穿心莲　　　　　D. 通草

　　E. 槲寄生

1. 药用部位为全草的药材是

2. 药用部位为地上部分的药材是

3. 药用部位为草质茎的药材是

［4～8题共用备选答案］

　　A. 麻黄　　　　　　B. 金钱草

　　C. 广金钱草　　　　D. 广藿香

　　E. 荆芥

4. 气微香，味涩、微苦的药材是

5. 气微，味淡的药材是

6. 气微香，味微甘的药材是

7. 气香特异，味微苦的药材是

8. 略具香气，味苦而辛的药材是

［9～11题共用备选答案］

　　A. 青蒿　　　　　　B. 车前草

　　C. 广藿香　　　　　D. 细辛

　　E. 蒲公英

9. 叶呈三回羽状深裂，裂片及小裂片矩圆形或长椭圆形，两面被短毛，气香特异的药材是

10. 叶呈卵状椭圆形或宽卵形，基部宽楔形，全缘或有不规则波状浅齿，气微香的药材是

11. 叶呈卵形或椭圆形，两面均被灰白色绒毛，边缘具大小不规则的钝齿，气香特异的药材是

［12～14题共用备选答案］

　　A. 穿心莲　　　　　B. 青蒿

　　C. 广金钱草　　　　D. 金钱草

　　E. 蒲公英

12. 茎呈方柱形，多分枝，节稍膨大，质脆，易折断的药材是

13. 茎呈圆柱形，上部多分枝，质略硬，易折断，断面中部有髓的药材是

14. 茎呈圆柱形，长可达1m，密被黄色伸展的短柔毛，质稍脆，断面中部有髓的药材是

（三）多项选择题

1. 药材药用部位为干燥地上部分的药材有

　　A. 车前草　　　　　B. 青蒿

　　C. 茵陈　　　　　　D. 香薷

　　E. 蒲公英

2. 药用部位为全草的药材有

　　A. 薄荷　　　　　　B. 紫花地丁

　　C. 金钱草　　　　　D. 苦地丁

　　E. 白花蛇舌草

3. 草麻黄的性状特征有

　　A. 呈细长圆柱形，少分枝

　　B. 膜质鳞叶裂片，通常先端不反曲

　　C. 体轻，质脆，易折断

　　D. 断面略呈纤维性，髓部红棕色

　　E. 气微香，味涩，微苦

4. 原植物为唇形科的药材有

　　A. 金钱草　　　　　B. 穿心莲

　　C. 益母草　　　　　D. 荆芥

　　E. 香薷

5. 原植物来源于菊科的有

　　A. 青蒿　　　　　　B. 茵陈

　　C. 蒲公英　　　　　D. 千里光

　　E. 仙鹤草

八、藻、菌、地衣类中药

(一) 最佳选择题

1. 以虫体丰满肥大、子座短者为佳的药材是
   A. 茯苓　　　　　　　B. 猪苓
   C. 雷丸　　　　　　　D. 冬虫夏草
   E. 海藻

2. 某菌类药材形如伞状，菌盖肾形、半圆形或近圆形，黄褐色或红褐色，皮壳坚硬，具环状棱纹和辐射状皱纹。该药材是
   A. 猪苓　　　　　　　B. 茯苓
   C. 雷丸　　　　　　　D. 马勃
   E. 灵芝

3. 中间抱有松根的茯苓饮片称为
   A. 白茯苓　　　　　　B. 茯神
   C. 茯苓块　　　　　　D. 茯苓皮
   E. 赤茯苓

4. 茯苓的采收加工需要
   A. 蒸制　　　　　　　B. 煮制
   C. 发汗　　　　　　　D. 淋洗
   E. 漂洗

5. 粉末特征为不规则颗粒状团块和分枝状团块，无色，遇水合氯醛液溶化的菌类药材是
   A. 猪苓　　　　　　　B. 茯苓
   C. 雷丸　　　　　　　D. 马勃
   E. 阿魏

6. 以个大、皮黑、肉白、质致密而细腻者为佳的菌类药材是
   A. 玄参　　　　　　　B. 雷丸
   C. 猪苓　　　　　　　D. 竹黄
   E. 马勃

7. 粉末中草酸钙结晶呈正八面体形、规则的双锥八面体形或不规则多面体形的药材是
   A. 猪苓　　　　　　　B. 冬虫夏草
   C. 雷丸　　　　　　　D. 灵芝
   E. 茯苓

8. 断面不平坦，白色或浅灰黄色，常有黄白色大理石样纹理的菌类药材是
   A. 茯苓　　　　　　　B. 猪苓
   C. 雷丸　　　　　　　D. 灵芝
   E. 马勃

(二) 配伍选择题

[1~4 题共用备选答案]
   A. 菌核　　　　　　　B. 子实体
   C. 地衣体　　　　　　D. 藻体
   E. 子座

1. 药材海藻的药用部位是
2. 药材雷丸的药用部位是
3. 药材猪苓的药用部位是
4. 药材灵芝的药用部位是

[5~6 题共用备选答案]
   A. 叶披针形、狭披针形或丝状，全缘或有锯齿，革质，有片状突起
   B. 叶圆形，全缘，气囊椭圆形，固着器盘状
   C. 叶条形或细匙形，气囊纺锤形或球形
   D. 叶披针形或倒卵形，气囊球形或卵球形
   E. 叶丝状，丛生，革质

5. 大叶海藻的性状特征是
6. 小叶海藻的性状特征是

[7~9 题共用备选答案]
   A. 陕西　　　　　　　B. 山西
   C. 安徽　　　　　　　D. 四川
   E. 贵州

7. 冬虫夏草的主产地之一是
8. 茯苓的主产地之一是
9. 猪苓的主产地之一是

[10~12 题共用备选答案]
   A. 多孔菌科　　　　　B. 白蘑科
   C. 马尾藻科　　　　　D. 松萝科
   E. 棕榈科

10. 灵芝来源于
11. 海藻来源于
12. 雷丸来源于

(三) 多项选择题

1. 茯苓的饮片包括
   A. 茯苓片　　　　　　B. 茯苓块
   C. 茯苓皮　　　　　　D. 茯神
   E. 茯苓粉

2. 茯苓的性状特征有
   A. 呈类球形、椭圆形、扁圆形或不规则团块
   B. 表面棕褐色或黑褐色
   C. 外皮有明显的皱缩纹理

D. 质地致密而体轻

E. 气微，味淡，嚼之粘牙

3. 茯苓和猪苓药材的共同点有

A. 来源于多孔菌科   B. 菌核入药

C. 断面平坦，细腻   D. 体轻质坚

E. 气微，味淡

九、树脂类中药

（一）最佳选择题

1. 下列化学成分中，经过复杂的化学变化可形成树脂的是

A. 黄酮类   B. 蒽醌类

C. 生物碱类   D. 挥发油类

E. 木脂素类

2. 下列为酯树脂类药材的是

A. 乳香   B. 血竭

C. 没药   D. 阿魏

E. 松香

3. 按化学组成分类，乳香属于

A. 单树脂类   B. 胶树脂类

C. 油胶树脂类   D. 油树脂类

E. 香树脂类

4. 在树脂的物理化学常数中，对于真伪和掺假具有一定鉴别意义的是

A. 溶解度   B. 酸值

C. 浸出物   D. 灰分

E. 皂化值

5. 遇热软化，破碎面有玻璃样或蜡样光泽，具特异香气的药材是

A. 乳香   B. 苏合香

C. 没药   D. 阿魏

E. 藤黄

6. 具强烈而持久的蒜样特异臭气，味辛辣，嚼之有烧灼感的药材是

A. 松香   B. 苏合香

C. 阿魏   D. 枫香脂

E. 藤黄

7. 粉末用火隔纸烘烤即熔化，但无扩散的油迹，以火燃烧产生呛鼻的烟气的药材是

A. 松香   B. 枫香脂

C. 藤黄   D. 苏合香

E. 血竭

8. 略呈类圆四方形，表面暗红色，有光泽；质硬而脆，破碎面红色，研粉为砖红色的药材是

A. 乳香   B. 没药

C. 血竭   D. 阿魏

E. 儿茶

（二）配伍选择题

[1~4题共用备选答案]

A. 酸树脂   B. 酯树脂

C. 胶树脂   D. 油树脂类

E. 香树脂

1. 松香属于

2. 枫香脂属于

3. 藤黄属于

4. 苏合香属于

[5~6题共用备选答案]

A. 没药   B. 血竭

C. 乳香   D. 儿茶

E. 五倍子

5. 燃烧时显油性，冒黑烟，有香气；与少量水共研形成白色乳状液的药材是

6. 研粉为砖红色，在水中不溶，在热水中软化的药材是

（三）多项选择题

1. 以油胶树脂入药的药材有

A. 乳香

B. 血竭

C. 没药

D. 苏合香

E. 阿魏

2. 药物来源为橄榄科植物的有

A. 儿茶   B. 血竭

C. 乳香   D. 没药

E. 阿魏

十、其他类中药

（一）最佳选择题

1. 海金沙的药用部位是

A. 果实   B. 孢子

C. 种子   D. 全草

E. 花蕾

2. 将其少量撒于火上，即发出轻微爆鸣及明亮的火焰

的药材是

A. 冰片   B. 海金沙

C. 没药   D. 乳香

E. 菘蓝

3. 呈深蓝色粉末，取少量滴加硝酸，产生气泡并显棕红色或黄棕色的药材是

A. 血竭   B. 海金沙

C. 乳香   D. 青黛

E. 没药

4. 置于锡纸上用微火灼烧，可有紫红色烟雾产生的药材是

A. 板蓝根   B. 芦荟

C. 没药   D. 青黛

E. 阿魏

5. 儿茶的主产地是

A. 广西   B. 福建

C. 海南   D. 广东

E. 云南

6. 在某药材水浸液中将火柴杆浸润，取出干燥后再浸入盐酸中，立即取出置于火焰附近烘烤，火柴杆上即显深红色。该药材是

A. 自然铜   B. 五倍子

C. 青黛   D. 沉香

E. 儿茶

7. 《中国药典》规定，天然冰片的来源是

A. 菊科植物艾纳香的叶

B. 龙脑香科植物龙脑香的树干

C. 樟脑、松节油等经化学方法合成的结晶

D. 龙脑香科植物樟的新鲜枝、叶

E. 樟科植物樟的新鲜枝、叶

8. 具有挥发性，点燃发生浓烟并有带光火焰的中药材是

A. 海金沙   B. 青黛

C. 儿茶   D. 冰片

E. 乳香

9. 五倍子的药用部位是

A. 果实

B. 虫瘿

C. 子实体

D. 菌核

E. 煎膏

（二）配伍选择题

[1~3 题共用备选答案]

A. 叶或茎叶加工制得的干燥粉末或团块

B. 去皮枝、干的干燥煎膏

C. 新鲜枝、叶经提取加工制成的结晶

D. 孢子

E. 虫瘿

1. 青黛药材的药用部位是

2. 儿茶药材的药用部位是

3. 天然冰片药材的药用部位是

[4~7 题共用备选答案]

A. 晒干，搓揉或打下孢子

B. 加水煎煮，浓缩，干燥

C. 反复"发汗"

D. 浸泡，捞去茎枝叶渣，并加入石灰

E. 置沸水中略煮或蒸

4. 五倍子采收加工需

5. 儿茶采收加工需

6. 海金沙采收加工需

7. 青黛采收加工需

（三）多项选择题

1. 海金沙的性状特征有

A. 呈粉末状   B. 棕黄色或淡棕黄色

C. 捻之有光滑感   D. 在水中则沉入水底

E. 火试发出轻微爆鸣及明亮的火焰

2. 青黛药材的原植物是

A. 十字花科植物菘蓝 B. 爵床科植物马蓝

C. 蓼科植物蓼蓝   D. 马鞭草科植物马鞭草

E. 豆科植物草决明

3. 儿茶的形状特征有

A. 呈方形或不规则块状

B. 表面棕褐色或黑褐色，光滑而稍具光泽

C. 质硬，易碎

D. 断面不整齐，具光泽，有细孔，遇潮有黏性

E. 气微，味涩、苦，略回甜

4. 五倍子饮片的性状特征是

A. 呈不规则碎片状

B. 表面灰褐色或灰棕色，微有柔毛

C. 质硬而脆

D. 断面角质样，有光泽

E. 气微，味涩

第二节　常用动物类中药的鉴别

（一）最佳选择题

1. 广地龙来源于
   A. 通俗环毛蚓　　　　B. 参环毛蚓
   C. 威廉环毛蚓　　　　D. 栉盲环毛蚓
   E. 缟蚯蚓

2. 具有"白颈"特征的药材是
   A. 水蛭　　　　　　　B. 地龙
   C. 全蝎　　　　　　　D. 蜈蚣
   E. 僵蚕

3. 下列关于水蛭性状特征的说法，正确的是
   A. 体扁平，背部有黑色斑点排成5条纵线，两端各具一吸盘
   B. 体扁平，背部有橙黄色斑点排成5条纵线，顶端具一吸盘
   C. 体扁平，背部有红色斑点排成6条纵线，两端均无吸盘
   D. 体圆，背部有黑色斑点排成5条纵线，一端具一吸盘
   E. 体圆，背部有黑色斑点散在，两端各具一吸盘

4. 来源于软体动物门鲍科动物的中药是
   A. 珍珠　　　　　　　B. 石决明
   C. 牡蛎　　　　　　　D. 海螵蛸
   E. 桑螵蛸

5. 显微特征可见不规则碎块，具彩虹样光泽，表面显颗粒性，由数至十数薄层重叠，可见致密的成层线条或极细密的微波状纹理。符合该特征的药材是
   A. 牡蛎　　　　　　　B. 石决明
   C. 地龙　　　　　　　D. 水蛭
   E. 珍珠

6. 关于珍珠母来源的相关叙述，错误的是
   A. 三角帆蚌略呈不等边四角形，后背缘向上突起，形成大的三角形帆状后翼
   B. 褶纹冠蚌呈不等边三角形，后背缘向上伸展成大形的冠
   C. 马氏珍珠贝呈斜四方形，后耳大，前耳小，背缘平直
   D. 三角帆蚌、褶纹冠蚌、马氏珍珠贝均为蚌科动物
   E. 马氏珍珠贝主产于广东、广西等地，三角帆蚌

和褶纹冠蚌主产于浙江、江苏等地

7. 某动物药呈不规则的碎块状，白色，质硬，断面层状。该饮片是
   A. 珍珠　　　　　　　B. 桑螵蛸
   C. 牡蛎　　　　　　　D. 海螵蛸
   E. 石决明

8. 某动物药材背面有瓷白色脊状隆起，腹面自尾端到中部有细密波状横层纹。该药材是
   A. 蜈蚣　　　　　　　B. 地龙
   C. 斑蝥　　　　　　　D. 海螵蛸
   E. 土鳖虫

9. 某药材头胸部前面有螯肢及钳状脚须，背面覆有梯形背甲。该药材是
   A. 桑螵蛸　　　　　　B. 地龙
   C. 乌梢蛇　　　　　　D. 全蝎
   E. 土鳖虫

10. 关于全蝎粉末的显微鉴别，叙述错误的是
    A. 体壁碎片淡黄色至黄色
    B. 外表皮表面观有网状纹理及圆形毛窝
    C. 有的具有的刚毛，髓腔细窄
    D. 横纹肌纤维多碎断，暗带较明带宽
    E. 明带中有一暗线，暗带有致密的短纵纹理

11. 某动物药材呈扁平长条形，全体共22个环节，从第2节起，每体节两侧有步足1对。该药材是
    A. 蜈蚣　　　　　　　B. 地龙
    C. 斑蝥　　　　　　　D. 全蝎
    E. 土鳖虫

12. 某药材呈扁平卵形，背部紫褐色，腹面红棕色、有横环节，胸部有足3对。该药材是
    A. 蜈蚣　　　　　　　B. 乌梢蛇
    C. 地龙　　　　　　　D. 土鳖虫
    E. 全蝎

13. 以下药材中为土鳖虫的是

A.

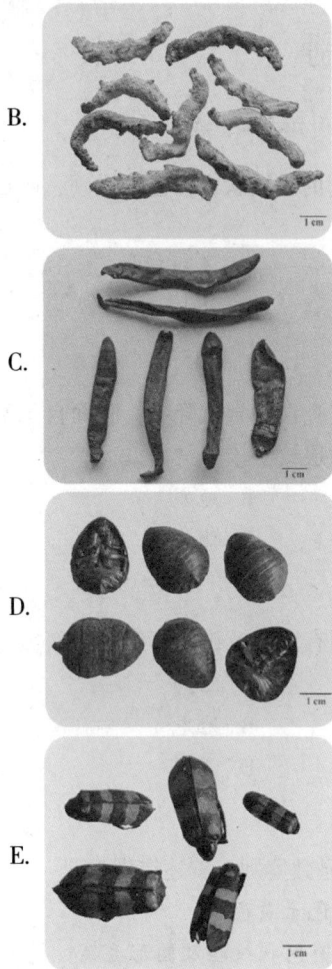

B.

C.

D.

E.

14. 桑螵蛸的药用部位是
    A. 干燥虫体　　　　　B. 生理产物
    C. 病理产物　　　　　D. 分泌物
    E. 干燥卵鞘

15. 某动物药材质硬而脆，断面平坦，中间有4个亮棕色或亮黑色丝腺环。该药材是
    A. 僵蚕　　　　　　　B. 地龙
    C. 全蝎　　　　　　　D. 蟾酥
    E. 斑蝥

16. 粉末显微特征为表皮组织表面具网格样皱缩纹理及圆形毛窝，刚毛黄色或黄棕色的动物类药材是
    A. 地龙　　　　　　　B. 蜈蚣
    C. 全蝎　　　　　　　D. 僵蚕
    E. 斑蝥

17. 头略似马头，躯干部七棱形，尾部四棱形的动物类药材是
    A. 地龙　　　　　　　B. 全蝎
    C. 斑蝥　　　　　　　D. 海马
    E. 僵蚕

18. 味初甜而后有持久的麻辣感，粉末嗅之作嚏的动物类药材是
    A. 地龙　　　　　　　B. 蜈蚣
    C. 全蝎　　　　　　　D. 蛤蟆油
    E. 蟾酥

19. 下列性状特征中，不符合蛤蟆油的性状的是
    A. 呈不规则块状，弯曲而重叠
    B. 表面黄白色，呈脂肪样光泽
    C. 偶有带灰白色薄膜状干皮
    D. 在温水中浸泡体积无变化
    E. 气腥，味微甘，嚼之有黏滑感

20. 《中国药典》规定，蛤蟆油的膨胀度不得低于
    A. 30　　　　　　　　B. 35
    C. 45　　　　　　　　D. 50
    E. 55

21. 药用部位为背甲和腹甲的药材是
    A. 石决明　　　　　　B. 海螵蛸
    C. 桑螵蛸　　　　　　D. 龟甲
    E. 鳖甲

22. 脊部隆起呈屋脊状，脊部两侧各有2～3条黑线的药材是
    A. 乌梢蛇　　　　　　B. 蕲蛇
    C. 海马　　　　　　　D. 海螵蛸
    E. 金钱白花蛇

23. 鸡内金的药用部位是
    A. 干燥沙囊内壁　　　B. 干燥内壳
    C. 干燥卵鞘　　　　　D. 干燥体
    E. 干燥分泌物

24. 阿胶采收加工时，水煎后浓缩过程中，除加入适量的冰糖及豆油外，还需加入的是
    A. 蜂蜜　　　　　　　B. 盐水
    C. 黄酒　　　　　　　D. 姜汁
    E. 醋汁

25. 下列不符合阿胶珠性状特征的是
    A. 呈类球形　　　　　B. 表面附有白色粉末
    C. 体轻，质酥，易碎　D. 断面整齐光滑
    E. 气微，味微甜

26. 具有特异香气的药材是
    A. 人工牛黄　　　　　B. 珍珠
    C. 麝香　　　　　　　D. 蟾酥
    E. 蛤蚧

27. 鉴别特征有"银皮""当门子"的药材是
    A. 熊胆
    B. 牡蛎
    C. 麝香
    D. 蕲蛇
    E. 乌梢蛇

28. 利用传统经验鉴别时，水液可使指甲染黄的中药是
    A. 僵蚕
    B. 蚕沙
    C. 牛黄
    D. 蟾酥
    E. 瓦楞子

29. 羚羊角正品药材的动物来源是
    A. 鹅喉羚羊
    B. 长尾羚羊
    C. 藏羚羊
    D. 赛加羚羊
    E. 黄羊

（二）配伍选择题

[1~3题共用备选答案]
    A. 病理产物
    B. 生理产物
    C. 干燥整体
    D. 动物体的某一部分
    E. 动物骨骼

1. 僵蚕的药用部位是
2. 蜂蜜的药用部位是
3. 蜈蚣的药用部位是

[4~7题共用备选答案]
    A. 牛黄
    B. 土鳖虫
    C. 海螵蛸
    D. 桑螵蛸
    E. 蟾酥

4. 药用部位为雌虫干燥体的药材是
5. 药用部位为干燥卵鞘的药材是
6. 药用部位为干燥内壳的药材是
7. 药用部位为干燥胆结石的药材是

[8~10题共用备选答案]
    A. 螳螂科
    B. 乌贼科
    C. 蜇科
    D. 游蛇科
    E. 眼镜蛇科

8. 金钱白花蛇来源于
9. 蕲蛇来源于
10. 乌梢蛇来源于

[11~13题共用备选答案]
    A. 广西
    B. 浙江
    C. 吉林
    D. 俄罗斯
    E. 河南、山东

11. 蕲蛇的主产地是
12. 花鹿茸的主产地是
13. 羚羊角的主产地是

[14~17题共用备选答案]
    A. 金钱白花蛇
    B. 蛤蚧
    C. 蕲蛇
    D. 牛黄
    E. 鳖甲

14. 呈扁片状，背部有黄白色或灰绿色斑点，足趾底面具吸盘的药材是
15. 表面有"乌金衣"，断面具细密的同心层纹的药材是
16. 具有"翘鼻头""方胜纹""连珠斑"性状特征的药材是
17. 背部黑色或灰黑色，有白色环纹45~58个，脊鳞扩大呈六角形的药材是

[18~21题共用备选答案]
    A. 二杠
    B. 四岔
    C. 单门
    D. 莲花
    E. 三岔

18. 马鹿茸具1个侧枝者习称
19. 马鹿茸具2个侧枝者习称
20. 花鹿茸具1个侧枝者习称
21. 花鹿茸具2个侧枝者习称

[22~24题共用备选答案]
    A. 麝香
    B. 乌梢蛇
    C. 牛黄
    D. 羚羊角
    E. 鹿茸

22. 具有"骨塞"鉴别术语的药材是
23. 具有"挂甲"鉴别术语的药材是
24. 具有"大挺"鉴别术语的药材是

[25~26题共用备选答案]
    A. 全蝎
    B. 牛黄
    C. 海螵蛸
    D. 蟾蜍
    E. 羚羊角

25. 具有"乌金衣"性状特征的药材是
26. 具有"通天眼"性状特征的药材是

（三）多项选择题

1. 属于贝壳类的中药有
    A. 石决明
    B. 牡蛎
    C. 珍珠母
    D. 瓦楞子
    E. 海螵蛸

2. 药用部位为动物生理产物的药材有

   A. 蟾酥　　　　　　　B. 牛黄

   C. 蝉蜕　　　　　　　D. 蚕沙

   E. 马宝

3. 药用部位为动物病理产物的药材有

   A. 马宝　　　　　　　B. 珍珠

   C. 僵蚕　　　　　　　D. 蝉蜕

   E. 牛黄

4. 可以用水试法鉴别的药材有

   A. 熊胆　　　　　　　B. 海螵蛸

   C. 牛黄　　　　　　　D. 石决明

   E. 珍珠

5. 药材花鹿茸具备的性状鉴别特征术语有

   A. 大挺　　　　　　　B. 二杠

   C. 三岔　　　　　　　D. 通天眼

   E. 门庄

6. 下列有关牛黄来源和性状的描述，正确的有

   A. 按来源分为蛋黄、管黄和肝黄

   B. 表面黄红色至棕黄色

   C. 有的表面挂有一层黑色光亮的薄膜，习称"乌金衣"

   D. 断面金黄色，可见细密的同心层纹

   E. 味先苦而后甘，有清凉感

7. 人工牛黄的主要成分有

   A. 牛胆粉　　　　　　B. 胆酸

   C. 牛磺酸　　　　　　D. 胆红素

   E. 鹅去氧胆酸

8. 羚羊角的性状鉴别特征有

   A. 长圆锥形，略呈弓形弯曲，类白色或黄白色

   B. 嫩枝对光透视有"血丝"或紫黑色斑纹，老枝有细纵裂纹

   C. 基部内有坚硬质重的角柱，习称"骨塞"

   D. 除去"骨塞"后全角呈半透明，上段有"通天眼"

   E. 骨塞与其外面角鞘的内凹沟紧密嵌合

9. 以下为动物类药材的有

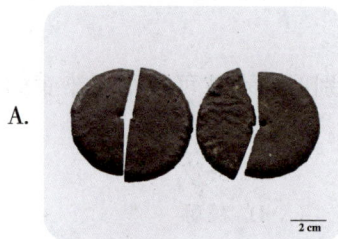

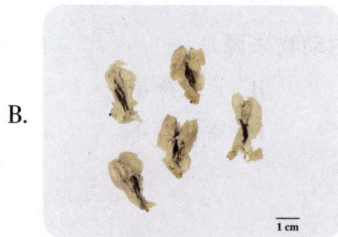

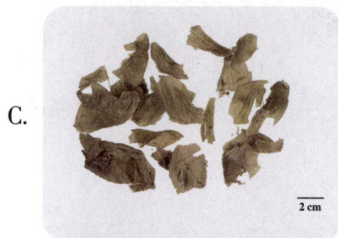

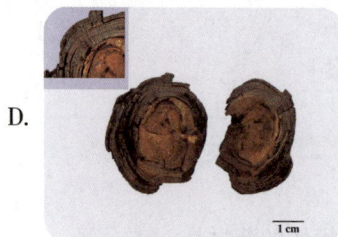

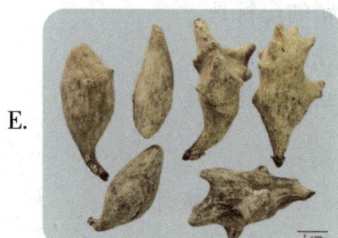

第三节　常用矿物类中药的鉴别

（一）最佳选择题

1. 对矿物类药材的鉴别最具有意义的颜色是

   A. 本色　　　　　　　B. 假色

   C. 外色　　　　　　　D. 条痕色

   E. 投射色

2. 下列矿物药中，烧灼时有砷的蒜臭味的是

   A. 石膏　　　　　　　B. 赭石

   C. 雄黄　　　　　　　D. 滑石

   E. 自然铜

3. 按阳离子分类法分类，下列矿物药中属于镁化合物

类的是

A. 轻粉
B. 红粉
C. 磁石
D. 赭石
E. 滑石

4. 按阴离子分类法分类，下列矿物药中属于卤化物类的是

A. 石膏
B. 芒硝
C. 白矾
D. 磁石
E. 轻粉

5. 下列药材中，条痕色为樱红色的是

A. 朱砂
B. 赭石
C. 石膏
D. 滑石
E. 自然铜

6. 下列药材中，硬度最小的是

A. 赭石
B. 方解石
C. 胆矾
D. 炉甘石
E. 硝石

7. 朱砂的条痕色是

A. 白色
B. 金黄色
C. 绿黑色
D. 红色至褐红色
E. 橙黄色

8. 磁石的主成分是

A. Fe_2O_3
B. Fe_3O_4
C. FeO
D. $Fe_2(SO_4)_3$
E. $FeCl_3$

9. 某矿物药为块状集合体，条痕黑色，具金属光泽，质坚硬，断面不整齐，具磁性。该中药是

A. 朱砂
B. 磁石
C. 赭石
D. 滑石
E. 紫石英

10. 以色棕红、断面层次明显、有"钉头"者为佳的中药材是

A. 朱砂
B. 雄黄
C. 赭石
D. 石膏
E. 芒硝

11. 下图为中药赭石的是

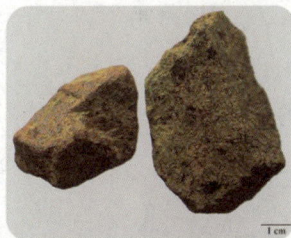
B.

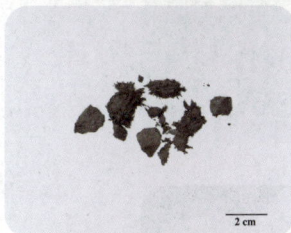
C.

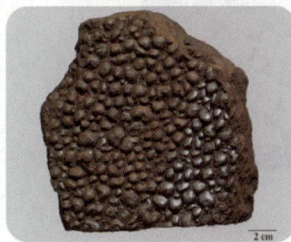
D.

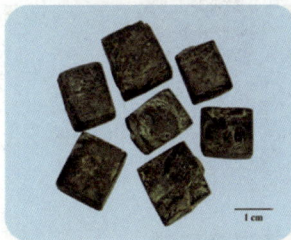
E.

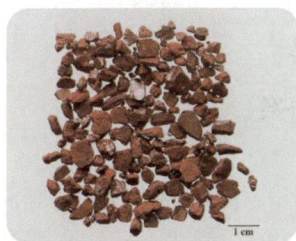
A.

12. 紫石英中主含的化学成分是

A. KF
B. NaF
C. CaO
D. CaF_2
E. $MgCO_3$

13. 某矿物药为块状或粒状集合体，紫色或绿色，深浅不匀，条痕白色，有玻璃样光泽，质坚脆，易击碎。该中药是

A. 赭石
B. 炉甘石
C. 自然铜
D. 紫石英
E. 芒硝

14. 炉甘石主含的成分是

A. 二硫化铁
B. 二硫化二砷
C. 硫酸铜
D. 硫化汞
E. 碳酸锌

15. 饮片特征为白色或类白色、微细、无砂性的粉末，手摸之有滑腻感的是

A. 信石
B. 滑石

C. 赭石　　　　　　D. 石膏

E. 芒硝

16. 下图为中药滑石的是

A.

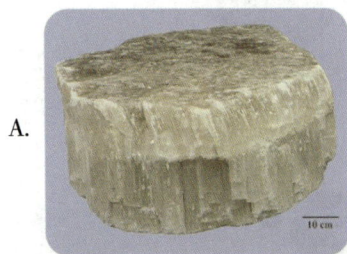

B.

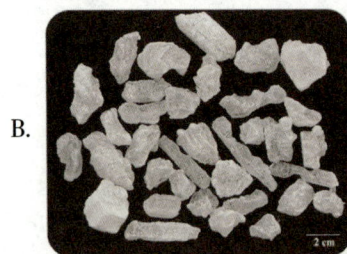

C.

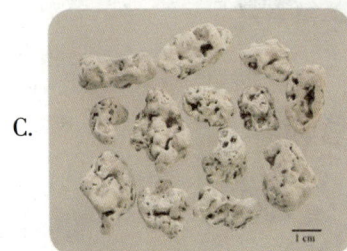

D.

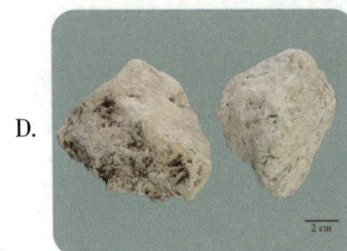

E.

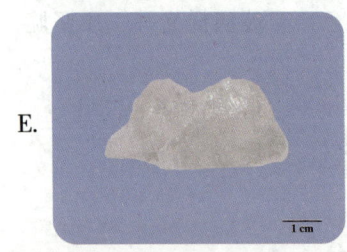

17. 白矾的主成分是

A. $K_2SO_4 \cdot 10H_2O$　　　B. $Al_2(SO_4)_3 \cdot 2H_2O$

C. $KAl(SO_4)_2 \cdot 2H_2O$　　D. $KAl(SO_4)_2 \cdot 10H_2O$

E. $KAl(SO_4)_2 \cdot 12H_2O$

18. 某矿物类饮片呈不规则的块状、颗粒或粉末，无光泽，不规则的块状表面粗糙，凹凸不平或呈蜂窝状，质疏松而脆，手捻易碎。该饮片是

A. 芒硝　　　　　　B. 滑石

C. 白矾　　　　　　D. 石膏

E. 枯矾

19. 某矿物类药材表面黄色或略呈绿黄色，呈脂肪光泽，常有多数小孔。用手握紧置于耳旁，可闻及轻微的爆裂声，断面常呈针状结晶形。该矿物药是

A. 朱砂　　　　　　B. 雄黄

C. 硫黄　　　　　　D. 石膏

E. 芒硝

20. 为块状或粒状集合体，呈不规则块状，深红色或橙红色，条痕淡橘红色，晶面有金刚石样光泽，断面具树脂样光泽，微有特异臭气的药材是

A. 雄黄　　　　　　B. 硫黄

C. 朱砂　　　　　　D. 自然铜

E. 炉甘石

（二）配伍选择题

[1～3题共用备选答案]

A. 石膏　　　　　　B. 雄黄

C. 赭石　　　　　　D. 自然铜

E. 朱砂

1. 为氧化物类矿物刚玉族赤铁矿，主含 Fe_2O_3 的矿物药是

2. 为硫化物类矿物辰砂族辰砂，主含 HgS 的矿物药是

3. 为硫化物类矿物黄铁矿族黄铁矿，主含 FeS_2 的矿物药是

[4～8题共用备选答案]

A. 绢丝样光泽　　　B. 金属光泽

C. 金刚石样光泽　　D. 玻璃样光泽

E. 蜡样光泽

4. 自然铜具有的特征是

5. 滑石具有的特征是

6. 芒硝具有的特征是

7. 朱砂具有的特征是

8. 石膏具有的特征是

[9～12题共用备选答案]

A. 含水硫酸钙　　　B. 硫

C. 二硫化二砷　　　D. 硫化汞

E. 含水硅酸镁

9. 石膏的主成分是
10. 朱砂的主要成分是
11. 滑石的主要成分是
12. 雄黄的主要成分是

[13~15题共用备选答案]

　　A. 自然铜　　　　　B. 赭石
　　C. 雄黄　　　　　　D. 炉甘石
　　E. 生石膏

13. 呈不规则扁平块状，表面暗棕红色或灰黑色，多见圆形突起及对应凹窝的药材是
14. 呈长块状、板块状或不规则块状，白色、灰白色或淡黄色，纵断面具绢丝样光泽的药材是
15. 呈不规则块状，深红色或橙红色，断面具树脂样光泽的药材是

[16~18题共用备选答案]

　　A. 芒硝　　　　　　B. 朱砂
　　C. 赭石　　　　　　D. 磁石
　　E. 炉甘石

16. 某矿物药为块状集合体，呈不规则块状；表面灰白色或淡红色，表面粉性，无光泽，多孔，似蜂窝状；体轻；气微。该中药是
17. 某矿物药为粒状或块状集合体，呈颗粒状或块片状；鲜红色或暗红色，条痕红色至褐红色，气微，味淡。该中药是
18. 某矿物药为棱柱状、长方形或不规则块状及粒状；无色透明或类白色半透明；质脆，易碎，断面呈玻璃样光泽；气微，味咸。该中药是

（三）综合分析选择题

[1~3题共用信息题干]

　　某药厂生产的连花清瘟胶囊，其药物组成包括：连翘、金银花、炙麻黄、炒苦杏仁、石膏、板蓝根、绵马贯众、鱼腥草、广藿香、大黄、红景天、薄荷脑、甘草，辅料为淀粉，具有清瘟解毒、宣肺泄热的功效，用于治疗流行性感冒属热毒滞肺证。

1. 下列不属于该制剂质量检查项目的是
　　A. 装量差异　　　　B. 崩解时限
　　C. 重量差异　　　　D. 水分

E. 微生物限度

2. 方中薄荷脑的主要成分是
　　A. 薄荷醇　　　　　B. 乙酸薄荷酯
　　C. 薄荷酮　　　　　D. 薄荷酸
　　E. 薄荷醛

3. 按照阴离子分类法分类，与处方中石膏同为硫酸盐类的矿物药是
　　A. 磁石　　　　　　B. 紫石英
　　C. 赭石　　　　　　D. 芒硝
　　E. 滑石

（四）多项选择题

1. 按阳离子分类法分类，下列矿物类药材中属于铁化合物类的有
　　A. 磁石　　　　　　B. 炉甘石
　　C. 赭石　　　　　　D. 雄黄
　　E. 自然铜

2. 按阳离子分类法分类，下列矿物类药材中属于砷化合物类的有
　　A. 雄黄　　　　　　B. 雌黄
　　C. 信石　　　　　　D. 白矾
　　E. 赤石脂

3. 按阴离子分类法分类，下列矿物药中属于硫酸盐类的是
　　A. 石膏　　　　　　B. 芒硝
　　C. 白矾　　　　　　D. 磁石
　　E. 信石

4. 下列矿物类药中，条痕色不是白色的药材有
　　A. 硫黄　　　　　　B. 雄黄
　　C. 紫石英　　　　　D. 赭石
　　E. 芒硝

5. 关于石膏性状特征的叙述，正确的有
　　A. 呈长块状、板块状或不规则块状
　　B. 白色、灰白色或淡黄色
　　C. 体重，质硬
　　D. 纵断面具玻璃样光泽
　　E. 气微，味淡

第五章　中药制剂与剂型

第一节　固体制剂

一、基本要求

最佳选择题

关于固体制剂的特点，叙述错误的是
A. 常用的固体剂型有散剂、颗粒剂、片剂、胶囊剂、丸剂等
B. 与液体制剂相比，固体制剂的物理、化学稳定性更好
C. 固体制剂口服后，均经胃肠道崩解或溶散后再发挥治疗作用
D. 散剂口服后比胶囊剂吸收快
E. 颗粒剂口服后比片剂吸收快

二、散剂

（一）最佳选择题

1. 关于散剂质量要求的说法，正确的是
A. 除另有规定外，儿科用散剂应为极细粉
B. 含有毒性药多剂量包装的内服散剂应附分剂量用具
C. 除另有规定外，含挥发性药物的散剂应密封贮存
D. 除另有规定外，多剂量包装的散剂应检查装量差异
E. 除另有规定外，单剂量包装的散剂应检查最低装量

2. 散剂按药物组成可分为
A. 分剂量散剂与非分剂量散剂
B. 单味药散剂与复方散剂
C. 普通散剂与特殊散剂
D. 局部用散剂与口服散剂
E. 口服散剂和外用散剂

3. 下列药物中适宜制成散剂的是
A. 刺激性大的药物
B. 易吸湿或氧化变质的药物
C. 腐蚀性强的药物
D. 含低共熔组分的药物
E. 含挥发性成分多的药物

4. 除另有规定外，散剂水分不得过
A. 5.0%　　　　　B. 6.0%
C. 7.0%　　　　　D. 8.0%
E. 9.0%

5. 含毒性药物散剂配制时，一般采用
A. 配研法　　　　B. 打底套色法
C. 过筛混合法　　D. 搅拌混合法
E. 研磨混合法

6. 按照《中国药典》要求，能全部通过六号筛、并含能够通过七号筛不少于95%的粉末指的是
A. 粗粉　　　　　B. 细粉
C. 最细粉　　　　D. 极细粉
E. 超细粉

（二）配伍选择题

[1~2题共用备选答案]
A. 单味药散剂　　B. 局部用散剂
C. 复方散剂　　　D. 含毒性药散剂
E. 口服散剂

1. 由两种或两种以上药物组成的散剂是
2. 由一种药物组成的散剂是

[3~5题共用备选答案]
A. 中粉　　　　　B. 细粉
C. 最细粉　　　　D. 极细粉
E. 超细粉

3. 除另有规定外，一般口服散剂应为
4. 除另有规定外，眼用散剂应为
5. 除另有规定外，局部用散剂应为

（三）多项选择题

1. 散剂的特点有
A. 制备简便

B. 比表面积大，易于分散

C. 对疮面有一定的机械性保护作用

D. 便于幼儿服用

E. 稳定性强

2. 下列属于特殊散剂的有

A. 含液体成分散剂

B. 含低共熔成分散剂

C. 单味药散剂

D. 复方散剂

E. 含毒性药散剂

3. 下列为散剂质量检查项目的有

A. 外观均匀度　　　　B. 水分

C. 装量差异　　　　　D. 装量

E. 微生物限度

三、颗粒剂

（一）最佳选择题

1. 关于九味羌活颗粒处方分析的说法，错误的是

A. 处方中羌活、防风、苍术、细辛、川芎均含有挥发油

B. 地黄、黄芩、甘草均含有苷类化合物

C. 本品挥发油需添加在颗粒中

D. 应控制制剂的水分不得过 8.0%

E. 不能通过一号筛与能通过四号筛的颗粒总和不得过 15%

2.《中国药典》规定，需进行溶化性检查的颗粒剂是

A. 混悬颗粒　　　　　B. 肠溶颗粒

C. 控释颗粒　　　　　D. 泡腾颗粒

E. 缓释颗粒

3. 除另有规定外，颗粒剂辅料的用量不宜超过清膏量的

A. 9 倍　　　　　　　B. 8 倍

C. 7 倍　　　　　　　D. 6 倍

E. 5 倍

4.《中国药典》规定，除另有规定外，颗粒剂的含水量一般不得过

A. 10.0%　　　　　　B. 8.0%

C. 6.0%　　　　　　D. 5.0%

E. 4.0%

5. 不属于颗粒剂质量检查项目的是

A. 溶化性　　　　　　B. 粒度

C. 水分　　　　　　　D. 崩解时限

E. 微生物限度

（二）配伍选择题

[1~3 题共用备选答案]

A. 可溶颗粒

B. 混悬颗粒

C. 泡腾颗粒

D. 酒溶颗粒

E. 肠溶颗粒

1. 颗粒遇水产生二氧化碳气体的制剂是

2. 制颗粒时有难溶性药物细粉加入的制剂是

3. 包括水溶颗粒剂和酒溶颗粒剂的制剂是

[4~5 题共用备选答案]

A. 5 分钟　　　　　　B. 15 分钟

C. 30 分钟　　　　　D. 45 分钟

E. 60 分钟

4. 可溶颗粒的溶化时限要求为

5. 泡腾颗粒的溶化时限要求为

[6~9 题共用备选答案]

A. 崩解时限　　　　　B. 溶出度

C. 释放度　　　　　　D. 溶化性

E. 装量差异

6. 凡规定检查含量均匀度的颗粒剂，可不进行的检查是

7. 除装量差异外，可溶性颗粒应进行的检查是

8. 除装量差异外，缓释颗粒应进行的检查是

9. 除装量差异外，混悬颗粒应进行的检查是

（三）多项选择题

1. 颗粒剂的特点包括

A. 必要时可包衣

B. 服用、携带方便

C. 可制成缓释、控释制剂而达到缓释、控释的目的

D. 服用剂量较小

E. 制备工艺适合工业生产

2. 下列有关颗粒剂的叙述，正确的有

A. 按溶解性能和溶解状态，颗粒剂可分为可溶颗粒剂、混悬颗粒剂和泡腾颗粒剂

B. 颗粒剂可直接吞服

C. 颗粒剂制备时，辅料的总用量一般不宜超过清膏量的 2 倍

D. 为了防潮及掩盖药物的不良气味，可对颗粒包衣

E. 无糖型颗粒剂可适用于肥胖患者

3. 关于颗粒剂的服用要求，正确的有
   A. 病在上焦，宜饭前 1 小时服
   B. 急性重病不拘时服
   C. 慢性病定时服
   D. 滋补药宜在饭前服
   E. 活血清热药宜饭后半小时服

4. 下列关于颗粒剂质量要求的叙述，正确的有
   A. 外观应干燥，颗粒大小均匀，色泽一致
   B. 泡腾颗粒剂遇水应迅速产生二氧化碳气体并呈泡腾状
   C. 可溶颗粒剂的溶化性检查应全部溶化，允许有轻微浑浊
   D. 颗粒剂不需要进行装量差异检查
   E. 混悬颗粒可不进行溶化性检查

四、胶囊剂

（一）最佳选择题

1. 甘油作为辅料，用于明胶空心胶囊的囊材中，其作用为
   A. 增稠剂　　　　　　B. 遮光剂
   C. 增光剂　　　　　　D. 着色剂
   E. 增塑剂

2. 下列关于软胶囊的叙述，错误的是
   A. 可填充各种油类或对囊壁无溶解作用的药物溶液或混悬液
   B. 可填充固体药物
   C. 软胶囊的崩解时限为 60 分钟
   D. 软胶囊的囊材主要由胶料、增塑剂、附加剂和水组成
   E. O/W 型乳剂可作为软胶囊的填充物

3. 关于硬胶囊质量要求的叙述，错误的是
   A. 外观应整洁，不得有黏结、变形或破裂等现象
   B. 硬胶囊内容物为液体或半固体者不进行水分检查
   C. 内容物水分不得过 9.0%
   D. 凡规定检查含量均匀度的胶囊剂，一般不再进行装量差异的检查
   E. 应在 60 分钟内崩解

4. 一清胶囊处方组成为黄连 660g、大黄 2000g、黄芩 1000g，具有清热泻火解毒、化瘀凉血止血的功效。关于该制剂的说法，错误的是
   A. 该制剂属于硬胶囊剂

B. 处方中黄连的主要活性成分为小檗碱等生物碱类
C. 方中三药可以共同煎煮提取
D. 颗粒充填胶囊时，可加入滑石粉和硬脂酸镁以增加颗粒的流动性
E. 本品含大黄，不宜久服

（二）配伍选择题

[1~5 题共用备选答案]
   A. 增塑剂　　　　　　B. 增稠剂
   C. 增光剂　　　　　　D. 遮光剂
   E. 防腐剂

1. 二氧化钛在明胶空心胶囊中作
2. 羧甲纤维素钠在明胶空心胶囊中作
3. 十二烷基磺酸钠在明胶空心胶囊中作
4. 羟苯甲酯在明胶空心胶囊中作
5. 琼脂在明胶空心胶囊中作

[6~7 题共用备选答案]
   A. 20 分钟　　　　　　B. 30 分钟
   C. 40 分钟　　　　　　D. 50 分钟
   E. 1 小时

6. 软胶囊剂的崩解时限是
7. 硬胶囊剂的崩解时限是

（三）综合分析选择题

[1~3 题共用信息题干]

　　胶囊剂以其在胃肠道中崩解、溶出快，起效快，生物利用度高的优势，称为临床常用剂型之一。该剂型通过胶囊封装，可以掩盖药物的不良气味、减小药物的刺激性，并可制成不同释药速度和释药方式的胶囊剂，定时、定位释放药物，携带、服用方便，临床应用十分广泛。

1. 空胶囊囊壳的主要原料是
   A. 甘油　　　　　　B. 明胶
   C. 琼脂　　　　　　D. 山梨醇
   E. 二氧化钛

2. 明胶空心胶囊的干燥失重应控制在
   A. 5.5%~7.5%　　　　B. 7.5%~9.5%
   C. 9.5%~10.5%　　　　D. 10.5%~12.5%
   E. 12.5%~17.5%

3. "毒胶囊"事件曾一度引起社会各界的广泛关注。《中国药典》规定，在明胶空心胶囊中，铬的含量不得过百万分之

A. 五   B. 一

C. 二   D. 四

E. 六

（四）多项选择题

1. 下列关于胶囊剂特点的叙述，正确的有

    A. 可以掩盖药物不良气味

    B. 提高药物的稳定性

    C. 减小药物的刺激性

    D. 生物利用度高于丸剂、片剂

    E. 药物不能定时、定位释放

2. 下列关于胶囊剂的叙述，正确的有

    A. 药物的水溶液与稀乙醇溶液不宜制成胶囊剂

    B. 易溶且刺激性较强的药物，可制成胶囊剂

    C. 有特殊气味的药物可制成胶囊剂掩盖其气味

    D. 易风化与潮解的药物不宜制成胶囊剂

    E. 吸湿性强的药物制成胶囊剂可防止遇湿潮解

3. 下列有关胶囊剂的叙述，正确的有

    A. 肠溶胶囊不溶于胃液，但能在肠液中崩解而释放药物

    B. 控释胶囊应在规定的释放介质中缓慢地恒速释放药物

    C. 缓释胶囊应在规定的释放介质中缓慢地非恒速释放药物

    D. 硬胶囊剂内容物可以是药物的均匀粉末、细小颗粒或小丸

    E. 软胶囊剂又称胶丸，其制法为压制法

4. 下列关于硬胶囊囊壳的叙述，错误的有

    A. 胶囊壳主要由明胶组成

    B. 制囊壳时应加入抑菌剂

    C. 加入甘油可增加囊壳的韧性与可塑性

    D. 加入二氧化钛使囊壳易于识别

    E. 加入十二烷基磺酸钠可调整胶囊剂的口感

5. 软胶囊剂填充药物若为混悬液，可以选用的混悬介质有

    A. 醇类物质   B. 醛类物质

    C. 植物油   D. 水

    E. PEG 4000

6. 《中国药典》规定，应进行释放度检查的胶囊剂有

    A. 硬胶囊   B. 软胶囊

    C. 缓释胶囊   D. 肠溶胶囊

    E. 控释胶囊

7. 下列关于固体剂型的临床应用注意事项，正确的有

    A. 散剂均需内服，需按照用法的要求合理使用

    B. 可溶颗粒可放入口中用水送服

    C. 含挥发性成分较多的颗粒剂，宜用温开水冲服

    D. 服用胶囊的时候，以温开水送服为宜，不宜用热水送服

    E. 缓释胶囊和肠溶胶囊不可剥开服用

五、丸剂

（一）最佳选择题

1. 下列关于蜜丸的叙述，错误的是

    A. 以炼蜜为黏合剂制成的丸剂

    B. 大蜜丸是指重量在0.6g以上者

    C. 一般用于慢性病的治疗

    D. 以原粉入药，微生物易超限

    E. 水蜜丸易于吞服

2. 小蜜丸剂型的每丸重量是

    A. 3.0g以下   B. 2.5g以下

    C. 1.5g以下   D. 1.0g以下

    E. 0.5g以下

3. 有毒性及刺激性强的药物宜制成的剂型是

    A. 水丸   B. 蜜丸

    C. 水蜜丸   D. 浓缩丸

    E. 蜡丸

4. 关于滴丸特点的叙述，错误的是

    A. 滴丸载药量小

    B. 滴丸可使液体药物固体化

    C. 滴丸剂量准确

    D. 滴丸均为速效剂型

    E. 滴丸生产周期短，自动化程度高

5. 味甜、易溶化、适合于儿童用药、多用于疫苗制剂的丸剂类型是

    A. 小蜜丸   B. 水丸

    C. 浓缩丸   D. 滴丸

    E. 糖丸

6. 关于蜂蜜炼制目的的叙述，错误的是

    A. 除去杂质

    B. 杀灭微生物

    C. 破坏酶类

    D. 增加黏性

    E. 促进蔗糖酶解为还原糖

7. "中蜜"的炼制标准是
  A. 蜜温为 105～115℃，含水量为 17%～20%，相对密度为 1.35 左右
  B. 蜜温为 105～115℃，含水量为 10% 以下，相对密度为 1.40 左右
  C. 蜜温为 116～118℃，含水量为 18% 以上，相对密度为 1.35 左右
  D. 蜜温为 116～118℃，含水量为 14%～16%，相对密度为 1.37 左右
  E. 蜜温为 119～122℃，含水量为 10% 以下，相对密度为 1.40 左右

8. 炼制蜂蜜时，属于中蜜专业术语的是
  A. 鱼眼泡   B. 牛眼泡
  C. 打白丝   D. 滴水成珠
  E. 拉长丝

9. 下列不需要进行溶散时限检查的剂型是
  A. 浓缩丸   B. 滴丸
  C. 水蜜丸   D. 水丸
  E. 大蜜丸

10. 关于防风通圣丸特点和质量要求的说法，错误的是
  A. 包衣可以防止丸中薄荷、荆芥中挥发性成分散失
  B. 滑石既是处方中药物，粉碎为极细粉又可用作包衣
  C. 大黄煎取药汁泛丸，既能使之成型又可发挥其药效作用
  D. 应控制制剂的水分不得过 9.0%
  E. 应密封贮存，防止受潮、发霉、变质等

11. 葛根芩连丸的剂型属于
  A. 蜜丸   B. 糊丸
  C. 水蜜丸   D. 浓缩水丸
  E. 滴丸

（二）配伍选择题

[1～4题共用备选答案]
  A. 水丸   B. 滴丸
  C. 浓缩丸   D. 蜜丸
  E. 蜡丸

1. 饮片细粉以水或黄酒、醋等为黏合剂制成的丸剂是
2. 饮片细粉以炼蜜为黏合剂制成的丸剂是
3. 在体内不溶散、缓慢释放药物的剂型是

4. 以水、炼蜜或炼蜜和水为黏合剂的丸剂是

[5～6题共用备选答案]
  A. 水   B. 聚乙二醇
  C. 石油醚   D. 硬脂酸
  E. 液状石蜡

5. 滴丸的水溶性基质是
6. 滴丸的非水溶性基质是

[7～9题共用备选答案]
  A. 朱砂衣   B. 黄柏衣
  C. 雄黄衣   D. 青黛衣
  E. 赭石衣

7. 清下焦湿热类中药丸剂常用包衣类型是
8. 清热解毒类中药丸剂常用包衣类型是
9. 解毒、杀虫类中药丸剂常用包衣类型是

[10～13题共用备选答案]
  A. 6.0%   B. 9.0%
  C. 12.0%   D. 15.0%
  E. 18.0%

10. 除另有规定外，水丸中所含水分不得过
11. 除另有规定外，浓缩水蜜丸中所含水分不得过
12. 除另有规定外，蜜丸中所含水分不得过
13. 除另有规定外，浓缩蜜丸中所含水分不得过

（三）综合分析选择题

[1～2题共用信息题干]
  丸剂作为中药传统剂型之一，始载于《五十二病方》。随着医学和制药工业的不断发展，丸剂的新工艺、新技术、新辅料等也有较快的发展，丸剂的临床应用十分广泛，可满足不同的治疗需求。

1. 下列关于水丸特点的叙述，错误的是
  A. 不易吸潮，利于贮存
  B. 可掩盖不良气味
  C. 药物的均匀性及溶散时间不易控制
  D. 可根据药物性质分层泛丸
  E. 易溶散，显效慢

2. 制备入肝经、具有活血散瘀止痛作用的水丸制剂时，常选用的赋形剂是
  A. 水   B. 蜜水
  C. 姜汁   D. 黄酒
  E. 米醋

[3～6题共用信息题干]
  某女，46 岁。症见头痛昏重、胸膈痞闷、脘腹胀

痛、呕吐泄泻，舌苔白腻。医师诊断为外感风寒、内伤湿滞证，处以藿香正气滴丸。处方组成：苍术160g、陈皮160g、姜厚朴160g、白芷240g、茯苓240g、大腹皮240g、生半夏160g、甘草浸膏20g、广藿香油1.6ml、紫苏叶油0.8ml。

3. 制备藿香正气滴丸时所用的聚乙二醇6000，作用是
   A. 起防腐作用　　　　B. 调节制剂pH
   C. 作为滴丸的赋形剂　D. 控制药物缓慢释放
   E. 减少生半夏的刺激性

4. 处方中呈立方块或不规则厚片，白色、淡红色或淡棕色，气微，嚼之粘牙的饮片是
   A. 大腹皮　　　　　　B. 生半夏
   C. 白芷　　　　　　　D. 陈皮
   E. 茯苓

5. 上述滴丸含量测定成分为橙皮苷，其化学结构类型是
   A. 萜类　　　　　　　B. 醌类
   C. 挥发油　　　　　　D. 黄酮类
   E. 苯丙素类

6. 处方中厚朴用姜汁制的作用是
   A. 增强宽中和胃作用　B. 增强祛瘀止痛作用
   C. 增强止咳化痰作用　D. 增强健脾补血作用
   E. 增强渗湿止泻作用

[7~9题共用信息题干]
　　某男，52岁。症见大便脓血、里急后重、发热腹痛。医师处以香连丸，处方组成：萸黄连800g、木香200g。以上二味，粉碎成细粉，过筛，混匀，每100g粉末用米醋8g加适量的水泛丸，干燥，即得。

7. 处方中萸黄连的炮制方法和作用，叙述错误的是
   A. 炮制时，每100kg黄连片用吴茱萸10kg
   B. 萸黄连是吴茱萸和黄连片共同拌炒而得
   C. 吴茱萸性热，可抑制黄连的寒性
   D. 萸黄连善清气分湿热，散肝胆郁火
   E. 炮制后可提高小檗碱的溶出率

8. 《中国药典》规定，香连丸的溶散时限是
   A. 15分钟　　　　　　B. 30分钟
   C. 45分钟　　　　　　D. 60分钟
   E. 120分钟

9. 萸黄连的显微鉴别特征是
   A. 纤维束鲜黄色，壁稍厚，纹孔明显
   B. 联结乳管含淡黄色细小颗粒状物

   C. 树脂道碎片易见，含黄色块状分泌物
   D. 纤维多而壁厚，附有小晶体（砂晶和方晶）
   E. 纤维成束，周围薄壁细胞含草酸钙方晶，形成晶纤维

（四）多项选择题

1. 关于丸剂临床应用的叙述，正确的有
   A. 大蜜丸体积大，可以嚼碎后咽下
   B. 服用藿香正气丸或附子理中丸时，可采用生姜煎汤送服
   C. 痛经患者服用艾附暖宫丸时，可用温热的红糖水送服
   D. 服用补中益气丸治疗慢性肠炎时，可用大枣煎汤送服
   E. 水丸质硬者，可用开水溶化后服用

2. 下列关于滴丸的叙述，正确的有
   A. 一般用滴制法制备
   B. 仅适用于急症治疗
   C. 常用非水溶性基质为硬脂酸、单硬脂酸甘油酯
   D. 可使液体药物固体化
   E. 载药量较小

3. 丸剂的包衣包括
   A. 药物衣　　　　　　B. 糖衣
   C. 薄膜衣　　　　　　D. 肠溶衣
   E. 明胶衣

4. 下列丸剂包衣形式中，属于药物衣的有
   A. 青黛衣　　　　　　B. 黄柏衣
   C. 朱砂衣　　　　　　D. 雄黄衣
   E. 百草霜衣

5. 下列丸剂包衣材料中，属于肠溶衣的有
   A. 聚丙烯酸树脂Ⅰ号　B. 朱砂衣
   C. 薄膜衣　　　　　　D. 纤维醋法酯
   E. 明胶衣

六、片剂

（一）最佳选择题

1. 关于片剂特点的叙述，错误的是
   A. 剂量准确
   B. 质量较稳定
   C. 溶出度高于胶囊剂及散剂
   D. 品种丰富，可满足医疗、预防用药的不同需求
   E. 昏迷患者和儿童不易吞服

2. 可加水分散后口服，也可含于口中吮服或吞服的片剂是

　A. 口崩片　　　　　　　B. 分散片

　C. 咀嚼片　　　　　　　D. 舌下片

　E. 含片

3. 临用前能溶解于水中，可供口服、外用、含漱等用的非包衣片或薄膜包衣的片剂是

　A. 分散片　　　　　　　B. 咀嚼片

　C. 泡腾片　　　　　　　D. 控释片

　E. 可溶

4. 将处方中部分饮片粉碎成细粉，与其余药料制得的稠膏加适宜辅料制成的中药片剂称为

　A. 分散片　　　　　　　B. 浸膏片

　C. 全粉片　　　　　　　D. 半浸膏片

　E. 提纯片

5. 既可作为口含片的主要稀释剂和矫味剂，亦可作为咀嚼片的填充剂和黏合剂的辅料是

　A. 淀粉　　　　　　　　B. 乳糖

　C. 糊精　　　　　　　　D. 碳酸镁

　E. 甘露醇

6. 下列可作为咀嚼片填充剂的是

　A. 淀粉　　　　　　　　B. 硫酸钙

　C. 硬脂酸镁　　　　　　D. 甘露醇

　E. 微晶纤维素

7. 片剂制备过程中，常与糊精配合使用的稀释剂是

　A. 可压性淀粉　　　　　B. 淀粉

　C. 磷酸氢钙　　　　　　D. 糖粉

　E. 甘露醇

8. 乙醇作为润湿剂一般采用的浓度是

　A. 90% 以上　　　　　　B. 70% ~90%

　C. 30% ~70%　　　　　 D. 20% ~60%

　E. 20% 以下

9. 崩解机制主要为产气的崩解剂为

　A. 羧甲淀粉钠　　　　　B. 泡腾崩解剂

　C. 聚山梨酯 80　　　　 D. 干燥淀粉

　E. 淀粉酶

10. 下列辅料中可用作崩解剂的是

　A. 甲基纤维素　　　　　B. 糖粉

　C. 羧甲淀粉钠　　　　　D. 硬脂酸镁

　E. 糊精

11. 常用作片剂润滑剂的辅料是

　A. 淀粉　　　　　　　　B. 糊精

　C. 糖粉　　　　　　　　D. 滑石粉

　E. 微晶纤维素

12. 在片剂制备过程中，润滑剂加入的恰当时间是

　A. 制粒时加入　　　　　B. 药物粉碎时加入

　C. 颗粒干燥时加入　　　D. 压片前加入

　E. 包衣前加入

13. 适用于可溶片或泡腾片的润滑剂是

　A. 硬脂酸　　　　　　　B. 滑石粉

　C. 硬脂酸镁　　　　　　D. 聚乙二醇 4000

　E. 微粉硅胶

14. 按照《中国药典》的规定，下列为阴道泡腾片检查项目的是

　A. 溶化性　　　　　　　B. 发泡量

　C. 溶出度　　　　　　　D. 融变时限

　E. 含量均匀度

15. 按照《中国药典》的规定，下列为阴道片检查项目的是

　A. 溶化性　　　　　　　B. 发泡量

　C. 溶出度　　　　　　　D. 融变时限

　E. 含量均匀度

16. 应进行溶出度检查的片剂是

　A. 分散片　　　　　　　B. 口含片

　C. 泡腾片　　　　　　　D. 缓释片

　E. 控释片

17. 《中国药典》规定，凡规定检查溶出度、释放度的片剂，不再进行的检查及测定项目是

　A. 含量测定

　B. 崩解时限检查

　C. 含量均匀度检查

　D. 融变时限检查

　E. 片重差异检查

18. 需要进行含量均匀度检查的是

　A. 小剂量片剂

　B. 含有浸膏药物的片剂

　C. 含有易溶性成分的片剂

　D. 不易混匀的物料

　E. 含有挥发性药物的片剂

19. 中药浸膏（半浸膏）片的崩解时限是

　A. 15 分钟　　　　　　　B. 30 分钟

C. 60 分钟　　　　　　D. 90 分钟

E. 120 分钟

20. 关于片剂临床应用的叙述，错误的是

  A. 口服片剂一般应整片服用，尤其是糖衣片、包衣片和缓释片、控释片

  B. 舌下片服用时放于舌下，含 5 分钟，不要咀嚼或吞咽

  C. 舌下片含后 60 分钟内不宜马上饮水或饮食

  D. 泡腾片严禁直接服用或口含

  E. 口含片服用时，置于舌底，使其自然溶化

（二）配伍选择题

[1~3 题共用备选答案]

  A. 黏合剂　　　　　　B. 润湿剂

  C. 吸收剂　　　　　　D. 润滑剂

  E. 稀释剂

1. 处方中含有较多挥发油液体成分，制备片剂时需加入的是

2. 主药剂量小于 0.1g、压片困难者需加入的是

3. 各类片剂压片前需加入的是

[4~7 题共用备选答案]

  A. 干燥淀粉　　　　　B. 硬脂酸镁

  C. 乳糖　　　　　　　D. 羟丙甲纤维素

  E. 水

4. 常作为崩解剂的是

5. 常作为润湿剂的是

6. 常作为填充剂的是

7. 常作为润滑剂的是

[8~13 题共用备选答案]

  A. 60 秒　　　　　　　B. 5 分钟

  C. 30 分钟　　　　　　D. 60 分钟

  E. 3 分钟

8. 口崩片的崩解时限是

9. 泡腾片的崩解时限是

10. 糖衣片的崩解时限是

11. 舌下片的崩解时限是

12. 分散片的崩解时限是

13. 可溶片的崩解时限是

（三）综合分析选择题

[1~2 题共用信息题干]

随着科学技术的进步和现代药学的发展，新工艺、新技术、新辅料、新设备在片剂研究和生产中不断应用，

中药片剂的成型工艺、生产技术日臻完善，类型和品种不断增加，已发展成为临床应用最广泛的剂型之一。

1. 下列关于片剂特点的叙述，错误的是

  A. 生产自动化程度高

  B. 可内服，也可外用

  C. 剂量准确

  D. 片剂内药物含量差异大

  E. 运输、贮存、携带、应用都比较方便

2. 下列无首过效应的片剂是

  A. 分散片　　　　　　B. 口服泡腾片

  C. 缓释片　　　　　　D. 控释片

  E. 舌下片

[3~4 题共用信息题干]

牛黄解毒片的制备工艺是先将组方中的药材牛黄、雄黄、大黄、冰片粉碎成细粉或极细粉，其余药材用水煎煮提取有效成分，得稠膏，加入大黄、雄黄细粉，制粒，再加入牛黄、冰片细粉，混匀，压片。

3. 根据制备工艺，牛黄解毒片的类型属于

  A. 全粉片　　　　　　B. 半浸膏片

  C. 浸膏片　　　　　　D. 缓释片

  E. 干法制粒压片

4. 中药片剂制备中，含浸膏量大或浸膏黏性太大时宜选用的辅料是

  A. 稀释剂　　　　　　B. 吸收剂

  C. 崩解剂　　　　　　D. 黏合剂

  E. 润滑剂

（四）多项选择题

1. 下列剂型中属于口服片剂的有

  A. 咀嚼片　　　　　　B. 可溶片

  C. 分散片　　　　　　D. 泡腾片

  E. 肠溶片

2. 下列属于舌下片特点的有

  A. 属于黏膜给药方式

  B. 舌下片中的原料药物易于黏膜吸收

  C. 局部给药发挥全身治疗作用

  D. 主要适用于急症的治疗

  E. 吸收迅速，显效快

3. 下列可用作片剂填充剂的有

  A. 淀粉　　　　　　　B. 糊精

  C. 糖粉　　　　　　　D. 甘露醇

  E. 微粉硅胶

4. 片剂制备中, 以下情况需要加入稀释剂的有
  A. 主药剂量小于 0.1g　　　B. 含浸膏量较多
  C. 浸膏黏性太大　　　　　　D. 含有较多的挥发油
  E. 含有较多的液体成分

5. 下列片剂制备时, 需加入崩解剂的有
  A. 泡腾片　　　　　　　　B. 缓释片
  C. 口含片　　　　　　　　D. 外用溶液片
  E. 舌下片

6. 片剂包衣的作用有
  A. 控制药物在胃肠道内定位释放
  B. 控制药物在胃肠道的释放速度

C. 掩盖药物不良气味
D. 隔离空气, 避光防潮, 提高药物的稳定性
E. 防止发生松片现象

7. 除另有规定外, 应检查崩解时限的片剂有
  A. 肠溶片　　　　　　　　B. 可溶片
  C. 缓释片　　　　　　　　D. 舌下片
  E. 咀嚼片

8. 除另有规定外, 应检查释放度的片剂类型有
  A. 肠溶片　　　　　　　　B. 缓释片
  C. 泡腾片　　　　　　　　D. 控释片
  E. 咀嚼片

第二节　浸出制剂

一、汤剂

(一) 最佳选择题

1. 旋覆代赭汤中需要先煎的药物是
  A. 旋覆花　　　　　　　　B. 赭石
  C. 党参　　　　　　　　　D. 制半夏
  E. 炙甘草

2. 关于汤剂临床应用注意事项的叙述, 错误的是
  A. 汤剂服用时宜摇匀服用
  B. 一般药性平和药多采用温服
  C. 清热解毒剂宜凉服
  D. 服药后易呕吐者宜热服
  E. 解表药须热服

(二) 多项选择题

1. 以乙醇为溶剂的浸出制剂有
  A. 汤剂　　　　　　　　　B. 合剂
  C. 药酒　　　　　　　　　D. 酊剂
  E. 流浸膏剂

2. 下列关于汤剂的叙述, 正确的有
  A. 以水为溶剂
  B. 能适应中医辨证施治, 随症加减
  C. 吸收较快
  D. 煎煮后加防腐剂服用
  E. 制法简便

3. 下列关于汤剂的叙述, 正确的有
  A. 汤剂质量与饮片质量有关

B. 汤剂制备多采用煎煮法
C. 煎药器具可选用搪瓷、不锈钢类
D. 煎药溶剂大多使用自来水或制药纯水
E. 煎煮火候应沸前文火, 沸后武火

4. 制备汤剂时, 下列药材中需要先煎的有
  A. 牡蛎
  B. 寒水石
  C. 乌头
  D. 附子
  E. 商陆

5. 制备汤剂时, 下列药材中需要后下的有
  A. 细辛
  B. 薄荷
  C. 大黄
  D. 钩藤
  E. 番泻叶

6. 制备汤剂时, 下列药材中需要包煎的有
  A. 葶苈子　　　　　　　　B. 菟丝子
  C. 浮小麦　　　　　　　　D. 旋覆花
  E. 车前子

二、合剂

(一) 最佳选择题

关于合剂特点和质量要求的叙述, 错误的是
A. 合剂可以像汤剂一样随证加减
B. 单剂另罐装者可称为口服液

C. 在贮存期间，合剂允许有少量摇之易散的沉淀

D. 合剂可以根据需要加入适宜的附加剂

E. 合剂因有少量摇之易散的沉淀，服用前应摇匀

（二）配伍选择题

[1~2题共用备选答案]

A. 0.05%　　　　B. 0.10%

C. 0.20%　　　　D. 0.30%

E. 0.40%

1. 在制备合剂时，山梨酸的用量不得超过

2. 在制备合剂时，羟苯酯类的用量不得超过

（三）综合分析选择题

[1~2题共用信息题干]

某女，58岁。症见四肢厥逆、恶寒蜷卧、呕吐不渴、腹痛下利、神衰欲寐、舌苔白滑、脉象微细。医师处以四逆汤。处方组成：淡附片300g、干姜200g、炙甘草300g。制法：以上三味，淡附片、炙甘草加水煎煮二次，第一次2小时，第二次1.5小时，合并煎液，滤过。干姜用水蒸气蒸馏提取挥发油，挥发油和蒸馏后的水溶液备用；姜渣再加水煎煮1小时，煎液与上述水溶液合并，滤过，再与淡片、炙甘草的煎液合并，浓缩至约400ml，放冷加乙醇1200ml，搅匀，静置24小时，滤过，减压浓缩至适量，用适量水稀释，冷藏24小时，滤过，加单糖浆、苯甲酸钠与上述挥发油，加水至1000ml，搅匀，灌封，灭菌，即得。其质量应符合《中国药典》合剂项下有关的各项规定。

1. 该制剂的质量控制成分为甘草酸，其结构类型是

A. 甾体皂苷　　　B. 强心苷

C. 胆汁酸类　　　D. 蜕皮激素

E. 三萜皂苷

2. 该制剂的含糖量一般不高于

A. 10%（g/ml）　　B. 20%（g/ml）

C. 15%（g/ml）　　D. 25%（g/ml）

E. 30%（g/ml）

三、糖浆剂

（一）最佳选择题

1. 单糖浆系蔗糖的饱和水溶液，其浓度是

A. 85%（g/ml）　　B. 80%（g/ml）

C. 75%（g/ml）　　D. 70%（g/ml）

E. 65%（g/ml）

2. 不属于糖浆剂质量检查项目的是

A. pH值　　　　B. 乙醇含量

C. 装量　　　　D. 相对密度

E. 微生物限度

3. 糖浆剂中的山梨酸抑制霉菌和酵母菌的最适pH范围是

A. 3.0~3.5　　　B. 3.4~3.8

C. 4.0~4.5　　　D. 4.4~4.8

E. 5.0~5.5

4. 按照《中国药典》对糖浆剂的要求，川贝枇杷糖浆含蔗糖量应不低于

A. 35%（g/ml）　　B. 40%（g/ml）

C. 45%（g/ml）　　D. 50%（g/ml）

E. 55%（g/ml）

（二）多项选择题

1. 单糖浆的用途包括

A. 作为药用糖浆的原料

B. 作为其他口服液体制剂的矫味剂

C. 作为其他口服液体制剂的助悬剂

D. 作为丸剂、片剂的黏合剂

E. 高浓度糖浆可作为包糖衣的主要材料

2. 下列关于糖浆剂质量要求的叙述，正确的有

A. 药用糖浆剂含糖量应不低于50%（g/ml）

B. 相对密度、pH符合规定

C. 在贮藏期间不得有酸败、异臭、产生气体等变质现象

D. 贮藏期间允许有少量摇之易散的沉淀

E. 装量及微生物限度均应符合规定

四、煎膏剂

（一）最佳选择题

1. 下列属于含糖浸出制剂的是

A. 浸膏剂　　　　B. 煎膏剂

C. 汤剂　　　　D. 混悬剂

E. 流浸膏剂

2. 下列剂型中需要做不溶物检查的是

A. 合剂　　　　B. 口服液

C. 糖浆剂　　　D. 煎膏剂

E. 浸膏剂

3. 煎膏剂含糖浓度高，若制备时炼糖程度把握不好，成品易出现的质量不稳定现象是

A. 絮凝　　　　B. 凝聚

C. 返砂　　　　　　　D. 破裂

E. 聚集

4. 除另有规定外，应按照《中国药典》规定的方法检查相对密度的制剂是

A. 煎膏剂　　　　　　B. 膏药

C. 软膏剂　　　　　　D. 乳膏剂

E. 流浸膏剂

5. 关于煎膏剂质量要求和应用注意事项的说法，正确的是

A. 煎膏剂质地黏稠，制备时不得加入药物细粉

B. 煎膏剂以滋补为主，兼有缓和的治疗作用

C. 出现"返砂"后的煎膏剂仍可使用

D. 除另有规定外，煎膏剂应密封，常温贮存

E. 除另有规定外，煎膏剂中加入炼蜜的量一般不超过清膏量的5倍

6. 益母草膏的剂型属于

A. 酒剂　　　　　　　B. 酊剂

C. 糖浆剂　　　　　　D. 浸膏剂

E. 煎膏剂

（二）多项选择题

1. 下列关于煎膏剂的叙述，正确的有

A. 多用于慢性病的治疗

B. 口感好，体积小，服用方便

C. 含挥发性成分的药物制成该剂型效果更好

D. 煎膏剂必须加入辅料炼蜜或炼糖

E. 采用渗漉法制备

2. 下列关于煎膏剂的叙述，正确的有

A. 煎膏剂应质地细腻，稠度适宜

B. 应无焦臭、异味，无糖的结晶析出

C. 不溶物检查时不得有焦屑等异物

D. 需加饮片细粉，待冷却后加入，搅拌均匀

E. 加入炼糖或炼蜜的量一般不超过清膏量的4倍

3. 下列剂型中可应用蜂蜜作为辅料的有

A. 蜜丸　　　　　　　B. 煎膏剂

C. 滴丸　　　　　　　D. 水丸

E. 糖浆剂

五、茶剂

（一）最佳选择题

1. 按照《中国药典》规定的方法检查，不含糖块状茶剂以及袋装茶剂与煎煮茶剂的水分不得过

A. 15.0%　　　　　　B. 12.0%

C. 10.0%　　　　　　D. 9.0%

E. 5.0%

2. 按照《中国药典》规定的方法检查，含糖块状茶剂的水分不得过

A. 15.0%　　　　　　B. 12.0%

C. 9.0%　　　　　　 D. 6.0%

E. 3.0%

3. 含挥发性成分较多的茶剂，泡服温度要求是

A. 40℃以下　　　　　B. 50℃以下

C. 60℃以下　　　　　D. 70℃以下

E. 80℃以下

（二）多项选择题

1. 关于茶剂的叙述，正确的有

A. 味厚的饮片不宜制成袋泡茶

B. 滋补性饮片不宜制成袋泡茶

C. 质坚的饮片适宜制成袋泡茶

D. 茶剂能较多地保留挥发性成分

E. 含挥发性及易吸潮原料药物的茶剂应密封贮存

2. 以下为茶剂质量检查项目的有

A. 水分　　　　　　　B. 溶化性

C. 重量差异　　　　　D. 装量差异

E. 微生物限度

六、酒剂

（一）最佳选择题

1. 除浸渍法外，酒剂常用的制备方法是

A. 煎煮法　　　　　　B. 蒸馏法

C. 吸收法　　　　　　D. 渗漉法

E. 沉淀法

2. 酒剂为中药饮片用蒸馏酒提取制成的澄清液体制剂。在注意服用量的前提下，以下人群中可以服用该剂型的是

A. 儿童　　　　　　　B. 孕妇

C. 心脏病患者　　　　D. 高血压患者

E. 中青年人群

3. 下列需进行含醇量测定的浸出制剂是

A. 杞菊地黄口服液　　B. 金银花糖浆

C. 益母草膏　　　　　D. 舒筋活络酒

E. 颠茄浸膏

4. 除另有规定外，酒剂中含甲醇量不得过
    A. 0.01%（ml/ml）　　　B. 0.02%（ml/ml）
    C. 0.03%（ml/ml）　　　D. 0.04%（ml/ml）
    E. 0.05%（ml/ml）

（二）多项选择题

1. 下列关于酒剂的叙述，正确的有
    A. 具有祛风散寒、活血通络、散瘀止痛等功效的方剂常制成酒剂
    B. 制备简便，剂量较小，服用方便
    C. 儿童、孕妇及心脏病、高血压患者不宜服用
    D. 内服药酒应以蒸馏酒为原料
    E. 酒剂中可加入适量的糖或蜂蜜调味

2.《中国药典》规定，酒剂需进行的质量检查项目包括
    A. 总固体量　　　　　　B. 乙醇量
    C. 甲醇量　　　　　　　D. 装量
    E. 微生物限度

七、酊剂

（一）最佳选择题

1. 原料药物用规定浓度的乙醇提取或溶解而制成的澄清液体制剂是
    A. 酒剂　　　　　　　　B. 酊剂
    C. 糖浆剂　　　　　　　D. 浸膏剂
    E. 煎膏剂

2. 下列关于酒剂与酊剂质量要求的叙述，正确的是
    A. 酒剂不要求进行乙醇含量测定
    B. 酊剂的浓度要求为每100ml相当于原饮片30g
    C. 酊剂在贮存期间不允许有沉淀
    D. 酒剂、酊剂不需进行微生物限度检查
    E. 含剧毒药的酊剂浓度要求为每100ml相当于原饮片10g

3. 需进行含醇量测定的剂型是
    A. 益母草膏　　　　　　B. 藿香正气水
    C. 马应龙软膏　　　　　D. 藿香正气口服液
    E. 橘红止咳糖浆

4. 除另有规定外，酊剂中含甲醇量不得过
    A. 0.01%（ml/ml）　　　B. 0.02%（ml/ml）
    C. 0.03%（ml/ml）　　　D. 0.04%（ml/ml）
    E. 0.05%（ml/ml）

（二）配伍选择题

[1~2题共用备选答案]
    A. 每100ml相当于原饮片25g
    B. 每100ml相当于原饮片20g
    C. 每100ml相当于原饮片15g
    D. 每100ml相当于原饮片10g
    E. 每100ml相当于原饮片5g

1. 除另有规定外，普通药物酊剂浓度是
2. 除另有规定外，毒性药物酊剂浓度是

[3~4题共用备选答案]
    A. 煎煮法　　　　　　　B. 回流法
    C. 水蒸气蒸馏法　　　　D. 渗漉法
    E. 连续回流法

3. 制备酊剂一般采用
4. 制备煎膏剂一般采用

（三）综合分析选择题

[1~3题共用信息题干]
    患者，女，40岁。自述患病2天，症见头痛昏重、胸膈痞闷、脘腹胀痛、呕吐泄泻。中医辨证为夏伤暑湿所致的感冒，处以藿香正气水，方中药用苍术、陈皮、厚朴（姜制）、白芷、茯苓、大腹皮、生半夏、甘草浸膏、广藿香油、紫苏叶油等。一次5~10ml，一日2次，用时摇匀。

1. 根据患者的病情，处方中苍术的炮制方法是
    A. 麸炒　　　　　　　　B. 清炒
    C. 土炒　　　　　　　　D. 切制
    E. 蜜炙

2. 药师调配复核时，某饮片为类圆形的厚片，外表皮灰棕色或黄棕色，切面白色或灰白色，显粉性，形成层环棕色，皮部散有多数棕色油点，气芳香。该饮片是
    A. 茯苓　　　　　　　　B. 苍术
    C. 白芷　　　　　　　　D. 生半夏
    E. 厚朴

3. 藿香正气水的剂型类型是
    A. 口服液　　　　　　　B. 汤剂
    C. 酒剂　　　　　　　　D. 酊剂
    E. 芳香水剂

八、流浸膏剂与浸膏剂

（一）最佳选择题

1. 按浸提过程和成品情况分类，流浸膏大多属于
   - A. 水浸出制剂
   - B. 醇浸出制剂
   - C. 含糖浸出制剂
   - D. 无菌浸出制剂
   - E. 含蜂蜜浸出制剂

2. 下列提取方法中属于流浸膏剂常用制备方法的是
   - A. 浸渍法
   - B. 回流法
   - C. 煎煮法
   - D. 蒸馏法
   - E. 渗漉法

3. 下列关于浸膏剂、流浸膏剂的叙述，错误的是
   - A. 以水为溶剂的流浸膏剂中可酌加 20% ~ 25% 的乙醇为防腐剂
   - B. 浸膏剂多用煎煮法、回流法或渗漉法制备
   - C. 流浸膏剂用渗漉法制备，也可用浸膏剂稀释制成
   - D. 流浸膏剂与浸膏剂不适用于热敏性药物
   - E. 流浸膏每 1ml 相当于饮片 2 ~ 5g

4. 除另有规定外，流浸膏剂剂中含甲醇量不得过
   - A. 0.01%（ml/ml）
   - B. 0.02%（ml/ml）
   - C. 0.03%（ml/ml）
   - D. 0.04%（ml/ml）
   - E. 0.05%（ml/ml）

（二）配伍选择题

[1 ~ 2 题共用备选答案]
   - A. 每 100ml 相当于原饮片 20g
   - B. 每 100ml 相当于原饮片 10g
   - C. 每 1ml 相当于原饮片 1g
   - D. 每 1g 相当于原饮片 2 ~ 5g
   - E. 每 1g 相当于原饮片 1g

1. 除另有规定外，浸膏剂是指

2. 除另有规定外，流浸膏剂是指

（三）多项选择题

1. 除另有规定外，成品需进行含醇量测定的制剂有
   - A. 浸膏剂
   - B. 合剂
   - C. 酒剂
   - D. 煎膏剂
   - E. 酊剂

2. 除另有规定外，浸膏剂和流浸膏剂均需进行的检查项目有
   - A. 装量
   - B. 溶散时限
   - C. 不溶物
   - D. 含醇量
   - E. 微生物限度

第三节　液体制剂

一、基本要求

（一）最佳选择题

1. 下列属于非离子型表面活性剂的是
   - A. 硫酸化蓖麻油
   - B. 吐温 80
   - C. 月桂醇硫酸钠
   - D. 卵磷脂
   - E. 苯扎溴铵

2. 分散相粒径最大的液体制剂是
   - A. 溶胶
   - B. 乳浊液
   - C. 混悬液
   - D. 溶液剂
   - E. 高分子溶液

3. 下列关于亲水亲油平衡值的叙述，正确的是
   - A. 代表表面活性剂亲水基团的多少
   - B. 代表表面活性剂亲油基团的多少
   - C. 亲水亲油平衡值越高，亲水性越小
   - D. 亲水亲油平衡值越小，亲油性越小
   - E. 亲水、亲油基团对水和油的综合亲和力

4. 下列属于阴离子型表面活性剂的是
   - A. 多价金属皂
   - B. 苯扎氯铵
   - C. 卵磷脂
   - D. 吐温 80
   - E. 普朗尼克 F68

5. 下列属于阳离子型表面活性剂的是
   - A. 吐温 80
   - B. 苯扎溴铵
   - C. 司盘 80
   - D. 阿洛索 – OT
   - E. 硫酸化蓖麻油

（二）配伍选择题

[1 ~ 5 题共用备选答案]
   - A. 消泡剂
   - B. W/O 型乳化剂
   - C. 润湿剂
   - D. O/W 型乳化剂
   - E. 增溶剂

1. HLB 值在 1~3 的表面活性剂适宜作为

2. HLB 值在 3~8 的表面活性剂适宜作为

3. HLB 值在 7~9 的表面活性剂适宜作为

4. HLB 值在 8~16 的表面活性剂适宜作为

5. HLB 值在 15~18 的表面活性剂适宜作为

（三）多项选择题

1. 下列关于液体制剂特点的叙述，正确的有
   - A. 分散度大、吸收快、作用较迅速
   - B. 药物分别以分子、离子或微粒状态分散于液体分散介质中形成液体分散体系
   - C. 减少固体药物口服后由于局部浓度过高而引起的胃肠道刺激
   - D. 尤其适用于儿童及老年患者
   - E. 液体制剂稳定性较差，贮藏、运输不方便

2. 按分散体系分类，液体制剂可以分为
   - A. 真溶液
   - B. 溶胶剂
   - C. 高分子溶液
   - D. 乳状液
   - E. 混悬液

3. 下列关于液体制剂的叙述，正确的有
   - A. 真溶液为热力学稳定体系
   - B. 高分子溶液为均相，热力学稳定体系
   - C. 混悬剂为多相体系，非均相，热力学不稳定体系
   - D. 乳状液属均相分散体系
   - E. 混悬液属动力学稳定体系

4. 下列具有防腐作用的附加剂是
   - A. 苯甲酸钠
   - B. 山梨酸钾
   - C. 苯甲酸
   - D. 苯甲醇
   - E. 30% 乙醇

5. 表面活性剂在液体制剂中的应用包括
   - A. 乳化剂
   - B. 润湿剂
   - C. 增溶剂
   - D. 助溶剂
   - E. 抑菌剂

二、溶液剂

（一）最佳选择题

1. 液体制剂因药物的分散状态可表现出不同的特点，下列属于非均相分散体系的是
   - A. 高分子溶液剂
   - B. 芳香水剂
   - C. 甘油剂
   - D. 溶胶剂
   - E. 醑剂

2. 决定高分子溶液剂稳定性的主要因素是
   - A. 离子化作用
   - B. 水化膜
   - C. 电位差
   - D. pH
   - E. 吸附作用

（二）多项选择题

1. 下列属于真溶液型液体制剂的有
   - A. 溶液剂
   - B. 乳剂
   - C. 芳香水剂
   - D. 醑剂
   - E. 甘油剂

2. 下列关于溶胶剂的叙述，正确的有
   - A. 是热力学稳定体系
   - B. 具有极大的分散度
   - C. 是热力学不稳定体系
   - D. 溶胶剂具有双电层结构
   - E. ζ 电位的高低决定了胶粒之间斥力的大小，是决定溶胶稳定性的主要因素

3. 薄荷水制剂处方中滑石粉的作用是
   - A. 吸附剂
   - B. 抑菌剂
   - C. 分散剂
   - D. 乳化剂
   - E. 抗氧化剂

4. 关于碘甘油制剂的处方分析，说法正确的有
   - A. 处方中碘化钾用作助溶剂
   - B. 处方中碘化钾可提高碘的稳定性
   - C. 处方中甘油可缓和碘对黏膜的刺激性
   - D. 处方中甘油可使药物滞留皮肤或黏膜而延长疗效
   - E. 该试剂临床应用时可加水稀释以降低刺激性

三、乳剂

（一）最佳选择题

1. 分散相乳滴合并且与连续相分离成不相混溶的两层液体的现象称为
   - A. 絮凝
   - B. 酸败
   - C. 破裂
   - D. 分层
   - E. 转相

2. 鱼肝油乳剂处方的组成是鱼肝油 500ml、阿拉伯胶细粉 125g、西黄蓍胶细粉 7g、糖精钠 0.1g、挥发杏仁油 1ml、羟苯乙酯 0.5g 及纯化水适量。其中，羟苯乙酯的作用是
   - A. 乳化剂
   - B. 润湿剂
   - C. 增溶剂
   - D. 助溶剂
   - E. 防腐剂

（二）配伍选择题

[1～4题共用备选答案]

A. 分层　　　　　　B. 絮凝

C. 转相　　　　　　D. 破裂

E. 酸败

1. 乳剂在放置过程中，乳滴逐渐聚集在上层或下层的现象称为

2. 由于ζ电位降低促使液滴聚集，出现乳滴聚集成团的现象称为

3. 乳剂受外界因素及微生物作用，使体系中油相或乳化剂发生变质的现象称为

4. 由O/W型乳剂转变为W/O型乳剂或出现相反的变化称为

（三）多项选择题

1. 乳剂的不稳定现象包括

A. 分层　　　　　　B. 絮凝

C. 转相　　　　　　D. 破裂

E. 酸败

2. 影响乳剂稳定性的因素包括

A. 乳化剂的性质

B. 乳化剂的用量

C. 分散相的浓度

D. 分散介质的黏度

E. 乳化及贮藏时的温度

四、混悬剂

（一）最佳选择题

1. 下列叙述中与混悬液的稳定性无关的是

A. 微粒间的排斥力与吸引力

B. 压力

C. 混悬粒子的沉降

D. 微粒增长与晶型转变

E. 温度

2. 口服混悬剂沉降体积比应不低于

A. 0.50　　　　　　B. 0.60

C. 0.70　　　　　　D. 0.80

E. 0.90

3. 炉甘石洗剂的处方组成是炉甘石150g、氧化锌

50g、甘油50ml、羧甲纤维素钠2.5g、纯化水适量。其中，羧甲纤维素钠在处方中的作用是

A. 润湿剂　　　　　B. 助悬剂

C. 增溶剂　　　　　D. 助溶剂

E. 防腐剂

（二）配伍选择题

[1～2题共用备选答案]

A. 润湿剂　　　　　B. 助溶剂

C. 乳化剂　　　　　D. 助悬剂

E. 絮凝剂

1. 吐温类物质在混悬液型液体制剂中常作为

2. 枸橼酸盐在混悬液型液体制剂中常作为

[3～5题共用备选答案]

A. 乳剂　　　　　　B. 混悬剂

C. 溶胶剂　　　　　D. 高分子溶液剂

E. 低分子溶液剂

3. 按分散系统分类，薄荷水属液体制剂的类型是

4. 按分散系统分类，碘甘油属液体制剂的类型是

5. 按分散系统分类，炉甘石洗剂属液体制剂的类型是

（三）多项选择题

1. 下列适宜制成混悬剂的药物类型有

A. 需制成液体制剂供临床应用的难溶性药物

B. 发挥长效作用的药物

C. 为提高在水溶液中稳定性的药物

D. 剧毒药

E. 剂量小的药物

2. 混悬型液体制剂中常用的稳定剂有

A. 助悬剂　　　　　B. 增溶剂

C. 絮凝剂　　　　　D. 反絮凝剂

E. 润湿剂

3. 增加混悬液的稳定性，降低微粒沉降速度可以采用的措施有

A. 减小微粒粒径

B. 增加介质黏度

C. 升高贮存温度

D. 减小微粒与介质间的密度差

E. 增加微粒粒径

第四节　注射剂

一、基本要求

（一）最佳选择题

1. 皮内注射的注射部位在表皮与真皮之间，一次注射量要求为
   - A. 0.1ml 以下
   - B. 0.2ml 以下
   - C. 0.3ml 以下
   - D. 0.4ml 以下
   - E. 0.5ml 以下

2. 肌内注射的注射部位在肌肉组织，一次注射量要求为
   - A. 1ml 以下
   - B. 2ml 以下
   - C. 3ml 以下
   - D. 4ml 以下
   - E. 5ml 以下

3. 关于静脉注射的叙述，错误的是
   - A. 一般注射量在 5～50ml 为静脉推注
   - B. 油溶液和混悬液或乳状液一般不宜静脉注射
   - C. 平均直径小于 5μm 的乳状液，可作静脉注射
   - D. 能导致红细胞溶解或使蛋白质沉淀的药液不宜静脉给药
   - E. 静脉注射起效最快，常作急救、补充体液和提供营养之用

4. 脊椎腔注射的一次注射量应为
   - A. 1ml 以下
   - B. 2ml 以下
   - C. 5ml 以下
   - D. 10ml 以下
   - E. 15ml 以下

5. 按《中国药典》规定，中药注射剂中重金属及其有害元素残留量需进行检查，按各品种项下每日最大使用量计算，铅不得超过
   - A. 2μg
   - B. 3μg
   - C. 6μg
   - D. 12μg
   - E. 15μg

（二）多项选择题

按《中国药典》规定，需进行不溶性微粒检查的注射剂有
   - A. 注射用浓溶液
   - B. 静脉滴注的溶液型注射液
   - C. 鞘内注射的溶液型注射液
   - D. 注射用无菌粉末
   - E. 椎管内注射的溶液型注射液

二、可灭菌小容量型注射液

（一）最佳选择题

1. 下列有关制药用水的叙述，错误的是
   - A. 注射用水作为配制注射剂的溶剂
   - B. 注射用水是饮用水经蒸馏所得的制药用水
   - C. 灭菌注射用水为注射用水灭菌所得的制药用水
   - D. 灭菌注射用水主要用作注射用无菌粉末的溶剂
   - E. 注射用水可作为滴眼剂配制的溶剂

2. 关于注射用水的说法，错误的是
   - A. 为纯化水经蒸馏所得的水
   - B. 用作配制注射剂的溶剂
   - C. 用作配制滴眼剂的溶剂
   - D. 用作注射剂容器的精洗
   - E. 用作注射用无菌粉末的溶剂

3. 可用于配制注射剂、滴眼剂等的溶剂或稀释剂的制药用水是
   - A. 纯化水
   - B. 饮用水
   - C. 注射用水
   - D. 蒸馏水
   - E. 去离子水

4. 亚硫酸钠常作为注射剂的
   - A. 抗氧剂
   - B. 抑菌剂
   - C. pH 调节剂
   - D. 渗透压调节剂
   - E. 金属离子络合剂

5. 乙二胺四乙酸常作为注射剂的
   - A. 抗氧剂
   - B. 助溶剂
   - C. pH 调节剂
   - D. 渗透压调节剂
   - E. 金属离子络合剂

6. 氯化钠常作为注射剂的
   - A. 抗氧剂
   - B. 抑菌剂
   - C. pH 调节剂
   - D. 渗透压调节剂
   - E. 助悬剂

7. 三氯叔丁醇常作为注射剂的
   - A. 抗氧剂
   - B. 乳化剂
   - C. 止痛剂
   - D. 渗透压调节剂
   - E. 金属离子络合剂

8. 药剂学上认为，产生致热能力最强的热原微生物是
   - A. 革兰阳性杆菌
   - B. 革兰阴性杆菌

C. 铜绿假单胞菌　　　D. 金黄色葡萄球菌

E. 沙门杆菌

9. 关于注射剂临床应用要求的叙述，错误的是

A. 能肌内注射给药的，不选用静脉注射或滴注给药

B. 乳状液型注射液，不得用于椎管内注射

C. 混悬型注射液不得用于静脉注射或椎管内注射

D. 严格掌握功能主治，禁止超功能主治用药

E. 为了疗效更佳，可与其他药品配伍使用

（二）配伍选择题

[1～3题共用备选答案]

A. 抗氧剂　　　　　B. 抑菌剂

C. 乳化剂　　　　　D. 渗透压调节剂

E. pH调节剂

1. 作为附加剂，苯酚在注射剂中常用作

2. 作为附加剂，葡萄糖在注射剂中常用作

3. 作为附加剂，枸橼酸在注射剂中常用作

（三）多项选择题

1. 污染热原的途径有

A. 原辅料带入

B. 从溶剂中带入

C. 容器、用具、管道、生产设备带入

D. 制备过程中带入

E. 从输液器具带入

2. 下列关于热原的叙述，正确的有

A. 热原是一种能引起恒温动物体温异常升高的致热物质

B. 热原仅由革兰阴性杆菌产生

C. 热原是微生物产生的内毒素

D. 脂多糖具有特别强的致热活性

E. 真菌、病毒不能产生热原

3. 内毒素的组成包括

A. 蛋白质　　　　　B. 胆固醇

C. 脂多糖　　　　　D. 磷脂

E. 生物激素

4. 可去除热原的方法有

A. 高温法　　　　　B. 酸碱法

C. 吸附法　　　　　D. 离子交换法

E. 凝胶滤过法

5. 注射剂常用的附加剂包括

A. 增加主药溶解度的附加剂

B. 帮助主药混悬或乳化的附加剂

C. 防止主药氧化的附加剂

D. 调节渗透压的附加剂

E. 抑制微生物增殖的附加剂

6. 下列可用于调节注射液渗透压的有

A. 氯化钠　　　　　B. 葡萄糖

C. 硼酸　　　　　　D. 吐温80

E. 苯酚

7. 不得添加抑菌剂的注射剂类型是

A. 硬膜外注射液　　B. 脑池内注射液

C. 肌内注射剂　　　D. 静脉注射剂

E. 椎管内注射液

三、输液剂

（一）最佳选择题

生物制品输液剂的容量一般不小于

A. 50ml　　　　　　B. 100ml

C. 150ml　　　　　 D. 200ml

E. 250ml

（二）多项选择题

关于输液剂的质量要求，叙述正确的有

A. 输液剂的pH接近人体血液的pH

B. 除另有规定外，输液应尽可能与血液等渗

C. 输液剂应澄明，不得含有肉眼可见的异物

D. 静脉用乳状液型注射液中90%的乳滴粒径应在1μm以下，不得有大于5μm的乳滴

E. 输液剂中不得添加任何抑菌剂

四、注射用无菌粉末

多项选择题

除符合《中国药典》对注射用原料药物的各项规定外，注射用无菌粉末还应符合

A. 粉末无异物，配成溶液后可见异物检查合格

B. 粉末细度或结晶度应适宜

C. 无菌

D. 无热原

E. 便于分装

第五节 外用制剂

一、基本要求

（一）最佳选择题

1. 外用膏剂透皮吸收的主要途径是
   - A. 毛囊
   - B. 真皮层
   - C. 汗腺
   - D. 皮脂腺
   - E. 完整表皮

2. 关于外用膏剂基质对药物透皮吸收影响的叙述，错误的是
   - A. 基质的组成与皮脂分泌物相似时，有利于某些药物的透皮吸收
   - B. 以聚乙二醇为基质的软膏中的药物释放较快且较易透皮吸收
   - C. 油脂性基质可增加皮肤的水合作用而提高药物的渗透性
   - D. 基质的 pH 小于弱酸性药物的 pK_a 时可增加药物的吸收
   - E. 基质的 pH 大于弱碱性药物的 pK_a 时可增加药物的吸收

3. 最有利于药物透皮吸收的软膏基质是
   - A. 蜂蜡
   - B. 羊毛脂
   - C. 硅酮
   - D. 乳状液型基质
   - E. 氢化植物油

（二）配伍选择题

[1~4题共用备选答案]
   - A. 软膏剂
   - B. 贴剂
   - C. 贴膏剂
   - D. 膏药
   - E. 凝胶剂

1. 原料药物与油脂性或水溶性基质混合制成的均匀的半固体外用制剂是
2. 饮片、食用植物油与红丹（铅丹）或官粉（铅粉）炼制成膏料，摊涂于裱背材料上制成的供皮肤贴敷的外用制剂是
3. 原料药物或提取物与适宜的基质制成膏状物，涂布于背衬材料制成的外用制剂是
4. 由背衬层、药物贮库层、粘贴层和保护层组成的薄片状外用制剂是

（三）多项选择题

1. 与药物透皮吸收相关的因素有
   - A. 皮肤条件
   - B. 药物浓度
   - C. 应用面积
   - D. 与皮肤接触时间
   - E. 药物性质

2. 关于外用膏剂中药物透皮吸收影响因素的叙述，正确的有
   - A. 油水分配系数小的药物有利于透皮吸收
   - B. 药物相对分子质量越大，经皮吸收越慢
   - C. 基质中添加适量透皮促进剂，有利于透皮吸收
   - D. 基质与皮肤的水合作用能降低药物的渗透性
   - E. 皮肤越薄，越利于药物吸收

3. 关于皮肤条件对药物透皮吸收影响的叙述，正确的有
   - A. 皮肤溃疡破损时，药物吸收的速度和程度增加
   - B. 某些皮肤病使角质层致密硬化，不利于药物的透过
   - C. 皮肤温度提高，吸收加速
   - D. 皮肤湿度大，有利于吸收
   - E. 清洁的皮肤有利于药物的吸收

二、软膏剂与乳膏剂

（一）最佳选择题

1. 下列软膏基质中，属于水溶性基质的是
   - A. 蜂蜡
   - B. 石蜡
   - C. 聚乙二醇
   - D. 植物油
   - E. 氢化植物油

2. 组成与皮脂分泌物相近、有较强吸水作用的软膏基质是
   - A. 羊毛脂
   - B. 蜂蜡
   - C. 凡士林
   - D. 石蜡
   - E. 液状石蜡

3. 以凡士林为基质的软膏剂中常加入羊毛脂，主要目的是
   - A. 降低基质熔点
   - B. 改善吸水性
   - C. 调节稠度
   - D. 增强涂展性
   - E. 增加稳定性

4. 石蜡在软膏基质中的主要作用是
   A. 降低吸湿性
   B. 增加药物在基质中的溶解度
   C. 调节软膏的稠度
   D. 促进药物吸收
   E. 降低基质的黏性

5. 制备软膏剂时，可加入的烃类基质是
   A. 凡士林　　　　　　B. 羊毛脂
   C. 硅酮　　　　　　　D. 蜂蜡
   E. 聚乙二醇

6. 对药物的释放和穿透作用最好的基质是
   A. 油脂性基质　　　　B. W/O 型基质
   C. O/W 型基质　　　　D. 水溶性基质
   E. 植物油

7. 若患处分泌物过多，易造成分泌物反向吸收的基质是
   A. 油脂性基质
   B. 水溶性基质
   C. W/O 型基质
   D. O/W 型基质
   E. 以上基质均可

8. 关于水溶性基质的叙述，不正确的是
   A. 释药速度快
   B. 能吸收组织渗出液
   C. 保湿作用较好
   D. 可用于糜烂创面和腔道黏膜
   E. 用水容易清洗

9. 下列不宜作为眼膏基质的是
   A. 液状石蜡　　　　　B. 羊毛脂
   C. 凡士林　　　　　　D. 甘油
   E. 二甲硅油

（二）配伍选择题

[1~5 题共用备选答案]
   A. 羊毛脂　　　　　　B. 液状石蜡
   C. 二甲硅油　　　　　D. 钠皂
   E. 钙皂

1. 可提高软膏剂中药物渗透性的是
2. 可用于增加软膏剂稠度的是
3. 常用于乳膏剂中润滑剂的是
4. 常作为水包油型乳化剂的是
5. 常作为油包水型乳化剂的是

（三）多项选择题

1. 理想的软膏剂基质应符合的要求有
   A. 具有适宜的黏度　　B. 作为药物的良好载体
   C. 性质稳定　　　　　D. 无刺激性和过敏性
   E. 易清洗

2. 油脂性软膏基质主要包括
   A. 油脂类　　　　　　B. 类脂类
   C. 烃类　　　　　　　D. 硅酮类
   E. 羧酸类

3. 关于软膏剂质量要求的叙述，正确的有
   A. 外观应均匀、细腻、有适当的黏稠性
   B. 易涂布于皮肤或黏膜上并且无刺激性
   C. 无酸败、异臭、变色、油水分离等现象
   D. 用于烧伤或严重创伤的软膏剂应进行无菌检查
   E. 含饮片细粉的软膏剂不得检出大于 $180\mu m$ 的粒子

4. 康妇软膏处方中，除主药白芷、蛇床子、花椒、土木香、冰片外，还包括硬脂酸、羊毛脂、液状石蜡与水相三乙醇胺、对羟基苯甲酸乙酯、甘油、蒸馏水等。关于康妇软膏的相关叙述，正确的有
   A. 康妇软膏剂型为乳膏剂
   B. 部分硬脂酸与三乙醇胺生成硬脂酸三乙醇胺皂
   C. 硬脂酸三乙醇胺皂（简称为三乙醇胺皂）为 O/W 型乳化剂
   D. 甘油为保湿剂
   E. 应密闭，避光保存

三、膏药

（一）最佳选择题

1. 制备黑膏药时，常用的植物油是
   A. 豆油　　　　　　　B. 菜油
   C. 麻油　　　　　　　D. 花生油
   E. 棉籽油

2. 作为黑膏药的主要原料，红丹的主要成分是
   A. 中性碳酸铅　　　　B. 碱式碳酸铅
   C. 碱式醋酸铅　　　　D. 四氧化三铅
   E. 氧化铅

3. 作为白膏药的主要原料，官粉的主要成分是
   A. 中性碳酸铅　　　　B. 碱式碳酸铅
   C. 碱式醋酸铅　　　　D. 四氧化三铅
   E. 氧化铅

（二）综合分析选择题

[1~2题共用信息题干]

清代名医徐润溪将膏药"治里者"解释为"用膏贴之，闭塞其气，使药性从毛孔而入腠理，通经贯络，或提而出之，或攻而散之，较之服药尤有力，此至妙之法也"。现代研究显示，外用膏剂可经皮肤给药而产生局部或全身治疗作用。

1. 药物透皮吸收过程是指
   A. 药物从基质中释放、穿透表皮、吸收入血液循环而产生全身治疗作用
   B. 药物从基质中释放、穿透皮肤进入皮下组织而产生全身治疗作用
   C. 药物进入真皮，起到局部的治疗作用
   D. 药物渗透表皮到达深部组织
   E. 药物通过毛囊和皮脂腺到达体内

2. 关于外用膏剂的叙述，错误的是
   A. 软膏剂多用于慢性皮肤病，对皮肤起保护、润滑作用
   B. 软膏剂中的药物通过透皮吸收，也可产生全身治疗作用
   C. 黑膏药可起保护、封闭和拔毒生肌等作用
   D. 黑膏药只能起局部治疗作用
   E. 橡胶贴膏不经预热可直接贴于皮肤，但药效维持时间短

（三）多项选择题

黑膏药的基质主要包括
   A. 植物油   B. 凡士林
   C. 红丹   D. 雄黄
   E. 朱砂

四、贴膏剂

（一）最佳选择题

1. 除另有规定外，需要检查耐热性的剂型是
   A. 凝胶贴膏   B. 膏药
   C. 橡胶贴膏   D. 软膏剂
   E. 乳膏剂

2. 三七凝胶贴膏剂中主药为三七提取物、薄荷脑、樟脑，辅料为卡波姆、甘油、聚乙烯吡咯烷酮（PVP）、明胶、三乙醇胺等。其中，三乙醇胺的主要作用是
   A. 黏合剂   B. 保湿剂
   C. 溶剂   D. 透皮促进剂
   E. 增加膏体的赋形性

（二）配伍选择题

[1~2题共用备选答案]
   A. 软膏剂
   B. 凝胶贴膏
   C. 眼膏剂
   D. 橡胶贴膏
   E. 膏药

1. 质量检查时需要检查赋形性的是
2. 质量检查时需检查软化点的是

（三）多项选择题

1. 橡胶贴膏的特点包括
   A. 黏着力强，不需预热可直接贴用
   B. 不污染衣物
   C. 有保护伤口、防止皮肤皲裂等作用
   D. 膏层薄，容纳药量少，维持时间较短
   E. 携带方便

2. 凝胶贴膏的特点包括
   A. 载药量大
   B. 使用方便，贴敷舒适
   C. 对皮肤无刺激性
   D. 膏层含有一定量水分，水合作用增加，有利于药物的透皮吸收
   E. 黏性较差

五、贴剂、糊剂、凝胶剂、搽剂、洗剂、冲洗剂、涂剂、涂膜剂

（一）最佳选择题

1. 关于贴剂的叙述，错误的是
   A. 可产生全身性或局部作用
   B. 透皮贴剂可用于各种皮肤表面
   C. 透皮贴剂可降低治疗指数小的药物的不良反应
   D. 用有机溶剂涂布的贴剂，应对残留溶剂进行检查
   E. 需进行黏附力、释放度等相关检查

2. 贴剂在标签中应注明每贴所含药物剂量、总的作用时间，此外还需注明
   A. 药物释放的有效面积
   B. 药物释放度
   C. 药物黏附力
   D. 药物的微生物限度
   E. 药物的含量均匀度

3. 关于凝胶剂的叙述，错误的是
   A. 凝胶剂基质为二相分散系统

B. 混悬型凝胶剂具有触变性

C. 凝胶剂应在常温时保持胶状，不干涸或液化

D. 混悬型凝胶剂，除另有规定外应进行粒度检查

E. 除另有规定外，凝胶剂限局部用于皮肤及体腔

（二）配伍选择题

[1～2题共用备选答案]

 A. 橡胶贴膏   B. 膏药

 C. 凝胶剂   D. 糊剂

 E. 软膏剂

1. 除另有规定外，要求检查黏附力的剂型是

2. 除另有规定外，要求检查 pH 的剂型是

[3～6题共用备选答案]

 A. 原料药物固体粉末均匀地分散在适宜的基质中所组成的半固体外用制剂

 B. 原料药物与能形成凝胶的辅料制成的具凝胶特性的稠厚液体或半固体制剂

 C. 原料药物用乙醇、油或适宜的溶剂制成的液体制剂

 D. 原料药物与油脂性或水溶性基质混合制成的均匀的半固体外用制剂

E. 原料药物溶解或分散于含成膜材料的溶剂中，涂搽患处后形成薄膜的外用液体制剂

3. 糊剂系指

4. 凝胶剂系指

5. 搽剂系指

6. 涂膜剂系指

（三）多项选择题

1. 贴剂的组成包括

 A. 背衬层   B. 药物贮库层

 C. 粘贴层   D. 药物层

 E. 保护层

2. 关于洗剂和冲洗剂的叙述，正确的是

 A. 洗剂系指用于清洗无破损皮肤或腔道的液体制剂，包括溶液型、乳状液型和混悬型洗剂

 B. 除另有规定外，含乙醇的洗剂应检查乙醇量，不必检查 pH

 C. 冲洗剂系指用于冲洗开放性伤口或腔体的无菌溶液

 D. 通常冲洗剂应调节至等渗

 E. 除另有规定外，冲洗剂应严封贮存

第六节　直肠给药制剂

一、基本要求

（一）最佳选择题

1. 关于直肠给药制剂常用剂型及给药特点，叙述错误的是

 A. 直肠给药仅可发挥局部治疗作用

 B. 常用的直肠给药剂型主要包括直肠栓剂和灌肠剂

 C. 可直接导向作用部位，药物浓度更集中

 D. 可避免药物被胃肠道 pH 或酶的破坏

 E. 可减少药物的首过效应

2. 关于直肠给药药物吸收途径及影响因素，叙述错误的是

 A. 直肠液的 pH 约为 7.4，且无缓冲能力，对弱酸弱碱性药物的吸收均有影响

 B. 腹泻及组织脱水等均能影响药物的吸收

 C. 非解离型的药物易吸收

 D. 应用油脂性基质时，水溶性药物较脂溶性药物的吸收慢

E. 表面活性剂能增加药物的亲水性，有助于药物的释放

二、栓剂

（一）最佳选择题

1. 关于栓剂特点的叙述，错误的是

 A. 仅在腔道局部起治疗作用

 B. 可避免药物受胃肠道 pH 和酶的破坏

 C. 药物经直肠吸收，大部分不受肝脏首过效应的影响

 D. 适用于不能口服药物的患者

 E. 栓剂分为直肠栓、尿道栓等

2. 下列常用栓剂基质中，具有同质多晶性的是

 A. 半合成山苍子油酯

 B. 可可豆脂

 C. 半合成棕榈油酯

 D. 聚山梨酯61

 E. 聚乙二醇

3. 将鞣酸制成栓剂时，不宜选用的基质是

　A. 可可豆脂　　　　B. 半合成椰子油酯

　C. 甘油明胶　　　　D. 半合成山苍子油酯

　E. 半合成橄榄油酯

4. 聚乙二醇可作为栓剂的基质，下列叙述错误的是

　A. 多以两种或两种以上不同分子量的聚乙二醇合用

　B. 用热熔法制备

　C. 遇体温熔化

　D. 对直肠黏膜有刺激性

　E. 易吸潮变形

5. 将脂溶性药物制成起效迅速的栓剂，应选用的基质是

　A. 可可豆脂　　　　B. 氢化植物油

　C. 半合成椰子油酯　D. 聚乙二醇

　E. 半合成棕榈油酯

6. 下列属于栓剂的质量检查项目之一的是

　A. 溶散时限　　　　B. 软化点

　C. 融变时限　　　　D. 相对密度

　E. 崩解时限

7. 油脂性基质的栓剂，全部融化或软化变形的时间上限要求是

　A. 20 分钟　　　　B. 30 分钟

　C. 60 分钟　　　　D. 90 分钟

　E. 120 分钟

8. 除另有规定外，栓剂贮存和运输的温度要求是

　A. 10℃以下　　　　B. 15℃以下

　C. 20℃以下　　　　D. 25℃以下

　E. 30℃以下

（二）配伍选择题

[1~2 题共用备选答案]

　A. 甘油明胶　　　　B. 聚乙二醇

　C. 可可豆脂　　　　D. 泊洛沙姆

　E. 半合成山苍子油酯

1. 在体温条件下不熔化、可缓慢溶解于直肠液中的栓剂基质是

2. 可塑性好，无刺激性的栓剂基质是

[3~4 题共用备选答案]

　A. 蜂蜡　　　　　　B. 羊毛脂

　C. 甘油明胶　　　　D. 凡士林

　E. 半合成脂肪酸甘油酯

3. 属于油脂性栓剂基质的是

4. 属于水溶性栓剂基质的是

[5~7 题共用备选答案]

　A. 可可豆脂　　　　B. 聚氧乙烯（40）

　C. 甘油明胶　　　　D. 聚乙二醇类

　E. 半合成脂肪酸甘油酯

5. 具有同质多晶性的基质是

6. 多用作阴道栓剂基质的是

7. 对黏膜有一定刺激性的基质是

（三）多项选择题

1. 影响栓剂中药物吸收的因素有

　A. 药物的溶解度　　B. 药物的脂溶性

　C. 直肠液的酸碱性　D. 药物的粒径大小

　E. 塞入直肠的深度

2. 栓剂中药物的吸收途径有

　A. 直肠淋巴系统

　B. 直肠上静脉→髂内静脉→大循环

　C. 直肠上静脉→门静脉→肝脏→大循环

　D. 直肠下静脉和肛门静脉→肝脏→大循环

　E. 直肠下静脉和肛门静脉→髂内静脉→下腔大静脉→大循环

3. 对栓剂基质的一般要求有

　A. 室温下不易软化、熔融或溶解

　B. 无毒、无过敏、对黏膜无刺激性

　C. 与主药无配伍禁忌

　D. 理化性质稳定

　E. 熔点与凝固点相距较近

4. 下列属于油脂性栓剂基质的有

　A. 凡士林　　　　　B. 可可豆脂

　C. 甘油明胶　　　　D. 半合成山苍子油酯

　E. 半合成椰子油酯

5. 下列有关栓剂的叙述，正确的是

　A. 阴道膨胀栓应检查膨胀值

　B. 栓剂应于干燥阴凉处20℃以下贮藏

　C. 栓剂应于干燥阴凉处30℃以下贮藏

　D. 除另有规定外，制备栓剂用的固体原料药物应预先制成细粉或最细粉

　E. 栓剂贮藏应防止因受热受潮而变形、发霉、变质

6. 栓剂的质量评价项目包括

　A. 水分　　　　　　B. 融变时限

　C. 重量差异　　　　D. 微生物限度

　E. 崩解时限

7. 小儿消炎栓具有疏风解表、清热解毒的功效，用于发热、咳嗽、咽痛以及上呼吸道感染、肺炎。该制剂制成栓剂的主要目的是
   A. 可经腔道吸收产生全身治疗作用
   B. 适用于不能或不愿口服给药的小儿患者
   C. 避免肝脏首过效应
   D. 避免药物对小儿患者胃肠道的刺激
   E. 增加小儿患者的依从性

三、灌肠剂

多项选择题

灌肠剂的优点包括
   A. 较口服给药吸收快
   B. 较口服给药生物利用度高
   C. 可避免肝脏首过效应
   D. 可避免口服药物对胃的刺激
   E. 可避免胃和小肠消化液和酶系的破坏

第七节 阴道给药制剂

一、常用剂型及其特点

多项选择题

阴道给药与传统的口服给药相比，主要优点是
   A. 是很有效的药物持续释放系统
   B. 不仅可以局部用药，而且可以发挥全身作用
   C. 可避免肝肠循环产生的首过效应
   D. 适合于有严重胃肠道反应的药物
   E. 可以避免多次给药产生的"峰谷"现象

二、药物吸收途径及其影响因素

最佳选择题

关于阴道给药制剂药物吸收途径及其影响因素，错误的是
   A. 药物主要通过阴道黏膜以被动扩散方式透过细胞膜而被吸收
   B. 药物也可通过黏膜含水的微孔通道而被吸收
   C. 与鼻腔、直肠黏膜相比，药物的阴道吸收较块
   D. 激素类药物能有效地通过阴道黏膜吸收
   E. 阴道上皮具有多层细胞，形成了药物吸收屏障

三、质量要求

最佳选择题

关于阴道给药制剂的质量要求，叙述错误的是
   A. 阴道片、阴道栓应检查融变时限
   B. 阴道栓应符合栓剂的各项质量要求
   C. 阴道泡腾片应检查发泡量
   D. 除另有规定外，检查发泡量时，需取阴道泡腾片10片
   E. 除另有规定外，检查融变时限，需取阴道片5片

四、临床应用注意事项

最佳选择题

关于阴道给药制剂的临床应用注意事项，叙述错误的是
   A. 阴道片、阴道栓等使用时，应清洁双手及给药部位
   B. 给药时，应仰卧屈膝，便于制剂纳入
   C. 阴道给药制剂一般选择在早晨使用
   D. 阴道给药制剂使用后，一般应按照说明书按疗程使用
   E. 一般阴道给药制剂在月经期需继续使用，不可中断

第八节 眼用制剂

一、常用剂型及其特点

最佳选择题

关于眼用制剂各剂型的叙述，错误的是
   A. 滴眼剂仅可为溶液型，不能为混悬液或乳状液
   B. 洗眼液可供冲洗眼部异物或分泌液、中和外来化学物质
   C. 眼内注射溶液可供眼周围组织或眼内注射
   D. 眼膜剂系指原料药物与高分子聚合物制成的无菌药膜
   E. 眼内插入剂可供插入结膜囊内缓慢释放药物

二、药物吸收途径及其影响因素

多项选择题

影响眼用制剂中药物吸收的因素包括

A. 药物从眼睑缝隙的损失

B. 药物的外周血管消除

C. 眼用制剂的 pH 及药物的 pK_a

D. 眼用制剂的刺激性

E. 滴眼剂的表面张力

三、质量要求

最佳选择题

1. 除另有规定外，滴眼剂每个容器的装量应不超过

    A. 2ml   B. 5ml

    C. 10ml   D. 12ml

    E. 15ml

2. 除另有规定外，洗眼剂每个容器的装量应不超过

    A. 50ml   B. 100ml

    C. 150ml   D. 200ml

    E. 250ml

3. 除另有规定外，眼用半固体制剂每个容器的装量应不超过

    A. 1g   B. 2g

    C. 5g   D. 10g

    E. 15g

4. 除另有规定外，眼用制剂应遮光密封贮存，在启用后最多可使用

    A. 1 周   B. 2 周

    C. 3 周   D. 4 周

    E. 5 周

四、临床应用注意事项

最佳选择题

关于眼用制剂的临床应用注意事项，叙述错误的是

A. 滴入滴眼液后最好能闭眼 5 分钟

B. 滴入滴眼液后最好同时按压眼内角近鼻端处

C. 在使用两种以上滴眼液时，无须间隔，可以连续滴加

D. 滴眼液使用时，要注意减少鼻泪管的排泄、增加药物与眼睛的接触时间

E. 有些眼部局部用药可被吸收进入体内而产生毒副作用，因此需要避免药物的吸收

五、滴眼液典型处方分析

最佳选择题

四味珍层冰硼滴眼液处方组成：珍珠层粉水解液 350ml（含总氮 0.10g），天然冰片 0.50g，硼砂 1.91g，硼酸 11.20g。制剂时还添加适量氯化钠，其作用是

A. 有助于调节渗透压   B. 有助于调节溶解度

C. 有助于调节 pH   D. 有助于调节稳定性

E. 有助于抑菌

第九节　鼻用制剂

一、常用剂型及其特点

（一）最佳选择题

关于鼻用制剂的剂型及特点，叙述错误的是

A. 鼻用制剂直接用于鼻腔，发挥局部治疗作用

B. 鼻用液体制剂包括滴鼻剂、洗鼻剂、喷雾剂等

C. 鼻用半固体制剂包括鼻用软膏剂、鼻用乳膏剂、鼻用凝胶剂等

D. 鼻用固体制剂包括鼻用散剂、鼻用粉雾剂和鼻用棒剂等

E. 鼻用液体制剂也可以固态形式包装

（二）多项选择题

鼻用制剂的特点包括

A. 患者可自行给药，使用方便

B. 不良反应较小

C. 有较好的依从性

D. 适用于不便口服或注射的药物

E. 鼻腔给药不需要专业设备和护理人员

二、药物吸收途径及其影响因素

多项选择题

影响鼻用制剂吸收的因素主要有

A. 鼻黏膜的血流状态

B. 雾化压力

C. 药物的渗透压

D. 药物的黏滞度

E. 单剂容量

三、质量要求

最佳选择题

1. 除另有规定外，鼻用制剂装量按体积计应不超过
   A. 2ml
   B. 5ml
   C. 10ml
   D. 12ml
   E. 15ml

2. 除另有规定外，鼻用制剂装量按重量计应不超过
   A. 1g
   B. 2g
   C. 5g
   D. 10g
   E. 15g

3. 鼻用粉雾剂中，原料药物与适宜辅料的粉末粒径一般应为
   A. 10～30μm
   B. 20～30μm
   C. 20～50μm
   D. 30～100μm
   E. 30～150μm

4. 鼻用气雾剂和鼻用喷雾剂喷出后的雾滴粒子绝大多数应大于
   A. 10μm
   B. 20μm
   C. 30μm
   D. 40μm
   E. 50μm

5. 除鼻用气雾剂、鼻用喷雾剂和鼻用粉雾剂外，多剂量包装的鼻用制剂在开启后使用期一般不超过
   A. 1周
   B. 2周
   C. 3周
   D. 4周
   E. 5周

四、临床应用注意事项

最佳选择题

滴鼻剂 pH 应为
   A. 3.5～4.5
   B. 4.5～5.5
   C. 5.5～6.5
   D. 5.5～7.5
   E. 9以上

第十节　吸入制剂

一、特点与分类

（一）最佳选择题

下列关于吸入气雾剂特点的叙述，错误的是
   A. 奏效迅速
   B. 定位作用
   C. 给药剂量准确
   D. 生产成本低
   E. 使用方便

（二）多项选择题

1. 下列有关吸入制剂的叙述，正确的有
   A. 使用方便，避免对胃肠道的刺激
   B. 可直接到达作用部位
   C. 不易被微生物污染
   D. 难以控制准确剂量
   E. 副作用较小

2. 下列为吸入气雾剂组成部分的有
   A. 药物
   B. 阀门系统
   C. 附加剂
   D. 耐压容器
   E. 抛射剂

二、药物吸收与影响因素

（一）最佳选择题

1. 吸入气雾剂与吸入喷雾剂药物的主要吸收部位是
   A. 肺
   B. 肺泡
   C. 气管
   D. 支气管
   E. 细支气管

2. 吸入气雾剂雾滴（粒）的粒径应为
   A. 10μm 以下
   B. 15μm 以下
   C. 20μm 以下
   D. 25μm 以下
   E. 30μm 以下

（二）多项选择题

关于影响气雾剂药物吸收主要因素的叙述，正确的有
   A. 雾滴的大小影响其在呼吸道不同部位的沉积
   B. 吸收速度与药物脂溶性成正比
   C. 雾滴过粗药物易沉着于肺泡部位
   D. 雾滴过细药物易沉着于口腔、咽部等部位
   E. 吸收速度与药物分子大小成正比

三、质量要求

（一）最佳选择题

1. 吸入制剂中原料药物粒度大小通常应控制为
   A. 10μm 以下
   B. 15μm 以下
   C. 20μm 以下
   D. 25μm 以下
   E. 30μm 以下

2. 除另有规定外，需进行递送速率和递送总量检查的吸入制剂是
   A. 吸入气雾剂
   B. 吸入粉雾剂
   C. 吸入喷雾剂
   D. 吸入液体制剂
   E. 可转变成蒸气的制剂

（二）多项选择题

除另有规定外，属于吸入气雾剂质量检查项目的是
   A. 递送剂量均一性
   B. 每罐总揿次
   C. 每揿主药含量
   D. 微细粒子剂量
   E. 递送速率

四、临床应用注意事项

（一）最佳选择题

吸入液体制剂使用前，其 pH 范围应为
   A. 1~6
   B. 2~7
   C. 3~8
   D. 5~10
   E. 3~10

（二）多项选择题

1. 吸入气雾剂药物遇热和受撞击有可能发生爆炸，储存时要求
   A. 避光
   B. 避热
   C. 避冷冻
   D. 避酸碱
   E. 避碰撞

2. 关于吸入制剂临床应用的叙述，正确的是
   A. 使用前应充分摇匀储药罐
   B. 吸药后屏住呼吸 5~10 秒，以达到良好的治疗效果
   C. 使用完应用清水漱口
   D. 头略后仰并快速地呼气，尽可能呼出肺内空气
   E. 吸入用溶液使用前应采用说明书规定溶剂稀释至一定体积

第十一节 其他剂型

一、胶剂

（一）最佳选择题

下列不属于胶剂的是
   A. 阿胶
   B. 鹿骨胶
   C. 阿拉伯胶
   D. 龟甲胶
   E. 鹿角胶

（二）多项选择题

关于胶剂质量要求的叙述，正确的有
   A. 胶剂所用原料应用水漂洗或浸漂，除去非药用部分
   B. 制备时加水煎煮数次至煎煮液清淡为止
   C. 浓缩后的胶液在常温下应能凝固
   D. 胶凝后，可按各品种制法项下规定加入适量辅料
   E. 胶剂应为色泽均匀，无异常臭味的半透明固体

二、膜剂

多项选择题

1. 关于膜剂特点的叙述，正确的有
   A. 生产工艺简单，易于自动化生产和无菌操作
   B. 体积小，重量轻
   C. 药物含量不准确
   D. 可制成不同释药速度的制剂
   E. 制成多层膜剂可避免配伍禁忌

2. 可以作为膜剂成膜材料的有
   A. 聚乙烯醇
   B. 白及胶
   C. 纤维素衍生物
   D. 聚乙二醇
   E. 二氧化钛

三、锭剂、灸剂、线剂、熨剂、糕剂、丹剂、条剂、钉剂、棒剂

（一）最佳选择题

1. 下列多用于眼科的剂型是

A. 锭剂 B. 棒剂

C. 条剂 D. 灸剂

E. 酊剂

2. 红升丹的主要成分是

A. 氧化汞 B. 三氧化二砷

C. 氯化汞 D. 氯化亚汞

E. 硫化砷

3. 药物细粉加糯米粉混匀后加水加热制成软材，搓成细长而两端尖锐的外用固体剂型称为

A. 膏剂 B. 软膏剂

C. 熨剂 D. 锭剂

E. 钉剂

（二）配伍选择题

[1~4题共用备选答案]

A. 线剂 B. 糕剂

C. 丹剂 D. 条剂

E. 钉剂

1. 以汞以及某些矿物药为原料，经高温炼制成的具有不同结晶形状的汞的无机化合物是

2. 将丝线或棉线置药液中先浸后煮，再经干燥制成的一种外用制剂是

3. 饮片细粉与米粉、蔗糖等蒸制成的块状制剂是

4. 将药物细粉或药膏黏附在桑皮纸捻成的细条上的一种外用剂型是

[5~6题共用备选答案]

A. 含挥发性成分的药材用水蒸气蒸馏法制成的芳香水剂

B. 饮片细粉或饮片提取液与经煅制的铁砂混合制成的外用制剂

C. 药物细粉加适宜黏合剂制成不同形状的固体剂型，可以内服、外用

D. 汞与某些矿物药，在高温条件下炼制而成的不同结晶形状的无机化合物，供外用的剂型

E. 药物细粉加糯米粉混匀后加热制成软材，搓成细长而两端尖锐的外用剂型

5. 锭剂系指

6. 熨剂系指

（三）多项选择题

下列属于丹剂的有

A. 轻粉 B. 红升丹

C. 红丹 D. 白降丹

E. 紫雪丹

第十二节　新型给药制剂

一、调释制剂

（一）最佳选择题

1. 关于缓释、控释制剂特点的叙述，错误的是

A. 较普通制剂更具有靶向性

B. 治疗作用较普通制剂更持久

C. 毒副作用较普通制剂可能降低

D. 给药频率较普通制剂少

E. 较普通制剂更能提高患者的依从性

2. 下列关于控释制剂特点的叙述，错误的是

A. 释药速度较普通制剂显著提升

B. 血药浓度比缓释制剂更加平稳

C. 与相应的普通制剂比较，给药频率减少

D. 显著增加患者用药依从性的制剂

E. 在规定的释放介质中，恒速释放药物

3. 结肠定位制剂大部分或全部释放的 pH 缓冲环境要

求是

A. 6.0~6.5 B. 6.5~7.0

C. 7.0~7.5 D. 7.5~8.0

E. 8.0~8.5

（二）多项选择题

下列制剂中，属于调释制剂的有

A. 缓释制剂 B. 控释制剂

C. 肠溶制剂 D. 结肠定位制剂

E. 脉冲制剂

二、微粒制剂

（一）配伍选择题

[1~3题共用备选答案]

A. 进入特定组织或器官释药的制剂

B. 进入靶部位的特殊细胞释药的制剂

C. 药物作用于细胞内的特定部位的制剂

D. 直接用于皮肤病患处的贴剂

　　E. 可定性喷射的鼻用制剂

1. 按靶向的部位，一级靶向制剂系指
2. 按靶向的部位，二级靶向制剂系指
3. 按靶向的部位，三级靶向制剂系指

（二）多项选择题

1. 关于微粒制剂的特点，正确的有
    A. 可掩盖药物的不良气味与口味
    B. 液态药物固态化
    C. 减少复方药物的配伍变化
    D. 提高难溶性药物的溶解度
    E. 改善药物的稳定性

2. 关于脂质体的叙述，正确的有
    A. 水溶性药物常常包含在水性隔室中
    B. 亲脂性药物包含在脂质体的脂质双分子层中

　　C. 小单室脂质体的粒径一般在 120～180nm 之间
　　D. 大单室脂质体的粒径在 0.1～1μm 之间
　　E. 多室脂质体的粒径在 1～5μm 之间

3. 下列关于靶向制剂的叙述，正确的是
    A. 使药物浓集于靶组织
    B. 提高疗效
    C. 降低药物的毒副作用
    D. 降低药物对靶组织的特异性
    E. 按靶向的部位，靶向制剂可分为一级、二级、三级靶向制剂

4. 下列属于微粒制剂常见药物载体的有
    A. 微囊　　　　　　　B. 脂质体
    C. 亚微乳　　　　　　D. 纳米粒
    E. 微球

下篇
试题答案与解析

第一章　中药与中药质量标准

第一节　中药和中药临床应用

一、中药与中药学

(一) 配伍选择题

[1~2] AB　中药材，简称药材或生药，是指以中医药理论为指导，取自植物、动物、矿物等未经精细加工炮制的原料药材，可供制成中药饮片、提取物及中成药。中药饮片，简称饮片，是指在中医药理论指导下，中药材经过加工炮制处理后的制成品，可直接供给调剂配方、煎制汤剂或制剂原料。

(二) 多项选择题

ABCDE　中成药，是指在中医药理论指导下，以合格的中药饮片或药材为主要原料，经过药学、药效、毒理与临床研究，获得国家药品主管部门的批准，按规定的处方、生产工艺和质量标准，加工制成一定的剂型，标明其成分、性状、功能主治、规格、用法用量、使用注意、不良反应、贮藏等内容，符合国家药品管理法规定的中药成方制剂或单味制剂。

二、中药性能和功效

(一) 最佳选择题

1. C　四气，又称四性。即指药物具有的寒、热、温、凉四种药性。它反映药物影响人体阴阳盛衰和寒热变化的作用特点，是说明药物作用性质的重要概念之一。四气之外，还有平性，是指药物寒热偏性不明显者。但这只是相对而言，实际上仍有偏温偏凉之别，仍未超出四气的范围。

2. A　寒凉属阴，寒凉性药物有伤阳助寒之弊，而温热性药物则有伤阴助火之害。

3. D　凡寒凉性药物，即表示其具有清热、泻火、凉血、解热毒等作用。凡温热性药物，即表示其具有温里散寒、补火助阳、温经通络、回阳救逆等作用。

4. C　辛能散、能行，辛味药有发散、行气、活血的作用。

5. D　辛味药大多能耗气伤阴，气虚阴亏者慎用。

6. C　酸能收、能涩，有收敛固涩作用。一般固表止汗、敛肺止咳、涩肠止泻、固精缩尿、固崩止带

的药物多具有酸味。酸味药多用治自汗盗汗、肺虚久咳、久泻久痢、遗精滑精、遗尿尿频、崩带不止等滑脱不禁的病证。

7. B　苦味药大多能伤津、伐胃，津液大伤及脾胃虚弱者不宜大量用。

8. E　咸味药能软、能下，有软坚散结、泻下通便的作用。

9. A　淡味药能渗、能利，有渗湿利水的作用。

10. A　从四气讲，温升、凉降、热浮、寒沉。从五味讲，辛甘淡主升浮，酸苦咸主沉降。

11. D　一般来说，**升浮类药能上行向外**，分别具有升阳发表、祛风散寒、涌吐、开窍等作用；**沉降类药能下行向内**，分别具有泻下、清热、利水渗湿、重镇安神、潜阳息风、消积导滞、降逆止呕、收敛固涩、止咳平喘等作用。

12. D　归经，即药物作用的定位。就是把药物的作用与人体的脏腑、经络密切联系起来，以说明药物作用对机体某部分的选择性，从而为临床辨证用药提供依据。

13. D　中药主治病证的表述用语可分为三类，即**①病名类主治病证**，如疟疾、肺痈、肠痈、水火烫伤、毒蛇咬伤等。**②证名类主治病证**，如热淋、血淋、热咳、冷哮、湿热黄疸、风热表证、风寒表证、风寒挟湿表证等。**③症状名类主治病证**，如惊悸、耳鸣、耳聋、口臭等。惊悸属于症状名类主治病证。

14. B　苦能泄、能燥、能坚。

(二) 配伍选择题

[1~2] BC　甘味药大多能腻膈碍胃，令人中满，凡湿阻、食积、中满气滞者慎用。苦味药大多能伤津、伐胃，津液大伤及脾胃虚弱者不宜大量使用。涩味药大多能敛邪，邪气未尽者慎用。

[3~4] BD　苦味能泄、能燥、能坚。能泄的含义有三：一指苦能通泄，二指苦能降泄，三指苦能清泄。能燥即指苦能燥湿。能坚的含义有二：一指苦能坚阴，二指坚厚肠胃。辛味能散、能行，有发散、行气、活血的作用。

(三) 多项选择题

1. ABCDE 所谓中药的性能，即中药效用的基本性质和特征的高度概括，又称药性。研究中药性能的理论称为**药性理论，包括四气、五味、升降沉浮、归经、有毒无毒等**。

2. ABCDE 中药的性状，即药物所有特征的总和，**包括形状、大小、色泽、气味、滋味、质地（轻重、疏密、坚软、燥润）等**。

3. ABE 在五味的阴阳属性中，辛、甘、淡属阳，酸、苦、咸属阴。

4. ABD 对因功效是指某些中药能针对病因起治疗作用。具体包括祛邪、扶正、调理脏腑功效、消除病理产物等。其中，属于祛邪功效的有祛风、散寒、除湿、清热、泻下、涌吐、解毒、杀虫等；属于扶正功效的有补气、助阳、滋阴、养血等；属于调理脏腑或气血功效的有疏肝、柔肝、宣肺、和中、理气、活血、安神、开窍、潜阳、息风等；属于消除病理产物功效的有消食、利水、祛痰、化瘀、排石、排脓等。

5. BE 对症功效是指某些中药能缓解或消除疾病过程中出现的某些或某种症状，有助于减轻患者痛苦，防止病情恶化，如止痛、止血、止呕、止咳、平喘、止汗、涩肠止泻、涩精止遗等。A 选项属于对因功效；C、D 选项属于对症功效。

三、中药炮制

(一) 最佳选择题

1. B 苍耳子、相思子等一类含有毒性蛋白质的中药，经过加热炮制后，所含毒性蛋白质因受热变性而达到降低毒性的目的。

2. D 生甘草味甘性平偏凉，具有清热解毒、化痰止咳的功效。炙甘草味甘性平偏温，善于补脾益气，缓急止痛，常入温补剂中使用。甘草经炮制后，其药性由性平偏凉转性平偏温，功能由清泄转温补，改变了原有的药性。

3. E 炮制可除去或降低药物的副作用。汉代张仲景在《金匮玉函经》中指出：麻黄"生则令人烦，汗出不可止"。说明麻黄生用有"烦"和"出汗不止"的副作用，用时"皆先煮数沸"，便可除去其副作用。

4. C 古人认为"决明子、莱菔子、芥子、紫苏子、韭子、青葙子，凡药用子者俱要炒过，入药方得味出"，这是因为多数种子类药材外有坚硬的种皮，药效成分不易被煎出，经加热炮制后种皮爆裂，质地变疏松，增加了与溶剂的接触面积，有利于成分的解吸与溶解，从而便于成分煎出。这是后人"逢子必炒"的主要依据和用意。

5. D 钩藤所含有效成分为钩藤碱、异钩藤碱等生物碱类成分，加热易被破坏，故一般宜生用，入汤剂亦不可久煎，宜后下。

6. D 石斛、山豆根、防己、石榴皮、龙胆等药物古代本草中就注明"勿近火"，现代研究表明这些药物中所含生物碱受热后含量降低，影响药效。因此，这些药物在干燥、炮制过程中应注意温度和时间。

7. A 大部分苷类成分易溶于水，中药在炮制过程中用水处理时应尽量少泡多润，以免苷类成分溶于水而流失，或发生水解而减少。常见药物如黄芪、甘草、大黄、秦皮等，均含可溶于水的不同类型的苷类，用水处理时要特别注意。

8. D 鞣质含有多元酚羟基和羧基，极性较强，可溶于水，尤其易溶于热水。因此，以鞣质为主要药效成分的药物，如地榆、大黄、虎杖、石榴皮等，水处理软化切制时应注意少泡多润，减少损失。

9. D 鞣质因结构中含有多元酚羟基，具强还原性，如暴露于日光和空气中则易被氧化，致颜色加深。如槟榔、白芍等切片时长时间露置空气中表面色泽会泛红，是因所含的鞣质被氧化所致。

10. C 油脂类成分在空气中久放或处于湿热条件下易发生氧化，产生过氧化物等，称为"酸败"，并可从饮片的表面溢出，称为"走油"。酸败后的油脂不能再供药用。因此，含油脂类成分的饮片宜低温冷藏，以防走油、酸败，如苦杏仁、桃仁等。

11. D 采用与被炮制药物药性相反的辅料来炮制可抑制药物偏性，或改变其性能。如吴茱萸制黄连，吴茱萸性温味辛苦，具温中、止痛、理气、燥湿等功效；黄连为清热泻火之要药，但有苦寒伤中之弊，虚人不宜，经辛温之吴茱萸汁制后，可缓和黄连的苦寒之性，使其寒而不滞，并引黄连入气分，清气分湿热，散肝胆郁火，可用于湿热瘀滞肝胆、嘈杂吞酸、胸脘痞闷、泄泻或下痢等，扩大了黄连的使用范围。

12. B 古代用于中药炮制的酒为黄酒，黄酒为米、麦、黍等用曲酿制而成，含乙醇 15%～20%，尚含糖类、酯类、氨基酸、矿物质等。

13. E 酒性大热，味甘、辛，能活血通络，祛风散寒，行药势，矫味矫臭。散瘀止痛为辅料醋的作用。

14. A 酒多用作炙、蒸、煮的辅料，常用酒制的药物有黄芩、黄连、大黄、白芍、续断、当归、丹参、川芎、金钱白花蛇、乌梢蛇等。本题中其他药物，厚朴常用姜制，乳香常用醋制，黄芪、马兜铃常用蜜制。

15. C　酒能提高某些无机成分的溶解度，如酒可以和植物体内的一些无机成分（$MgCl_2$、$CaCl_2$等）形成结晶状的分子化合物，称结晶醇，结晶醇易溶于水，故可提高其溶解度。

16. D　解析：醋是以米、麦、高粱以及酒糟等酿制而成，主要成分为醋酸（占 4%～6%）、水。总酸量不得低于 3.5%。

17. C　醋味酸、苦，性温。具有引药入肝、理气、止血、行水、消肿、解毒、散瘀止痛、矫味矫臭等作用。同时，醋具酸性，能与药物中所含的游离生物碱等成分结合成盐，从而增加其溶解度而易煎出有效成分，提高疗效。醋能使大戟、芫花等药物毒性降低而有解毒作用。醋能和具腥膻气味的三甲胺类成分结合成盐而无臭气，故可除去药物的腥臭气味。此外醋还具有杀菌防腐作用。米醋无疏肝和胃的作用。

18. D　麦麸味甘、淡，性平，能**和中益脾**，与药物共制能缓和药物的燥性，增强疗效，除去药物不良气味，使药物色泽均匀一致。

19. A　灶心土味辛，性温。能温中和胃，止血，止呕，涩肠止泻等。与药物共制后可降低药物的刺激性，增强药物疗效。

20. D　采用与被炮制药物药性相反的辅料来炮制可抑制药物偏性，或改变其性能。如以寒凉的胆汁炮制辛温燥烈的天南星制成胆南星，可除去天南星的燥烈之性及毒性，性味变为苦凉，更宜于痰热惊风抽搐等证。

(二) 配伍选择题

[1～3] BAC　醋具酸性，能与药物中所含的游离生物碱等成分结合成盐，从而增加其溶解度而易煎出有效成分，提高疗效。挥发油类成分易散失，应及时加工处理，宜阴干，加水处理时宜"抢水洗"。苷类化合物易水解，常采用炒、蒸等方法破坏酶的活性，以免有效成分损失。

[4～8] BECDA　生姜味辛，性温，药物经姜汁制后能抑制其寒性，增强疗效，降低毒性。醋味酸、苦，性温，具有引药入肝、散瘀止痛等作用。酒性大热，味甘、辛，能活血通络，祛风散寒，行药势，矫味矫臭。麻油味甘，性微寒，具润燥通便，解毒生肌的作用。食盐味咸，性寒，药物经食盐水制后，能引药下行，缓和药物的性能，增强药物的疗效，并能矫

味、防腐等。

[9～11] EBC　鹅不食草生用对胃有刺激性，若炒制或蜜制，则可减小其副作用。生地黄，性寒，具清热、凉血、生津之功，经蒸制成熟地黄后其药性变温，能补血滋阴、养肝益肾。炉甘石煅制后，碳酸锌转化为氧化锌，增强了解毒、明目退翳、收湿敛疮等作用。

[12～14] CBA　大黄生品苦寒，泻下作用强而伤胃气，酒制后性缓，免伤脾胃。姜制厚朴可缓其辛辣棘咽之性。蜜制黄芪可增其补中益气之功。

[15～18] EDAC　常用酒制的药物有黄芩、黄连、大黄、白芍、续断、当归、丹参、川芎、白花蛇、乌梢蛇等。常以盐制的药物有知母、黄柏、杜仲、巴戟天、小茴香、橘核、车前子、砂仁、菟丝子、补骨脂、益智仁、泽泻、沙苑子等。常以姜汁制的药物有厚朴、竹茹、草果、半夏、黄连、天麻、栀子等。常用蜜制的药物有甘草、麻黄、紫菀、百部、马兜铃、白前、枇杷叶、款冬花、百合等。

[19～22] ADBC　常用土制的药物有白术、当归、山药等。常用砂烫炒的药物有穿山甲、骨碎补、狗脊、龟甲、鳖甲、马钱子、鸡内金等。蛤粉主要用于烫制阿胶。常用米制的药物有党参、斑蝥、红娘子等。僵蚕常用麦麸制。

[23～25] BAE　食盐味咸，性寒，能强筋骨，软坚散结，并能矫味。醋具酸性，能与药物中所含的游离生物碱等成分结合成盐，从而增加其溶解度而易煎出有效成分，提高疗效。河砂作为中药炮制的辅料，主要是作中间传热体，利用其温度高、传热快的特点，使质地坚韧的药物质地酥脆，或使药物膨大鼓起，便于粉碎和利于有效成分的溶出。麦麸味甘、淡，性平，与药物共制能缓和药物的燥性，增强疗效，除去药物不良气味，使药物色泽均匀一致。

(三) 多项选择题

1. ABCDE　中药炮制的目的有以下几个方面：降低或消除药物的毒性或副作用，改变或缓和药物的性能，增强药物疗效，便于调剂和制剂，提高中药净度、确保用药质量和剂量。

2. CD　酒含有乙醇，是具有稀醇性质的液体辅料。游离生物碱或其盐类可溶于酒。某些药物经过酒炙后可以提高生物碱的溶出率，提高药效的疗效。醋是弱酸，所含醋酸能与游离的生物碱结合成盐。生物碱的醋酸盐易被水溶出，从而增加水溶液中有效成分的含量，提高疗效。

3. BE 挥发油在中药中分布非常广泛，其组成成分复杂，多数以游离状态存在，有的则以结合状态存在。游离状态的挥发油在自然状态下易于挥发损失，所以对含游离挥发油的薄荷、荆芥等宜在采收后或喷润后迅速加工切制，干燥宜阴干，加水处理宜"抢水洗"，以免挥发油损失。

4. ABCD 常用蜜制的药物有甘草、麻黄、紫菀、百部、马兜铃、白前、枇杷叶、款冬花、百合等。天麻常用蒸制及姜汁制。

5. ABCDE 稻米味甘，性平。能补中益气，健脾和胃，除烦止渴，止泻痢。与药物共制，可增强药物疗效，降低刺激性和毒性。

6. ABCDE 应用河砂作为中药炮制的辅料，主要是作中间传热体，利用其温度高、传热快的特点，使质地坚韧的药物质地酥脆，或使药物膨大鼓起，便于粉碎和利于有效成分的溶出。此外，还可利用河砂温度高，破坏部分毒副作用成分而降低药物的毒副作用，去除非药用部位及矫味矫臭等。

四、中药化学成分

（一）最佳选择题

1. A 鹧鸪菜驱虫的有效成分类型是氨基酸。

2. B 天花粉引产的有效成分类型是蛋白质。

3. A 浸渍法是在常温或温热（60～80℃）条件下用适当的溶剂浸渍药材以溶出其中有效成分的方法（通常为冷浸法）。本法适用于有效成分遇热不稳定的或含大量淀粉、树胶、果胶、黏液质的中药提取。

4. B 渗漉法是不断向粉碎的中药材中添加新鲜浸出溶剂，使其渗过药材，从渗漉筒下端出口流出浸出液的一种方法。该法缺点是消耗溶剂量大、费时长，操作比较麻烦。故选 B。其他选项中，渗漉法一般均为室温操作，适用于有效成分遇热不稳定的中药提取，故 A 选项错误；C 选项为煎煮法特点；D 选项为回流法特点；E 选项为连续回流法特点。

5. A 水蒸气蒸馏法适用于具有挥发性的、能随水蒸气蒸馏而不被破坏，且难溶或不溶于水的化学成分的提取。在中药化学成分类型中，主要**适用于挥发油的提取**。

6. A 已知可作为超临界流体的物质很多，如二氧化碳、一氧化二氮、六氟化硫、乙烷、庚烷、氨、二氯二氟甲烷等，其中以二氧化碳最为常用。

7. B 单一化合物的熔距要求在 1～2℃ 的范围内。

8. C 水提醇沉法（也称水/醇法）是在药材浓缩水提取液中加入数倍量高浓度乙醇，放置，**可沉淀除去多糖、蛋白质等水溶性杂质**，达到分离的目的。

9. C 醇提水沉法（醇/水法）是在浓缩乙醇提取液中加入数倍量水稀释，放置，**可沉淀除去树脂、叶绿素等水不溶性杂质**，达到分离的目的。

10. D 对酸性、碱性或两性有机化合物来说，常可通过加入酸、碱以调节溶液的 pH，改变分子的存在状态（游离型或解离型），从而改变溶解度而实现分离。例如，一些生物碱类在用酸性水从药材中提出后，加碱调至碱性即可从水中沉淀析出称为酸提碱沉法（酸/碱法）。

11. D 吸附柱色谱常用洗脱溶剂系统中，极性最大的是甲醇–水，其他常用溶剂极性由大到小依次为丙酮–水、三氯甲烷–甲醇、三氯甲烷–乙酸乙酯、三氯甲烷–乙醚、苯–乙酸乙酯、苯–乙醚、己烷–苯等。

12. B 液–液萃取法根据物质在两相溶剂中的分配比不同进行分离。该方法也简称萃取法。

13. B 聚酰胺吸附属于氢键吸附，力量较弱，介于物理吸附与化学吸附之间，也称半化学吸附。聚酰胺对黄酮类、醌类等化合物之间的氢键吸附效果较好，特别适合分离醌类、黄酮类化合物。

14. C 凝胶色谱法也称凝胶过滤法、凝胶渗透色谱法、分子筛过滤法或排阻色谱法，是根据物质分子大小的差别进行分离的。

15. B 分馏法是根据物质沸点的差别进行分离的。

16. B 大孔树脂柱色谱的洗脱液可选择水、甲醇、乙醇、丙酮、不同浓度的酸碱等。根据吸附作用的强弱可选择不同的洗脱液或不同浓度的同一溶剂对各类成分进行粗分。其一般方法为先用适量水洗，可洗下单糖、鞣质、低聚糖、多糖等极性物质。

17. D 活性炭为非极性吸附剂。硅胶、氧化铝为极性吸附剂，聚酰胺为半化学性吸附剂。葡萄糖凝胶为根据物质分子大小差别进行分离的具有三维空间网状结构的色谱填料。

18. E 常用溶剂极性由大至小的顺序：水、甲醇、乙醇、丙酮、乙酸乙酯、三氯甲烷、乙醚、苯、己烷等。

19. E 高分辨质谱（HR–MS）可将物质的质量测定到小数点后第 4 位，可以**确定化合物的精确分子组成**。

20. D 质谱（MS）可用于**确定分子量及求算分子式和提供其他结构信息**。

（二）配伍选择题

[1~3] ABC 硅胶色谱基于物理吸附原理进行分离。聚酰胺色谱基于氢键吸附原理进行分离。凝胶色谱基于分子筛原理进行分离。分配色谱基于分配比的不同进行分离。离子交换色谱基于解离度的不同进行分离。

[4~6] ADE 挥发油具有挥发性，不宜用煎煮法提取。多糖可采用水提醇沉法提取，调整含醇量，可使多糖沉淀析出。生物碱具有一定的碱性，可以采用酸水提取法提取。

[7~8] DC 硅胶是常用的极性吸附剂。活性炭是常用的脱色剂。

[9~10] CD 重结晶法是根据待分离物质的溶解度不同进行分离，硅胶柱色谱法是根据待分离物质的吸附能力不同进行分离。其他选项中，分馏法是根据待分离物质的沸点不同进行分离；升华法是根据待分离物质具有升华性进行分离；凝胶柱色谱法是根据待分离物质的分子大小同进行分离。

（三）综合分析选择题

1. A AB-8型大孔树脂属于弱极性大孔树脂。

2. E 大孔树脂色谱的洗脱液可选择水、甲醇、乙醇、丙酮、不同浓度的酸碱等。根据吸附作用的强弱可选择不同的洗脱液或不同浓度的同一溶剂对各类成分进行粗分。其一般方法如下：①用适量水洗，洗下单糖、鞣质、低聚糖、多糖等极性物质；②70%乙醇洗，洗脱液中主要为皂苷，但也含有酚性物质、糖类及少量黄酮；③3%~5%碱性溶液洗，可洗下黄酮、有机酸、酚性物质和氨基酸；④10%酸性溶液洗，可洗下生物碱、氨基酸；⑤丙酮洗，可洗下中性亲脂性成分。

（四）多项选择题

1. BC 固体物质在受热时不经过熔融直接转化为气体状态，该气体遇冷后又凝结成固体的现象称为升华。中药中有一些成分具有升华的性质，能利用升华法直接从中药中提取出来。如樟木中的樟脑，茶叶中的咖啡因等。

2. ABCD 超临界萃取时，夹带剂的作用在于：①改善或维持选择性；②提高难挥发性溶质的溶解度。一般来说，具有很好溶解性能的溶剂，也往往是很好的夹带剂，如甲醇、乙醇、丙酮和乙腈等。三氯甲烷不作为夹带剂使用，故E选项错误。其他选项均正确。

3. ACE 根据物质分子大小差别进行分离的方法主要有凝胶色谱法、膜分离法、大孔树脂色谱法等。

4. ABC 聚酰胺吸附属于氢键吸附，属于分子间的作用力，介于物理吸附与化学吸附之间，也称半化学吸附。聚酰胺对黄酮类、醌类等化合物之间的氢键吸附效果较好，特别适合分离酚类、醌类、黄酮类化合物。聚酰胺对碱较稳定，对酸尤其是无机酸稳定性较差，可溶于浓盐酸、冰醋酸及甲酸，故D选项不正确。一般情况下，各种溶剂在聚酰胺柱上的洗脱能力由弱至强，可大致排列成下列顺序：水→甲醇→丙酮→氢氧化钠水溶液→甲酰胺→二甲基甲酰胺→尿素水溶液，故E选项不正确。

五、中药剂型

（一）最佳选择题

1. B 按剂型的物态分类，固体剂型包括丸剂、片剂、颗粒剂、散剂、胶囊剂、膜剂、锭剂等。糊剂为半固体剂型。

2. D 按分散相在分散介质中的分散特性将剂型分为：①真溶液型药物剂型：如芳香水剂、溶液剂、甘油剂、醑剂等；②胶体溶液型药物剂型：如胶浆剂、涂膜剂等；③乳浊液型药物剂型：如口服乳剂、静脉注射用乳剂、部分搽剂等；④混悬液型药物剂型：如洗剂、混悬剂等。

3. D 按剂型的给药途径和给药方法不同中药剂型可分为：①经口服给药的剂型，如汤剂、合剂、糖浆剂、颗粒剂、丸剂、片剂等；②经直肠给药的剂型，如灌肠剂、栓剂等；③经注射给药的剂型，如静脉、肌内、皮下、皮内及穴位注射等；④**经呼吸道给药**的剂型，如气雾剂、吸入剂等；⑤经皮肤给药的剂型，如洗剂、搽剂、涂膜剂、糊剂、软膏剂、硬膏剂、贴剂、贴膏剂等；⑥**经黏膜给药**的剂型，如**滴眼剂、滴鼻剂、舌下片剂、含漱剂等。**

4. A 剂型可改变药物的作用性质。多数药物改变给药途径和剂型后，药物的性质不会改变，但有些药物会改变药物的作用性质，如**硫酸镁口服给药具有泻下作用，而静脉注射给药具有镇静、解痉作用。**

5. D 剂型可改变药物的作用速率。同一种药物因剂型、给药方式不同，会出现不同的作用速率，通常不同剂型、不同给药方式的药物起效快慢顺序为**静脉注射 > 吸入给药 > 肌内注射 > 皮下注射 > 直肠或舌下给药 > 口服液体制剂 > 口服固体制剂 > 皮肤给药。**

6. C 通常不同剂型、不同给药方式的药物起效快慢顺序为静脉注射 > 吸入给药 > 肌内注射 > 皮下注射 > 直肠或舌下给药 > 口服液体制剂 > 口服固体制剂 > 皮肤给药。

7. D 本题考查剂型可改变药物的安全性。中药制剂的**使用安全风险的高低顺序通常为静脉注射 > 肌内注射 > 口服给药 > 外用给药**。能够选择口服给药制剂时，一般不选择注射给药，能够选择肌内注射给药剂型时，一般不选择静脉注射给药剂型。

8. A 满足防治疾病需要和药物本身性质是中药剂型选择的前提，同时剂型设计还应考虑便于服用、携带、生产、运输和贮藏等各方面的要求，即所谓"五方便"。质量控制不属于"五方便"范畴。

9. E 药物剂型必须满足临床治疗疾病性质的需要。如急症患者，要求奏效迅速，**宜选用注射剂、气雾剂、舌下片、滴丸等速效剂型**；而慢性病患者，用药宜缓和、持久，应选用丸剂、片剂、膏药及长效缓释制剂等。

10. B 经黏膜给药的剂型，包括滴眼剂、滴鼻剂、口腔膜剂、舌下片剂、含漱剂等。

（二）配伍选择题

[1～4] AEBC 固体剂型包括丸剂、片剂、颗粒剂、散剂、胶囊剂、膜剂、栓剂等。乳浊液型液体制剂包括乳剂、静脉乳剂、部分搽剂等。经皮肤给药的剂型包括洗剂、搽剂、软膏剂、凝胶膏剂、贴膏剂等。无菌制剂包括注射剂、滴眼剂等。

（三）多项选择题

1. CDE 常见的半固体剂型主要有软膏剂、凝胶剂、糊剂等。**涂膜剂为液体剂型，膜剂为固体剂型**，二者均为易混淆项。

2. ABCD 按分散相在分散介质中的分散特性分类，**真溶液型液体制剂主要包括芳香水剂、溶液剂、甘油剂、醑剂等**。乳剂为乳浊液型液体制剂。

3. ABCD 一般而言，在胃肠道中不稳定、对胃肠道有刺激性、不被胃肠道吸收的药物，或因肝脏首过效应易失效的药物均不宜设计为口服制剂。用于皮肤病的药物既可为口服制剂，也可为外用制剂，故 E 选项为干扰项。

4. AC 因肝脏首过效应易失效的药物，不宜设计为口服制剂。

5. ABE 中药剂型的选择，一般应依据下述原则综合考虑：①满足药物性质的需要；②满足临床治疗疾病的需要；③满足服用、携带、生产、运输和贮藏的方便性。

六、中药体内过程及中药药理毒理

（一）最佳选择题

1. C 胆盐具有表面活性，能增加难溶性药物的溶解度，有利于药物吸收，但有时也可能与某些药物形成难溶性盐而影响吸收。

2. C 通常脂溶性大的药物易于透过细胞膜被吸收。

3. A 口服制剂药物吸收速度快慢的顺序是**液体制剂比固体制剂吸收快，液体制剂中溶液剂比混悬剂吸收快**。

4. A 血液中的药物可分为血浆蛋白结合型与游离型两种，**与血浆蛋白结合型药物不能透过血管壁，游离型药物则能自由向组织器官转运**。

5. B 药物及其代谢产物主要经肾排泄，药物的肾排泄包括肾小球滤过、肾小管重吸收和肾小管分泌。肾小管分泌可使药物的肾排泄增加，这一过程是主动转运，有载体参与。由于载体缺乏高度特异性，一些阳离子药物之间或阴离子药物之间与载体发生的竞争抑制作用可影响药物的肾小管分泌，从而延长药物在体内的作用时间。血浆蛋白结合率不影响药物的肾小管分泌。

6. B 零级速度过程系指药物的转运速度在任何时间都是恒定的，与血药浓度无关。**临床上恒速静脉滴注的给药速度以及控释制剂中药物的释放速度等为零级速度过程**，亦称零级动力学过程。

（二）配伍选择题

[1～3] DCE 血药浓度－时间曲线下面积表示为 AUC。体内清除率表示为 Cl。生物半衰期表示为 $t_{1/2}$。K 为转运速率常数；V 为表观分布容积。

[4～6] ECB 体内药量或血药浓度消除一半所需要的时间，称为生物半衰期。试验制剂与参比制剂血药浓度－时间曲线下面积的比率，称为相对生物利用度。试验制剂与静脉给药参比制剂的血药浓度－时间曲线下面积的比值，称为绝对生物利用度。

（三）多项选择题

1. ABDE 通常不同给药途径的药物吸收显效快慢的顺序为静脉 > 吸入 > 肌内 > 皮下 > 舌下或直肠 > 口服 > 皮肤。

2. ABDE 影响药物胃肠道吸收的生理因素有①胃肠液的成分和性质；②胃排空速率；③其他：消化道吸收部位的血液或淋巴循环途径及其流量大小、胃肠本身的运动以及食物等，均可能影响药物的口服吸收。

3. ACDE 影响药物吸收的药物自身因素主要有：①药物的脂溶性和解离度：通常脂溶性大的药物易于透过细胞膜，未解离的分子型药物比离子型药物易于透过细胞膜。在消化道部位吸收的药物分子型比例是由吸收部位的 pH 和药物本身的 pK_a 决定的。

通常弱酸性药物在胃液中、弱碱性药物在小肠中，未解离型药物量增加，吸收也增加，反之则减少。②**药物的溶出速度**：通常固体制剂中药物需经过崩解、释放、溶解后方可通过生物膜被吸收。对于难溶性固体药物，药物的溶出速度可能是吸收的限速过程。减小药物粒径、采用药物的亚稳定型晶型、制成盐类或固体分散体等方法，加快药物的溶出，可促进药物的吸收。

4. ACDE　药物分布主要取决于组织器官的血流量，药物与血浆蛋白结合的能力可影响其分布，且药物与血浆蛋白结合是可逆过程，具有饱和现象，**通常水溶性药物很难透入脑脊髓，而脂溶性药物却能迅速向脑脊髓转运**，故 B 选项错误。

5. ABCDE　影响药物代谢的主要因素有给药途径、给药剂量与体内酶的作用、生理因素等。影响药物代谢的生理因素包括性别、年龄、个体差异、饮食

及疾病状态等。

6. ABDE　药物及其代谢产物主要经肾排泄，其次是胆汁排泄，也可由乳汁、唾液、汗腺等途径排泄。药物的肾排泄包括肾小球滤过、肾小管重吸收和肾小管分泌。肾小管分泌可使药物的肾排泄增加，这一过程是主动转运，有载体参与。血浆蛋白结合率不影响药物的肾小管分泌，故 C 选项错误。

7. CE　对药物动力学主要参数（C_{max}、AUC）进行统计分析，可做出生物等效性评价。

8. ABCDE　中药药理作用与中药功效往往具有一致性，中药药理作用与中药功效之间亦存在差异性。中药的多成分性决定了其作用的多样性。有些中药可随机体状态而产生两种相反的药理作用，即中药作用的双向性。此外，在进行中药药理研究时，常常会出现量效关系的不一致性，表现出中药量效关系的复杂性。

第二节　中药质量标准体系

一、中药标准体系

（一）最佳选择题

1. C　国家药品监督管理部门依据国家有关法律法规，制定了《中药标准管理专门规定》，于 2025 年 1 月 1 日起施行。

2. B　中药配方颗粒是由单味中药饮片经水加热提取、分离、浓缩、干燥、制粒而成的颗粒，在中医药理论指导下，按照中医临床处方调配后，供患者冲服使用。除另有规定外，辅料与中间体（浸膏或干膏粉，以干燥品计）之比一般不超过 1∶1。

（二）多项选择题

ABCD　国家中药标准体系包括《中国药典》、部/局颁标准、药品注册标准、进口药材标准以及中药配方颗粒的国家药品标准。中药团体标准不属于国家中药标准。

二、中药质量标准内容

（一）最佳选择题

1. A　《中国药典》规定，称取"0.1g"系指称取重量可为 0.06～0.14g。

2. E　《中国药典》规定，称取"2.00g"系指称取重量可为 1.995～2.005g。

3. C　"精密称定"系指称取重量应准确至所取

重量的千分之一，"称定"系指称取重量应准确至所取重量的百分之一。

4. C　除另有规定外，恒重系指供试品连续两次干燥或炽灼后称重的差异在 0.3mg 以下的重量。

5. D　药材产地加工规定的干燥方法中，"低温干燥"一般不超过 60℃。

6. E　中药配方颗粒含量测定时，应选择与功能主治及活性相关的专属性成分作为含量测定的指标。对于被测成分含量低于 0.01% 者，可增加有效组分的含量测定，如总黄酮、总生物碱、总皂苷等。

（二）配伍选择题

[1～2] BC　《中国药典》规定，称取"2g"系指称取重量可为 1.5～2.5g，称取"2.0g"系指称取重量可为 1.95～2.05g。

（三）多项选择题

ABCDE　《中国药典》规定，"精密称定"系指称取重量应准确至所取重量的千分之一；"称定"系指称取重量应准确至所取重量的百分之一；"精密量取"系指量取体积的准确度应符合国家标准中对该体积移液管的精密度要求；"量取"系指可用量筒或按照量取体积的有效数位选用量具。取用量为"约"若干时，系指取用量不得超过规定量的 ±10%。

三、中药材及饮片质量评价

(一) 最佳选择题

1. C 海桐皮表面有钉刺。

2. A **阿魏具强烈的蒜样臭气**。其他药味具有特异的香味。

3. A 水试时，**西红花加水浸泡后，水液染成黄色，药材不变色**。

4. A 水试时，**秦皮水浸出液在日光下显碧蓝色荧光**。

5. B 水试是利用某些药材在水中或遇水发生沉浮、溶解、变色、透明度改变及黏性、膨胀性、荧光等特殊现象进行鉴别药材的一种方法。葶苈子、车前子等加水浸泡，种子变黏滑且体积膨胀。

6. B 火试时，**海金沙火烧有爆鸣声且有明亮的火焰**。

7. B 火试时，**青黛火烧产生紫红色烟雾**。

8. A 槟榔饮片**切面具大理石样花纹**。

9. D 杜仲饮片含硬橡胶类成分，饮片折断时有白色胶丝。

10. E 细胞内含物鉴定时，淀粉粒加碘试液，显蓝色或紫色。

11. E 直立百部鲜块根切片，滴加氯化金试液，于皮层细胞中有微黄色玫瑰花状结晶，提示生物碱类成分的存在。

12. B 《中国药典》规定，车前子膨胀度不低于4.0。

13. A 《中国药典》规定，南葶苈子膨胀度不低于3，北葶苈子膨胀度不低于12。

14. D 《中国药典》对有些药材的物理常数做了规定，如蜂蜜的相对密度在1.349以上，薄荷油为0.888 ~ 0.908。

15. A 适用微量升华法鉴别的药材有大黄、薄荷、牡丹皮、徐长卿、斑蝥等。

16. D 浙贝母粉末在紫外光灯下显亮淡绿色荧光。

17. B 用荧光法鉴别，需将药材（包括断面、浸出物等）或经酸、碱处理后，置紫外光灯下约10cm处观察所产生的荧光现象。紫外光波长为365nm，如用短波254 ~ 265nm时，应加以说明，因两者荧光现象不同。

18. E HPLC法是目前中药含量测定中最常用的方法。《中国药典》一部中采用HPLC法进行含量测定的占所有含量测定项数的86.5%。

19. A 中药的安全性检查包括内源性有害物质的检查和外源性有害物质（如重金属及有害元素、农药残留量、二氧化硫残留量及黄曲霉毒素等）的检查。吡咯里西啶为内源性有毒成分。

20. B 《中国药典》规定药屑及杂质通常不得过3%。有些具体品种《中国药典》也做了规定，如广藿香杂质不得过2%，金钱草杂质不得过8%等。

21. D 各类饮片的含水量，在《中药饮片质量标准通则（试行）》中规定：蜜炙品不得过15%；酒炙品、醋炙品、盐炙品、姜汁炙品、米泔水炙品、蒸制品、煮制品、发芽制品、发酵制品均不得过13%；烫制后醋淬炙品不得过10%。

22. B 《中国药典》规定水分测定法有五种，第四法（甲苯法）适用于含挥发性成分的药品，如肉桂、肉豆蔻、砂仁等。

23. D 《中国药典》规定，使用第五法（气相色谱法）测定水分的中药材是辛夷。

24. C 《中国药典》规定的灰分测定法有两种：总灰分测定法和酸不溶性灰分测定法。酸不溶性灰分是指总灰分中不溶于稀盐酸的灰分。有些中药组织中含有较多的草酸钙结晶，仅测定总灰分不能反映无机杂质存在的客观情况，若在总灰分中加入稀盐酸，使其中来源于中药本身的钙盐等溶解，而外来的泥土、沙石等主要是硅酸盐，因不溶于稀盐酸而作为酸不溶性灰分残留下来，故测定酸不溶性灰分能准确地反映其外来无机杂质的情况。

25. D 《中国药典》规定，山药片二氧化硫残留量不得过10mg/kg。

26. E 鉴别草酸钙结晶时，加稀醋酸不溶解，加稀盐酸溶解而无气泡产生；加硫酸溶液（1→2），逐渐溶解，片刻后析出针状硫酸钙结晶。

(二) 配伍选择题

[1 ~ 3] ABC 党参根顶端具有的瘤状茎残术语习称"**狮子头**"，防风的根头部具有的横环纹习称"**蚯蚓头**"，海马的外形鉴定术语习称"**马头蛇尾瓦楞身**"。银柴胡根头部略膨大，有密集的呈疣状突起的芽苞或茎的残基，习称"**珍珠盘**"。苍术断面散有多数棕红色或橙黄色油点（油室），习称"**朱砂点**"。

[4 ~ 8] EDCBA 药材断面的特征往往与组织结构、细胞内含物有密切的关系。如"**菊花心**"是指药材断面维管束与较窄的射线相间排列成细密的放射状纹理，形如开放的菊花，如**黄芪、甘草、白芍**等；

"车轮纹"是指药材断面维管束与较宽的射线相间排列成稀疏整齐的放射状纹理，形如古代木质车轮，如防己、青风藤等；"朱砂点"是指药材断面散在的红棕色油点，如茅苍术。断面还可以反映出异常构造的特征，如大黄的"星点"（髓部异型维管束）；牛膝与川牛膝的"筋脉点"（同心环点状异型维管束）；何首乌的"云锦状花纹"（皮部异型维管束）；商陆的"罗盘纹"（同心环型异型维管束）等。

[9～11] CBA　乌梅、木瓜、山楂等含有机酸，以味酸为好。甘草含甘草甜素，以味甜为好；黄连、黄柏等含小檗碱，以味苦为好。

[12～14] BCD　《中国药典》规定玄明粉含砷盐不得过 20mg/kg，芒硝含砷盐不得过 10mg/kg，石膏含砷盐不得过 2mg/kg。

[15～17] EAD　《中国药典》规定水分测定法有五种：第一法（费休氏法）包括容量滴定法和库仑滴定法。第二法（烘干法）适用于不含和少含挥发性成分的药品，如三七、广枣等。第三法（减压干燥法）适用于含挥发性成分的贵重药品，如厚朴花、蜂胶等。第四法（甲苯法）适用于含挥发性成分的药品，如肉桂、肉豆蔻、砂仁等。第五法（气相色谱法），如辛夷。

[18～20] CCB　《中国药典》规定，穿心莲药材的叶不得少于 30%，薄荷药材的叶不得少于 30%，广藿香药材的叶不得少于 20% 等，从而保证这些中药的总体质量。

[21～24] ABCD　《中国药典》中，颠茄草中总生物碱、山楂中总有机酸的含量测定均采用酸碱滴定法，朱砂中硫化汞、红粉中氧化汞的含量测定均采用沉淀滴定法，石决明中碳酸钙、白矾中含水硫酸铝钾的含量测定均采用配位滴定法，雄黄中总砷、昆布中总碘的含量测定均采用氧化还原滴定法。

（三）综合分析选择题

1. B　少数中成药制剂可利用微量升华法进行鉴别。《中国药典》中采用该方法鉴定大黄流浸膏中的大黄、万应锭中的胡黄连、牛黄解毒片中冰片等。故选 B。

2. C　川楝素为川楝子和苦楝皮中的毒性成分，按照《中国药典》的规定，需控制药材中该成分的含量。

（四）多项选择题

1. ABCD　中药真实性鉴定的方法主要包括基原鉴定、性状鉴别、显微鉴别和理化鉴别等。

2. BCD　黄芪、板蓝根、桔梗饮片切面皮部白色，木部黄色，习称"金井玉栏"等。

3. ABC　薄荷醇、丹皮酚、斑蝥素具有升华性。苦参碱、槲皮素不具有升华性。

4. ABD　膨胀度是药品膨胀性质的指标，主要用于含黏液质、胶质和半纤维素类的天然药品。《中国药典》规定，车前子膨胀度不低于 4.0；哈蟆油膨胀度不低于 55；南亭牛子膨胀度不低于 3，北亭牛子膨胀度不低于 12。

5. ABCDE　进行显微鉴定时，由于鉴定材料的不同（完整、破碎、粉末）和药用种类及药用部位的不同，选择显微鉴定的方法也不同。鉴定时要根据观察的对象和目的，选择具有代表性的药材，制备不同的显微制片，然后依法进行鉴别。显微制片方法包括横切片、纵切片、表面制片、解离组织片、粉末制片、花粉粒与孢子制片、磨片制片等。

6. AE　《中国药典》将聚合酶链式反应法用于乌梢蛇、蕲蛇的鉴别。

7. ABCDE　肾毒性成分马兜铃酸主要存在于马兜铃科马兜铃属的关木通、广防己、青木香、马兜铃、天仙藤、朱砂莲等药材中。

8. CDE　《中国药典》收载 3 种重金属检验方法，即硫代乙酰胺法、炽灼后硫代乙酰胺法、硫化钠法。

9. AB　《中国药典》采用古蔡氏法（第一法）或二乙基二硫代氨基甲酸银法（第二法）两种方法检查砷盐。

10. ABCDE　需进行黄曲霉毒素限量检查的药材和饮片有：延胡索（元胡）、远志、决明子、麦芽、陈皮、使君子、柏子仁、大枣、马钱子、肉豆蔻、槟榔、酸枣仁、胖大海、莲子、桃仁、薏苡仁、水蛭、地龙、九香虫、蜈蚣、全蝎、土鳖虫、蜂房、僵蚕。

11. ABC　《中国药典》用酸碱滴定法、气相色谱法、离子色谱法分别作为第一法、第二法、第三法测定经硫黄熏蒸处理过的药材或饮片中二氧化硫的残留量。

12. ABCDE　《中国药典》规定二氧化硫残留量不得过 400mg/kg 的药材和饮片有：毛山药、光山药、天冬、天花粉、天麻、牛膝、白及、白术、白芍、党参、粉葛等。山药片不得过 10mg/kg。

13. ABCDE　《中国药典》规定水分测定法有五种：第一法（费休氏法）包括容量滴定法和库仑滴定法。第二法（烘干法）适用于不含和少含挥发性成分的药品，如三七、广枣等。第三法（减压干燥法）适用于含挥发性成分的贵重药品，如厚朴花、蜂胶等。第四法（甲苯法）适用于含挥发性成分的药品，如肉桂、肉豆蔻、砂仁等。第五法（气相色谱法），如辛夷。

14. ABCD 《中国药典》中与纯度相关的检查主要包括杂质检查、水分测定、干燥失重、灰分测定、色度检查、酸败度测定等，并已成为中药质量评价中的常规检查项。

15. ABE 酸败度是指油脂或含油脂的种子类药材，在贮藏过程中发生复杂的化学变化，产生游离脂肪酸、过氧化物和低分子醛类、酮类等分解产物，因而出现异臭味，影响药材的感观性质和内在质量。本检查通过酸值、羰基值或过氧化值的测定。

16. ACE 《中国药典》规定，浸出物测定法有3种：①水溶性浸出物测定法，分为冷浸法和热浸法；②醇溶性浸出物测定法，亦分为冷浸法和热浸法；③挥发性醚溶性浸出物测定法。

17. DE 菊糖的鉴别：加10%α-萘酚乙醇溶液，再加硫酸，呈紫红色并很快溶解。

18. BCDE 药材断面的特征往往与组织结构、细胞内含物有密切的关系。断面还可以反映出异常构造的特征，如大黄的"星点"（髓部异型维管束）；牛膝与川牛膝的"筋脉点"（同心环点状异型维管束）；何首乌的"云锦状花纹"（皮部异型维管束）；商陆的"罗盘纹"（同心环型异型维管束）等。茅苍术药材断面散在的"朱砂点"，为红棕色油点，非异常构造的特征。

四、中药制剂质量评价

（一）最佳选择题

1. C 稳定性试验包括影响因素试验、加速试验与长期试验。影响因素试验用1批制剂样品进行；如果试验结果不明确，则应加试2个批次制剂样品。加速试验与长期试验要求用3批制剂样品进行。

2. D 影响制剂稳定性的处方因素主要包括pH、溶剂、离子强度和辅料等。

3. A 注入惰性气体、添加抗氧剂、控制微量金属离子都是防止氧化采取的措施。避光是防止光化降解需采用的方法。调节pH，既可防止中药制剂氧化，又能延缓水解。

4. C 栓剂稳定性试验需要重点考察融变时限。

5. C 制剂质量的"显著变化"通常定义为：①含量与初始值相差5%；或采用生物或免疫法测定时效价不符合规定。②降解产物超过标准限度要求。③外观、物理常数、功能试验（如颜色、相分离、再分散性、黏结、硬度、每揿剂量）等不符合标准要求。④pH不符合规定。⑤12个制剂单位的溶出度不符合标准的规定。

6. C 高温试验时，设置温度一般应高于加速试验温度10℃以上。

（二）多项选择题

1. ABE 稳定性试验包括影响因素试验、加速试验和长期试验。

2. ABCD 稳定性试验时，制剂质量的"显著变化"通常定义为：①含量与初始值相差5%，或采用生物学或免疫法测定时效价不符合规定；②降解产物超过标准限度要求；③外观、物理常数、功能试验（如颜色、相分离、再分散性、黏结、硬度、每揿剂量）等不符合标准要求；④pH不符合规定；⑤12个制剂单位的溶出度不符合标准的规定。故E选项错误。

3. ABCDE 影响制剂稳定性的因素主要有处方因素、制剂工艺和外界因素。处方因素主要包括pH、溶剂、离子强度和辅料等，外界因素主要包括水分、温度、湿度、光线和空气、包装材料等。

4. ABCE 延缓药物水解的方法有调节pH、降低温度、改变溶剂、制成干燥固体等。D选项为防止药物氧化的方法。

5. ABCDE 防止药物氧化的方法有降低温度、避光、驱逐氧气、添加抗氧剂、控制微量金属离子、调节pH。

6. DE 丸剂稳定性实验重点考察项目包括性状、含量、有关物质、溶散时限。

7. ABDE 散剂稳定性试验需要重点考察的项目是性状、含量、粒度、有关物质、外观均匀度。

8. ABCDE 稳定性试验需要重点考察pH的有糖浆剂、注射剂、吸入喷雾剂、鼻用制剂、眼用制剂、吸入液体制剂等。

9. CD 加速试验时，对于半透性容器包装的药物制剂，例如低密度聚乙烯制备的输液袋、塑料安瓿、眼用制剂容器等，则应在温度40℃±2℃、相对湿度25%±5%的条件（可用$CH_3COOK \cdot 1.5H_2O$饱和溶液）进行试验。

第二章　中药材生产和中药饮片炮制

第一节　中药材生产

一、中药材的品种与栽培

（一）最佳选择题

1. E　《中国药典》收载的常用中药不少来源于同属 2 个、3 个、4 个、5 个甚至 6 个种，如柴胡 2 种，大黄 3 种，甘草 3 种，秦艽 4 种，海马 5 种，川贝母 6 种，石决明 6 种。

2. C　防己原植物有粉防己、木防己、广防己、川防己等，分属防己科和马兜铃科，其中广防己含马兜铃酸，具有肾脏毒性，如果误用就有可能导致中毒，现已取消广防己的药用标准。

（二）配伍选择题

[1～2] DB　一药多基原情况普遍存在，有的来源于同属不同种，有的甚至为不同属或不同科。《中国药典》收载的常用中药不少来源于同属多个种，如海马 5 种、大黄 3 种。

（三）多项选择题

1. BD　《中国药典》收载的柴胡来源于伞形科植物柴胡或狭叶柴胡的干燥根。

2. BCDE　《中国药典》收载的中药，柴胡有 2 种植物基原，大黄有 3 种，甘草有 3 种，秦艽有 4 种，海马有 5 种，川贝母有 6 种，石决明有 6 种。

3. ABCDE　中药材生产过程中的品种、产地、种养环境、采收加工及贮藏养护等因素都会影响药材质量。

二、中药材的产地

（一）最佳选择题

1. D　"四大怀药"为地黄、牛膝、山药、菊花。龙胆为重要的关药。

2. C　传统的"浙八味"包括浙贝母、白术、延胡索、温郁金、玄参、杭白芍、杭菊花、杭麦冬。当归为秦药。

3. C　玄参为浙八味之一，主产地为浙江。

4. D　秦药是指古秦国，现陕西及其周边地区所产的道地药材。地理范围为秦岭以北、西安以西至

"丝绸之路"中段毗邻地区，以及黄河上游的部分地区。如大黄、当归、秦艽、羌活、银柴胡、枸杞子、南五味子、党参、槐米、槐角、茵陈、秦皮、猪苓等。冬虫夏草为著名的藏药。

5. A　淮药是指淮河流域以及长江中下游地区（鄂、皖、苏三省）所产的道地药材，如半夏、葛根、苍术、射干、续断、薄荷、芡实、南沙参、太子参、茅苍术、明党参、天南星、牡丹皮、木瓜、银杏、艾叶、龟甲、鳖甲、蟾酥、斑蝥、蜈蚣、蕲蛇、石膏等。阿魏属于维药；雪莲花属于藏药、维药，甘松属于藏药；淫羊藿属于蒙药。

6. E　在药名前多冠以地名，以示其道地产区。如西宁大黄、宁夏枸杞、川贝母、川芎、秦艽、辽五味子、关防风、怀地黄等。例外的情况是有少数药材，药名前所冠的地名不是指产地，而系指进口或集散地而言，如广木香，并非广东所产，而是从广东进口；西红花亦非西藏所产，而是从西藏进口，中国境内也有栽培。

7. B　维药指新疆维吾尔自治区所产的道地药材，也包括维吾尔族聚居地区维医所使用的药物。如雪莲花、伊贝母、阿魏、紫草、甘草、锁阳、肉苁蓉、孜然、罗布麻等。

8. B　蒙药是指内蒙古自治区中西部地区所产的道地药材，也包括蒙古族聚居地区蒙医所使用的药物。如锁阳、黄芪、甘草、麻黄、赤芍、肉苁蓉、淫羊藿、金莲花、郁李仁、苦杏仁、刺蒺藜、冬葵果等。

9. E　酸枣仁主产于河北、山西地区，属于北药。北药是指河北、山东、山西以及陕西北部所产的道地药材，如党参、柴胡、白芷、北沙参、板蓝根、大青叶、青黛、黄芩、香附、知母、山楂、连翘、酸枣仁、桃仁、薏苡仁、小茴香、大枣、香加皮、阿胶、全蝎、土鳖虫、滑石、赭石等。

（二）配伍选择题

[1～2] BC　延胡索主产于浙江。牛膝是四大怀药之一，为河南的道地药材。

[3～4] AE　主产于贵州的药材有天冬、天麻、黄精、杜仲、吴茱萸、五倍子、朱砂等。泽泻为福建

道地药材，属于南药之一，南药指长江以南，南岭以北地区（湘、赣、闽、台的全部或大部分地区）所产的道地药材。如百部、白前、威灵仙、徐长卿、泽泻、蛇床子、枳实、枳壳、莲子、紫苏、车前、香薷、僵蚕、雄黄等。

[5～8]　**EDBA**　鹿茸为关药，东北的道地药材。云药主产地云南，如三七、木香、重楼、茯苓、萝芙木、诃子、草果、儿茶等。藏药主产地为青藏高原地区，如冬虫夏草、雪莲花、甘松、胡黄连、藏木香、藏菖蒲、余甘子、毛诃子、麝香等。怀药主产地河南，如著名的"四大怀药"（地黄、牛膝、山药、菊花）以及天花粉、瓜蒌、白芷、辛夷、红花、金银花、山茱萸等。

（三）综合分析选择题

1. E　海药主要指沿海大陆架、中国海岛及河湖水网所产的道地药材。如珍珠、珍珠母、石决明、海螵蛸、牡蛎、海龙、海马等。硼砂属于藏药，不属于海药。

2. E　茵陈春季采的习称"绵茵陈"，秋季采的习称"花茵陈"。"绵茵陈"非按照道地性命名，故选 E。其他选项均为道地药材。

3. D　按照我国地形地貌的自然特点和民族医药体系的中心来划分道地药材产区的方法，可将我国划分为 15 个药材区，即川药、广药、云药、贵药、怀药、南药、浙药、淮药、北药、秦药、关药、蒙药、藏药、维药、海药。

（四）多项选择题

1. ABCDE　川药现指产于四川、重庆的道地药材。如川贝母、川芎、黄连、附子、川乌、麦冬、丹参、干姜、郁金、姜黄、白芷、半夏、天麻、川牛膝、川楝子、川楝皮、花椒、乌梅、黄柏、厚朴、金钱草、青蒿、五倍子、冬虫夏草、银耳、麝香等。

2. AD　道地药材的区划，根据不同的研究目的有不同的划分方法，按照我国地形地貌的自然特点和民族医药体系的中心来划分道地药材产区的方法，可将我国划分为 15 个药材区，其中有一部分中药属于不同道地药材产区，比如党参既属于北药又属于秦药。

3. ABCD　传统的"浙八味"包括浙贝母、白术、延胡索、温郁金、玄参、杭白芍、杭菊花、杭麦冬。木香为云药，主产地云南。

4. ABCDE　关药是指山海关以北、东北三省以及内蒙古自治区东北部地区所产的道地药材。如人参、细辛、防风、五味子、关黄柏、龙胆、赤芍、平贝母、升麻、桔梗、牛蒡子、灵芝、鹿茸、鹿角、哈蟆油等。

5. ABCDE　广药主要指南岭以南，广东、广西

和海南所产的道地药材。如砂仁、广藿香、穿心莲、广金钱草、粉防己、槟榔、益智仁、肉桂、苏木、巴戟天、高良姜、八角茴香、胡椒、荜茇、胖大海、马钱子、罗汉果、陈皮、青蒿、石斛、钩藤、蛤蚧、金钱白花蛇、海龙、海马、地龙等。

6. ABCE　藏药是指青藏高原所产的道地药材，也包括藏族聚居地区藏医所使用的药材。如甘松、胡黄连、藏木香、藏菖蒲、藏茴香、雪莲花、余甘子、广枣、波棱瓜子、毛诃子、木棉花、翼首草、冬虫夏草、麝香、硼砂等。D 选项的西红花非西藏所产，而是从西藏进口，中国境内也有栽培。

三、中药材的采收

（一）最佳选择题

1. B　甘草在生长初期甘草甜素的含量为 6.5%，开花前期为 10.5%，开花盛期为 4.5%，生长末期为 3.5%。

2. C　当中药有效成分含量无显著变化时，药材产量的高峰期应为最适宜采收期。如牡丹皮 5 年生者含丹皮酚最高为 3.71%，3 年生者为 3.20%，两者的含量差异并不显著，且 3 年生者少 2 年生长期，故以 3 年生者为最佳采收年限。

3. E　有效成分含量高峰期与产量不一致时，有效成分总含量最高时期即为适宜采收期。如人参，对吉林抚松栽培的不同年龄人参的皂苷含量测定结果表明，皂苷的积累是随人参栽培年限的增加而逐渐增加的，至 4 年生含量达到最高（4.8%），以后 2 年增加较慢或略有下降，6 年生者在秋季药材产量和人参皂苷总含量均较高，**故栽培人参应以 6 年生者秋季为适宜采收期**。

4. E　茵陈有 2 个采收时间，春季幼苗高 6～10cm 时或秋季花蕾长成时采收。**春季采的习称"绵茵陈"，秋季采的习称"花茵陈"**。

5. E　一般果实类药材多在自然成熟时采收，如瓜蒌、栀子、山楂等；有的在成熟经霜后采摘为佳，如山茱萸经霜变红时，川楝子经霜变黄时。荆芥为全草类药材，在花期采收。

（二）配伍选择题

[1～5]　**BBBAC**　花类一般不宜在花完全盛开后采收，开放过久几近衰败的花朵，不仅药材的颜色和气味不佳，而且有效成分的含量也会显著减少。**花类中药在含苞待放时采收的，如金银花、辛夷、丁香、槐米等；在花初开时采收的，如洋金花等；在花盛开时采收的，如菊花、西红花等；红花则要求花冠由黄变**

红时采摘。注意西红花与红花药材采收时间的区别。

[6~7] **EB** 全草类中药多在植物充分生长，茎叶茂盛时采割，如青蒿、穿心莲、淡竹叶等；有的则在花期采收，如薄荷、益母草、荆芥、香薷等。

（三）多项选择题

1. ACDE 许多根及根茎类中药，在秋冬季节地上部分枯萎后和春初植物发芽前或刚露苗时，既是有效成分高峰期，又是产量高峰期，这个时期就是最适宜采收期，如莪术、郁金、姜黄、天花粉、山药等。薄荷为全草类药材，在花期采收为佳。

2. DE 皮类药材一般在春末夏初时采收，此时树皮养分及液汁增多，形成层细胞分裂较快，皮部和木部容易剥离，伤口较易愈合，如黄柏、厚朴、秦皮等。**少数皮类药材于秋、冬两季采收**，此时有效成分含量较高，**如川楝皮、肉桂等。**

3. BCDE 根及根茎类药材一般在秋、冬两季植物地上部分将枯萎时及春初发芽前或刚露苗时采收。但有些中药由于植株枯萎时间较早，宜在夏季及时采收，如浙贝母、延胡索、半夏、太子参等。

4. ACDE 皮类药材一般宜在春末夏初采收。其他选项均正确。

四、中药材的产地加工

（一）最佳选择题

1. E 新鲜药材可用水洗以除去泥沙杂质和非药用部分。但具芳香气味的药材一般不用水洗，如薄荷（晒干或阴干）、细辛（阴干）、木香（干燥撞去粗皮）等。太子参夏季茎叶大部分枯萎时采挖，洗净，除去须根，置沸水中略烫后晒干或直接干燥。**杜仲的产地加工时，采用"发汗"法。**

2. E 《中国药典》规定药材产地加工的干燥方法如下：烘干、晒干、阴干均可的，用"干燥"表示；不宜用较高温度烘干的，则用"晒干"或**"低温干燥"（一般不超过60℃）**表示；烘干、晒干均不适宜的，用"阴干"或"晾干"表示；少数药材需要

短时间干燥，则用"暴晒"或"及时干燥"表示。

3. E 厚朴的产地加工方法是发汗。

4. B 含黏液质、淀粉或糖类成分多的药材，用一般方法不易干燥，需先经蒸、煮或烫处理，则易干燥，同时使一些药材中的酶失去活力，不致分解药材的有效成分。

5. D 有些药材在加工过程中**为了促使变色，增强气味或减小刺激性，有利于干燥，**常将药材堆积放置，使其发热、"回潮"，使内部水分向外挥散，这种方法称为"发汗"。

6. B 有些药材在干燥过程中皮、肉易分离而使药材质地松泡，在干燥过程中要时时搓揉，使皮、肉紧贴，**达到油润、饱满、柔软或半透明等目的。**如玉竹等。

（二）配伍选择题

[1~4] **AECD** 产地加工时，天麻、红参需蒸至透心，白芍需煮至透心，太子参需置沸水中略烫，续断需发汗，玉竹需揉搓。

[5~7] **CBD** 产地加工时，玄参、厚朴、杜仲、**续断、茯苓等需要"发汗"**；天麻需要蒸至透心；木瓜需切片。

[8~9] **AE** 较大的根及根茎类、坚硬的藤木类和肉质的果实类药材有的趁鲜切成块、片，以利干燥，如大黄、鸡血藤、木瓜。有些动物药，如五倍子、桑螵蛸需蒸至杀死虫卵或蛹虫。

（三）多项选择题

1. ABCDE 中药材产地加工的目的包括除去杂质及非药用部位，保证药材的纯净度；保证药材质量；降低或消除药材的毒性或刺激性，保证用药安全；有利于药材商品规格标准化；有利于包装、运输与贮藏。

2. ABCD 有些药材在加工过程中为了促使变色，增强气味或减小刺激性，有利于干燥，常将药材堆积放置，使其发热、"回潮"，使内部水分向外挥散，这种方法称为"发汗"。E项为干扰项。

3. ABCDE 在加工过程中需要"发汗"处理的药物有厚朴、杜仲、玄参、续断、茯苓等。

第二节 中药饮片的净制和切制

一、净制

（一）最佳选择题

1. A 需要去毛的药材有骨碎补、鹿茸、枇杷叶、金樱子等。

2. B 需要去核的药材有山茱萸、诃子、龙眼肉。

3. C 需要去瓤的药材有枳壳、化橘红、瓜蒌皮。

（二）配伍选择题

[1~4] **ABCD** 需要去心的药材有巴戟天、五加皮、白鲜皮、地骨皮、牡丹皮、香加皮、桑白皮、

巴戟天。需要去皮壳的药材有杜仲、关黄柏、黄柏、厚朴、肉桂、苦楝皮、桑白皮、椿皮、三棱、大黄、山药、千年健、天南星、天花粉、白及、白附子、半夏、粉葛、浙贝母、天冬、北沙参、白芍、益智仁、鸦胆子、生巴豆、白果、芡实、核桃仁、娑罗子、郁李仁、薏苡仁、柏子仁、苦杏仁、桃仁。需去残茎的药材有当归、白芷、地榆、党参、前胡、百部、木香、黄芩、威灵仙、续断、防风、柴胡、银柴胡、麻黄根、射干、细辛、麻黄、薄荷、茵陈。需去枝梗的药材有桑叶、侧柏叶、荷叶、辛夷、旋覆花、款冬花、槐花、五味子、花椒、连翘、槐角、女贞子、淫羊藿。

（三）多项选择题

1. ABCDE 净制的主要目的包括除去泥沙杂质及虫蛀霉变品；进行大小分档，便于进一步软化、切制和炮炙，使其均匀一致；分离不同药用部位，使不同药用部位各自发挥更好药效，如麻黄根和麻黄茎；除去非药用部位，保证用药剂量准确或减少服用时的副作用，如去粗皮、去核等。

2. ABCDE 根据操作方法的不同，清除杂质分为挑选、筛选、风选、水选和磁选等。

3. ABD 果实类中药，须去瓤用于临床。去瓤的主要目的在于除去药材中的质次部位以纯净药材，使用量准确，便于贮存，免除胀气等副作用。需去瓤的药材有枳壳、化橘红、瓜蒌皮等。

4. ABC 山茱萸、诃子、龙眼肉等中药，由于有效成分主要分布在果肉（或假种皮）部分，核不仅有效成分含量较低，而且在药材中占的比例又很大，故须去核（或种子）取肉（或假种皮）。

5. ABCE 药材表面或内部的绒毛、鳞片、硬刺、根类药材的须根以及动物类药材的茸毛等具刺激咽喉等副作用，故须除去。如骨碎补、鹿茸、枇杷叶、金樱子等。

6. ABCDE 去心是指去除根皮类药材的木质部或种子的胚根、胚芽及幼叶等非药用部位。需要去心的药材有巴戟天、五加皮、白鲜皮、地骨皮、牡丹皮、香加皮、桑白皮等。

二、切制

（一）最佳选择题

1. E 常用检查药材软化程度的方法有弯曲法、指掐法、穿刺法等。手捏法适用于不规则的根与根茎类的药材，如当归、独活等；有些块根、果实、菌类药材，需润至手握无响声及无坚硬感为宜，如黄芩、延胡索、枳实、雷丸等。故 E 选项正确。

2. A 漂法是指将药材用多量水，多次漂洗的方法，漂去有毒成分、盐分及腥臭异味。古代常用长流水漂。本法适用于毒性药材、带盐分的药材及具腥臭气味的药材，如川乌、昆布、海藻等。

3. A 淘洗法适用于质地松软、水分易渗入、有效成分易溶于水及芳香药材，是用清水洗涤或快速洗涤药物的方法，如五加皮、瓜蒌皮等。

4. C 气味芳香、质地疏松的全草类、叶类、果皮类和有效成分易随水流失的药材，如薄荷、荆芥、枇杷叶、陈皮等常以清水喷淋或浇淋药材。

5. D 采用淋法的药材有薄荷、荆芥、枇杷叶、陈皮。川乌、肉苁蓉、昆布、海藻采用漂法，川乌还可以采用泡法。

6. E 弯曲法适用于长条状药材。药材软化后握于手中，拇指向外推，其余四指向内缩，以药材略弯曲，不易折断为合格，如白芍、山药、木通、木香等。大黄适宜用穿刺法。

7. E 全草类药材和形态细长、内含成分易于煎出的药材一般适宜切成段，如薄荷、瞿麦、半枝莲、荆芥、香薷、益母草、麻黄、忍冬藤、党参、大蓟、小蓟等。秦皮不适宜切断，宜切丝。

8. A 易褪色、易挥发和气味易散失及含有不耐高温成分的饮片宜阴干，如荆芥、玫瑰花、槟榔、黄柏等。

（二）配伍选择题

[1～5] ABDEC 五加皮适用于淘洗法处理，肉苁蓉适用于漂法处理，何首乌适用于反复闷润，黄芩适用于蒸润，枇杷叶适用于淋法处理。

[6～10] ACDBE 槟榔适宜切片，厚朴适宜切细丝，淫羊藿适宜切宽丝，瞿麦适宜切段，阿胶适宜切丁。

（三）多项选择题

1. ABCDE 饮片切制的主要目的如下：①便于有效成分煎出：饮片切制后与溶媒的接触面增大，可提高药效成分的煎出率，并避免药材细粉在煎煮过程中出现糊化、粘锅等现象；②利于炮制：便于在炮制时控制火候，使药物受热均匀，也利于药物与各种辅料均匀地接触和吸收，提高炮制效果；③利于调配和制剂：方便临床处方的调剂；利于中成药生产中的浸提、粉碎等处理；④利于贮存：减少了霉变、虫蛀等因素而利于贮存；⑤便于鉴别：部分断面特征明显的中药，切制成一定的片型后，更易显示断面特征，利于鉴别。

2. CDE 药材软化的要求是软硬适度、药透水尽、避免伤水。

3. ABCDE 常用的水处理软化方法包括淋法、淘洗法、泡法、漂法、润法以及其他方法（蒸润法、蒸汽喷雾润法、气相置换法以及加压或减压法等）。

4. ABCD 质地特别坚硬的药物，一次不易润透，需反复闷润才能软化，如大黄、何首乌、泽泻、槟榔等。

5. ABCDE 常用检查药材软化程度的方法如下：①弯曲法：适用于长条状药材，如白芍、山药、木通、木香等；②指掐法：适用于团块状药材，如白术、白芷、天花粉、泽泻等；③穿刺法：适用于粗大块状药材，如大黄、虎杖等；④手捏法：适用于不规则的根与根茎类的药材，如当归、独活等；⑤刀切或折断法：适用于团块状、长条状及不规则的根与根茎类的药材，如大黄、白术、川芎等。

6. AB 检查药材软化程度时，穿刺法适用于粗大块状药材，如大黄、虎杖等。刀切或折断法适用于团块状、长条状及不规则的根与根茎类的药材。用刀直接切断或用手折断，中间应无干心，如大黄、白术、川芎等。其他方法不适用于大黄。

7. ABCD 软化药材时，有些块根、果实、菌类

药材需润至手握无响声及无坚硬感为宜，如黄芩、延胡索、枳实、雷丸等。本题选项中白芍采用弯曲法检查软化程度，以药材略弯曲、不易折断为合格。

8. ABCDE 根据药材质地，质地松泡、粉性大者宜切厚片，如山药、天花粉、茯苓、甘草、黄芪、南沙参等。

9. ABCDE 根据药材质地，质地致密、坚实者宜切薄片，如乌药、槟榔、当归、白芍、三棱等。

10. CDE 根据药材质地，质地极其致密坚实的木质类、动物骨和角类药材宜切极薄片。如羚羊角、鹿角、降香等。其他选项中，山药宜切厚片，乌药宜切薄片。

11. ABC 饮片的干燥方法中，一般色浅、含黏液类、淀粉类的饮片宜晒干，如桔梗、浙贝母、玉竹、山药等；易褪色、易挥发和气味易散失及含有不耐高温成分的饮片宜阴干，如荆芥、玫瑰花、槟榔、黄柏等。人工干燥的温度，应视药物性质而灵活掌握。一般药物以不超过80℃为宜，含芳香挥发性成分的饮片以不超过50℃为宜（故 D 选项错误）。干燥后的饮片含水量应控制在7%～13%为宜（故 E 选项错误）。

第三节　常用饮片炮制方法与作用

一、炒法

（一）最佳选择题

1. E 炒莱菔子变升为降，主要是改变了涌吐痰涎的副作用，既缓和了药性，又利于粉碎和煎出。长于消食除胀、降气化痰。多用于食积腹胀，气喘咳嗽。

2. B 炒苍耳子用中火加热，炒至黄褐色，刺焦时即可。

3. E 牛蒡子的炮制方法为炒黄。

4. C 炒牛蒡子能缓和寒滑之性，以免伤中，并且气香，宣散作用更强，长于解毒透疹，利咽散结，化痰止咳。用于麻疹不透，咽喉肿痛，风热咳喘。炒后还可杀酶保苷，利于煎出。

5. A 芥子炮制方法为炒黄。蒲黄、大蓟多炒炭，枳壳多麸炒，骨碎补多砂炒。

6. D 莱菔子采用的炮制方法为炒黄。

7. A 槐花炒制时需用文火加热，故 A 选项叙述错误。

8. E 炒黄的操作虽然简单，但炒制程度却较难判定，因为很多药物表面就是黑色、黄色或灰色的。

根据经验，可以从以下几个方面判定：①对比看：炒制时一边炒一边与生品比较，颜色加深即可；②听爆声：很多种子类药材在炒制过程中爆鸣声减弱时即已达到炒制程度；③闻香气：种子类药材在炒制过程中嗅到香气时，即达到了炒制程度；④看断面：种子断面呈淡黄色时即达到了炒制程度。该条是判定标准中最关键的一条。

9. C 炒苍耳子可降低毒性，偏于通鼻窍，祛风湿，止痛。

10. E 王不留行水溶物的增加与爆花程度有关，爆花率越高，水溶性浸出物也越高。结合实际生产，炒王不留行爆花率达80%以上为宜。

11. C 王不留行水溶性浸出物（有效成分）的增加与爆花程度有关，爆花率越高，水溶性浸出物也越高。

12. D 炒山楂酸味减弱，可缓和对胃的刺激性，善于消食化积。

13. A 焦山楂不仅酸味减弱，且增加了苦味，长于消食止泻。山楂炭其性收涩，具有止血、止泻的功效。

14. A 山楂中的总黄酮和总有机酸都集中在果肉

中，山楂核中含量甚微，而山楂核占整个药材重量的40%左右，故炮制前应去核。

15. C 栀子苦寒之性甚强，易伤中气，且对胃有刺激性，脾胃较弱者服用后易吐，**炒后可除此弊端，药性缓和。**

16. B 栀子炭善于凉血止血，多用于吐血、咯血、咯血、衄血、尿血、崩漏下血等。

17. E 炒炭的目的主要是增强或产生止血、止泻作用。

18. D 蒲黄一般采用炒炭法。

19. D 白术炮制品有土炒白术和麸炒白术，均为加辅料炒（故选D）。其他选项的四味药均为清炒法，其中槐花为炒黄及炒炭，莱菔子、牛蒡子均为炒黄，白茅根为炒炭。

20. D 荆芥炭辛散作用极弱，**产生止血的功效。**可用于便血、崩漏等。

21. D 麦麸味甘性平，具有和中作用。

22. B 麸炒的注意事项：①辅料用量要适当。麦麸量少则烟气不足，达不到熏炒要求；麦麸量多则造成浪费；②注意火力适当，麸炒一般用中火，并要求火力均匀；锅要预热好，可先取少量麦麸投锅预试，以"麸下烟起"为度；③麦麸要均匀撒布于热锅中，待起烟投药；④麸炒药物要求干燥，以免药物黏附焦化麦麸；⑤麸炒药物达到标准时要求迅速出锅，以免造成炮制品发黑、火斑过重等现象。

23. B 麸炒苍术辛味减弱，燥性缓和，气变芳香，增强了健脾和胃的作用，用于脾胃不和、痰饮停滞、脘腹痞满、青盲、雀目。

24. C 米炒时米的用量一般为每100kg药物用米20kg。

25. D 斑蝥中的有毒成分为斑蝥素，有强烈的刺激性，只能作外用，口服需经炮制。

26. B 土炒白术，借土气助健脾气，长于补脾止泻而安胎，用于脾虚食少、泄泻便溏、胎动不安。

27. C 土炒山药以补脾止泻为主，用于脾虚久泻。

28. C 白术的常用炮制方法为麸炒和土炒。芡实、苍术、枳实、枳壳、薏苡仁、僵蚕等常用麸炒法炮制。此外，山药常用的炮制方法也是麸炒和土炒。

29. B 砂作为中间传热体，由于质地坚硬，传热较快，与药材接触面积较大，所以用砂炒药物可使其受热均匀，又因砂炒火力强，温度高，故适用于炒制质地坚硬的药材。

30. E 砂炒骨碎补，质地松脆，易于除去鳞片，

便于调剂和制剂，有利于煎出有效成分。砂炒骨碎补无降低毒性的作用。

31. C 制鳖甲指的是砂炒醋淬鳖甲，即取砂置炒制容器内，用武火加热至滑利状态，容易翻动时，投入大小分档的净鳖甲，炒至外表淡黄色，质酥脆时，取出，筛去砂，趁热投入醋液中稍浸，捞出，干燥，捣碎。

32. B 醋鳖甲能增强药物入肝消积、软坚散结的作用，常用于癥瘕积聚、月经停闭。

33. C 生鸡内金长于攻积，通淋化石，用于泌尿系结石和胆道结石。炒鸡内金和砂炒鸡内金质地酥脆，便于粉碎，矫正不良气味，并能增强健脾消积的作用，用于消化不良，食积不化，脾虚泄泻及小儿疳积。醋鸡内金质酥易脆，矫正了不良气味，有疏肝助脾的作用，用于脾胃虚弱，脘胀腹满。

34. A 滑石粉味甘性寒，具清热利尿的作用。

35. D 水蛭的炮制辅料为滑石粉。

36. A 水蛭主含蛋白质。

37. E 阿胶的炮制品有阿胶丁、阿胶珠（蛤粉炒阿胶）、蒲黄炒阿胶。

38. D 药材表面或内部的绒毛、鳞片、硬刺、根类药材的须根以及动物类药材的茸毛等，具刺激咽喉等副作用，故须除去。如骨碎补等根茎类中药表面的茸毛（鳞片），可先用砂烫法将毛烫焦，再撞净、筛除。

39. B 炒王不留行的火候是中火。

40. C 荆芥味辛，性微温，归肺、肝经。具有解表散风的功能，用于发表透疹，多生用。荆芥炭辛散作用极弱，具有止血的功效，可用于便血、崩漏等。

41. C 焦苍术辛燥之性大减，以固肠止泻为主。用于脾虚泄泻，久痢，或妇女的淋带白浊。

42. C 蒲黄炭炮制时，取净蒲黄，置炒制容器内，用中火加热，炒至棕褐色（故C选项说法错误），喷淋少量清水，灭尽火星，取出晾干。蒲黄为花粉类药物，质轻松，炒制时火力不可过大，出锅后应摊晾散热，防止复燃，检查确已凉透，方能收贮。如喷水较多，则需晾干，以免发霉。蒲黄炭性涩，止血作用增强，常用于咯血、吐血、衄血、尿血、便血、崩漏及外伤出血。

43. C 龟甲砂炒醋淬后质变酥脆，易于粉碎，利于煎出有效成分，并能矫臭矫味。以补肾健骨，滋阴止血力胜，常用于劳热咯血，脚膝痿弱，潮热盗汗，痔疮肿痛。

（二）配伍选择题

[1～4] ABCD 炒决明子能缓和寒泻之性，有

平肝养肾的功效。可用于头痛、头晕、青盲内障。炒芥子缓和辛散走窜之性，以免耗气伤阴。炒酸枣仁种皮开裂，易于粉碎和煎出；同时起到杀酶保苷的作用。其作用与生酸枣仁相近，养心安神作用强于生品。炒莱菔子变升为降，主要是改变了涌吐痰涎的副作用，既缓和了药性，又利于粉碎和煎出。

[5~7] ABE 槐花的功效为凉血止血、清肝泻火，以清肝泻火、清热凉血见长。多用于血热妄行，肝热目赤，头痛眩晕，疮毒肿痛。炒槐花苦寒之性缓和，有杀酶保苷作用。其清热凉血作用弱于生品。止血作用逊于槐花炭而强于生品，多用于脾胃虚弱的出血患者。槐花炭清热凉血作用极弱，涩性增加，以止血力胜。

[8~10] ABE 山楂的功效为清食健胃、行气散瘀，长于活血化瘀，常用于血瘀经闭，产后瘀阻，心腹刺痛，疝气疼痛以及高脂血症、高血压、冠心病。**炒山楂**酸味减弱，可缓和对胃的刺激性，**善于消食化积**。用于脾虚食滞，食欲不振，神倦乏力。**焦山楂**不仅酸味减弱，且增加了苦味，**长于消食止泻**，用于食积兼脾虚和痢疾。**山楂炭**其性收涩，**具有止血、止泻的功效**，可用于胃肠出血或脾虚腹泻兼食滞者。

[11~13] ABC 槟榔的功效为杀虫，消积，降气，行水，截疟。槟榔炒后可缓和药性，以免克伐太过而耗伤正气，并能减少服后恶心、腹泻、腹痛的副作用。焦槟榔和炒槟榔作用相似，长于消食导滞。用于食积不消，泻痢后重。但炒槟榔较焦槟榔作用稍强，而克伐正气的作用也略强于焦槟榔。

[14~16] ACB 麸炒的目的：①增强疗效，如山药、白术、芡实等；②缓和药性，如苍术、枳实、薏苡仁等；③矫臭矫味，如僵蚕等。枳壳辛燥，作用较强，偏于行气宽中除胀；麸炒枳壳可缓和其峻烈之性，偏于理气健胃消食。

[17~18] DB 净麸炒的麦麸用量一般为每100kg药物用麦麸10~15kg。蜜麸炒的蜜麸用量一般为每100kg药物用蜜麸10kg。糖麸炒的糖麸用量一般也为每100kg药物用糖麸10kg。

[19~22] EDCB 砂炒的目的：①增强疗效，便于调剂和制剂，如狗脊、穿山甲等；②降低毒性，如马钱子等；③便于去毛，如骨碎补等；④矫臭矫味，如鸡内金、脐带等。

[23~25] AEB 山楂用清炒法，有山楂、炒山楂、焦山楂、山楂炭等炮制品。阿胶炮制方法常用蛤粉炒法。马钱子炮制方法常用砂炒法。

[26~28] ECD 滑石粉炒一般为每100kg药物用

滑石粉40~50kg。土炒一般为每100kg药物用土25~30kg。蛤粉炒一般为每100kg药物用蛤粉30~50kg。

[29~31] CDE 具有补中益气作用的辅料是稻米。具有温中止泻作用的辅料是灶心土。具有化痰软坚作用的辅料是蛤粉。

[32~34] EEC 党参的炮制宜采用米炒法和蜜炙法。斑蝥的炮制宜采用米炒法。侧柏叶的炮制宜采用炒炭法。

(三) 多项选择题

1. ABCDE 炒制的目的是增强药效，缓和或改变药性，降低毒性或减少刺激性，矫臭矫味，利于贮藏和制剂。

2. ACDE 炒黄是将净制或切制过的药物，置炒制容器内，用文火或中火加热，并不断翻动或转动，使药物表面呈黄色或颜色加深，或发泡鼓起，或爆裂，并逸出固有气味的方法。

3. ABCDE 炒牛蒡子能缓和寒滑之性，以免伤中，并且气香，宣散作用更强，长于解毒透疹，利咽散结，化痰止咳。用于麻疹不透，咽喉肿痛，风热咳喘。炒后还可杀酶保苷，利于有效成分煎出。

4. ABCDE 炒芥子可缓和辛散走窜之性，可避免耗气伤阴，并善于顺气豁痰。多用于痰多咳嗽。炮制后更利于粉碎药物和煎出有效成分，同时起到杀酶保苷的作用。

5. BC 莱菔子生用能升能散，长于涌吐风痰。炒莱菔子变升为降，既缓和了药性，又利于粉碎药物和煎出有效成分，长于消食除胀、降气化痰，多用于食积腹胀、气喘咳嗽。

6. AE 决明子炒制时用中火加热；炒制后具泻热通便作用的结合型蒽醌类成分被破坏，游离型蒽醌类成分含量增加。故AE选项叙述错误。

7. ABCD 炒酸枣仁使其种皮开裂，易于粉碎和煎出；同时炒制能起到杀酶保苷的作用。其作用与生酸枣仁相近，养心安神作用强于生酸枣仁。微炒或炒黄的酸枣仁，水提取物或乙醚提取物含量均比生品增高。炒制得当，粉碎应用，有利于药效成分酸枣仁皂苷A和B的煎出，增强药效。生酸枣仁、炒酸枣仁均有镇静安眠作用，炒品略强于生品。

8. ABCE 栀子苦寒之性甚强，易伤中气，且对胃有刺激性，脾胃较弱者服用后易吐，炒后可除此弊。炒栀子与焦栀子功用相似，炒栀子比焦栀子苦寒之性略强，一般热较甚者可用炒栀子，脾胃较虚弱者可用焦栀子。二者均有清热除烦的功用，常用于热郁心烦，肝热目赤，如治热病心烦，胬肉攀睛，羞涩难开。栀子炭善于凉血止血，多用于吐血，咯血，衄血，尿血，崩漏下血等。

9. ABCDE 生大蓟以凉血消肿力胜，常用于热淋、痈肿疮毒及热邪偏盛的出血者；**大蓟炭凉性减弱，收敛止血的作用增强**，用于吐血、呕血、咯血、嗽血等出血较急剧者。生蒲黄、炒蒲黄均有止血的作用；蒲黄炭性涩，止血的作用增强。荆芥具有解表散风的功能；荆芥炭辛散作用极弱，具有止血的功效。干姜性热偏燥，能守能走，力速而作用较强，故可用于回阳救逆。姜炭辛味消失，守而不走，长于止血温经，温经作用弱于炮姜，固涩止血的作用强于炮姜，可用于各种虚寒性出血，且出血较急，出血量较多者。

10. ABCD 炒炭的注意事项：①操作时要适当掌握好火力，质地坚实的药物宜用武火，质地疏松的花、花粉、叶、全草类药物可用中火，视具体药物灵活掌握。②在炒炭过程中，药物炒至一定程度时，因温度很高，易出现火星，特别是质地疏松的药物需喷淋适量清水熄灭，以免引起燃烧。取出后必须摊开晾凉，经检查确无余热后再收贮，避免复燃。

11. ADE 炒炭是将净选或切制后的药物，置炒制容器内，用武火或中火加热，炒至药物表面焦黑色或焦褐色，内部呈棕褐色或棕黄色。炒炭要求**"存性"**。

12. ABD 茅根炭味涩，寒性减弱。**清热凉血作用轻微，止血作用增强，专用于出血证，并偏于收敛止血**，常用于出血证较急者。茅根炭止血作用比生品强，出血时间和凝血时间均比炒炭前缩短。

13. AC 侧柏炭：取净侧柏叶，置热锅内，武火炒至表面呈焦褐色，内部焦黄色，喷淋清水少许，熄灭火星，取出凉透。**侧柏炭寒凉之性趋于平和，功专收敛止血**，用于热邪不盛的各种出血证。

14. ABCE 斑蝥的主要炮制方法为米炒，其余选项药材炮制方法均为清炒法。

15. ABE 苍术主含挥发油，其中主要成分为苍术酮、苍术素、茅术醇及β-桉油醇等。苍术经炮制（清炒、麸炒、米泔水制）后挥发油中各主要成分含量均明显减少，物理常数（比重、比旋度、折光率）有所不同，挥发油的组分无明显改变。

16. ABDCE 党参生品擅长益气生津，常用于气津两伤或气血两亏。米炒党参气变清香，能增强和胃、健脾止泻作用。多用于脾胃虚弱，食少，便溏。蜜党参增强了补中益气、润燥养阴的作用。用于气血两虚之证，可治中气下陷，内脏下垂者。党参蜜炙后多糖含量高于生品。在提高小白鼠巨噬细胞吞噬能力

和抗疲劳能力方面，蜜炙党参也强于生品。

17. ABDE 土炒山药以补脾止泻为主，用于脾虚久泻。**麸炒山药以补脾健胃为主**。用于脾虚食少，泄泻便溏，白带过多。生山药有补肾生精、益肺阴的作用。

18. BD 灶心土味辛性温，能温中燥湿，止呕，止泻。常用来炮制补脾止泻的药物，如白术、山药等。

19. ABCDE 砂炒的注意事项：①用过的河砂可反复使用，但需将残留在其中的杂质除去。炒过毒性药物的砂不可再炒其他药物；②油砂每次用前均需添加适量油拌炒后再用；③砂炒温度要适中，砂量也应适宜；④一般使用武火，操作时翻动要勤，成品出锅要快，并立即将砂筛去。有需醋浸淬的药物，砂炒后应趁热浸淬。

20. DE 马钱子主含生物碱，其中以番木鳖碱（即士的宁）和马钱子碱为多。士的宁和马钱子碱是马钱子中的有效成分和毒性成分。马钱子炮制后，士的宁、马钱子碱含量均有不同程度下降，但以士的宁下降较少，马钱子碱下降明显。马钱子碱的药理强度仅为士的宁的1/40，通过炮制可除去疗效较差而毒性较大的马钱子碱。马钱子砂烫后水煎液中有害元素含量大大降低，这也为马钱子炮制后降低毒性提供了一定的依据。

21. ABCDE 醋鳖甲质变酥脆，易于粉碎及煎出有效成分，并能矫臭矫味。醋制还能增强药物入肝消积、软坚散结的作用。

22. ACDE 醋龟甲炮制时，每100kg龟甲，用醋20kg。

23. ABCD 蛤粉炒制的目的是：①使药物质地酥脆，便于制剂和调剂；②降低药物的滋腻之性，矫正不良气味。

24. ABCDE 蛤粉炒阿胶降低了滋腻之性，长于益肺润燥，质变酥脆，利于粉碎，同时也矫正了不良气味。用于阴虚咳嗽，久咳少痰或痰中带血。蒲黄炒阿胶以止血安络力强，多用于阴虚咳血、崩漏、便血。

二、炙法

（一）最佳选择题

1. D 先炒药后加酒法多用于质地疏松的药物，如五灵脂。

2. B 酒炙时黄酒的用量一般为每100kg药物用

黄酒 10～20kg。

3. C 除另有规定外，酒炙时一般用黄酒。其他选项均为炒法的辅料。

4. B 盐知母可引药下行，专于入肾，**增强滋阴降火的作用**，善清虚热。常用于肝肾阴亏，虚火上炎，骨蒸潮热，盗汗遗精。**盐补骨脂可引药入肾，增强温肾助阳、纳气、止泻的作用**。用于阳痿遗精，遗尿尿频，腰膝冷痛，肾虚作喘，五更泄泻。**盐泽泻引药下行，并能增强泄热作用**，利尿而不伤阴。小剂量于补方中，可泻肾降浊，并能防止补药之滋腻，可用于阴虚火旺，利水清热养阴，如治疗水热互结，小便不利，腰痛重者。**盐小茴香辛散作用稍缓，专行下焦，长于温肾祛寒**，疗疝止痛。常用于疝气疼痛，睾丸痛，肾虚腰痛。**盐橘核引药下行，走肾经，增强疗疝止痛功效**。常用于疝气疼痛，睾丸肿痛。

5. A 大黄的常用炮制品包括酒大黄、熟大黄、大黄炭、醋大黄、清宁片，不包括蜜大黄、姜大黄、焦大黄、炒大黄等。

6. A 大黄中含游离型和结合型蒽醌类衍生物，还含鞣质类、二苯乙烯苷类、苯酚苷类和苯丁酮类成分等。**大黄产生泻下作用的有效成分为番泻苷类等结合型蒽醌**。熟大黄经酒蒸后，其结合型蒽醌类衍生物减少，故泻下作用缓和，腹痛之副作用减轻，活血祛瘀之功增强。

7. E 清宁片泻下作用缓和，具缓泻而不伤气，逐瘀而不败正之功。用于饮食停滞，口燥舌干，大便秘结之年老、体弱者及久病患者，可单用。

8. D 吴茱萸制黄连抑制其苦寒之性，使黄连寒而不滞，以清气分湿热，散肝胆郁火为主。

9. C **土炒当归，既能增强入脾补血的作用，又能缓和油润而不滑肠**。可用于治疗血虚便溏，腹中时痛。

10. D 当归炭具有止血和血的作用。用于崩中漏下，月经过多。

11. C 酒炙蕲蛇能增强祛风、通络、止痉的作用，并可矫味，减少腥气，便于粉碎和制剂。蕲蛇毒腺在头部，去头可降低毒性。

12. D 醋白芍引药入肝，敛血养血、疏肝解郁的作用最强。

13. B **酒白芍酸寒伐肝之性降低，入血分，善于调经止血，柔肝止痛**，用于肝郁血虚，胁痛腹痛，月经不调，四肢挛痛。

14. E 丹参的常用炮制方法为酒炙。

15. A 酒川芎能引药上行，增强活血行气止痛的作用。多用于血瘀头痛，偏头痛，风寒湿痛，产后瘀阴腹痛。

16. E **醋炙法**的注意事项：①醋炙前药物应大小分档；②若醋的用量较少，不易与药物拌匀时，可加适量水稀释后，再与药物拌匀；③**一般用文火炒制**，勤加翻动，使之受热均匀，炒至规定的程度；④树脂类、动物粪便类药物必须用先炒药后喷醋的方法，且出锅要快，防熔化粘锅，摊晾时宜勤翻动，以免相互黏结成团块。

17. B 生甘遂药力峻烈，临床多入丸、散剂，可用于痈疽疮毒，胸腹积水，二便不通。醋甘遂毒性减低，峻泻作用缓和，可用于腹水胀满，痰饮积聚，气逆喘咳，风痰癫痫，二便不利。

18. B 酒炙延胡索时每 100kg 延胡索用黄酒 15kg。

19. E 延胡索用于治疗冠心病，宜生用。

20. D 乳香生品气味辛烈，对胃的刺激较强，易引起呕吐，但活血消肿、止痛力强，多用于瘀血肿痛或外用。**醋乳香刺激性缓和，利于服用，便于粉碎。醋炙乳香还能增强活血止痛、收敛生肌的功效，并可矫臭矫味**。

21. C 生香附味辛、微苦，微甘性平。归肝、脾、三焦经。具有疏肝解郁，理气宽中，调经止痛的功能。生品多入解表剂中，以理气解郁为主。**醋香附专入肝经，疏肝止痛作用增强，并能消积化滞**。四制香附以行气解郁，调经散结为主，多用于治疗胁痛，痛经，月经不调等。酒香附能通经脉，散结滞，多用于治寒疝腹痛。香附炭味苦、涩，性温，多用于治妇女崩漏不止等。

22. E 醋柴胡的升散之性缓和，疏肝止痛的作用增强。多用于肝郁气滞的胁肋胀痛，腹痛及月经不调等。

23. B 盐炙时盐的用量通常是每 100kg 药物用食盐 2kg。

24. B 盐杜仲：取杜仲丝或块，加盐水拌匀，稍闷，待盐水被吸尽后，置炒制容器内，用中火炒至丝易断、表面焦黑色时，取出晾凉，筛去碎屑。

25. C **盐炙黄柏可引药入肾，缓和枯燥之性，增强滋肾阴、泻相火、退虚热的作用**。多用于阴虚发热，骨蒸劳热，盗汗，遗精，足膝痿软，咳嗽咯血等。

26. D **盐菟丝子不温不寒，平补阴阳，并能引药归肾，增强补肾固精安胎作用**。用于阳痿，滑精，遗尿，带下，胎气不固，消渴。**酒菟丝子饼可增加温肾壮阳固精的作用，并可提高煎出效果，便于粉碎，为**

较常用的炮制方法。用于腰膝酸软，目昏耳鸣，肾虚胎漏，脾肾虚泄，消渴，遗精，白浊。炒菟丝子其功用与生品相似，但炒后可提高煎出效果，便于粉碎，利于制剂，多入丸、散剂。无蜜炙品和姜炙品。

27. C 含黏液质多的车前子、知母等药物，炮制时不宜直接用盐水拌匀。因这类药物遇水容易发黏，盐水不易渗入，炒时又容易粘锅，所以需先将药物加热炒去部分水分，并使药物质地变疏松，再喷洒盐水，以利于盐水渗入。

28. C 姜炙时生姜的用量一般为每100kg药材用生姜10kg。

29. E 蜜炙时通常为每100kg药物用炼蜜25kg。

30. D 蜜炙黄芪甘温而偏润，长于益气补中。多用于脾肺气虚，食少便溏，气短乏力或兼中气下陷之久泻脱肛、子宫下垂以及气虚不能摄血的便血、崩漏等；也可用于气虚便秘。

31. B 生黄芪的免疫作用要低于蜜黄芪，蜜黄芪的补气作用强于生黄芪。

32. A 炙甘草能抗多种心律失常，作用优于生甘草。

33. D 蜜麻黄绒作用更缓和，适于表证已解而咳喘未愈的老人、幼儿及体虚患者。

34. A 蜜麻黄性温偏润，辛散发汗作用缓和，以宣肺平喘力胜。

35. B 枇杷叶生品长于清肺止咳、降逆止呕，多用于肺热咳嗽、胃热呕哕或口渴。**蜜枇杷叶能增强润肺止咳的作用**，多用于肺燥咳嗽。

36. C 蜜炙枇杷叶时，每100kg药物用炼蜜量为20kg。

37. C 羊脂油甘温，能温散寒邪，补肾助阳。炙淫羊藿能增强温肾助阳的作用，多用于阳痿，不孕症。

38. D 熟三七的炮制方法为油炙法。

39. B 酒蛤蚧质脆易碎，矫臭矫味，可增强补肾壮阳作用，多用于肾阳不足、精血亏损的阳痿。

（二）配伍选择题

[1~4] ADCE 生大黄苦寒沉降，气味重浊，走而不守，直达下焦，**泻下作用峻烈**，具有攻积导滞、泻火解毒的功能，用于实热便秘、高热、谵语、发狂、吐血、衄血、湿热黄疸、跌打瘀肿、血瘀经闭、产后瘀阻腹痛、痈肿疔毒、外治烧烫伤。**酒炙大黄苦寒泻下作用稍缓，并借酒升提之性，引药上行，善清上焦血分热毒。**用于目赤咽肿、齿龈肿痛。清宁

片泻下作用缓和，具缓泻而不伤气，逐瘀而不败正之功，用于饮食停滞，口燥舌干，大便秘结之年老、体弱者及久病患者，可单用。熟大黄经酒蒸后，泻下作用缓和，减轻腹痛之副作用，并增强活血祛瘀之功。

[5~6] AE 酒大黄为每100kg大黄片或块用黄酒10kg。熟大黄为每100kg大黄片或块用黄酒30kg。

[7~9] AEC 酒炙黄连能引药上行，缓其寒性，善清头目之火。姜炙黄连其苦寒之性缓和，止呕作用增强。吴茱萸制黄连抑制其苦寒之性，使黄连寒而不滞，以清气分湿热、散肝胆郁火为主。

[10~12] BCD 酒炙当归，增强活血通经、祛瘀止痛的作用。用于经闭痛经，风湿痹痛，跌打损伤，瘀血肿痛。土炒当归，既能增强入脾补血的作用，又能缓和油润而不滑肠。可用于治疗血虚便溏，腹中时痛。当归炭，具有止血和血的作用。用于崩中漏下，月经过多。

[13~15] ABC 酒白芍酸寒伐肝之性降低，入血分，善于调经止痛，柔肝止痛。用于肝郁血虚，胁痛腹痛，月经不调，四肢挛痛。醋白芍引药入肝，敛血养血、疏肝解郁的作用最强。土炒白芍可借土气入脾，增强养血和脾、止泻的作用，适用于肝旺脾虚，腹痛腹泻。

[16~18] ABE 盐杜仲引药入肾，直达下焦，温而不燥，补肝肾、强筋骨、安胎的作用增强，常用于肾虚腰痛，筋骨无力，妊娠漏血，胎动不安和高血压病。盐黄柏可引药入肾，缓和枯燥之性，增强滋肾阴、泻相火、退虚热的作用，多用于阴虚发热，骨蒸劳热，盗汗，遗精，足膝痿软，咳嗽咯血等。盐续断引药下行，补肝肾、强腰膝的作用增强。用于腰背酸痛，足膝软弱。

[19~20] AE 黄芪生品长于益卫固表，托毒生肌，利尿退肿，常用于表卫不固的自汗或体虚易于感冒、气虚水肿、痈疽不溃或溃久不敛。炙黄芪甘温而偏润，**长于益气补中**，多用于脾肺气虚，食少便溏，气短乏力或兼中气下陷之久泻脱肛、子宫下垂以及气虚不能摄血的便血、崩漏等；也可用于气虚便秘。

[21~22] CD 蜜麻黄为每100kg麻黄用炼蜜20kg。蜜麻黄绒为每100kg麻黄绒用炼蜜25kg。

[23~25] ABD 麻黄生品发汗解表和利水消肿力强，**多用于风寒表实证**、风水浮肿、风湿痹痛、阴疽、痰核。蜜麻黄性温偏润，辛散发汗作用缓和，以宣肺平喘力胜，多用于表证较轻而肺气壅闭、咳嗽气喘较重的患者。蜜麻黄绒作用更缓和，适于外感风寒，**表证已解而咳喘未愈的老人、幼儿及体虚患者**，用法与蜜炙麻黄相似。

[26～27] **BA**　蛤蚧生品和酥炙品功用相同，酥炙后易粉碎，腥气减少，其功效以补肺益精，纳气定喘见长，常用于肺虚咳嗽或肾虚作喘。酒蛤蚧质脆易碎，矫臭矫味，可增强补肾壮阳的作用，多用于肾阳不足，精血亏损的阳痿。

[28～32] **BDECA**　（1）蜜炙的主要目的：①增强润肺止咳的作用；②增强补脾益气的作用；③缓和药性；④矫味和消除副作用。（2）姜炙的主要目的：①制其寒性，增强和胃止呕的作用；②缓和副作用，增强疗效。（3）盐炙的主要目的：①引药下行，增强疗效；②缓和药物辛燥之性；③增强滋阴降火的作用。（4）醋炙的主要目的：①降低毒性，缓和药性；②引药入肝，增强活血止痛的作用；③矫臭矫味。（5）酒炙的主要目的：①改变药性，引药上行；②增强活血通络的作用；③矫臭去腥。

[33～36] **EADC**　生姜辛温，能温中止呕，化痰止咳。黄酒味甘、辛，性大热，气味芳香，能升能散，宣行药势，具有活血通络、祛风散寒、矫臭去腥的作用。蜂蜜味甘，性平，有甘缓益脾、润肺止咳、矫味等作用。食盐味咸，性寒，有清热凉血、软坚散结、润燥的作用。

[37～41] **ACDBE**　黄芩、黄连、川芎、大黄、黄柏、当归、乌梢蛇、白芍、续断等适宜的炮制方法为酒炙。百部、黄芪、麻黄适宜的炮制方法为蜜炙。黄连、竹茹、厚朴适宜的炮制方法为姜汁炙。杜仲、益智仁、知母、巴戟天、菟丝子、补骨脂、黄柏、泽泻、车前子、小茴香、橘核等适宜的炮制方法为盐炙。甘遂、香附、白芍、商陆、芫花、乳香、三棱、莪术等适宜的炮制方法为醋炙。

(三) 多项选择题

1. ABCDE　炙法与加辅料炒法在操作方法上基本相似，但二者又略有区别。加辅料炒法使用固体辅料，掩埋翻炒使药物受热均匀或黏附表面共同入药；而炙法则使用液体辅料，拌匀闷润使辅料渗入药物内部发挥作用。加辅料炒的温度较高，一般用中火或武火，在锅内翻炒时间较短，药物表面颜色变黄或加深；炙法所用温度较低，一般用文火，在锅内翻炒时间稍长，以药物炒干为宜。

2. ABCDE　黄酒味甘、辛，性大热。气味芳香，能升能散，宣行药势，具有活血通络、祛风散寒、矫臭去腥的作用。故酒炙法多用于活血散瘀药、祛风通络药及动物类中药。

3. BCD　酒炙的目的：①改变药性，引药上行，

如大黄、黄连、黄柏等；②增强活血通络的作用，如当归、川芎、桑枝等；③矫臭去腥，如乌梢蛇、蕲蛇、紫河车等。

4. BCDE　黄连的主要炮制品有生黄连、酒黄连、姜黄连、萸黄连。

5. CD　酒续断增强通血脉、续筋骨、止崩漏作用，多用于崩漏经多，胎漏下血，跌打损伤，乳痈肿痛。盐续断引药下行，补肝肾、强腰膝的作用增强。用于腰背酸痛，足膝软弱。

6. BD　醋甘遂毒性减低，峻泻作用缓和。用于腹水胀满，痰饮积聚，气逆喘咳，风痰癫痫，二便不利。

7. BCDE　每100kg商陆片，用米醋30kg。

8. ABDE　芫花中含有二萜原甲酸内酯类、黄酮类及挥发油等成分。二萜原甲酸内酯类成分芫花酯甲等具较强的毒性，对皮肤、黏膜的刺激作用强烈，并能直接兴奋子宫平滑肌，具有引产作用。

9. ABCDE　醋乳香制法：取净乳香，置炒制容器内，用文火加热，炒至冒烟，表面微熔，喷淋定量的米醋，边喷边炒至表面油亮光泽时，迅速取出，摊开放凉。醋乳香刺激性缓和，利于服用，便于粉碎。醋炙乳香还能增强活血止痛、收敛生肌的功效，并可矫臭矫味。

10. BCD　醋三棱炮制时，每100kg三棱片，用米醋15kg。三棱切制饮片时，宜切成薄片。

11. ABCDE　莪术醋制时，每100kg莪术，用米醋20kg。生品行气止痛，破血祛瘀力强，为气中血药，用于癥瘕痞块，瘀血经闭，胸痹心痛，食积胀痛。醋莪术主入肝经血分，散瘀止痛作用增强。

12. BCDE　香附的主要炮制品有醋香附、四制香附、酒香附、香附炭。

13. ABCE　四制香附：取净香附颗粒或片，加入定量的生姜汁、米醋、黄酒、食盐水拌匀，闷润至汁液被吸尽后，用文火加热炒干，取出晾凉。筛去碎屑。每100kg香附颗粒或片，用生姜5kg（取汁）、米醋、黄酒各10kg，食盐2kg（清水溶化）。

14. ABD　盐炙法的主要目的：①引药下行，增强疗效，如杜仲、小茴香、车前子、益智仁、知母、黄柏等。②缓和药物辛燥之性，如补骨脂、益智仁等。③增强滋阴降火的作用，如知母、黄柏等。

15. AC　盐炙的操作方法有2种：①先拌盐水后炒；②先炒药后加盐水。含黏液质多的车前子、知母等药物，不宜先用盐水拌匀。因这类药物遇水容易发黏，盐水不易渗入，炒时又容易粘锅，所以需先将药

物加热炒去部分水分，并使药物质地变疏松，再喷洒盐水，以利盐水渗入。乳香、五灵脂采用醋炙法。

16. ABD 黄柏的主要炮制品有盐黄柏、酒黄柏、黄柏炭。

17. ACDE 制巴戟天炮制时，每100kg净巴戟天，用甘草6kg。

18. ABCD 引药归肾、增强补肾固精安胎作用是盐菟丝子的炮制作用，非酒制菟丝子的作用。

19. ACDE 盐补骨脂可引药入肾。

20. ABCD 盐知母增强滋阴降火的作用，善清虚热，常用于肝肾阴亏，虚火上炎，骨蒸潮热，盗汗遗精。

21. AB 盐小茴香辛散作用稍缓，专行下焦。故AB选项正确。

22. ACDE 盐橘核炮制时，取净橘核，用盐水拌匀，闷润，待盐水被吸尽后，置炒制容器内，用文火加热炒至微黄色并有香气逸出时，取出晾凉。故B选项叙述错误。

23. BD 姜炙可制药物的寒性，增强和胃止呕的作用，如黄连、竹茹等。

24. BCDE 蜜炙的主要目的：①增强润肺止咳的作用，如百部、款冬花、紫菀等；②增强补脾益气的作用，如黄芪、甘草、党参等；③缓和药性，如麻黄等；④矫味和消除副作用，如马兜铃等。

25. AB 蜜百合炮制时，取净百合置炒制容器内，用文火加热，炒至颜色加深时，加入适量开水稀释过的炼蜜，迅速翻炒均匀，并继续用文火炒至微黄色、不粘手时，取出晾凉。每100kg百合，用炼蜜5kg。

26. ABCE 每100kg百部片，用炼蜜12.5kg。

27. ABDE 蜜紫菀炮制时，每100kg紫菀片或段，用炼蜜25kg。

28. ABC 油炙的目的包括：①增强疗效，如淫羊藿等。②利于粉碎，便于制剂和服用，如豹骨、三七、蛤蚧等。

29. BCD 常用油炙法炮制的药物有淫羊藿、豹骨、三七、蛤蚧等。杜仲多用盐炙法炮制。肉豆蔻多用煨法炮制。

三、煅法

（一）最佳选择题

1. A 白矾常用明煅法炮制。其他选项药物均为煅淬法炮制。

2. E 煅石决明咸寒之性降低，平肝潜阳的功效缓和，增强了固涩收敛、明目的作用。

3. B 白矾主含含水硫酸铝钾，明煅可除去结晶水。硼砂明煅后也可除去结晶水。

4. E 枯矾酸寒之性降低，涌吐作用减弱，增强了收涩敛疮、止血化腐的作用。用于湿疹湿疮，聤耳流脓，阴痒带下，久泻，便血，崩漏，鼻衄齿衄，鼻息肉。

5. A 珍珠母的炮制方法是明煅法。

6. C 石膏味辛、甘，性大寒。归肺、胃经，**具有清热泻火、除烦止渴的功能**。用于外感热病，高热烦渴，肺热喘咳，胃火亢盛，头痛，牙痛。煅石膏具收敛生肌、敛疮止血的功能，用于溃疡不敛，湿疹瘙痒，水火烫伤，外伤出血。

7. E 煅淬的主要目的：①使药物质地酥脆，易于粉碎，利于有效成分煎出，如赭石、磁石。②改变药物的理化性质，减少副作用，增强疗效，如自然铜。③清除药物中夹杂的杂质，洁净药物，如炉甘石。

8. C 煅赭石降低了苦寒之性，增强了平肝止血的作用。

9. A 煅赭石经煅制后以醋液淬制质地酥脆，淬液用尽为度。

10. B 自然铜的炮制方法是煅淬法。

11. A 磁石的炮制方法为煅淬法。

12. B 经煅淬后，自然铜可增强散瘀止痛的作用。

13. D 炉甘石味甘，性平。归肝、心经，具有解毒明目退翳、收湿止痒敛疮的功能。炉甘石一般不生用，也不作内服，多作外敷剂使用。采用黄连及三黄汤煅淬或拌制，可增强清热明目，敛疮收湿的功效。用于目赤肿痛，眼缘赤烂，翳膜胬肉，溃疡不敛，脓水淋漓，湿疮，皮肤瘙痒。

14. B 紫石英多采用煅淬法炮制。煅紫石英质地松脆，便于粉碎，易于煎出有效成分，温肺降逆、散寒暖宫力强。多用于肺虚寒咳，宫冷不孕等。石膏、白矾、石决明采用明煅法炮制，雄黄采用水飞法炮制。

15. C 干漆宜用扣锅煅法炮制。其他选项中，**石膏、牡蛎宜用明煅法炮制，赭石宜用煅淬法炮制，磁石采用煅淬法**。

（二）配伍选择题

[1~3] ABE 煅珍珠母质地酥脆，易于粉碎，有利于成分的溶出。细研吞服，能治胃酸过多；同植物油、凡士林调和成油膏，可外涂治疗烫伤。用于湿疮溃疡，久不敛口。煅牡蛎增强了收敛固涩作用。用于自汗盗汗，遗精崩带，胃痛吐酸。煅磁石聪耳明目，补肾纳气力强，缓和了重镇安神的功效，并且质地酥脆，易于粉碎及煎出有效成分。用于耳鸣，耳

聋，视物昏花，白内障，肾虚气喘，遗精等。

[4~6] CAD　药物煅制时，不隔绝空气的方法称明煅法，又称直火煅法。药物在高温缺氧条件下煅烧成炭的方法称扣锅煅法，又称密闭煅、闷煅、暗煅。将药物在高温有氧条件下煅烧至红透后，立即投入规定的液体辅料中骤然冷却的方法称为煅淬法。

[7~9] BAD　血余炭的炮制方法是扣锅煅法。石膏的炮制方法是明煅法。自然铜的炮制方法是煅淬法。

[10~11] DB　枯矾酸寒之性降低，涌吐作用减弱，增强了收涩敛疮、止血化腐的作用。用于湿疹湿疮，聤耳流脓，阴痒带下，久泻，便血，崩漏，鼻衄齿衄，鼻息肉。炉甘石经煅淬水飞后，质地纯洁细腻，适宜于眼科及外敷用，消除了由于颗粒较粗而造成的对敏感部位的刺激性。

[12~13] AE　煅赭石降低了苦寒之性，增强了平肝止血作用。用于吐血、衄血及崩漏等。煅牡蛎增强了收敛固涩的作用。用于自汗盗汗，遗精崩带，胃痛吐酸。

(三) 多项选择题

1. ABE　明煅的主要目的：①使药物质地酥脆，如花蕊石等；②除去结晶水，如白矾、硼砂等；③使药物有效成分易于煎出，如钟乳石、花蕊石等。

2. ABCDE　药物煅制时，不隔绝空气的方法称明煅法，又称直火煅法。该法主要适用于矿物类、贝壳类及化石类药物。明煅法的注意事项：①将药物大小分档，以免煅制时生熟不均。②煅制过程中宜一次煅透，中途不得停火，以免出现夹生现象。③煅制温度、时间应适度，要根据药材的性质而定。如主含云母类、石棉类、石英类矿物药，煅时温度应高，时间应长。对这类矿物药来说，短时间煅烧即使达到"红透"，其理化性质也很难改变。而对主含硫化物类和硫酸盐类药物，煅时温度不一定太高，时间需稍长，以使结晶水挥发彻底和达到理化性质应有的变化。④有些药物在煅烧时产生爆溅，可在容器上加盖（但不密闭）以防爆溅。

3. ABC　白矾处方用名有白矾、明矾、枯矾。

4. ABCDE　白矾炮制时，取净白矾，敲成小块，置煅锅内，用武火加热至熔化，继续煅至膨胀松泡呈白色蜂窝状固体，完全干燥，停火，放凉后取出，研成细粉。煅制白矾时应一次性煅透，中途不得停火，不要搅拌。否则搅拌后堵塞了水分挥发的通路，易形成凉后的"僵块"。

5. ABCDE　枯矾酸寒之性降低，涌吐作用减弱，增强了收涩敛疮、止血化腐的作用。用于湿疹湿疮，聤耳流脓，阴痒带下，久泻，便血，崩漏，鼻衄齿衄，鼻息肉。此外，增强了止血止泻的作用。

6. ABCDE　煅石决明咸寒之性降低，平肝潜阳的功效缓和，**增强了固涩收敛、明目的作用**。用于目赤，翳障，青盲雀目，痔漏成管。且煅后质地疏松，便于粉碎，有利于外用涂敷撒布，并利于煎出有效成分。

7. ABC　煅淬常用的淬液有醋、酒、药汁等，按临床需要选用。

8. ABCD　除牡蛎采用明煅法外，其他药物均采用煅淬法炮制。

9. BC　煅淬时，每100kg紫石英块，用醋30kg。淬制时药物冷却后迅速取出，不宜长期浸泡，否则时间过长药物颜色转白，影响质量。

10. ABDE　药物在高温缺氧条件下煅烧成炭的方法称扣锅煅法，又称密闭煅、闷煅、暗煅。扣锅煅的操作方法：将药物置于锅中，盖上一较小的锅，两锅结合处用盐泥封严，扣锅上压一个重物，防止锅内气体膨胀而冲开扣锅。**扣锅底部贴一白纸条或放几粒大米，用武火加热，煅至白纸或大米呈深黄色，药物全部炭化为度**。亦有在两锅盐泥封闭处留一小孔，用筷子塞住，时时观察小孔处的烟雾，当烟雾由白变黄并转呈青烟，之后逐渐减少时，降低火力，煅至基本无烟时，离火，待完全冷却后，取出药物。**还可用滴水即沸的方法来判断是否煅透**。

11. ABCDE　扣锅煅的注意事项：①煅烧过程中，由于药物受热炭化，有大量气体及浓烟从锅缝中喷出，应随时用湿盐泥堵封，以防空气进入，使药物灰化。②药材煅透后应放置冷却再开锅，以免药材遇空气后燃烧灰化。③煅锅内药料不宜放得过多、过紧，以免煅制不透，影响煅炭质量。④判断药物是否煅透的方法，除观察米和纸的颜色外，还可用滴水即沸的方法来判断。

四、蒸、煮、焯法

(一) 最佳选择题

1. A　煮法炮制的主要目的是降低毒性或消除副作用。

2. C　川乌、草乌、附子所含的乌头碱高温下可水解成毒性较小的乌头次碱或乌头原碱。

3. B　加辅料蒸制主要目的在于改变药物性味，产生新的功能，扩大临床适用范围，如酒蒸地黄、酒蒸大黄、黑豆汁蒸何首乌等。

4. C 不加辅料蒸制的目的是软化药材，便于切制或使药物便于保存，如清蒸木瓜、天麻、桑螵蛸、黄芩、人参等。

5. D 制何首乌法操作：取何首乌片或块，用黑豆汁拌匀，润透，置非铁质蒸制容器内，密闭，炖至汁液吸尽，药物呈棕褐色，或用清蒸法，或黑豆汁拌匀后，蒸至药物内外均成棕褐色，取出，干燥，或晒至半干，切片，干燥。故其辅料为黑豆汁。

6. E 制何首乌味转甘厚而性转温，增强了补肝肾、益精血、乌须发、强筋骨的作用。

7. E 何首乌蒸制过程中，外表颜色加深，总蒽醌、结合型蒽醌含量随着蒸制时间延长而减少，游离蒽醌开始增加，使致泻作用减弱。制首乌的磷脂类成分和糖的含量增加，使补益作用更加突出。二苯乙烯苷含量随蒸制时间增加而降低。生何首乌苦泄性平兼发散，具有解毒消肿、润肠通便、截疟的功能。**制何首乌味转甘厚而性转温，增强了补肝肾、益精血、乌须发、强筋骨的作用。**

8. D 酒黄芩入血分，并可借黄酒升腾之力，用于上焦肺热及四肢肌表之湿热；同时，因酒性大热，可缓和黄芩的苦寒之性，以免伤害脾阳，导致腹泻。

9. C 熟地黄药性由寒转温，味由苦转甜，功能由清转补。熟地黄质厚味醇，滋腻碍脾，酒炙主补阴血，且可借酒力行散，起到行药势、通血脉的作用。熟地黄味甘，性微温，归肝、肾经，具有补血滋阴，益精填髓的功能。用于血虚萎黄，心悸怔忡，月经不调，崩漏下血，肝肾阴虚，腰膝酸软，骨蒸潮热，盗汗遗精，内热消渴，眩晕，耳鸣，须发早白。

10. C ①鲜地黄味甘、苦，性寒，具有清热生津、凉血、止血的功能。生地黄味甘、性寒，归心、肝、肾经，为清热凉血之品，具有清热凉血、养阴生津的功能。②熟地黄药性由寒转温，味由苦转甜，功能由清转补。熟地黄质厚味醇，滋腻碍脾，酒炙主补阴血，且可借酒力行散，起到行药势、通血脉的作用。熟地黄味甘，性微温，归肝、肾经，具有补血滋阴，益精填髓的功能。③生地炭入血分凉血止血，用于吐血，衄血，尿血，便血，崩漏等。④**熟地炭以补血止血为主，**用于虚损性出血。

11. B 生黄精具麻味，刺激咽喉。蒸后补脾润肺益肾的功能增强，**并可除去麻味，以免刺激咽喉。**

12. C 酒苁蓉炮制时，每100kg肉苁蓉片，用黄酒30kg。

13. A 取人参原药材洗净，经蒸制干燥后即为红参。该法属于清蒸法。

14. C 酒女贞子炮制时，每100kg净女贞子，用黄酒20kg。

15. E 醋五味子与酒五味子为蒸法炮制，蜜五味子为炒法炮制。

16. B 盐桑螵蛸炮制时，每100kg净桑螵蛸，用食盐2.5kg。

17. A 制藤黄主要的炮制作用是降低毒性以供内服。

18. B 川乌的主要成分为生物碱，其中双酯型生物碱类成分（乌头碱、次乌头碱、新乌头碱等）性质不稳定，遇水、遇热易被水解。生川乌通过加水、加热炮制处理，使极毒的双酯型生物碱水解，得到比双酯型生物碱毒性小的单酯型生物碱毒性，再进一步水解，得到乌头原碱、次乌头原碱、新乌头原碱等毒性很弱的氨基醇类生物碱，从而达到炮制"解毒"的目的。**炮制后由于双酯型乌头碱类成分的分解破坏而使其毒性降低，但其镇痛、抗炎作用仍然很明显。**但炮制太过，水解完全，则药效降低。

19. D 淡附片：取净盐附子，用清水浸漂，每日换水2～3次，至盐分漂尽，与**甘草、黑豆**加水共煮，至透心，切开后口尝无麻舌感时，取出，除去甘草、黑豆，切薄片，干燥。

20. C 黑顺片炮制方法：取泥附子，按大小分别洗净，浸入**食用胆巴**的水溶液中数日，连同浸液煮至透心，捞出，水漂，纵切成厚约0.5cm的片，再用水浸漂，用调色液使附片染成浓茶色，取出，蒸至出现油面光泽后，烘至半干，再晒干或继续烘干。

21. C 在炮制过程中，附子中所含的乌头碱发生的主要化学反应是水解反应。

22. B 生附子有毒，加工炮制后毒性降低，便于内服。加工成黑顺片、白附片后毒性降低，可直接入药。炮附片以温肾暖脾为主，用于心腹冷痛，虚寒吐泻；制川乌用于风寒湿痹、肢体疼痛等；淡附片长于回阳救逆、散寒止痛。故B选项符合题意。

23. A 本品为毛茛科植物北乌头的干燥块根。

24. E **制远志所用的液体辅料是甘草汤。**

25. D 白扁豆焯法炮制的目的是分离不同药用部位。

26. C 制吴茱萸能降低毒性，缓和燥性，用于厥阴头痛，寒疝腹痛，寒湿脚气，经行腹痛，脘腹胀满，呕吐吞酸，五更泄泻。

（二）配伍选择题

[1～4] ACBA 炮制黄芩应选用蒸法。炮制苦

杏仁应选用燀法。炮制远志应选用煮法。炮制黄精应选用蒸法。

　　[5~7] CDB　黄芩炭以清热止血为主，用于崩漏下血、吐血、衄血。**生黄芩清热泻火解毒力强**，用于热病、湿温、黄疸、泻痢、乳痈发背。**酒黄芩入血分**，并可借黄酒升腾之力，用于上焦肺热及四肢肌表之湿热；同时，因酒性大热，可缓和黄芩的苦寒之性，以免伤害脾阳，导致腹泻。

　　[8~10] CDE　生地黄味甘，性寒，为清热凉血之品，具有清热凉血、养阴生津的功能。生地炭入血分凉血止血，用于吐血、衄血、尿血、便血、崩漏等。熟地炭以补血止血为主，用于虚损性出血。

　　[11~12] AE　人参炮制品为红参，红参味甘、微苦，性温。归脾、肺、心、肾经。具有大补元气、复脉固脱、益气摄血的功能。用于体虚欲脱、肢冷脉微、气不摄血、崩漏下血。蒸天麻主要是为了便于软化切片，同时可破坏酶，保存苷类成分。

(三) 多项选择题

　　1. BCDE　煮制的目的主要为：①清除或降低药物的毒副作用。如川乌、附子、草乌、吴茱萸等。②清洁药物。如珍珠等。A 选项的巴豆炮制方法为制霜法。

　　2. ABCE　黄芩常用炮制方法包括蒸制、煮制、酒炙、炒炭。

　　3. ABCD　地黄蒸制后，药物显乌黑色光泽，药性由寒转温，味由苦转甜，功能由清转补，熟地黄质厚味醇，滋腻碍脾；酒制，主补阴血，且可借酒力行散，起到行药势、通血脉的作用。生地黄经长时间加热蒸熟后，部分多糖和低聚糖可水解转化为单糖，单糖的含量熟地黄比生地黄高 2 倍以上。单糖类物质在体内易于吸收，有利于更好地发挥其作用。地黄干燥、炮制后，梓醇含量明显降低。

　　4. ABCD　生黄精具麻味，刺激咽喉。**蒸后补脾润肺益肾功能增强，并可除去麻味，以免刺激咽喉**。用于肺虚燥咳，脾胃虚弱，肾虚精亏。**酒黄精能助其药势，使之滋而不腻，更好地发挥补益作用**。黄精蒸制后，水浸出物、醇浸出物比生品增加，总糖量比生品略有减少，还原糖则增加。

　　5. BCDE　煮制的一般要求：①大小分档；②加水量适量；③火力适当。先用武火煮至沸腾，再改用文火，保持微沸；④及时干燥或切片。煮好后出锅，应及时晒干或烘干，如需切片，则可闷润至内外湿度一致，先切成饮片，再进行干燥，如黄芩。或适当晾晒，再切片，干燥，如乌头。

　　6. ABD　制藤黄包括豆腐制、荷叶制、山羊血制。

　　7. ACDE　附子的主要炮制品有盐附子、黑顺片、白附片、炮附片、淡附片。

五、其他制法

(一) 最佳选择题

　　1. D　需用复制法炮制的药材主要有半夏、天南星、白附子、紫河车等。

　　2. A　制备清半夏时取净半夏大小分开，用 8% 白矾溶液浸泡至内无干心，口尝微有麻舌感，取出，洗净，切厚片，干燥。每 100kg 净半夏，用白矾 20kg。

　　3. A　制备法半夏时取净半夏大小分开，用水浸泡至内无干心，取出，另取甘草适量，加水煎煮 2 次，合并煎液，倒入用适量石灰水配制的石灰液中，搅匀，加入上述已浸透的半夏，浸泡，每日搅拌 1~2 次，并保持浸液 pH 在 12 以上，至切面黄色均匀，口尝微有麻舌感时，取出，洗净，阴干或烘干。每 100kg 净半夏，用甘草 15kg，生石灰 10kg。

　　4. A　制备姜半夏时取净半夏，大小分开，用水浸泡至内无干心，取出，另取生姜切片煎汤，加白矾与半夏共煮至透心，取出晾干，或晾至半干，干燥；或切薄片干燥。每 100kg 净半夏，用生姜 25kg、白矾 12.5kg。

　　5. C　姜半夏增强了降逆止呕的作用，以温中化痰、降逆止呕为主，用于痰饮呕吐，胃脘痞满。

　　6. E　生天南星辛温燥烈，有毒，多外用，亦可内服，以祛风止痉为主，多用于破伤风，也用于癫痫。制南星毒性降低，燥湿化痰的作用增强。

　　7. E　毒剧类中药多采用复制法进行炮制，从而降低其毒性，如天南星。

　　8. A　生天南星辛温燥烈，有毒，多外用，亦可内服。制天南星的炮制方法：取净天南星，按大小分别用清水浸泡，每日换水 2~3 次，如水面起白沫，换水后加白矾，泡 1 日后，再换水漂至切开口尝微有麻舌感时取出。另取白矾，生姜片置锅内加适量水煮沸后，倒入天南星共煮至无干心时取出，除去生姜片，晾干，四至六成干时切薄片，干燥，筛去碎屑。胆南星的炮制方法：取制天南星细粉，加入干净胆汁（或胆膏粉及适量清水）拌匀，蒸 60 分钟至透，取出放凉，制成小块。或取天南星细粉，加入净胆汁（或胆膏粉及适量清水）拌匀，放温暖处，发酵 5~7 天后，再连续蒸或隔水炖 9 昼夜，每隔 2 小时搅拌 1 次，除去腥臭气，至呈黑色浸膏状，口尝无麻味为度，取出，晾干。再蒸软，趁热制成小块。**制南星毒性降**

低，燥湿化痰的作用增强。胆南星毒性降低，其燥烈之性缓和，药性由温转凉，味由辛转苦，功能由温化寒痰转为清化热痰。

9. A 药材发酵的主要目的：①改变原有性能，产生新的治疗作用，扩大用药品种，如六神曲、建神曲、淡豆豉等；②增强疗效，如半夏曲。

10. E 发酵的主要条件中关于温度、湿度、pH的要求如下：①温度：一般发酵的最佳温度为 30 ~ 37℃。温度太高菌种老化、死亡，不能发酵；温度过低，虽能保存菌种，但繁殖太慢，不利于发酵，甚至不能发酵；②湿度：一般发酵的相对湿度应控制在 70% ~ 80%。湿度太大，则药料发黏且易生虫霉烂，造成药物发暗。过分干燥，则药物易散不能成形；③pH 4.0 ~ 8.0。

11. D 六神曲为苦杏仁、赤小豆、鲜青蒿、鲜苍耳草、鲜辣蓼等药加入面粉（或麦麸）混合后经发酵而成的曲剂。制备方法为发酵法。

12. C 麸炒六神曲具有甘香气，以醒脾和胃为主。用于食积不化，脘腹胀满，不思饮食，肠鸣泄泻。

13. A 淡豆豉的炮制方法为发酵法。

14. E 发芽的注意事项中要求：选用新鲜成熟的种子或果实，在发芽前应先测定发芽率，发芽率在 85% 以上。

15. C 麦芽无麦芽曲、蜜麦芽炮制品，可首先排除 D、E 选项。麦芽味甘，性平，具有消食和胃、疏肝通乳的功能，用于消化不良，乳汁淤积，乳癖。炒麦芽偏消而气香，具有行气、消食、回乳之功。焦麦芽性偏温而味微甘、微涩，增强了消食化滞、止泻的作用。故 C 选项正确。

16. B 巴豆味辛，性热，有大毒。归胃、大肠经。巴豆霜仍为大毒，但较巴豆毒性降低，泻下作用得到缓和，具有峻下冷积，逐水退肿，豁痰利咽，外用蚀疮的功能。多用于寒积便秘，乳食停滞，腹水，二便不通，喉风，喉痹。

17. D 渗析制霜法是药物与物料经过加工析出细小结晶的方法。其目的是制造新药，扩大用药品种，增强疗效，如西瓜霜。

18. C 西瓜霜味咸，性寒。归肺、胃、大肠经。具有清热泻火、消肿止痛的功能。西瓜能清热解暑，芒硝能清热泻火，两药合制，性味增强，能起协同作用，使药物更纯洁，增强清热泻火之功。

19. B 西瓜制霜时，每 100kg 西瓜用芒硝 15kg。

20. A 西瓜霜的主要成分为 $Na_2SO_4 \cdot 10H_2O$。

21. C 煨肉豆蔻可除去部分油质，免于滑肠，刺

激性减小，增强了固肠止泻的功能。用于心腹胀痛，虚弱冷痢，呕吐，宿食不消。

22. C 生肉豆蔻含有大量油质，有滑肠之弊，并具刺激性，一般多制用。

23. D 煨木香操作为纸裹煨。

24. C 某些不溶于水的矿物药，利用粗细粉末在水中悬浮性不同，将不溶于水的矿物、贝壳类药物经反复研磨而分离制备极细腻粉末的方法称为水飞法。朱砂可用水飞法炮制。

25. C 竹沥宜采用干馏法炮制。

(二) 配伍选择题

[1~3] BDA 半夏炮制后降低了毒性。姜半夏增强了降逆止呕的作用，以温中化痰、降逆止呕为主，用于痰饮呕吐，胃脘痞满。法半夏偏于祛寒痰，同时具有调和脾胃的作用，多用于痰多咳嗽，痰饮眩悸。清半夏长于化痰，以燥湿化痰为主，用于湿痰咳嗽，痰热内结，风痰吐逆，痰涎凝聚，咯吐不出。

[4~5] BC 生天南星辛温燥烈，有毒，多外用，亦可内服，以祛风止痉为主，多用于破伤风，也用于癫痫。外用治痈肿疮疖，蛇虫咬伤。制南星毒性降低，燥湿化痰的作用增强。胆南星毒性降低，其燥烈之性缓和，药性由温转凉，味由辛转苦，功能由温化寒痰转为清化热痰。以清化热痰，息风定惊力强，多用于痰热咳喘，急惊风，癫痫等。

[6~9] AEDC 姜半夏用生姜和白矾炮制。生半夏经炮制后毒性降低。法半夏用甘草、生石灰炮制。清半夏用白矾水溶液浸泡。

[10~13] ABCD 灯心草生品长于利水通淋，用于心烦失眠、尿少涩痛、口舌生疮。朱砂拌灯心草以降火安神力强，多用于心烦失眠、小儿夜啼。青黛拌灯心草偏于清热凉血，多用于尿血。灯心炭凉血止血，清热敛疮，外用治咽痹、乳蛾、阴疳。灯心草是拌衣法炮制的代表性药材。

[14~18] BADCE 水飞法炮制可使雄黄粉达到极细和纯净，毒性降低，便于制剂。灯心草炮制时加入朱砂细粉的炮制方法为拌衣法，称为朱砂拌灯心草，降火安神力强，多用于心烦失眠，小儿夜啼。蛋黄油的炮制方法为干馏法，具有清热解毒的功效，用于烧伤，湿疹，耳脓，疮疡已溃等。麻黄碾成绒，则发汗作用缓和，适用于老年、儿童和体弱者服用，需用制绒法炮制。六神曲为苦杏仁、赤小豆、鲜青蒿、鲜苍耳草、鲜辣蓼等药加入面粉（或麦麸）混合后经发酵而成的曲剂，采用发酵法炮制。

（三）多项选择题

1. ABDE 复制法炮制药物的主要目的：①降低或消除药物毒性或刺激性，如半夏等；②改变药性，如天南星等；③增强疗效，如白附子等；④矫臭矫味，如紫河车等。

2. ACD 常用复制法炮制的药物有半夏、天南星、白附子、紫河车等。淡豆豉采用发酵法，藤黄采用煮法。

3. ABCD 处方常用的半夏有生半夏、清半夏、姜半夏、法半夏。

4. ABCDE 发酵的操作方法：根据不同品种，采用不同的方法进行加工处理后，再置温度、湿度适宜的环境中进行发酵。常用的方法有药料与面粉混合发酵和直接用药料进行发酵。发酵过程主要条件如下：①菌种：主要是利用空气中微生物自然发酵，但有时会因菌种不纯，影响发酵的质量；②培养基：主要为水、含氮物质、含碳物质、无机盐类等；③温度：一般发酵的最佳温度为 30 ~ 37℃；④湿度：一般发酵的相对湿度应控制在 70% ~ 80%。经验以"握之成团，指间可见水迹，放下轻击则碎"为宜；⑤其他方面：pH 4.0 ~ 8.0，在有充足的氧气或二氧化碳条件下进行。

5. ABCE 发芽的注意事项：①发芽温度一般以 18 ~ 25℃为宜，浸渍后含水量控制在 42% ~ 45% 为宜；②种子的浸泡时间应依气候、环境而定，一般春、秋季宜浸泡 4 ~ 6 小时，冬季 8 小时，夏季 4 小时；③选用新鲜成熟的种子或果实，在发芽前应先测定发芽率，要求发芽率在 85% 以上（故 D 选项错误）；④适当避光并选择有充足氧气、通风良好的场地或容器进行发芽；⑤发芽时先长须根而后生芽，不能把须根误认为是芽。以芽长至 0.2 ~ 1cm 为标准，发芽长则影响药效；⑥在发芽过程中，要勤加检查、淋水，以保持所需湿度，并防止发热霉烂。

6. ABC 药物经过去油制成松散粉末或析出细小结晶或升华的方法称为制霜法。制霜法根据操作方法不同分为去油制霜法、渗析制霜法、升华制霜法等。

7. AB 常用去油制霜法炮制的药材是巴豆、柏子仁。西瓜霜为渗析制霜法。砒霜为升华制霜法。诃子为煨法炮制，非制霜法炮制。

8. ABCDE 煨法炮制药物时，药物应大小分档，以免受热不均匀。煨制时辅料用量较大，以便于药物受热均匀和吸附油质。煨制时火力不宜过强，一般以文火缓缓加热，并适当翻动。煨制可增强药物疗效，如肉豆蔻。

9. ABCDE 煨法的操作方法包括麦麸煨、面裹煨、纸裹煨、隔纸煨、滑石粉煨。

10. ABE 肉豆蔻煨法炮制的具体操作方法包括麦麸煨、面裹煨、滑石粉煨。

11. ABDE 某些矿物药，特别是一些可溶性无机盐类药物，经过溶解，过滤，除净杂质后，再进行重结晶，以进一步纯净药物，这种方法称为提净法。（1）提净的目的：①使药物纯净，提高疗效；②缓和药性；③降低毒性。（2）根据药物的不同性质，常用的提净法有两种：①降温结晶（冷结晶）：将药物与辅料加水共煮后，滤去杂质，将滤液置阴凉处，使之冷却重新结晶，如芒硝；②蒸发结晶（热结晶）：将药物先适当粉碎，加适量水加热溶化后，滤去杂质，将滤液置于搪瓷盆中，加入定量米醋，再将容器隔水加热，使液面析出结晶物，随析随捞取，至析尽为止；或将原药与醋共煮后，滤去杂质，将滤液加热蒸发至一定体积后再使之自然干燥，如硇砂。

12. ABE 芒硝的粗制品（朴硝），杂质较多，不宜内服，以消积散痞见长，多外用于乳痈。朴硝用萝卜煮制后所得的芒硝，可提高其纯净度，同时缓和其咸寒之性，并借萝卜消积滞，增强化痰热、下气、宽中的作用，以增强芒硝润燥软坚、消导、下气通便之功，用于实热便秘、大便燥结、积滞腹痛、肠痈肿痛。

13. ABDE 水飞法炮制药材的目的：①去除杂质，洁净药物；②使药物质地细腻，便于内服和外用，提高其生物利用度；③防止药物在研磨过程中粉尘飞扬，污染环境；④除去药物中可溶于水的毒性物质。

14. ABCDE 朱砂炮制采用水飞法。朱砂有毒，具有清心镇惊、安神解毒的功能。水飞朱砂可使药物达到纯净，得极细粉，便于制剂及服用。朱砂中的杂质主要是游离汞和可溶性汞盐，后者毒性极大，为朱砂中的主要毒性成分，水飞可使朱砂中毒性汞含量下降，亦可降低铅和铁等重金属的含量。水飞时洗涤次数越多，可溶性汞盐的含量越少。水飞时忌用铁器。

15. ABCDE 雄黄主含二硫化二砷，炮制采用水飞法。雄黄有毒，水飞使雄黄粉达到极细和纯净，毒性降低，便于制剂。水飞时忌用铁器。

16. ABD 处方用名有艾叶、艾绒、醋艾叶、艾叶炭、醋艾炭，无酒艾叶（B 选项错误）。制绒是便于制剂和应用（A 选项错误）。醋艾叶温而不燥，并能缓和对胃的刺激性，增强逐寒止痛的作用（D 选项错误）。艾叶炭辛散之性大减，对胃的刺激性缓和，温经止血作用增强。可用于崩漏下血，月经过多，或妊娠下血。醋艾炭，温经止血的作用增强。用于虚寒性出血。

第三章 中药化学成分与药理作用

第一节 糖和苷

一、糖及其分类

(一) 最佳选择题

1. A 阿拉伯糖和木糖均为五碳醛糖。

2. B 甘露糖与葡萄糖均为六碳醛糖。

3. E 鼠李糖为甲基五碳糖。

4. D 果糖为六碳酮糖。

5. B 该化合物为 D - 葡萄糖，属于六碳醛糖。

6. A 由 2 ~ 9 个单糖通过苷键结合而成的直链或支链聚糖称为低聚糖。

(二) 配伍选择题

[1 ~ 5] **AEDD** 夫糖为甲基五碳糖，核糖为五碳醛糖，槐糖、麦芽糖、冬绿糖、蚕豆糖、芸香糖、新橙皮糖均属于二糖。

(三) 多项选择题

1. BDE 葡萄糖、甘露糖、半乳糖分类属于六碳醛糖。果糖为六碳酮糖。核糖为五碳醛糖。

2. ABDE 按是否含有游离的醛基或酮基可将低聚糖分为还原糖和非还原糖。**具有游离醛基或酮基的糖称为还原糖，如槐糖、樱草糖、芸香糖、麦芽糖、龙胆二糖、新橙皮糖等是还原糖。**如果 2 个单糖都以半缩醛或半缩酮上的羟基通过脱水缩合而成聚糖则没有还原性，如海藻糖、蔗糖等为非还原糖。

二、苷及其分类

(一) 最佳选择题

1. B 糖端基羟基与苷元上巯基缩合而成的苷称为硫苷，如萝卜中的萝卜苷，煮萝卜时的特殊气味与硫苷元的分解产物有关。此外，芥子苷也为硫苷。

2. C **芦荟苷属于碳苷类化合物。**其他选项中，芦荟大黄素属于游离蒽醌类化合物，非苷类化合物。黄芩苷属于黄酮苷类化合物。獐芽菜苦苷属于环烯醚萜苷类。甘草苷属于三萜皂苷类。B、D、E 均为氧苷。

3. D 该化合物为靛苷，属于吲哚苷类化合物。

4. B **酯苷是苷元以羧基和糖的端基碳相连接。**

这种苷的苷键既有缩醛性质又有酯的性质，易被稀酸和稀碱所水解。

5. B 该化合物为酯苷。

6. B 化合物 B 为七叶内酯苷，属于酚苷。其他选项中，A 为靛苷，属于吲哚苷，C 为苦杏仁苷，属于氰苷，D 为獐牙菜苦苷，属于醇苷，E 为山慈茹苷 A，属于酯苷。

(二) 配伍选择题

[1 ~ 5] **ABCDE** 巴豆苷为氮苷。红景天为酯苷。芥子苷为硫苷。天麻苷为酚苷。芦荟苷为碳苷。

[6 ~ 9] **EDCA** 第 6 题化合物为番泻苷 D，属于酚苷。第 7 题化合物为牡荆素，属于碳苷。第 8 题化合物为巴豆苷，属于氮苷。第 9 题化合物为毛茛苷，属于醇苷。

(三) 多项选择题

1. ABCE 根据苷键原子的不同，可分为 O - 苷、S - 苷、N - 苷和 C - 苷，其中最常见的是 O - 苷。O - 苷根据苷元不同又可分为醇苷、酚苷、氰苷、酯苷和吲哚苷。

2. ABC 根据苷键原子的不同，苷类化合物可分为 O - 苷、S - 苷、N - 苷和 C - 苷。**苦杏仁苷属于氧苷中的氰苷**，结构中无酯苷键，不属于酯苷（故 D 选项错误）。苦杏仁苷结构中含有由二糖（两个葡萄糖基）组成的一个糖链，属于单糖链苷，也可称为二糖苷。苦杏仁苷结构中不含有鼠李糖，所以 E 选项错误。

三、糖和苷的化学性质

(一) 最佳选择题

1. D 糖及苷常用的甲醚化方法有 Haworth 法、Purdic 法、Kuhn 法、Hakomori 法。其中 Hakomori 法的甲醚化能力最强，后处理也相对简单，是最常用的甲醚化方法。

2. E 具有醛或酮羰基的单糖可与苯肼反应，首先生成腙，在过量苯肼存在下 α - 羟基继续与苯肼作用生成脎。

3. B 苷类化合物的水解机制是苷键原子先质子

化，然后断键生成正碳离子或半椅型中间体，在水中溶剂化而成糖。

4. B 按苷键原子不同，苷被酸水解的易难顺序为：$N-$苷$>O-$苷$>S-$苷$>C-$苷。

5. D 按苷键原子不同，苷被酸水解的易难顺序为：$N-$苷$>O-$苷$>S-$苷$>C-$苷，故最难发生酸水解的是$C-$苷。

6. D 吡喃糖苷中吡喃环的C_5上取代基越大越难水解，因此五碳糖最易水解，其顺序为五碳糖$>$甲基五碳糖$>$六碳糖$>$七碳糖。如果连有$-COOH$（糖醛酸苷），则最难水解。

7. D 苷元为小基团者，苷键横键的比苷键竖键的易于水解，因为横键上原子易于质子化。苷元为大基团者，苷键竖键的比横键的易于水解，因为苷的不稳定性促使水解。

8. B 麦芽糖酶为$\alpha-$葡萄糖苷水解酶。

（二）多项选择题

[1~2] **BE** 巴豆苷为氮苷，其他选项均为氧苷。根据苷原子类型不同，酸水解由易到难的顺序为：氮苷$>$氧苷$>$硫苷$>$碳苷。葡萄糖醛酸苷为糖醛酸苷，其他四个选项均为吡喃糖苷。在吡喃糖苷中，吡喃环C_5上的取代基越大越难水解，故其酸水解由易到难的顺序是：五碳糖苷$>$甲基五碳糖苷$>$六碳糖苷$>$七碳糖苷$>$糖醛酸苷，因此选项中最难水解的为葡萄糖醛酸苷。

（三）多项选择题

1. ABCD 过碘酸氧化反应的特点：①不仅能氧化邻二醇，而且对于$\alpha-$氨基醇、$\alpha-$羟基醛（酮）、$\alpha-$羟基酸、邻二酮、酮酸和某些活性次甲基也可氧化；②在中性或弱酸性条件下，对顺式邻二醇羟基的氧化速度比反式快得多，但在弱碱性条件下顺式和反式邻二醇羟基的反应速度相差不大；③对固定在环的异边并无扭曲余地的邻二醇羟基不反应；④对开裂邻二醇羟基的反应几乎是定量进行的，最终的降解产物（如甲醛、甲酸等）也比较稳定；⑤反应在水溶液中进行（故E选项错误）。

2. ABCDE 苷键的裂解反应可使苷键切断，目的在于了解组成苷类的苷元结构及所连接的糖的种类和组成，确定苷元与糖以及糖与糖的连接方式。

3. ABDE 一般的苷键对稀碱应该相当稳定，不易被碱催化水解，但苷键具有酯的性质时，如苷元为酸、酚、有羰基共轭的烯醇类或成苷的羟基$\beta-$位有吸电子基取代者，遇碱就能水解。

4. ABC 一般的苷键对稀碱应该相当稳定，不易

被碱催化水解，但苷键具有酯的性质时，如苷元为酸、酚、有羰基共轭的烯醇类或成苷的羟基$\beta-$位有吸电子基取代者，遇碱就能水解。如水杨苷、$4-$羟基香豆素苷、藏红花苦苷等都可为碱所水解。对于苷键$\beta-$位有吸电子基团者，在碱液中易发生消除反应，而得到脱水苷元，例如藏红花苦苷通过碱水解生成双烯醛。毛茛苷与红景天苷均为醇苷，一般不能发生碱水解。

5. ABCDE 酶促反应具有专属性高、条件温和的特点。用酶水解苷键可以获知苷键的构型，可以保持苷元的结构不变，还可以保留部分苷键，得到次级苷或低聚糖，以便获知苷元和糖、糖和糖之间的连接方式。

6. AD Molish反应的试剂包括浓硫酸和$\alpha-$萘酚。可借此来检识糖和苷类化合物的存在。

四、含氰苷类化合物的常用中药

（一）最佳选择题

1. D 苦杏仁主要含有苦杏仁苷，《中国药典》以苦杏仁苷为指标成分对苦杏仁进行含量测定，规定其含量不得少于3.0%。

2. D 该化合物为苦杏仁苷，为氰苷。

3. B 口服苦杏仁苷后，该药经肠道菌群的$\beta-$糖苷酶催化发生水解反应，双糖苷首先转化成单糖苷野樱苷，再经酶催化水解成苷元。

4. D 苦杏仁苷是一种氰苷，易被酸和酶所催化水解。水解所得到的苷元$\alpha-$羟基苯乙腈很不稳定，易分解生成苯甲醛和氢氰酸。苯甲醛可使三硝基苯酚试纸显砖红色，此反应可用来鉴定苦杏仁苷的存在。

5. D 苦杏仁苷水解所得到的苷易分解生成苯甲醛和氢氰酸，苯甲醛具有特殊的香气。

6. E 苦杏仁的主要有效成分为苦杏仁苷，属于氧苷化合物。

7. C 口服后，苦杏仁苷经肠道菌群的$\beta-$糖苷酶催化发生水解反应，双糖苷转化成单糖苷（野樱苷），再经酶催化水解成苷元，分解释放出少量氢氰酸（HCN）而产生止咳祛痰作用。

（二）多项选择题

1. ABC 《中国药典》以苦杏仁苷为指标成分进行苦杏仁、桃仁、郁李仁的含量测定，规定苦杏仁中的含量不得少于3.0%，桃仁和郁李仁中含量均不得少于2.0%。

2. ABCDE 苦杏仁苷是一种氰苷，易被酸和酶所催化水解。水解所得到的苷元$\alpha-$羟基苯乙腈很不

稳定，易分解生成苯甲醛和氢氰酸，因此过量服用有毒。其中苯甲醛具有特殊的香味。通常将此作为鉴别苦杏仁苷的方法。其具体操作为取本品数粒，加水共

研，可发出苯甲醛的特殊香气。

3. BCDE　苦杏仁的药理作用包括镇咳、平喘、祛痰、抗炎、镇痛和增强免疫等作用。

第二节　醌类化合物

一、结构与分类

（一）最佳选择题

1. B　大黄的致泻有效成分番泻苷 A、番泻苷 B、番泻苷 C、番泻苷 D 等皆为二蒽酮类衍生物。

2. D　该化合物为番泻苷 A，为二蒽酮类衍生物。

3. A　中药丹参中的醌类成分类型为菲醌类衍生物。

4. E　从中药丹参中提取得到多种菲醌类衍生物，其中丹参醌Ⅰ、丹参醌ⅡA、丹参醌ⅡB、隐丹参醌、丹参酸甲酯、羟基丹参醌ⅡA等为邻醌类衍生物，而丹参新醌甲、丹参新醌乙、丹参新醌丙则为对醌类化合物。

5. B　该化合物为丹参酮ⅡA，属于菲醌类。

6. C　该化合物类型为大黄酚。

7. C　根据羟基在蒽醌母核的分布，可将羟基蒽醌分为两类。其中，大黄素型蒽醌的羟基分布于两侧的苯环上。

8. D　大黄素型与茜草素型蒽醌类化合物的主要区别为羟基在母核上分布不同。大黄素型主要分布于两侧苯环上，茜草素型主要分布在一侧苯环上。

9. E　蒽醌在酸性溶液中被还原，则生成蒽酚及其互变异构体蒽酮。在新鲜大黄中含有蒽酚类成分，贮存 2 年以上后则检测不到蒽酚。

10. A　萘醌类化合物从结构上考虑可以有 α（1，4）、β（1，2）及 amphi（2，6）三种类型。但迄今为止自然界得到的几乎均为 α–萘醌类。

11. D　许多醌类化合物有明显的生物活性，从中药紫草及软紫草中分得的一系列紫草素及异紫草素衍生物，具有止血、抗炎、抗菌、抗病毒及抗肿瘤的作用，与其清热凉血的药性相符，可认为 α-萘醌化合物为紫草有效成分。

12. C　大黄素甲醚、羟基茜草素属于蒽醌类化合物。山扁豆双醌属于二蒽醌类化合物。番泻苷 A 属于二蒽酮类化合物。槲皮素属于黄酮醇类化合物。

（二）配伍选择题

[1~5] BCDDE　紫草素属于萘醌类化合物。丹参醌ⅡB属于菲醌类化合物。羟基茜草素属于蒽醌类化合物。大黄素属于蒽醌类化合物。番泻苷 A 为二蒽

酮类化合物。

（三）多项选择题

1. ABCDE　大黄、虎杖、丹参、茜草、紫草、番泻叶、决明子等药材主要有效成分均为醌类化合物。

2. ABDE　大黄、虎杖、茜草、番泻叶等药材主要有效成分为蒽醌类化合物。丹参中主要有效成分为菲醌类化合物。

二、理化性质

（一）最佳选择题

1. A　天然醌类多为有色晶体，故 A 选项错误。

2. C　蒽醌类衍生物酸性强弱的排列顺序：含 –COOH > 含两个及以上 β–OH > 含一个 β–OH > 含两个及以上 α–OH > 含一个 α–OH。

3. A　苦参碱为生物碱类化合物，大黄酚为醌类化合物。所有醌类化合物均可发生 Feigl 反应，可以鉴别醌类与非醌类化合物。

4. C　紫草素为萘醌类化合物，大黄酚为蒽醌类化合物。无色亚甲蓝乙醇溶液专用于检出苯醌及萘醌。样品在白色背景下呈现出蓝色斑点，可与蒽醌类区别。

（二）配伍选择题

[1~3] BDA　在分离工作中，常采取碱梯度萃取法来分离蒽醌类化合物。其结果为带 –COOH 或两个 β–OH 的蒽醌类化合物被 5% NaHCO₃提取；带一个 β–OH 的蒽醌类化合物被 5% Na₂CO₃提取；带两个或多个 α–OH 的蒽醌类化合物只能被 1% NaOH 提取；带一个 α–OH 的蒽醌类化合物只能溶于 5% NaOH。

[4~5] AB　茜草素为蒽醌类化合物，反应阳性的是 Bornträger's 反应。紫草素为萘醌类化合物，反应阳性的是无色亚甲蓝反应。

（三）多项选择题

1. AB　紫草素为醌类衍生物，故 Feigl 反应阳性。因其为萘醌，故亦可以发生无色亚甲蓝反应。

2. ABCD　能溶解于 1% NaOH 溶液的是含一个 –COOH 的蒽醌、含两个 β–OH 的蒽醌、含一个

β – OH 的蒽醌和含两个或多个 α – OH 的蒽醌。含一个 α – OH 的蒽醌酸性较弱，只能溶于 5% NaOH 溶液。

三、含醌类化合物的常用中药

（一）最佳选择题

1. C　该化合物为大黄素。

2. A　该化合物为大黄酸。

3. D　口服中药大黄或番泻叶的泻下主要成分是番泻苷，实际上起泻下作用的化学成分是大黄酸蒽酮，番泻苷是其前体药物。

4. E　番泻叶中主要含有的成分类型是双蒽酮类化合物。

5. D　该化合物为**虎杖苷，属于二苯乙烯类**。

6. A　虎杖主要含有大黄素、大黄酚、大黄酸等大黄素型蒽醌类成分，此外还含有二苯乙烯类、黄酮类、水溶性多糖和鞣质等成分。

7. B　《中国药典》以芦荟苷对芦荟的指标成分进行含量测定，芦荟苷含量不得少于 16.0%。对不同芦荟品种，其芦荟苷含量要求有所不同。

8. B　该化合物为芦荟苷。

9. D　丹参中的化学成分主要分为两类：脂溶性的醌类化合物和水溶性的酚酸类成分。酚酸类成分主要是丹参素、丹酚酸 A、丹酚酸 B、原儿茶酸等，故 D 选项正确。

10. B　紫草的主要有效成分是紫草素，属于萘醌类化合物。

（二）配伍选择题

[1～3] BCD　紫草抗炎的有效成分为萘醌类。大黄泻下的有效成分为蒽醌类。丹参降血脂的有效成分为菲醌类。

[4～5] AB　《中国药典》以大黄酚、橙黄决明素为指标成分对决明子进行含量测定，要求其含量分别不得少于 0.20% 和 0.080%。《中国药典》采用高效液相色谱法测定虎杖药材中大黄素和虎杖苷的含量，其中大黄素不得少于 0.60%，虎杖苷不得少于 0.15%。

（三）多项选择题

1. CD　《中国药典》以总蒽醌和游离蒽醌为大黄的指标测定成分。

2. BDE　大黄的药理作用包括泻下作用、抗病原微生物作用以及保肝、利胆作用等。

3. AB　《中国药典》以番泻苷 A 和番泻苷 B 为指标成分，采用高效液相色谱法测定药材中番泻苷 A、番泻苷 B 的含量，要求番泻苷 A 和番泻苷 B 总量不得少于 1.1%。

4. AB　《中国药典》采用高效液相色谱法测定虎杖中大黄素和虎杖苷含量，大黄素不得少于 0.60%，虎杖苷不得少于 0.15%。

5. ABCE　《中国药典》以二苯乙烯苷和结合型蒽醌为指标成分进行何首乌的含量测定，要求何首乌二苯乙烯苷不得少于 1.0%，结合蒽醌不得少于 0.10%（以大黄素和大黄素甲醚计）。制何首乌含二苯乙烯苷不得少于 0.70%，游离蒽醌不得少于 0.10%（以大黄素和大黄素甲醚计）。故 D 选项错误。

6. ABCD　何首乌的药理作用包括促进造血功能、增强记忆、降血脂、抗动脉粥样硬化、增强免疫功能等，无解毒作用。故 E 选项错误。

7. AD　芦荟中主要含有羟基蒽醌类成分。《中国药典》以芦荟苷为指标成分进行含量测定，库拉索芦荟中芦荟苷含量不得少于 16.0%；好望角芦荟中芦荟苷含量不得少于 6.0%。

8. AE　《中国药典》以大黄酚、橙黄决明素为指标成分对决明子进行含量测定。

9. ABDE　决明子中蒽醌类化合物含量约为 1%。其他选项均正确。

10. ABC　《中国药典》采用高效液相色谱法测定丹参中丹参酮类和丹酚酸 B 含量，要求丹参酮 II_A、隐丹参酮和丹参酮 I 的总量不得少于 0.25%，丹酚酸 B 不得少于 3.0%。

11. ABCDE　丹参的药理作用包括改善血液流变性、改善微循环、抗凝血、抗动脉粥样硬化、抗心肌缺血、抗脑缺血、降血脂等药理作用。

12. AC　《中国药典》采用紫外分光光度法测定紫草中羟基萘醌总含量，以左旋紫草素计，不得少于 0.80%，采用高效液相色谱法测定药材中 β, β' – 二甲基丙烯酰阿卡宁（β, β' – 二甲基丙烯酰欧紫草素）含量，不得少于 0.30%。

第三节 苯丙素类化合物

一、结构与分类

(一) 最佳选择题

1. D 异香豆素是香豆素的异构体，在植物中存在的多数为二氢异香豆素的衍生物，**其代表化合物如茵陈炔内酯、仙鹤草内酯等。**

2. D 该化合物为异补骨脂内酯，属于角型呋喃香豆素。

3. C 补骨脂内脂为呋喃香豆素类化合物（线型）。

4. C 该化合物为花椒内酯，属于线型吡喃香豆素。

5. D D 选项化合物为呋喃型香豆素，其他均为吡喃型香豆素。

6. B 香豆素的母核为苯骈 α – 吡喃酮。

7. C 七叶内酯为秦皮中的主要化学成分，属于香豆素类化合物。故 C 选项正确。其他选项均为木脂素类化合物。

8. D D 为五味子醇甲，属于联苯环辛烯型木脂素，故 D 选项正确。其他选项中，A 为蒽醌类化合物，B 为香豆素类化合物，C 为环烯醚萜苷类化合物，E 为黄酮类化合物。

(二) 配伍选择题

[1～4] ABCE 伞形花内酯属于简单香豆素。补骨脂内酯属于线型呋喃香豆素。花椒内酯属于线型吡喃香豆素。邪蒿内酯属于角型吡喃香豆素。

(三) 多项选择题

1. DE 异香豆素是香豆素的异构体，在植物中存在的多数为二氢异香豆素的衍生物，其代表化合物如茵陈炔内酯（D 选项）、仙鹤草内酯（E 选项）等。A 选项化合物为简单香豆素，B 选项化合物为呋喃香豆素，C 选项化合物为吡喃香豆素。

2. ABCDE 五个化合物均为香豆素类化合物。

二、理化性质

(一) 最佳选择题

1. E 香豆素苷无升华性。

2. B 游离香豆素能溶于沸水，难溶于冷水。

3. C 白芷内酯又名异补骨脂内酯，为 6,7 – 二羟基香豆素，具有荧光特性，在紫外光下显蓝色荧光。

4. D 香豆素类及其苷因分子中具有内酯环，在

热稀碱溶液中内酯环可以开环生成顺邻羟基桂皮酸盐，加酸又可重新闭环成为原来的内酯。但长时间在碱中放置或 UV 光照射，则可转变为稳定的反邻羟基桂皮酸盐，再加酸就不能环合成内酯环。

5. D 香豆素结构中的内酯环结构，可发生异羟肟酸铁反应，即在碱性条件下开环与盐酸羟胺缩合生而成异羟肟酸铁，在酸性条件下再与 Fe^{3+} 络合而显红色。

6. E 异羟肟酸铁反应阳性结果为溶液变为红色。

7. E Gibb's 反应的试剂是 2,6 – 二氯（溴）苯醌氯亚胺。

8. A Gibb's 反应的阳性结果为溶液变为蓝色。

9. B Gibb's 反应和 Emerson 反应都要求必须有游离的酚羟基，且酚羟基对位无取代，香豆素类成分如果具有游离酚羟基取代且其对位无氢离子取代，则 Gibb's 反应或 Emerson 反应呈阳性。

10. D 呋喃香豆素类具有光敏作用。

11. C 木脂素与糖结合成苷者水溶性增大，并易被酶或酸水解。

12. D 木脂素具有 C_6 – C_3 结构。

(二) 配伍选择题

[1～2] AB 伞形花内酯为香豆素类，具有内酯结构，异羟肟酸铁反应阳性，可与大黄素进行区别。第 2 题中，前一个化合物为香豆素苷类化合物，可发生 Molish 反应；后一个化合物为游离香豆素，Molish 反应阴性，借此可以鉴别二者。

[3～4] AD 异羟肟酸铁反应：香豆素类化合物在碱性条件下可开环，与盐酸羟胺缩合成异羟肟酸，然后再在酸性条件下与三价铁离子络合成盐而显红色。Molish 反应试剂组成为浓硫酸与 α – 萘酚。

(三) 多项选择题

1. ABDE 羟基香豆素类在碱性溶液中荧光更为显著，故 C 选项错误。

2. AB Emerson 反应试剂是氨基安替比林和铁氰化钾，它可与酚羟基对位的活泼氢生成红色缩合物。

3. AC Gibb's 反应和 Emerson 反应都要求必须有游离的酚羟基，且酚羟基的对位要无取代才显阳性。

4. AB 含酚羟基的香豆素类化合物均具有荧光性，并且可发生异羟肟酸铁反应。Gibb's 反应与 Emerson 反应要求香豆素结构中的酚羟基的对位无取代，所以不是所有的香豆素都能发生这 2 个反应，故 C、

D 选项错误。Kedde 反应是五元 α，β - 不饱和内酯环中活性亚甲基的反应，故 E 选项错误。

三、含香豆素类化合物的常用中药

(一) 最佳选择题

1. E 前胡主要化学成分为多种类型的香豆素及其糖苷、三萜糖苷及甾体糖苷、挥发油等。各种类型的香豆素化合物是前胡的主要代表成分和主要生理活性成分。

2. A 《中国药典》采用高效液相色谱法测定前胡药材中白花前胡甲素和白花前胡乙素含量，二者均为香豆素类成分。

3. E 《中国药典》采用高效液相色谱法测定白芷药材中欧前胡素的含量，规定不得少于 0.080%。

4. C 该化合物为异嗪皮啶。《中国药典》采用高效液相色谱法测定肿节风药材中异嗪皮啶和迷迭香酸含量，其中异嗪皮啶含量不得少于 0.020%，迷迭香酸含量不得少于 0.020%。

5. B 《中国药典》采用高效液相色谱法测定补骨脂中补骨脂素和异补骨脂素的含量，要求两者总含量不得少于 0.70%。

6. C 补骨脂含有多种香豆素类成分，包括补骨脂内酯（补骨脂素）、异补骨脂内酯（异补骨脂素）、补骨脂香豆精、补骨脂定、异补骨脂定、双羟异补骨脂定和花椒毒素等。

(二) 多项选择题

1. ACDE 此类中药包括秦皮、前胡、白芷、肿节风、补骨脂等。

2. CE 药理研究表明，七叶内酯（秦皮乙素）和七叶苷（秦皮甲素）对多种痢疾细菌在动物体内和体外都能显示强大的抑制作用，是秦皮治疗痢疾的有效成分。

3. AB 《中国药典》采用高效液相色谱法对秦皮进行含量测定，规定本品含秦皮甲素、秦皮乙素的总量不得少于 1.0%。

4. AB 《中国药典》采用高效液相色谱法测定

前胡药材中白花前胡甲素和白花前胡乙素含量，其中白花前胡甲素含量不得少于 0.90%，白花前胡乙素含量不得少于 0.24%。

四、含木脂素类化合物的常用中药

(一) 最佳选择题

1. D 五味子中主要含有一系列联苯环辛烯型木脂素。

2. A 《中国药典》采用高效液相色谱法测定五味子药材中五味子醇甲的含量，要求不得少于 0.40%。

3. A 厚朴中主要有效成分为木脂素类化合物，包括厚朴酚以及和厚朴酚等。

4. D 挥发油中主要含有甲基丁香酚、黄樟醚、优香芹酮、榄香素、β - 细辛醚、爱草醚、茨烯和桉油素等，其中甲基丁香酚在挥发油中含量最大，也是其主要药效成分。

5. C 细辛含有的马兜铃酸Ⅰ有肝肾毒性，《中国药典》对马兜铃酸Ⅰ进行限量检查，要求其含量不得过 0.001%。

(二) 多项选择题

1. ACD 五味子、厚朴、连翘、细辛等中药中富含木脂素类成分。前胡、补骨脂的主要有效成分为香豆素。

2. AB 《中国药典》采用高效液相色谱法测定厚朴药材中厚朴酚与和厚朴酚的含量，要求两者总含量不得少于 2.0%。

3. AB 连翘中的木脂素类成分多为双环氧木脂素及木脂内酯。

4. ABD 《中国药典》以挥发油、连翘苷和连翘酯苷 A 为指标成分对连翘进行含量测定，要求青翘的挥发油含量不得少于 2.0%，青翘含连翘脂苷 A 的含量不得少于 3.5%；老翘含连翘脂苷 A 的含量不得少于 0.25%，连翘苷的含量不得少于 0.15%。

5. AB 《中国药典》以细辛脂素为指标成分对细辛进行含量测定，要求其含量不得少于 0.050%。同时规定挥发油不得少于 2.0%（ml/g）。

第四节　黄酮类化合物

一、结构与分类

(一) 最佳选择题

1. B 该化合物 3 位有羟基取代，类型为黄酮醇。

2. C 该化合物苯环连在 3 位上，类型为异黄酮。

3. D 该化合物 2、3 位为单键，3 位有羟基取代，类型为二氢黄酮醇。

4. E 该化合物 C 环（黄酮母核中间的环）开裂，类型为查耳酮。

5. D 该化合物 C 环饱和，不含羰基，且 3 位有

1 个羟基取代，类型为黄烷 – 3 – 醇。

6. C 该化合物 C 环为五元环，类型为橙酮。

7. D 异黄酮类的基本母核为 3 – 苯基色原酮。

（二）配伍选择题

[1~3] DCA 黄酮母核 3 位连有羟基的化合物黄酮醇。黄酮母核 2、3 位间为单键的化合物是二氢黄酮。黄酮母核三碳链不成环的化合物是查耳酮。

[4~7] EDCB E 属于黄酮类。D 属于二氢异黄酮类。C 属于二氢黄酮类。B 属于花色素类。A 属于黄烷 – 3，4 – 二醇类。

[8~10] ADB A 属于黄酮醇类。B 属于黄酮类。C 属于酚酸类。D 属于异黄酮类。E 属于花色素类。

（三）多项选择题

1. BC 五个选项中，黄烷醇及花色素类结构中不具有羰基。

2. BE 五个选项中，二氢黄酮及二氢黄酮醇结构中 2，3 位不具有双键。

二、理化性质

（一）最佳选择题

1. E 游离的苷元中，除二氢黄酮、二氢黄酮醇、黄烷及黄烷醇有旋光性外，其余均无光学活性。

2. B 一般情况下，黄酮、黄酮醇及其苷类多显灰黄色至黄色，查耳酮为黄色至橙黄色，而二氢黄酮、二氢黄酮醇、异黄酮类，因不具有交叉共轭体系或共轭链较短，故不显色（二氢黄酮及二氢黄酮醇）或显浅黄色（异黄酮）。

3. B 花色素及其苷元的颜色随 pH 不同而改变，一般显红色（pH < 7）、紫色（pH = 8.5）、蓝色（pH > 8.5）等颜色。

4. B 黄酮、黄酮醇、查耳酮等平面性强的分子，因分子与分子间排列紧密，分子间作用力较大，故更难溶于水；而二氢黄酮及二氢黄酮醇等，因系非平面性分子，故分子与分子间排列不紧密，分子间作用力较小，有利于水分子进入，溶解度稍大。

5. A 多数黄酮类化合物因分子中具有酚羟基，故显酸性。由于酚羟基数目及位置不同，酸性强弱也不同。7，4′ – 二羟基 > 7 – 羟基或 4′ – 羟基 > 一般酚羟基 > 5 – 羟基。

6. B 盐酸 – 镁粉（或锌粉）反应是鉴定黄酮类化合物最常用的颜色反应。多数黄酮、黄酮醇、二氢黄酮及二氢黄酮醇类化合物显橙红色至紫红色，少数显紫色至蓝色。但查耳酮、橙酮、儿茶素类则无该显

色反应。异黄酮类化合物除少数例外，也不显色。

7. B 可用于二氢黄酮类化合物特征鉴别的反应是四氢硼钠反应。

8. B 黄酮类化合物分子中有游离的 3 – 羟基或 5 – 羟基存在时，均可与 2% 二氯氧化锆甲醇溶液反应生成黄色的锆络合物。但两种锆络合物对酸的稳定性不同。3 – 羟基 – 4 – 氧代络合物的稳定性比 5 – 羟基 – 4 – 氧代络合物的稳定性强，故当反应液中加入枸橼酸后，5 – 羟基黄酮的黄色溶液显著褪色，而 3 – 羟基黄酮溶液仍呈鲜黄色，故可以鉴别 3 – 羟基或 5 – 羟基是否存在。

9. B 在氨性甲醇溶液中，氯化锶可与分子中具有邻二酚羟基结构的黄酮类化合物生成绿色至棕色乃至黑色沉淀。

10. C 二氢黄酮类易在碱液中开环，转变成其相应的异构体查耳酮类化合物。

11. C 当黄酮类化合物分子中有 结构时，在无机酸或有机酸存在条件下，可与硼酸反应，生成亮黄色。显然，5 – 羟基黄酮及 2′ – 羟基查耳酮类结构可以满足上述要求。

12. B 黄酮醇在碱液中先呈黄色，通入空气后变为棕色，据此可与其他黄酮类区别。

13. B 其他选项化合物均为氧苷类化合物。葛根素为碳苷类化合物，最难发生酸水解。

（二）配伍选择题

[1~4] BDCE 异黄酮一般显浅黄色。花色素随 pH 不同而改变颜色。黄酮和黄酮醇一般灰黄色至黄色。查耳酮通常呈黄色至橙黄色。

（三）多项选择题

1. CE 多数黄酮、黄酮醇、二氢黄酮及二氢黄酮醇类化合物显橙红色至紫红色，少数显紫色至蓝色，当 B – 环上有 – OH 或 – OCH_3 取代时，呈现的颜色亦即随之加深。但查耳酮、橙酮、儿茶素类则无该显色反应。异黄酮类化合物除少数例外，也不显色。

2. ABCE 二氢黄酮类化合物颜色为无色（故 D 选项错误）。其他选项均正确。

三、含黄酮类化合物的常用中药

（一）最佳选择题

1. C 《中国药典》以黄芩苷为指标成分对黄芩进行含量测定，要求药材含量不得少于 9.0%，饮片

含量不得少于 8.0%。

2. C　该化合物为黄芩苷，是黄芩含量测定的指标成分。

3. E　黄芩苷水解后生成的黄芩素分子中具有邻三酚羟基，易被氧化转为醌类衍生物而显绿色，这是保存或炮制不当的黄芩能够变绿色的原因。

4. E　黄芩素在小肠上皮细胞受到葡萄糖醛酸转移酶催化，可重新转化为葡萄糖醛酸的苷形式，即又可重新生成黄芩苷，这是黄芩苷肝肠循环的主要原因。

5. C　《中国药典》以葛根素为指标成分进行葛根的含量测定，要求含量不得少于 2.4%。

6. E　葛根中主要含有的黄酮类化合物类型为异黄酮类。

7. B　该化合物为**葛根素**，属于碳苷。

8. B　葛根总异黄酮有增加冠状动脉血流量及降低心肌耗氧量等作用。

9. B　槐米含有芦丁、槲皮素、皂苷、白桦脂醇、槐二醇以及槐米甲素、槐米乙素、槐米丙素和黏液质等。其中芦丁是其有效成分，可用于治疗毛细血管脆性引起的出血症，并用做高血压的辅助治疗剂。

10. D　芦丁分子中因含有邻二酚羟基，性质不太稳定，暴露在空气中能缓缓变为暗褐色，在碱性条件下更容易被氧化分解。硼酸盐能与邻二酚羟基结合，达到保护的目的，**故在碱性溶液中加热提取芦丁时，往往加入少量硼砂**。

11. A　芦丁到达结肠部位，可被一些混合菌完全水解，形成开环产物 3,4 - 二羟基苯乙酸，进一步生成 3 - 羟基苯乙酸或 4 - 羟基 - 3 - 甲氧基苯乙酸等。

12. D　《中国药典》以橙皮苷为指标成分对陈皮进行鉴别和含量测定。要求陈皮中橙皮苷含量不得少于 3.5%；广陈皮中橙皮苷含量不得少于 2.0%；对广陈皮，另外要求测定川陈皮素和橘皮素的总量，总量不得少于 0.42%。

13. A　《中国药典》以杜鹃素为对照品对满山红进行含量测定，要求杜鹃素含量不少于 0.08%。

14. D　满山红祛痰的有效成分是杜鹃素，杜鹃素为二氢黄酮类化合物。

15. A　汉黄芩素为黄芩中的主要成分，属于黄酮类。故 A 选项正确。

16. C　《中国药典》以黄芩苷为指标成分对黄芩进行含量测定，要求药材含量不得少于 9.0%，饮片含量不得少于 8.0%。

17. E　香蒲新苷结构类型为黄酮醇苷类。

18. E　《中国药典》采用高效液相色谱法测定沙棘含量，以异鼠李素作为含量测定指标成分，按干燥品计算，异鼠李素含量不得少于 0.10%。

(二) 配伍选择题

[1~3] EAB　主要有效成分为异黄酮类化合物的中药是葛根（葛根素）。主要有效成分为芦丁的中药是槐花。《中国药典》规定质量控制成分为总黄酮醇苷和萜类内酯的中药是银杏叶。

(三) 综合分析选择题

1. E　黄芩主要有效成分为黄芩苷，属于黄酮类化合物，故选 E。其他选项中，黄连有效成分为生物碱类化合物，栀子有效成分为萜类化合物（环烯醚萜），连翘有效成分为木脂素类化合物，薄荷有效成分为挥发油。

2. C　连翘为木犀科植物连翘 *Forsythiasuspensa*（Thunb.）Vahl 的干燥果实（故选 C）。其他选项中，黄连植物来源为毛茛科，防风植物来源为伞形科，薄荷植物来源为唇形科，大黄植物来源为蓼科。

3. C　怀药主产地为河南，著名的"四大怀药"为地黄、牛膝、山药、菊花。

(四) 多项选择题

1. ABCDE　黄芩具有抗病原微生物、解热、抗炎、抗过敏及解毒等药理作用。

2. ABC　葛根具有解热、改善心肌缺血、抗动脉硬化、降血糖、抗肿瘤及保肝等药理作用。葛根不具有止血、止泻的作用。

3. AD　葛根、银杏叶、槐花、黄芩、陈皮、满山红、蒲黄、沙棘等均为黄酮类化合物的常用中药。

4. AB　《中国药典》规定银杏叶以总黄酮醇苷和萜类内酯为指标成分进行含量测定。

5. AC　《中国药典》以总黄酮和芦丁为指标成分对槐米或槐花进行含量测定。要求槐花总黄酮（以芦丁计）不少于 8.0%，槐米总黄酮不少于 20.0%，对照品采用芦丁。要求芦丁含量，槐花不得少于 6.0%，槐米中不得少于 15.0%。

第五节　萜类和挥发油

一、萜类

（一）最佳选择题

1. C 紫杉醇结构类型属于二萜类化合物。

2. B 单萜含有 2 个异戊二烯单位。

3. A 薄荷醇在结构分类上属于单环单萜类化合物。

4. A 龙脑即中药冰片，主要成分为双环单萜类化合物（故 A 选项错误），具升华性，有清凉气味，具有发汗、兴奋、镇痛及抗氧化的药理作用。

5. A 环烯醚萜类属单萜类化合物。

6. C 该化合物为京尼平苷，属于环烯醚萜苷。

7. A 地黄中的降血糖有效成分梓醇和梓苷为 4–去甲基环烯醚萜苷，为单萜类化合物。

8. B 五个选项中，芦荟苷为蒽酮苷，番泻苷为二蒽酮苷。栀子苷、京尼平苷为非裂环的环烯醚萜苷，獐牙菜苷为裂环环烯醚萜苷，故选 B。

9. C 游离的环烯醚萜苷元遇氨基酸并加热，即产生深红色至蓝色，最后生成蓝色沉淀。因此，**与皮肤接触，也能使皮肤染成蓝色**。

10. C 环烯醚萜苷易被水解，生成的苷元为半缩醛结构，其化学性质活泼，容易进一步发生氧化聚合等反应，难以得到结晶性苷元，同时使颜色变深，如地黄及玄参等中药在炮制及放置过程中而变成黑色。

11. E 环烯醚萜苷元溶于冰醋酸溶液中，加少量铜离子，加热显蓝色。该显色反应可用于环烯醚萜苷的检识及鉴别。

12. C 倍半萜基本碳架中含有 3 个异戊二烯单位。

13. D 青蒿素的化学结构是倍半萜，A 选项为单萜，B 选项为环烯醚萜，C、E 选项均为二萜。

14. A 薁类化合物属于双环倍半萜，是由五元环与七元环骈合而成的芳烃衍生物。

15. A 在挥发油分级蒸馏时，高沸点馏分中有时可见蓝色或绿色的馏分，显示有薁类成分存在。

16. E 莪术醇为薁类衍生物。

17. D 除莪术醇外，其他化合物均为二萜类衍生物。

18. A 萜类化合物是一类由甲戊二羟酸衍生而成

的，基本碳架多具有 2 个或 2 个以上异戊二烯单位（C_5 单位）结构特征的不同饱和程度的衍生物。

（二）配伍选择题

[1～3] DAB 属于裂环环烯醚萜的化合物是龙胆苦苷。属于二萜的化合物是银杏内酯 A。属于双环单萜的化合物是龙脑。香叶醇属于无环单萜化合物，京尼平苷属于环烯醚萜类化合物。

[4～5] BE 雷公藤甲素属于二萜类化合物。金合欢醇属于倍半萜类化合物。

[6～9] ABCE 用于上呼吸道抗菌消炎的是穿心莲内酯。高效抗疟疾的主要成分是青蒿素。具有显著抗肿瘤作用的是莪术醇。栀子清热泻火的主要成分是京尼平苷。

（三）综合分析选择题

1. A 冰片即为龙脑，属于单萜类化合物。

2. C 水飞法炮制使雄黄粉达到极细和纯净，毒性降低，便于制剂。

（四）多项选择题

1. AB 环烯醚萜类化合物的基本母核为环烯醚萜醇，具有半缩醛及环戊烷环的结构特点，其半缩醛 1 位羟基性质不稳定，故环烯醚萜类化合物主要以 1 位羟基与糖成苷的形式存在于植物体内。根据其环戊烷环是否裂环，可将环烯醚萜类化合物分为环烯醚萜苷及裂环环烯醚萜苷两大类。

2. BE 环烯醚萜类主要分环烯醚萜苷和裂环环烯醚萜苷，**常见的环烯醚萜苷有栀子中的有效成分栀子苷、京尼平苷和京尼平苷酸**，鸡屎藤中的鸡屎藤苷，地黄中的梓醇。**常见的裂环环烯醚萜苷有龙胆中的主要有效成分和苦味成分龙胆苦苷**，獐牙菜中的苦味成分獐牙菜苷和獐牙菜苦苷。故 B、E 选项正确。其他选项中，黄芪甲苷为三萜苷，苦杏仁苷为氰苷，甜菊苷为二萜苷。

3. AE 属于双环二萜类的化合物有穿心莲内酯、银杏内酯。雷公藤内酯属于三环二萜类化合物。甜菊苷属于四环二萜类化合物。**莪术醇为倍半萜类化合物**。

4. AE 银杏内酯及银杏总黄酮是银杏叶制剂中治疗心脑血管疾病的主要有效成分，它们分别属于二萜内酯类化合物和黄酮类化合物。

二、挥发油

（一）最佳选择题

1. E 山苍子油中主要含有柠檬醛，有的含量可达到80%。

2. E 薄荷油含薄荷醇约80%。

3. A 挥发油中的芳香族化合物多为小分子的苯丙素类衍生物，在挥发油中所占比例次于萜类。

4. D 挥发油在常温下可自然挥发，如将挥发油涂在纸片上，较长时间放置后，挥发油因挥发而不留油迹，脂肪油则留下永久性油迹，据此可区别二者。

（二）多项选择题

1. AB 萜类在挥发油的组成成分中所占比例最大，主要是单萜、倍半萜及其含氧衍生物，其含氧衍生物多是该油中生物活性较强或具芳香气味的主要成分。

2. ABCDE 挥发油与空气及光线经常接触会逐渐氧化变质，使挥发油的相对密度增加，颜色变深，失去原有香味，形成树脂样物质，不能随水蒸气蒸馏。

3. ABCDE 挥发油多数比水轻，也有的比水重（如丁香油、桂皮油），相对密度一般在0.85~1.065之间。挥发油几乎均有光学活性，比旋度在 +97° ~ +117°范围内。多具有强的折光性，折光率在1.43~1.61之间。挥发油的沸点一般在70~300℃之间。

4. ABC 评价挥发油质量的物理常数有比旋度、折光率、相对密度、沸点等。

5. ABC 酸值、酯值和皂化值是不同来源挥发油所具有的重要化学常数，也是衡量其质量的重要指标。

三、含萜类化合物的常用中药

（一）最佳选择题

1. A 穿心莲叶中含有多种二萜内酯及二萜内酯苷类成分，如穿心莲内酯、新穿心莲内酯、14-去氧穿心莲内酯、脱水穿心莲内酯等。其中穿心莲内酯含量最高，为其主要活性成分。

2. D 结构式为青蒿素，其结构类型属于倍半萜。

3. A 龙胆含有的主要有效成分为裂环环烯醚萜苷类化合物，如獐牙菜苷、獐牙菜苦苷和龙胆苦苷等。

4. C 《中国药典》以龙胆苦苷为指标成分进行龙胆的含量测定，要求龙胆中含量不得少于3.0%，

坚龙胆中含量不得少于1.5%。

5. C 栀子中主要含有环烯醚萜类化学成分，包括栀子苷、京尼平苷、京尼平苷酸、羟异栀子苷等。

（二）多项选择题

1. ACE 主要有效成分类型为萜类的药材有青蒿、龙胆、穿心莲、栀子。麻黄主要有效成分类型为生物碱，故B选项错误。大黄主要有效成分类型为蒽醌，故D选项错误。

2. ABCDE 青蒿具有抗病原微生物、抗内毒素、解热、镇痛、抗炎、抗肿瘤、调节免疫等药理作用。

3. ABCE 《中国药典》以栀子苷为指标成分对栀子进行含量测定，要求栀子药材中含量不得少于1.8%；炒栀子中含量不得少于1.5%；焦栀子中不得少于1.0%。

四、含挥发油的常用中药

（一）最佳选择题

1. C 薄荷油的质量优劣主要依据其薄荷醇（薄荷脑）含量的高低而定。《中国药典》规定，薄荷脑为薄荷挥发油的指标成分之一，采用气相色谱法测定，含量不得少于0.20%。

2. A 该化合物为薄荷酮，属于单萜类化合物。

3. B 吉马酮、莪术醇、莪术二醇、莪术酮及莪术二酮等为倍半萜类化合物，是莪术挥发油的主要有效成分。

4. E 主要有效成分为挥发油的药材是艾叶、肉桂、莪术，故排除A、C选项。莪术来源于姜科，肉桂来源于樟科，艾叶来源于菊科，故E为正确选项。

5. A 肉桂含挥发油1%~2%，挥发油中的主要成分为肉桂醛，其含量为75%~85%。

（二）多项选择题

1. ABCD 莪术具有抗凝血、改善血液流变性、抗血小板聚集、抗肿瘤、抗纤维化、镇痛等药理作用。莪术不具有抗炎作用。

2. AE 《中国药典》以桉油精（桉叶素）和龙脑为指标成分，采用气相色谱法对艾叶进行含量测定，要求含桉油精不得少于0.050%，含龙脑不得少于0.020%。

3. DE 《中国药典》以桂皮醛为指标成分对肉桂进行含量测定，并以挥发油作为质量控制指标，要求其含量不得少于1.2%（ml/g）。

第六节　三萜和甾体化合物

一、结构与分类

（一）最佳选择题

1. B　20（S）－原人参二醇的结构类型是四环三萜的达玛烷型。

2. C　三萜皂苷元类化合物基本母核由 30 个碳原子组成。故 C 选项正确。D 选项为强心苷元的特征，E 选项为甾体皂苷元的特征。

3. C　甾体皂苷元由 27 个碳原子组成。

4. B　甾体皂苷 C－25 甲基有两种取向，当甲基位于环平面上的直立键时为 β 型，其绝对构型为 L 型；当位于环平面下的平伏键时则为 α 型，其绝对构型为 D 型。L 型衍生物称为螺旋甾烷，D 型衍生物则称为异螺旋甾烷。

5. C　根据 C－17 不饱和内酯环的不同，将强心苷元分为甲型和乙型两类。甲型强心苷元的甾体母核的 C－17 侧链为五元不饱和内酯环，乙型强心苷元的甾体母核的 C－17 侧链为六元不饱和内酯环。

6. B　D－洋地黄毒糖属于 2，6－二去氧糖。

7. C　按糖的种类及其与苷元的连接方式将强心苷分为 3 种类型。Ⅰ 型：苷元－（2，6－二去氧糖）$_x$－（D－葡萄糖）$_y$，如紫花洋地黄苷 A；Ⅱ 型：苷元－（6－去氧糖）$_x$－（D－葡萄糖）$_y$，如黄夹苷甲；Ⅲ 型：苷元－（D－葡萄糖）$_y$，如绿海葱苷。

（二）配伍选择题

[1～3] BDE　齐墩果酸属于五环三萜皂苷元。薯蓣皂苷元属于异螺旋甾烷型甾体皂苷元。紫花洋地黄苷 A 属于 Ⅰ 型强心苷。

[4～6] ADB　人参皂苷分为三种类型，分别是人参皂苷二醇型（A 型）、人参皂苷三醇型（B 型）和齐墩果烷型（C 型）。A 型、B 型的皂苷元属于四环三萜，C 型的皂苷元属于五环三萜。人参皂苷三醇型包括人参皂苷 Re、人参皂苷 Rf 和人参皂苷 Rg$_1$ 等。知母中的皂苷主要为甾体皂苷类。甘草酸是甘草次酸与 2 分子葡萄糖醛酸构成的苷。

（三）综合分析选择题

1. D　甘草酸的结构类型是三萜皂苷。

2. A　桃仁的含量测定质量控制指标为苦杏仁苷，属于氰苷类化合物。

（四）多项选择题

1. AB　羊毛甾烷型、达玛烷型属于四环三萜皂苷元类型。齐墩果烷型、乌苏烷型和羽扇豆烷型均属于五环三萜皂苷元类型。

2. ABCE　羊毛甾烷型、达玛烷型、乌苏烷型、齐墩果烷型属于三萜皂苷元类型，螺旋甾烷型属于甾体皂苷元类型。

3. BCDE　甾体皂苷元由 27 个碳原子组成，故 A 选项错误。其他选项均正确。

二、理化性质

（一）最佳选择题

1. A　多数三萜皂苷都呈酸性，因为其上连有羧基。

2. A　醋酐－浓硫酸反应（Liebermann-Burchard 反应）可以区分三萜皂苷和甾体皂苷：将样品溶于醋酐中，加入浓硫酸－醋酐（1∶20）数滴，显色。三萜皂苷最后呈红色或紫色，甾体皂苷最终呈蓝绿色。

3. C　将含甾体皂苷样品的三氯甲烷溶液滴在滤纸上，加三氯乙酸试液 1 滴，加热至 60℃，生成红色渐变为紫色。在同样条件下三萜皂苷必须加热至 100℃ 才能显色，也生成红色渐变为紫色。其他选项中，Liebermann 反应、α－萘酚－浓硫酸反应二者均为阳性；FeCl$_3$ 反应、盐酸－镁粉反应二者均为阴性，无法鉴别二者。

4. C　α－去氧糖的颜色反应主要有 Keller－Kiliani（K－K）反应、呫吨氢醇反应、对－二甲氨基苯甲醛反应、过碘酸钠－对硝基苯胺反应等。

5. D　Ⅱ 型和 Ⅲ 型强心苷中苷元直接相连的均为 α－羟基糖，由于糖的 α－羟基阻碍了苷键原子的质子化，使水解较为困难，用温和酸水解无法使其水解，必须增高酸的浓度（3%～5%），延长作用时间或同时加压，才能使 α－羟基糖定量地水解下来。但常引起苷元结构的改变，失去一分子或数分子水形成脱水苷元，而得不到原生苷元。

6. A　Gregory-Pascoe 反应可用于胆酸的含量测定。

（二）配伍选择题

[1～5] ABCDE　Hammarsten 反应可鉴别胆酸与鹅去氧胆酸：用 20% 的铬酸溶液溶解少量样品，温热，胆酸显紫色，鹅去氧胆酸不显色。三氯乙酸反应可鉴别三萜皂苷与甾体皂苷：将含甾体皂苷样品的三

氯甲烷溶液滴在滤纸上，加三氯乙酸试液 1 滴，加热至 60℃，生成红色渐变为紫色；在同样条件下三萜皂苷必须加热至 100℃才能显色，也生成红色渐变为紫色。呫吨氢醇反应可鉴别 α - 去氧糖与 α - 羟基糖：取样品少许，加呫吨氢醇试剂 1ml，置水浴上加热 3 分钟，若分子中有 α - 去氧糖即显红色，α - 羟基糖该反应为阴性。亚硝酰铁氰化钠反应可鉴别甲型强心苷与乙型强心苷，甲型强心苷为阳性，反应液呈深红色并渐渐褪去，乙型强心苷该反应为阴性。三氯乙酸 - 氯胺 T 反应可鉴别洋地黄类强心苷各种苷元：将样品溶液点于滤纸或薄层板上，喷 25% 的三氯乙酸 - 氯胺 T 试剂，晾干后于 100℃加热数分钟，置紫外光灯下观察。洋地黄毒苷元衍生的苷类显黄色荧光，羟基洋地黄毒苷元衍生的苷类显亮蓝色荧光，异羟基洋地黄毒苷元衍生的苷类显蓝色荧光。

（三）多项选择题

1. ABCD Legal 反应、Raymond 反应、Kedde 反应、Baljet 反应均可以鉴别甲型强心苷元与乙型强心苷元，其中甲型强心苷元反应为阳性，乙型强心苷元反应为阴性。**Keller - Kiliani 反应为 α - 去氧糖的特征反应**，故 E 选项错误。

2. ABDE α - 去氧糖与 α - 羟基糖之间的糖苷键在温和酸水解中不易断裂，故 C 选项错误。

三、含三萜皂苷类化合物的常用中药

（一）最佳选择题

1. D 人参皂苷 Ro 属于齐墩果烷型。

2. A A 型人参皂苷元与 B 型人参皂苷元的结构类型为达玛烷型。

3. A A 型人参皂苷元为 20（S）- 原人参二醇，B 型则为 20（S）- 原人参三醇。这些皂苷的性质都不太稳定，用无机酸水解时 C - 20 的构型易转化为 R 型，继之侧链受热发生环合，生成人参二醇和人参三醇。

4. E 三七的主要化学成分是三萜皂苷类，含量高达 12%。

5. A 甘草所含的三萜皂苷以甘草皂苷含量最高，甘草皂苷又称甘草酸。

6. B 甘草次酸具有肾上腺皮质激素样作用，甘草次酸对多种实验性溃疡模型有抑制作用，能促进溃疡愈合。

7. D 甘草中主要含有三萜皂苷及黄酮类化合物。甘草能促进咽喉支气管黏膜的分泌，呈现祛痰镇咳的作用。

8. E 甘草的药理作用包括抗溃疡、镇咳、祛痰、解毒等，不具有镇痛作用。

9. E 《中国药典》以（-）- 丁香树脂酚 - 4 - O - β - D - 呋喃芹糖基 -（1→2）- β - D - 吡喃葡萄糖苷为指标成分对合欢皮进行含量测定，要求不得少于 0.030%。

10. B 从合欢属植物中分离得到的皂苷结构类型大多为五环三萜类齐墩果烷型衍生物。

11. A 《中国药典》以商陆皂苷甲（商陆皂苷 A）为指标成分对商陆进行含量测定，要求不得少于 0.15%。

12. C 《中国药典》以柴胡皂苷 a 和柴胡皂苷 d 为指标成分对柴胡进行含量测定。要求两者的总含量不得少于 0.30%。

（二）配伍选择题

[1~2] BA 甘草酸属于五环三萜皂苷。人参皂苷 Rb$_1$ 属于四环三萜皂苷。

[3~6] ADBE 人参主要成分为三萜皂苷。知母中的化学成分主要为甾体皂苷和芒果苷。厚朴中主要含有厚朴酚以及和厚朴酚等木脂素类成分。洋金花中主要含有莨菪烷类生物碱。

[7~8] DA 罗布麻叶含有的加拿大麻苷，其结构类型是强心苷。商陆中含有的商陆皂苷 A，其结构类型是三萜皂苷。

（三）多项选择题

1. ACE 人参皂苷为人参的主要有效成分之一。《中国药典》以人参皂苷为指标成分对人参、红参和人参叶进行含量测定。**其中，人参和红参的质量控制成分为人参皂苷 Rg$_1$、人参皂苷 Re 和人参皂苷 Rb$_1$。**例如，要求人参中人参皂苷 Rg$_1$ 和人参皂苷 Re 的总量不得少于 0.30%，人参皂苷 Rb$_1$ 不得少于 0.20%。

2. ABD 人参皂苷可以分为三类，分别是人参皂苷二醇型（A 型）、人参皂苷三醇型（B 型）和齐墩果烷型（C 型）。

3. ABCDE 人参具有增强免疫功能、改善心功能、抗疲劳、调血脂、延缓衰老、提高记忆力等药理作用。

4. ACE 《中国药典》以人参皂苷 Rg$_1$、人参皂苷 Rb$_1$ 及三七皂苷 R$_1$ 为质量控制成分对三七进行含量测定，要求三者总量不得少于 5.0%。

5. ABCDE 三七具有抗血栓形成、抗脑缺血、抗心肌损伤、抗心律失常、抗炎、改善学习记忆、抗疲劳等药理作用。

6. AE　《中国药典》以甘草苷和甘草酸为指标成分，控制甘草和炙甘草的质量，其中甘草苷为黄酮苷，并要求甘草苷和炙甘草的甘草苷含量均不得少于 0.50%，甘草中甘草酸的含量不得少于 2.0%，炙甘草中甘草酸的含量不得少于 1.0%。

7. AE　本题选项中，人参及三七的质量控制成分为人参皂苷。

8. ACE　有研究表明，人肠道混合菌可将甘草酸代谢为甘草次酸、3 - 表 - 18β - 甘草次酸和 3 - 氧代 - 18β 甘草次酸三种代谢产物，后两种含量极少。

9. AD　《中国药典》以黄芪甲苷和毛蕊异黄酮葡萄糖苷为指标成分对黄芪的药材和饮片进行含量测定，要求药材含黄芪甲苷不得少于 0.080%，饮片含黄芪甲苷不得少于 0.060%，要求药材和饮片含毛蕊异黄酮葡萄糖苷不得少于 0.020%。

10. ABCD　黄芪具有调节免疫功能、抗疲劳、促进造血、抗肺损伤、抗肝损伤、调血脂、降血糖等药理作用。黄芪不具有止血作用。

11. AD　《中国药典》以柴胡皂苷 a 和柴胡皂苷 d 为指标成分对柴胡进行含量测定，要求两者的总含量不得少于 0.30%。

12. ABCDE　柴胡具有解热、抗炎、抗病毒、调节消化系统、提高免疫功能、影响肝肾功能等药理作用。

四、含甾体皂苷类化合物的常用中药

（一）最佳选择题

1. C　《中国药典》以鲁斯可皂苷元为对照品，测定麦冬中总皂苷含量，要求含量不得少于 0.12%。

2. A　麦冬中主要有效成分类型为甾体皂苷。

3. A　知母根茎中含量最高的皂苷是知母皂苷 AⅢ。

（二）多项选择题

1. AC　《中国药典》上将知母皂苷 BⅡ 和芒果苷定为知母药材的质量控制成分，要求知母皂苷 BⅡ 的含量不少于 3.0%，芒果苷的含量不得少于 0.70%，饮片指标低于原材料，如胭脂木要求知母皂苷 BⅡ 含量不得少于 2.0%，芒果苷含量不得少于 0.40%。

2. BCDE　知母具有抗病原微生物、抗炎、降血糖、改善学习记忆能力、解热等药理作用。知母无泻下作用。

3. DE　知母提取物对大肠杆菌所致家兔发热有明显的解热作用，其解热特点是起效慢，但作用持久。其解热的主要有效成分是菝葜皂苷元和知母皂苷。

五、含强心苷类化合物的常用中药

（一）最佳选择题

1. B　选项中仅香加皮含有强心苷类化合物。

2. C　香加皮中含有的主要成分为强心苷类化合物，属于甲型强心苷。

3. A　香加皮有一定毒性，杠柳毒苷是香加皮毒性的主要来源。

4. A　罗布麻叶中所含强心成分主要是甲型强心苷。

（二）多项选择题

ABCD　香加皮中强心苷的毒性表现不包括肝毒性，故 E 选项错误。其他选项均正确。

六、含胆汁酸类化学成分的常用动物药

（一）最佳选择题

1. B　牛黄具有解痉作用，其对平滑肌的松弛作用主要是由去氧胆酸引起。

2. A　牛黄中的 SMC 为一肽类化合物，能引起平滑肌的收缩。

3. B　含胆汁酸类成分的常用中药主要有牛黄、熊胆等。

4. A　熊胆的主要有效成分为牛磺熊去氧胆酸。

（二）多项选择题

AD　《中国药典》以胆酸和胆红素为牛黄的质量控制成分，要求胆酸含量不少于 4.0%，胆红素含量不得少于 25.0%。

七、含强心苷元成分的常用动物药

（一）最佳选择题

E　强心甾烯蟾毒类具有 α，β - 不饱和 γ - 内酯结构，故具有甲型强心苷的反应，如 Kedde 反应、Legal 反应、Baljet 反应和 Raymond 反应等。而蟾蜍甾二烯类母核具有 α，β - 不饱和 δ - 内酯；γ，δ - 不饱和 δ - 内酯，和乙型强心苷一样不能发生上述反应。

（二）多项选择题

1. AC　蟾酥的化学成分复杂，主要成分有蟾蜍甾二烯类、强心甾烯蟾毒类、吲哚碱类、甾醇类以及肾上腺素、多糖、蛋白质、氨基酸和有机酸等，前两类成分具有强心作用。

2. ACE　《中国药典》以蟾毒灵、华蟾酥毒基和

脂蟾毒配基为指标成分对蟾酥进行含量测定，要求总量不得少于 7.0%。

八、含蜕皮激素类化合物的常用中药

（一）最佳选择题

1. A　《中国药典》以 β - 蜕皮甾酮为指标成分

对牛膝进行含量测定，要求其含量不得少于 0.030%。

2. A　牛膝中含有的苷元为齐墩果酸型的三萜皂苷化合物。

（二）多项选择题

ABCDE　牛膝具有抗凝血、抗心肌缺血、抗衰老、增强免疫、抗肿瘤的药理作用。

第七节　生物碱

一、基本内容

（一）最佳选择题

1. B　有机胺类生物碱的结构特点是氮原子不在环状结构内，如麻黄碱、秋水仙碱、益母草碱等。

2. C　原小檗碱类生物碱多为叔胺碱，如延胡索中的延胡索乙素等。

3. B　吴茱萸中的吴茱萸碱属于色氨吲哚类生物碱。

4. A　该化合物为罂粟碱，属于苄基异喹啉类生物碱。

5. D　小檗碱类生物碱多为季铵碱，如黄连、黄柏、三颗针中的小檗碱等。

6. A　生物碱有极少数以 N - 氧化物、生物碱苷等形式存在。A 选项为**氧化苦参碱**，为生物碱的 N - 氧化物形式。

7. E　该化合物为古柯碱，属于莨菪烷类生物碱。

（二）配伍选择题

[1~4] ABCE　小檗碱的类型是小檗碱型生物碱。延胡索乙素的类型是原小檗碱型生物碱。胡椒碱的类型是吡啶类生物碱。厚朴碱的类型是苄基异喹啉类生物碱。

（三）综合分析选择题

1. C　吗啡属于异喹啉类生物碱。

2. D　士的宁、利血平均属于单萜吲哚类生物碱，故选 D。其他选项中，靛苷属于简单吲哚类生物碱，长春碱属于双吲哚类生物碱，罂粟碱属于 1 - 苄基异喹啉类生物碱，吴茱萸碱属于色氨吲哚类生物碱。

3. E　有机胺类生物碱的结构特点是氮原子不在环状结构内，如麻黄中的麻黄碱、秋水仙中的秋水仙碱、益母草中的益母草碱等，故选 E。其他选项的成分均为异喹啉类生物碱。

（四）多项选择题

1. BCDE　A 选项大黄主要有效成分结构类型为

蒽醌类。其他选项药材主要有效成分结构类型均为生物碱类。

2. ACD　生物碱是指来源于生物界（主要是植物界）的一类含氮有机化合物。大多数生物碱分子结构中具有复杂的环状结构，且氮原子多位于环内；多具有碱性，可与酸成盐；具有显著的生理活性。需注意的是，有些生物碱并不符合上述生物碱的含义，如秋水仙碱的氮原子不在环内，且几乎不呈碱性。

3. ABCE　槟榔碱、烟碱、胡椒碱为简单吡啶类生物碱，苦参碱属于双稠哌啶类生物碱，这两类生物碱均属于吡啶类生物碱。可待因为异喹啉类生物碱。

4. ABC　有机胺类生物碱的结构特点是氮原子不在环状结构内，如麻黄中的麻黄碱，秋水仙中的秋水仙碱，益母草中的益母草碱等。

5. AB　该化合物为秋水仙石碱，氮原子不在环外，为有机胺类生物碱。同时，结构中含有酰胺基团，又属于酰胺碱。

二、生物碱的理化性质

（一）最佳选择题

1. E　个别生物碱具有升华性，如咖啡因等。

2. B　具有酚羟基或羧基的生物碱称为两性生物碱。具有酚羟基的生物碱（常称为酚性生物碱），可溶于氢氧化钠等强碱性溶液，如吗啡。具有羟基的生物碱可溶于碳酸氢钠溶液，如槟榔次碱。

3. A　根据 pK_a 值大小，可将生物碱分为：①强碱（$pK_a > 11$），如季铵碱、胍类生物碱；②中强碱（pK_a 7~11），如脂胺碱、脂杂环类生物碱；③弱碱（pK_a 2~7），如芳香胺碱、N - 六元芳杂环类生物碱；④极弱碱（$pK_a < 2$），如酰胺碱、N - 五元芳杂环类生物碱。

4. A　东莨菪碱分子结构中氮原子附近较莨菪碱多一个 6,7 - 环氧基，**对氮原子产生显著的空间阻碍，其碱性较莨菪碱弱**。山莨菪碱分子中的 6 - OH 对氮原子接受质子也产生立体阻碍并存在吸电诱导，但不及东莨菪碱的氧环影响大，故其碱性介于东莨菪碱与莨菪碱之间。

5. D　生物碱分子碱性强弱随杂化程度的升高而增强，即 $sp^3 > sp^2 > sp$。四氢异喹啉中 N 原子的杂化方式为 sp^3，异喹啉中 N 原子的杂化方式为 sp^2，故四氢异喹啉的碱性强于异喹啉的碱性。

6. E　甲基麻黄碱分子结构中氮原子上较麻黄碱多一个甲基，甲基虽为供电子基，但由于空间位阻的作用，其碱性较麻黄碱弱。

7. A　东莨菪碱由于 6,7 位环氧基对氮原子生产显著的空间阻碍的影响，碱性降低。

8. B　当生物碱成盐后，氮原子附近如有羰基、羟基等取代基，并处于有利于形成稳定的分子内氢键时，其共轭酸稳定，碱性强。如钩藤碱和异钩藤碱碱性的差异即源于此。因为手性碳原子的构型不同，前者共轭酸的羰基能与氮上的氢形成氢键，碱性较强；后者的羰基不能发生这种氢键缔合，碱性较弱。

9. E　生物碱按照碱性强弱可分为：①强碱（$pK_a > 11$），如季铵碱、胍类生物碱；②中强碱（$pK_a\,7 \sim 11$），如脂胺、脂杂环类生物碱；③弱碱（$pK_a\,2 \sim 7$），如芳香胺、N－六元芳杂环类生物碱；④极弱碱（$pK_a < 2$），如酰胺、N－五元芳杂环类生物碱。本题中小檗碱属于季铵碱，碱性最强，故 E 选项正确。

10. E　生物碱沉淀反应一般在酸性水溶液中进行（苦味酸试剂可在中性条件下进行）。原因是生物碱与酸成盐，易溶于水，生物碱沉淀试剂也易溶于水，且在酸水中较稳定，而反应产物难溶于水，因而有利于反应的进行和反应结果的观察。

11. C　在进行生物碱沉淀反应时，一般需采用 3 种以上试剂分别进行反应，如果均能发生沉淀反应，可判断为阳性结果。

12. C　碘化铋钾常作为生物碱沉淀试剂或薄层色谱、纸色谱的显色剂，故是最常用的生物碱的检识试剂。

13. D　应该注意的是，少数生物碱不与一般的生物碱沉淀试剂反应，如麻黄碱、吗啡、咖啡碱等需用其他检识反应鉴别。

14. B　Mandelin 试剂（1% 钒酸铵的浓硫酸溶液）与莨菪碱及阿托品显红色，与奎宁显淡橙色，与吗啡显蓝紫色，与可待因显蓝色，与士的宁显蓝紫色。故 Mandelin 反应可鉴别莨菪碱与可待因。

（二）配伍选择题

[1～3] **ABC**　属于季铵碱的生物碱是小檗碱。

属于叔胺碱的生物碱是延胡索乙素。属于酰胺碱的生物碱是胡椒碱。

[4～5] **CD**　槟榔次碱属于酸碱两性碱。咖啡因具有升华性。

（三）多项选择题

1. ABC　少数小分子的生物碱，如烟碱、毒芹碱、槟榔碱等为液体。

2. AE　绝大多数生物碱为无色或白色，仅少数分子中的具有较长共轭体系和助色团者有一定的颜色，如小檗碱、蛇根碱呈黄色。

3. AC　绝大多数生物碱为无色或白色，仅少数分子中具有较长共轭体系和助色团者有一定的颜色，如药根碱、小檗红碱呈红色等。

4. AC　具有酚羟基或羧基的生物碱称为两性生物碱。具有酚羟基的生物碱，如吗啡等；具有羧基的生物碱，如槟榔次碱等。

5. AC　在正常情况下，具有内酯或内酰胺结构的生物碱的溶解性类似一般叔胺碱，但在强碱性溶液中加热，其内酯（或内酰胺）结构可开环形成羧酸盐而溶于水中，酸化后环合析出。如喜树碱、苦参碱等。

6. ABCDE　生物碱的碱性强弱与其分子中氮原子的杂化方式、电性效应（诱导效应和共轭效应）、空间效应以及分子内氢键形成等有关。

7. ACDE　含有手性碳原子或本身为手性分子的生物碱都有旋光性，且多呈左旋光性，故 B 选项错误。

三、含生物碱类化合物的常用中药

（一）最佳选择题

1. C　苦参碱为双稠哌啶类生物碱。

2. E　苦参碱的溶解性比较特殊，既可溶于水，又能溶于三氯甲烷、乙醚、苯、二硫化碳等亲脂性溶剂。氧化苦参碱是苦参碱的 N－氧化物，具半极性配位键，其亲水性比苦参碱更强，易溶于水，可溶于三氯甲烷，但难溶于乙醚。可利用两者溶解性的差异将其分离。

3. E　《中国药典》以苦参碱和氧化苦参碱为指标成分对山豆根进行含量测定，要求药材中两者总量不得少于 0.70%，饮片中两者总量不得少于 0.60%。

4. D　生物碱是山豆根的主要活性成分，其生物碱大多属于喹诺里西啶类。其中以苦参碱和氧化苦参碱为主。

5. A　麻黄生物碱分子中的氮原子均在侧链上，为有机胺类生物碱。

6. A 《中国药典》以小檗碱为指标成分对黄连进行含量测定。以盐酸小檗碱计，要求味连含小檗碱不得少于 5.5%，表小檗碱不得少于 0.8%，黄连碱不得少于 1.6%，巴马汀不得少于 1.5%；要求雅连含盐酸小檗碱不得少于 4.5%；要求云连含盐酸小檗碱不得少于 7.0%。

7. E 黄连的有效成分主要是生物碱，已经分离出来的生物碱有小檗碱、巴马汀、黄连碱、甲基黄连碱、药根碱和木兰碱等。**其中以小檗碱含量最高**（可达 10%）。

8. C 黄连的有效成分主要是生物碱，已经分离出来的生物碱有小檗碱、巴马汀、黄连碱、甲基黄连碱、药根碱和木兰碱等，**这些生物碱都属苄基异喹啉类衍生物**。

9. D 延胡索含有多种异喹啉类生物碱，包括延胡索甲素、延胡索乙素和去氢延胡索甲素等，这些生物碱的类型为原小檗碱型、阿朴菲型等六种异喹啉类生物碱。

10. C 异汉防己甲素经大鼠灌胃给药，$C-T$ 曲线呈现典型的双峰现象，具有典型的肝肠循环特点。

11. A 乌头碱、次乌头碱、新乌头碱等为二萜双酯型生物碱，具麻辣味，毒性极强，是乌头的主要毒性成分。

12. C 将双酯型生物碱在碱水中加热，或将乌头直接浸泡于水中加热，或不加热仅在水中长时间浸泡，都可水解酯基，生成单酯型生物碱或无酯键的醇胺型生物碱。如乌头碱水解后生成的单酯型生物碱为乌头次碱、无酯键的醇胺型生物碱为乌头原碱。单酯型生物碱的毒性小于双酯型生物碱，而醇胺型生物碱几乎无毒性，但它们均不减低原双酯型生物碱的疗效。这就是乌头及附子经水浸、加热等炮制后毒性变小的化学原理。

13. C 洋金花主要化学成分为莨菪烷类生物碱，该生物碱是由莨菪醇类和芳香族有机酸结合生成的一元酯类化合物。

14. D 洋金花主要化学成分为莨菪烷类生物碱，主要有莨菪碱（阿托品）、山莨菪碱、东莨菪碱、樟柳碱和 N – 去甲莨菪碱。《中国药典》以东莨菪碱为指标成分进行含量测定，要求东莨菪碱不得少于 0.15%。

15. C 阿托品是莨菪碱的外消旋体，属于莨菪烷类生物碱。

16. E 阿托品是莨菪碱的外消旋体，不具有旋光性。其他选项化合物均具有旋光性。

17. A 莨菪碱（或阿托品）在氯化汞的乙醇溶液中发生反应生成黄色沉淀，加热后沉淀变为红色。在同样条件下，东莨菪碱则生成白色沉淀。故 A 可鉴别二者。其他选项中，Vitali 反应二者均为阳性，无法进行鉴别。DDL 反应是樟柳碱的特征反应，二者均为阴性，无法进行鉴别。$FeCl_3$ 反应与 $AlCl_3$ 反应为干扰项。

18. A 樟柳碱分子的羟基莨菪酸具有邻二羟基结构，可被过碘酸氧化生成甲醛，然后甲醛与乙酰丙酮在乙酰胺溶液中加热，缩合成二乙酰基二甲基二氢吡啶（DDL）而显黄色，故又称 DDL 反应。莨菪碱该反应为阴性，故可鉴别二者。其他选项的反应二者均为阴性，无法鉴别。

19. C 天仙子中含有的主要生物碱是莨菪碱和东莨菪碱等，属于莨菪烷类生物碱。

20. E 马钱子中生物碱含量以士的宁居首，其次是马钱子碱。

21. B 马钱子含生物碱主要是士的宁和马钱子碱，士的宁约占总生物碱的 45%，是主要的有效成分亦是有毒成分，成人用量 5～10mg 可发生中毒现象，30mg 可致死。

22. A 千里光中所含的生物碱主要类型是吡咯里西啶类生物碱。

23. A 《中国药典》要求检查阿多尼弗林碱含量的中药是千里光。

24. A 雷公藤的主要毒性为生殖毒性。

25. B 各选项中，山豆根所含生物碱大多为喹诺里西啶类，洋金花所含生物碱大多为莨菪烷类，黄连所含生物碱为苄基异喹啉类衍生物，防己所含生物碱为苄基四氢异喹啉类，苦参所含生物碱为双稠哌啶类，麻黄所含生物碱为有机胺生物碱。

（二）配伍选择题

[1～4] CEDB 洋金花主要化学成分为莨菪烷类生物碱。麻黄中含有多种生物碱，以麻黄碱和伪麻黄碱为主，二者属于有机胺类生物碱。苦参所含生物碱主要是苦参碱和氧化苦参碱，属于双稠哌啶类生物碱，具有喹诺里西啶的基本结构。黄连所含主要的生物碱属于异喹啉类生物碱。

[5～7] CBA 麻黄碱是有机胺类生物碱，具有中枢兴奋的作用。苦参碱是双稠哌啶类生物碱，具有抗肿瘤的作用。莨菪碱具有解痉镇痛、解有机磷中毒和散瞳的作用。

[8～10] ADB 《中国药典》规定，川乌以乌头碱、次乌头碱、新乌头碱为含量测定指标，属于二萜双酯型生物碱；千里光以阿多尼弗林碱为限量检查成分，属于吡咯里西啶类生物碱；苦参以苦参碱、氧化苦参碱为含量测定指标，属于双稠哌啶类生物碱。

（三）综合分析选择题

1. E　处方中槟榔主要有效成分的结构类型是生物碱。

2. E　炒山楂的炮制方法为炒黄法。

（四）多项选择题

1. AE　《中国药典》以氧化苦参碱和苦参碱为指标成分进行苦参的鉴别和含量测定。含量测定要求苦参碱和氧化苦参碱总量不得少于1.2%。

2. AD　《中国药典》以苦参碱和氧化苦参碱为指标成分进行山豆根的含量测定，要求药材两者总量不得少于0.70%，饮片两者总量不得少于0.60%。

3. ABCDE　氧化苦参碱的分子为喹诺里西啶结构，具有两个N原子，其中一个叔胺N原子、一个酰胺N原子，它是苦参碱的$N-$氧化物。

4. BD　麻黄中含有多种生物碱，以麻黄碱和伪麻黄碱为主，前者占总生物碱的40%～90%，**《中国药典》以盐酸麻黄碱和盐酸伪麻黄碱为指标成对麻黄进行含量测定**，要求药材和饮片含盐酸麻黄碱和盐酸伪麻黄碱的总量不得少于0.80%。

5. BD　麻黄碱和伪麻黄碱为无色结晶，游离麻黄碱含水物熔点为40℃。**两者均具有挥发性**。

6. AD　麻黄碱和伪麻黄碱不与一般生物碱沉淀试剂发生沉淀反应，但下列两种特征反应可用于鉴别麻黄碱和伪麻黄碱：二硫化碳－硫酸铜反应与铜络盐反应。

7. ABCDE　麻黄具有解热、发汗、止咳、平喘、镇痛、抗炎、利尿、兴奋心脏和升高血压等药理作用。麻黄碱可促进肾上腺素能神经末梢释放递质，间接产生拟肾上腺素作用。

8. ABCDE　黄连具有抗病原微生物、抗细菌毒素、抗炎、解热、止泻和降血糖等药理作用。

9. ABCDE　延胡索具有镇痛、改善血液流变性、抗心肌缺血、抗心律失常、抗脑缺血等药理作用。

10. ABCE　《中国药典》以小檗碱、药根碱、巴马汀和非洲防己碱为指标成分对功劳木进行含量测定。要求四种生物碱总量不得少于1.5%。

11. AB　防己的有效成分为生物碱，总生物碱含量可达2.3%～5%，其中汉防己甲素（粉防己碱）约为1%，汉防己乙素（防己诺林碱）约为0.5%。**《中国药典》以粉防己碱和防己诺林碱为指标成分对防己进行鉴别和含量测定**。

12. ABCDE　川乌具有镇痛、抗炎、免疫抑制、降血压及强心等作用。

13. ABCD　从"十八反"中可知，乌头不宜与半夏、瓜蒌、贝母、白蔹、白及等同用。

14. ACE　《中国药典》规定，以苯甲酰新乌头原碱、苯甲酰乌头原碱和苯甲酰次乌头原碱作为附子含量测定的指标成分，三者总量不得少于0.010%。

15. AD　天仙子主要的生物碱有莨菪碱和东莨菪碱等。《中国药典》以东莨菪碱和莨菪碱为指标成分进行含量测定，要求两者总量不得少于0.080%。对照品采用氢溴酸东莨菪碱和硫酸阿托品。

16. AB　《中国药典》以士的宁（又称番木鳖碱）和马钱子碱为指标成分对马钱子进行含量测定，要求士的宁含量应为1.20%～2.2%，马钱子碱含量不得少于0.80%。

17. ABD　千里光具有肝、肾毒性和胚胎毒性，在使用时应该严格注意。

18. AB　雷公藤中生物碱的基本结构主要分为两类：倍半萜大环内酯生物碱和精眯类生物碱。

第八节　其他化学成分

一、有机酸

（一）最佳选择题

1. A　低级脂肪酸和不饱和脂肪酸大多为液体，故A选项错误。

2. C　该化合物为绿原酸。

3. E　绿原酸可溶于水，易溶于热水、乙醇、丙酮等亲水性溶剂，微溶于乙酸乙酯，难溶于乙醚、三氯甲烷、苯等有机溶剂。

4. B　该化合物为阿魏酸。

5. B　阿魏酸是当归抗心肌缺血的有效成分。

6. B　丹参中的化学成分主要分为两类：脂溶性的二萜醌类化合物和水溶性的酚酸类成分。酚酸类成分主要是丹参素、丹酚酸A、丹酚酸B、丹酚酸C、迷迭香酸、原儿茶酸、紫草酸单甲酯，其中丹酚酸B是丹参中酚性酸的主要成分。《中国药典》要求测定丹参中丹参酮类和丹酚酸B的含量。

7. D　金银花的有效成分为绿原酸和异绿原酸，为有机酸类化合物。其他选项中，乌头有效成分为生物碱类化合物，大黄有效成分为蒽醌类化合物，黄芩有效成分为黄酮类化合物，知母有效成分为甾体类化合物。

8. E 金银花中主要含有木犀草苷和有机酸类化合物。《中国药典》规定，金银花含木犀草苷不得少于0.050%，含绿原酸不得少于1.5%，含酚酸类的总量不得少于3.8%。

（二）配伍选择题

[1~4] BCDE 咖啡酸的结构为3,4-二羟基桂皮酸。阿魏酸的结构为3-甲氧基-4-羟基桂皮酸。异阿魏酸的结构为3-羟基-4-甲氧基桂皮酸。芥子酸的结构为3,5-二-甲氧基-4-羟基桂皮酸。

[5~7] EAB 各选项化合物中，A为阿魏酸（有机酸类），B为槲皮素（黄酮类），C为苦参碱（生物碱类），D为薄荷醇（萜类），E为补骨脂内酯（香豆素类）。

（三）多项选择题

1. ABCD 阿魏酸与异阿魏酸仅在苯环上的取代有差异，故E选项错误。

2. ABCD 芳香族有机酸在植物界中分布十分广泛，尤以对羟基桂皮酸、咖啡酸、阿魏酸和芥子酸等较为多见。酒石酸为脂肪族有机酸类化合物。故E选项错误。

3. ABE 含有马兜铃酸的中药有马兜铃、关木通、广防己、细辛、天仙藤、青木香、寻骨风等。洋金花、千里光中主要含有生物碱类成分，故C、D选项错误。

4. ACE 目前，国家食品药品监督管理总局已经下文取消了关木通、广防己、青木香3味含马兜铃酸的中药药用标准。

5. ABC 《中国药典》规定，金银花含木犀草苷不得少于0.050%，含绿原酸不得少于1.5%，含酚酸类化合物的总量不得少于3.8%。

6. ABC 金银花的药理作用包括抗菌、抗病毒、抗内毒素、解热及抗炎等。

7. DE 金银花具有广谱抗菌、抗病毒的作用。绿原酸和异绿原酸是金银花主要抗菌、抗病毒的有效成分。

8. AE 《中国药典》以阿魏酸和挥发油为指标成分对当归进行含量测定，要求阿魏酸含量不得少于0.050%，挥发油含量不得少于0.4%（ml/g）。

9. ABCDE 当归具有促进造血、调节血压、抗肝损伤、抗炎镇痛、降血脂等药理作用。

10. DE 各种马兜铃酸均具有基本相同的结构。它们的种类则取决于结构上的三个取代基，可以是氢原子（即无取代）、羟基或甲氧基。

二、鞣质

（一）最佳选择题

1. E 该化合物为没食子酸。

2. D 该化合物为逆没食子酸。

3. E 普遍认为，组成缩合鞣质的基本单元是黄烷-3-醇，最常见的是儿茶素。

4. D 逆没食子酸鞣质属于可水解鞣质，故D选项错误。

5. A 鞣质多为无定形粉末，呈米黄色、棕色、褐色等，故A选项错误。

6. B 去除中药中鞣质的方法主要有冷热处理法、石灰法、铅盐法、明胶法、聚酰胺吸附法、溶剂法等。

7. E 鞣质可与蛋白质结合生成不溶于水的复合物沉淀。实验室一般使用明胶进行鉴别、提取和除去鞣质。

8. D 五倍子中的主要有效成分结构类型为鞣质。

（二）多项选择题

[1~3] ABE 五倍子中所含的鞣质为没食子酸鞣质属于可水解鞣质。诃子中所含的鞣质为逆没食子酸鞣质。大黄中所含的鞣质为缩合鞣质。

（三）多项选择题

1. ABCDE 鞣质具有较强的极性，可溶于水、甲醇等亲水性溶剂。鞣质为多元酚类化合物，易被氧化，具有较强的还原性。鞣质能和蛋白质或生物碱生成难溶于水的复合物沉淀，能与三氯化铁反应呈蓝黑色或绿黑色，能与金属盐（如醋酸铅）反应产生沉淀。

2. ACDE 可采用以下方法除去中药提取物中的鞣质，包括冷热处理法、石灰法、铅盐法、明胶法、聚酰胺吸附法、溶剂法等。

三、蛋白质和酶

（一）最佳选择题

1. D 双缩脲反应是鉴别蛋白质的常用方法。

2. A 中药制剂生产中常用水提醇沉法除去蛋白质。

3. A 水蛭主含蛋白质，水蛭素是水蛭的主要有效药用成分，是一种含有65个氨基酸残基的单链多肽。

（二）多项选择题

1. ABC 中药提取时欲使酶失去活性，可通过加热、加入电解质或重金属盐等实现。

2. ABCDE 水蛭素是水蛭的主要有效药用成分，

是一种含有 65 个氨基酸残基的单链多肽，分子量为 7000 左右。水蛭素在干燥状态下稳定，室温可稳定 6 个月，80℃下 15 分钟不被破坏。pH 升高而稳定性下降。水蛭素溶于水和 0.9% 氯化钠中，不溶于乙醇和丙酮中。

四、多糖

（一）最佳选择题

1. C　多糖大多数不溶于水，即使有的多糖在水中有一定溶解度，也只能形成胶体溶液。故 C 选项错误。

2. C　常见的多糖为淀粉、菊糖、黏液质、果胶、树胶、纤维素和甲壳质等。故选 C。其他选项中，果糖、鼠李糖均为单糖，芸香糖、蔗糖均为低聚糖。

（二）多项选择题

1. ABCDE　中药成分中常见的多糖为淀粉、菊糖、黏液质、果胶、树胶、纤维素和甲壳质等。

2. ABCDE　香菇多糖、灵芝多糖、猪苓多糖等均具有抗肿瘤的作用；昆布中的昆布多糖有治疗动脉粥样硬化的作用；黄芪多糖和人参多糖具有免疫调节

的作用；银耳多糖能有效地保护肝细胞。

五、其他化学成分

（一）最佳选择题

1. A　《中国药典》以麝香酮为指标成分对麝香进行含量测定，要求麝香酮含量不得少于 2.0%。

2. C　斑蝥素是斑蝥的有效成分，也是毒性成分。《中国药典》规定，斑蝥含斑蝥素不得少于 0.35%。

3. E　斑蝥中主要含单萜类成分，主要是斑蝥素。

（二）多项选择题

1. ABCE　麝香酮是天然麝香的有效成分之一，为雄甾烷衍生物，使麝香具有特有的香气，对冠心病有与硝酸甘油同样的疗效，而且副作用小。《中国药典》以麝香酮为指标成分对麝香进行含量测定，要求麝香酮含量不得少于 2.0%。麝香酮为油状液体。故 D 选项错误。

2. ABCDE　斑蝥素为单萜类化合物，是斑蝥的有效成分，也是毒性成分。《中国药典》规定，斑蝥含斑蝥素不得少于 0.35%。斑蝥素具有抗肿瘤的作用。

第四章　常用中药的鉴别

第一节　常用植物类中药的鉴别

一、根及根茎类中药

（一）最佳选择题

1. B　双子叶植物根茎断面可见一圈环纹为形成层。

2. B　单子叶植物根断面可见一圈环纹为内皮层。

3. B　狗脊药材呈不规则的长块状，长 10 ~ 30cm，直径 2 ~ 10cm。表面深棕色，残留金黄色绒毛，上面有数个红棕色的木质叶柄，下面残存黑色细根。质坚硬，不易折断。

4. C　图示药材为狗脊。狗脊饮片呈不规则长条形或圆形，长 5 ~ 20cm，直径 2 ~ 10cm，厚 0.15 ~ 0.5cm；表面略鼓起，棕褐色。近边缘 0.1 ~ 0.4cm 处有 1 条棕黄色隆起的木质部环纹或条纹，边缘不整齐，偶有金黄色绒毛残留。

5. B　狗脊为蚌壳蕨科植物金毛狗脊的干燥根茎。

6. A　绵马贯众药材呈长倒卵形，略弯曲，上端钝圆或截形，下端较尖，有的纵剖为两半，长 7 ~ 20cm，直径 4 ~ 8cm。表面黄棕色至黑褐色，**密被排列整齐的叶柄残基及鳞片**，并有弯曲的须根。叶柄残基呈扁圆形，长 3 ~ 5cm，直径 0.5 ~ 1cm；表面有纵棱线，质硬而脆，断面略平坦，棕色，有黄白色维管束 5 ~ 13 个，环列；每个叶柄残基的外侧常有 3 条须根，鳞片条状披针形，全缘，常脱落。

7. A　细辛是马兜铃科植物北细辛、汉城细辛或华细辛的干燥根及根茎。前两种习称"辽细辛"。

8. B　细辛一般以东北所产"辽细辛"为道地药材。

9. D　细辛药用部位为干燥根和根茎。

10. E　图示药材为细辛。细辛药材常卷曲成团。根茎横生呈不规则圆柱形，具短分枝，长 1 ~ 10cm，直径 0.2 ~ 0.4cm；表面灰棕色，粗糙，有环形的节，

节间长 0.2~0.3cm，分枝顶端有碗状的茎痕。根细长，密生于节上，长 10~20cm，直径约 0.1cm；表面灰黄色，平滑或具纵皱纹；有须根及须根痕；质脆，易折断，断面平坦，黄白色或白色。

11. A　大黄采挖后除去杂质，刮去外皮（忌用铁器），干燥。

12. E　**大黄饮片呈类圆形或不规则形厚片或块，外表皮黄棕色或棕褐色，有纵皱纹及疙瘩状隆起。断面淡红棕色或黄棕色，根茎有明显散在或排列成环的星点。**

13. B　大黄根茎髓部宽广，有"星点"环列或散在；根木部发达，具放射状纹理，形成层环明显，无"星点"。

14. A　大黄粉末中草酸钙簇晶大而多，直径 20~160μm，有的至 190μm。

15. B　**虎杖的入药部位是根及根茎**，其余四项均以根入药。

16. C　选项中来源于蓼科的药材有何首乌和虎杖，何首乌药用部位为干燥的块根，虎杖药用部位为干燥的根及根茎。

17. D　何首乌药材呈团块状或不规则纺锤形，长 6~15cm，直径 4~12cm。表面红棕色或红褐色，皱缩不平，有浅沟，并有横长皮孔样突起及细根痕。体重，质坚实，不易折断，切断面浅黄棕色或浅红棕色，显粉性，**皮部有 4~11 个类圆形异型维管束环列，形成云锦状花纹**，中央木部较大，有的呈木心。

18. D　何首乌药材以**个大、身干、表面红褐色、断面显云锦状花纹、质坚、粉性足者为佳。**

19. D　图示药材为何首乌。

20. D　牛膝为苋科植物牛膝的干燥根。

21. E　牛膝药材断面平坦，淡棕色，略呈角质样而油润，**中心维管束木质部较大，黄白色**，其外周散有多数黄白色点状异型维管束，习称"筋脉点"，断续排列成 2~4 轮。

22. A　川牛膝药用部位为干燥根。

23. E　商陆药材横切片弯曲不平，边缘皱缩，直径 2~8cm；切面浅黄棕色或黄白色，异型维管束隆起，**其木部明显，形成数个突起的同心性环轮，习称"罗盘纹"。** 纵切片弯曲或卷曲，长 5~8cm，宽 1~2cm，异型维管束木部呈平行条状突起。

24. E　图示药材为商陆。

25. E　银柴胡为石竹科植物银柴胡的干燥根。

26. D　银柴胡药材呈类圆柱形，偶有分枝，长 15~40cm，直径 0.5~2.5cm。**表面浅棕黄色至浅棕色，**有扭曲的纵皱纹及支根痕，多具孔穴状或盘状凹陷，习称"砂眼"，从砂眼处折断可见棕色裂隙中有细砂散出。**根头部略膨大，有密集的呈疣状突起的芽苞或茎的残基，习称"珍珠盘"。** 质硬而脆，易折断，断面不平坦，较疏松，有裂隙，皮部甚薄，木部有黄、白色相间的放射状纹理。气微，味甘。

27. D　太子参为石竹科植物孩儿参的干燥块根。

28. E　川乌药材呈不规则圆锥形，稍弯曲，顶端常有残茎，中部多向一侧膨大，长 2~7.5cm，直径 1.2~2.5cm。表面棕褐色或灰棕色，皱缩，有小瘤状侧根及子根脱离后的痕迹。质坚实，断面类白色或浅灰黄色，形成层环纹呈多角形。气微，味辛辣、麻舌。

29. D　附子为毛茛科植物乌头子根的加工品。

30. D　盐附子药材呈圆锥形，长 4~7cm，直径 3~5cm。表面灰黑色，被盐霜。顶端有凹陷的芽痕，周围有瘤状突起的支根或支根痕。体重，横切面灰褐色，可见充满盐霜的小空隙及多角形形成层环纹，环纹内侧导管束小点排列不整齐。

31. B　黑顺片药材为纵切片，上宽下窄，长 1.7~5cm，宽 0.9~3cm，厚 0.2~0.5cm。外皮黑褐色，切面暗黄色，油润具光泽，半透明状，并有纵向导管束。质硬而脆，断面角质样。

32. A　图示药材为黑顺片。

33. E　题干描述符合白头翁的饮片特征。"近根头部有白色绒毛"为其重要特征。

34. C　白芍的采收加工：夏、秋二季采挖，洗净，除去头尾及细根，置沸水中煮后除去外皮或去皮后再煮，晒干。

35. E　白芍为毛茛科植物芍药的干燥根，主产于浙江、安徽、四川等地。赤芍是毛茛科植物芍药及川赤芍的干燥根，主产于内蒙古和东北等地。二者的产地加工方法不同，功效也不同。故 E 选项正确。

36. B　图示药材为白芍。**白芍药材呈圆柱形，平直或稍弯曲，两端平截，长 5~18cm，直径 1~2.5cm。表面类白色或淡红棕色，光洁或有纵皱纹及细根痕，偶有残存的棕褐色外皮。质坚实，不易折断，断面较平坦，类白色或略带棕红色，形成层环明显，射线放射状。气微，味微苦、酸。** 以根粗、坚实、无白心或裂隙者为佳。

37. D　黄连为毛茛科植物黄连、三角叶黄连或云连的干燥根茎，药材依次称"味连""雅连"和"云连"。

38. A　味连：多分枝，常弯曲，集聚成簇，形如鸡爪，单枝根茎长 3~6cm，直径 0.3~0.8cm。表面灰黄色或黄褐色，粗糙，有不规则的结节状隆起、须根及须根残基，**有的节间表面平滑如茎秆，习称"过桥"**。上部多残留褐色鳞叶，顶端常留有残余的茎或叶柄。质硬，断面不整齐，皮部橙红色或暗棕色，木部鲜黄色或橙黄色，呈放射状排列，髓部有的中空。气微，味极苦。选项 A 为雅连的性状鉴别特征。

39. B 图示药材为味连。

40. C 升麻药材为不规则的长形块状，多分枝，呈结节状，长 10~20cm，直径 2~4cm。表面黑褐色或棕褐色，粗糙不平，有坚硬的细须根残留，**上面有数个圆形空洞的茎基痕，洞内壁显网状沟纹**；下面凹凸不平，具须根痕。体轻，质坚硬，不易折断，断面不平坦，有裂隙，纤维性，黄绿色或淡黄白色。气微，味微苦而涩。

41. A 图示药材为升麻。升麻饮片为不规则的厚片，厚 0.2~0.4cm。外表面黑褐色或棕褐色，粗糙不平，有的可见须根痕或坚硬的细须根残留，切面黄绿色或淡黄白色，具有网状或放射状纹理。体轻，质硬，纤维性。

42. D 防己药材呈不规则圆柱形、半圆柱形或块状，多弯曲，长 5~10cm，直径 1~5cm。**表面淡灰黄色，在弯曲处常有深陷横沟而成结节状的瘤块样**。体重，质坚实，**断面平坦，灰白色，富粉性（故 D 选项错误）**，有排列较稀疏的放射状纹理。气微，味苦。

43. D 图示药材饮片为防己。**防己饮片呈类圆形或半圆形的厚片。外表皮淡灰黄色。切面灰白色，粉性，有稀疏的放射状纹理。**

44. D 北豆根为防己科植物蝙蝠葛的干燥根茎。

45. E 延胡索在夏初茎叶枯萎时采挖，置沸水中煮至恰无白心时，晒干。

46. E 延胡索为"浙八味"之一，主产于浙江。

47. C 图示药材为延胡索。延胡索药材呈不规则扁球形，直径 0.5~1.5cm。表面黄色或黄褐色，有不规则网状皱纹，顶端有略凹陷的茎痕，底部常有疙瘩状突起。质硬而脆，**断面黄色，角质样，有蜡样光泽**。

48. E 板蓝根药材呈圆柱形，稍扭曲，长 10~20cm，直径 0.5~1cm。表面淡灰黄色或淡棕黄色，有纵皱纹、横长皮孔样突起及支根痕。**根头略膨大，可见暗绿色或暗棕色轮状排列的叶柄残基和密集的疣状突起**。体实，质略软，断面皮部黄白色，木部黄色。气微，味微甜后苦涩。以条长、粗大、体实者为佳。

49. D 南板蓝根为爵床科植物马蓝的干燥根茎及根。

50. B 地榆为蔷薇科植物地榆或长叶地榆的干燥根。后者习称"绵地榆"。

51. B 苦参为豆科植物苦参的干燥根。

52. D 题干描述为苦参饮片的特性。

53. A 山豆根主产于广西、广东，习称"广豆根"。

54. D 葛根为豆科植物野葛的干燥根，习称"野葛"。

55. B 甘草为豆科植物甘草、胀果甘草或光果甘草的干燥根及根茎。

56. E 甘草饮片为类圆形或椭圆形厚片，外表面红棕色或灰棕色，具纵皱纹。切面略显纤维性，黄白色至黄色，**形成层环明显，射线放射状，有裂隙，显"菊花心"**。质坚实，具粉性。气微，味甜而特殊。

57. D 黄芪粉末显微鉴别特征：纤维成束或散离，直径 8~30μm，壁厚，表面有纵裂纹，初生壁常与次生壁分离，两端断裂成帚状或较平截。具缘纹孔导管，无色或橙黄色，具缘纹孔排列紧密。木栓细胞表面观类多角形或类方形（故 D 选项错误），垂周壁薄，有的呈细波状弯曲。

58. B 黄芪气微，味微甜，嚼之微有豆腥味。黄芪来源于豆科，豆腥味是其重要特点。

59. D 图示药材为黄芪。黄芪饮片为类圆形或椭圆形的厚片。外表皮黄白色至淡棕褐色，可见纵皱纹或纵沟。切面皮部黄白色，**木部淡黄色，有放射状纹理及裂隙，显"菊花心"**。有的中心偶有枯朽状，黑褐色或呈空洞。

60. A 来源于豆科的药材有葛根、苦参、山豆根、甘草、黄芪等。地榆来源于蔷薇科。

61. E 远志饮片呈圆筒形的段。外表皮灰黄色至灰棕色，有横皱纹。切面棕黄色。气微，味苦、微辛，**嚼之有刺喉感**。

62. C 甘遂药材质脆，易折断。故 C 选项描述不正确。

63. B 人参"芦头"指人参的根茎。

64. B 人参栽培者为"园参"；播种在山林野生状态下自然生长的称"林下山参"，习称"籽海"。

65. D 人参的"艼"指人参的不定根。

66. D 人参的粉末特征：树脂道碎片易见，含黄色块状分泌物。草酸钙簇晶棱角锐尖，直径 20~68μm。木栓细胞表面观类方形或多角形（故 D 选项错误），壁细波状弯曲。

67. A 西洋参的采收加工：秋季采挖，挖出根后，除去地上部分及泥土，去芦头、侧根及须根，洗净，晒干或低温干燥。

68. D 西洋参原产于美国、加拿大，现我国已有栽培，故购于美国、加拿大的西洋参称为进口西洋参。

69. A 三七一般于种后第 3~4 年采收。秋季花开前采挖，洗净，分开主根、支根及根茎，干燥。**主根习称"三七"，支根习称"筋条"，根茎习称"剪口"，须根习称"绒根"。**

70. D 药材三七的主产地是云南、广西。

71. D 白芷药材呈长圆锥形，长 10~25cm，直径1.5~2.5cm。顶端有凹陷的茎痕，根头部钝四棱形或近圆形，**表面灰黄色至黄棕色，具纵皱纹、支根痕及皮孔样横向突起，习称"疙瘩丁"**，散生或排列成四纵行。质坚实，断面白色或灰白色，粉性，形成层环棕色，近方形或近圆形，**皮部散有多数棕色油点**，气芳香，味辛、微苦。以条粗壮、体重、粉性足、香气浓郁者为佳。

72. B 当归一般栽培至第 2 年秋末采挖，除去茎叶、须根及泥土，放置，待水分稍蒸发后根变软时，捆成小把，上棚，以烟火慢慢熏干。

73. D 当归的主产地是甘肃。

74. D 独活有特异香气。故 D 选项描述不正确。

75. D 图示药材为羌活。羌活药材根茎圆柱形，略弯曲，长 4~13cm，直径 0.6~2.5cm。顶端具茎痕。表面棕褐色至黑褐色，外皮脱落处呈黄色。节间缩短，呈紧密隆起的环状，形似蚕，习称"蚕羌"；节间延长，形如竹节状，习称"竹节羌"。节上有多数点状或瘤状突起的根痕及棕色破碎鳞片。体轻，质脆，易折断，断面不平整，有多数裂隙，皮部黄棕色至暗棕色，油润，有棕色油点，木部黄白色，射线明显，髓部黄色至黄棕色。

76. B 川芎药材呈不规则结节状拳形团块。

77. C 川芎饮片为不规则厚片，外表皮黄褐色或褐色，有皱缩纹。横切片切面黄白色或灰黄色，散有黄棕色小油点，可见明显波状环纹或多角形纹理。纵切片边缘不整齐，**呈蝴蝶状，习称"蝴蝶片"**，切面灰白色或黄白色，散有黄棕色小油点。质坚实，气浓香，味苦、辛、微甜。

78. D 图示药材为藁本。藁本药材根茎呈不规则结节状圆柱形，稍扭曲，有分枝，长 3~10cm，直径1~2cm。表面棕褐色或暗棕色，粗糙，有纵皱纹，上侧残留数个凹陷的圆形茎基，下侧有多数点状突起的根痕及残根。体轻，质较硬，易折断，断面黄色或黄白色，纤维状。

79. C 防风药材呈长圆锥形或长圆柱形，下部渐细，有的略弯曲，长 15~30cm，直径 0.5~2cm。**根头部有明显密集的环纹，习称"蚯蚓头"**，环纹上有的有棕褐色毛状残存叶基。表面灰棕色或棕褐色，粗糙，有纵皱纹、多数横长皮孔及点状突起的细根痕。体轻、质松，易折断，断面不平坦，皮部棕黄色至棕色，有裂隙，散生黄棕色油点，木质部浅黄色，气特异，味微甘。以条粗壮、断面皮部色浅棕，木部浅黄色者为佳。

80. A 柴胡为伞形科植物柴胡或狭叶柴胡的干燥根，分别习称"北柴胡"及"南柴胡"。北柴胡气微香，味微苦。南柴胡具败油气。

81. D 北沙参药材呈细长圆柱形，偶有分枝，长15~45cm，直径 0.4~1.2cm。表面淡黄白色，略粗糙，偶有残存外皮。不去外皮的表面黄棕色，全体有细纵皱纹及纵沟，并有棕黄色点状细根痕；顶端常留有黄棕色根茎残基；上端稍细，中部略粗，下部渐细。质脆，易折断（故 D 选项错误），断面皮部浅黄白色，木部黄色。气特异，味微甘。

82. D 坚龙胆主产于云南、四川、贵州等省。条叶龙胆主产于东北地区，江苏、浙江、安徽等省亦产。龙胆、三花龙胆主产于黑龙江、辽宁、吉林及内蒙古等省区。

83. C 龙胆的药用部位为根及根茎。龙胆药材根呈圆柱形，略扭曲，长 10~20cm，直径 0.2~0.5cm；表面淡黄色或黄棕色，上部多有显著的横皱纹，下部较细，有纵皱纹及支根痕。质脆，易折断，断面略平坦，皮部黄白色或淡黄棕色，木部色较浅，呈点状环列。气微，味甚苦。

84. A 秦艽为龙胆科植物秦艽、麻花秦艽、粗茎秦艽或小秦艽的干燥根。

85. B 徐长卿为萝藦科植物徐长卿的干燥根及根茎。

86. B 药材柳叶白前根茎呈细长圆柱形，有分枝，稍弯曲，长 4~15cm，直径 1.5~4mm。表面黄白色或黄棕色，节明显，节间长 1.5~4.5cm，顶端有残茎。质脆，断面中空，习称"鹅管白前"。节处簇生纤细弯曲的根，长可达 10cm，直径不及 1mm，有多次分枝呈毛须状，常盘曲成团。气微，味微甜。

87. B 紫草药材呈不规则的长圆柱形，多扭曲，长7~20cm，直径 1~2.5cm。**表面紫红色或紫褐色，皮部疏松，呈条形片状，常 10 余层重叠，易剥落。**顶端有的可见分歧的茎残基。体轻，质松软，易折断，断面不整齐，木部较小，黄白色或黄色。气特异，味微苦、涩。

88. B　丹参表面棕红色或暗棕红色。

89. D　黄芩为唇形科植物黄芩的干燥根。

90. C　黄芩药材（野生品）呈圆锥形，扭曲，长 8～25cm，直径 1～3cm。表面棕黄色或深黄色，有稀疏的疣状细根痕，上部较粗糙，有扭曲的纵皱纹或不规则的网纹，下部有顺纹和细皱纹。质硬而脆，易折断，断面黄色，中心红棕色；老根中心呈枯朽状或中空，暗棕色或棕黑色。气微，味苦。

91. B　玄参药材断面黑色，微有光泽。

92. E　玄参药材质坚实，不易折断，断面黑色，微有光泽。气特异似焦糖，味甘、微苦。以条粗壮、坚实，断面乌黑色者为佳。故本题 E 选项正确。

93. D　地黄粉末的显微鉴别：薄壁组织灰棕色至黑棕色，细胞多皱缩，内含棕色核状物。分泌细胞形状与一般薄壁细胞相似，内含橙黄色或橙红色油滴状物（故 D 选项错误）。具缘纹孔导管和网纹导管，直径约至 92μm。

94. A　地黄可用鲜品入药。此外，可鲜用的药材还有益母草、鱼腥草、石斛等。

95. C　胡黄连饮片呈不规则的圆形薄片，外表皮灰棕色至暗棕色，切面灰黑色或棕黑色，木部有 4～10 个类白色点状维管束排列成环。气微，味极苦。

96. A　巴戟天药材为扁圆柱形，略弯曲，长短不等，直径 0.5～2cm。**表面灰黄色或暗灰色，具纵纹及横裂纹，有的皮部横向断离露出木部，形似连珠。**质坚韧，断面皮部厚，紫色或淡紫色，易与木部剥离；木部坚硬，黄棕色或黄白色，直径 0.1～0.5cm。气微，味甘而微涩。

97. D　图示药材为巴戟天。

98. D　茜草饮片为不规则的厚片或段。根呈圆柱形，外表皮红棕色或暗棕色，具细纵纹，皮部脱落处呈黄红色，切面皮部狭，紫红色，木部宽广，浅黄红色，导管孔多数，气微，味微苦，久嚼刺舌。

99. B　续断的采收加工方法为秋季采挖，除去根头和须根，用微火烘至半干，**堆置"发汗"至内部变绿色时，再烘干。**

100. E　天花粉为葫芦科植物栝楼或双边栝楼的干燥根。

101. C　桔梗药材呈圆柱形或略呈纺锤形，下部渐细，有的有分枝，略扭曲，长 7～20cm，直径 0.7～2cm。表面淡黄色至黄色，不去外皮的表面黄棕色至灰棕色，具纵扭皱沟，并有横长的皮孔样斑痕及支根痕，上部有横纹。有的顶端有较短的根茎或不明显，其上有数个半月形茎痕。质脆，断面不平坦，横

切面可见放射状裂隙，皮部黄白色，形成层环棕色，木部淡黄色。气微，味微甜后苦。

102. C　党参为桔梗科植物党参、素花党参或川党参的干燥根。

103. D　采收加工需要揉搓的药材有党参、玉竹、三七等。

104. B　党参药材呈长圆柱形，稍弯曲，长 10～35cm，直径 0.4～2cm。表面灰黄色、黄棕色至灰棕色，**根头部有多数疣状突起的茎痕及芽，每个茎痕的顶端呈凹下的圆点状，习称"狮子头"；**根头下有致密的环状横纹，向下渐稀疏，有的达全长的一半，栽培品环状横纹少或无；全体有纵皱纹及散在的横长皮孔样突起，支根断落处常有黑褐色胶状物。质稍柔软或稍硬而略带韧性，断面稍平坦，有裂隙或放射状纹理，皮部淡棕黄色至黄棕色，木部淡黄色至黄色。有特殊香气，味微甜。

105. C　党参根顶端具有的瘤状茎残基习称"狮子头"。

106. B　党参的粉末特征：联结乳管直径 12～24μm，含淡黄色细小颗粒状物；石细胞斜方形、长方形或多角形（故 B 选项错误），一端稍尖，壁较厚，纹孔稀疏。**有菊糖，水合氯醛装片不加热，菊糖结晶呈扇形。**

107. B　木香主产地为云南，四川、西藏亦产。

108. D　川木香药材呈圆柱形或有纵槽的半圆柱形，稍弯曲，长 10～30cm，直径 1～3cm。表面黄褐色或棕褐色，具纵皱纹，外皮脱落处可见丝瓜络状细筋脉；**根头偶有黑色发黏的胶状物，习称"油头"。**体较轻，质硬脆，易折断，断面黄白色或黄色，有深黄色稀疏油点及裂隙，木部宽广，有放射状纹理；有的中心呈枯朽状。气微香，味苦，嚼之粘牙。

109. A　白术的粉末特征：草酸钙针晶细小（故 A 选项错误），长 10～32μm，不规则地充塞于薄壁细胞中。纤维长梭形，大多成束，壁甚厚，木化，孔沟明显。石细胞淡黄色，类圆形、多角形、长方形或少数纺锤形。薄壁细胞含菊糖，表面显放射状纹理。

110. C　茅苍术药材呈不规则连珠状或结节状圆柱形，略弯曲，偶有分枝，长 3～10cm，直径 1～2cm。表面灰棕色，有皱纹、横曲纹及残留的须根，顶端具茎痕或残留的茎基。质坚实，**断面黄白色或灰白色，散有多数棕红色或橙黄色油点（油室），暴露稍久，可析出白色细针状结晶。**气香特异，味微甘、辛、苦。

111. E　紫菀为菊科植物紫菀的干燥根及根茎。

112. C　紫菀药材呈不规则块状，大小不一，顶

端有茎、叶的残基；质稍硬。根茎簇生多数细根，长 3~15cm，直径 0.1~0.3cm，多编成辫状；表面紫红色或灰红色，有纵皱纹。质较柔韧。气微香，味甜、微苦。

113. D 三棱为黑三棱科植物黑三棱削去外皮的干燥块茎。药材商品称"荆三棱"。

114. C 三棱药材呈圆锥形，略扁，长 2~6cm，直径 2~4cm。**表面黄白色或灰黄色，有刀削痕，须根痕小点状，略呈横向环状排列。**体重，质坚实。气微，味淡，嚼之微有麻辣感。

115. D 泽泻为泽泻科植物泽泻的干燥块茎。苦参的药用部位为根，香附的药用部位为根茎，百部、天冬的药用部位为块根。

116. C 泽泻饮片为圆形或椭圆形厚片。外表皮淡黄色至淡黄棕色，可见细小突起的须根痕。**切面黄白色至淡黄色，粉性，有多数细孔。**气微，味微苦。

117. B 白茅根为禾本科植物白茅的干燥根茎。

118. C 香附药材多呈纺锤形，有的略弯曲，表面棕褐色或黑褐色，有纵皱纹，并有 6~10 个略隆起的环节，节上有未除净的棕色毛须及须根断痕，去净毛须者较光滑，环节不明显。故 C 选项正确。

119. A 天南星药材呈扁球形（故 D 选项错误），高 1~2cm，直径 1.5~6.5cm。表面类白色或淡棕色（故 B 选项错误），较光滑，**顶端有凹陷的茎痕，周围有麻点状根痕，**有的块茎周边具小扁球状侧芽。质坚硬，不易破碎（故 E 选项错误），断面不平坦（故 C 选项错误），色白，粉性。气微辛，味麻辣。以个大、色白、粉性足者为佳。

120. E 图示药材为天南星。

121. D 半夏的饮片规格有半夏、清半夏、姜半夏、法半夏。

122. A 半夏药材呈类球形，有的稍扁斜。

123. C 半夏药材表面白色或浅黄色，顶端有凹陷的茎痕，周围密布麻点状根痕；下面钝圆，较光滑。

124. E 题干描述符合白附子的药材特征。

125. C 石菖蒲为天南星科植物石菖蒲的干燥根茎。

126. B 百部为百部科植物直立百部、蔓生百部或对叶百部的干燥块根。

127. B 川贝母为百合科植物川贝母、暗紫贝母、甘肃贝母、梭砂贝母、太白贝母或瓦布贝母的干燥鳞茎。

128. C 松贝呈类圆锥形或近球形，高 0.3~0.8cm，直径 0.3~0.9cm。表面类白色。外层鳞叶 2 瓣，大小悬殊，大瓣紧抱小瓣，未抱部分呈新月形，习称"怀中抱月"。

129. A 松贝药材呈类圆锥形或近球形，高 0.3~0.8cm，直径 0.3~0.9cm。表面类白色。**外层鳞叶 2 瓣，大小悬殊，大瓣紧抱小瓣，未抱部分呈新月形，习称"怀中抱月"**；顶部闭合，内有类圆柱形、顶端稍尖的芯芽和小鳞叶 1~2 枚；先端钝圆或稍尖，底部平，微凹入，中心有 1 灰褐色的鳞茎盘，偶有残存的须根。质硬而脆，断面白色，富粉性。气微，味微苦。以色白，外形呈怀中抱月，质硬而脆，断面白色，富粉性，气微，味微苦者为佳。

130. D 浙贝母在初夏植株枯萎时采挖，洗净，大小分开，大者除去芯芽，习称"大贝"；小者不去芯芽，习称"珠贝"。大贝为鳞茎外层单瓣鳞叶，略呈新月形，高 1~2cm，直径 2~3.5cm。珠贝为完整的鳞茎，呈扁圆形，高 1~1.5cm，直径 1~2.5cm。

131. C 浙贝母的粉末特征：**淀粉粒甚多，**单粒卵形、广卵形，直径 6~56μm，**脐点点状、人字状或马蹄状，**位于较小端，层纹不明显。表皮细胞类多角形或长方形（故 C 选项错误），**垂周壁连珠状增厚；**气孔扁圆形，副卫细胞 4~5 个。草酸钙结晶细小，多呈颗粒状，有的呈梭形、方形或细杆状。

132. A 黄精在春、秋二季采挖，除去须根，洗净，置沸水中略烫或蒸至透心，干燥。

133. B 重楼药材呈结节状扁圆柱形，略弯曲，长 5~12cm，直径 1.0~4.5cm。**表面黄棕色或灰棕色，外皮脱落处呈白色；密具层状突起的粗环纹，一面结节明显，结节上具椭圆形凹陷茎痕，另一面有疏生的须根或疣状须根痕。顶端具鳞叶和茎的残基。质坚实，断面平坦，白色至浅棕色，粉性或角质样。气微，味微苦、麻。**故 B 选项正确。

134. B 土茯苓为百合科植物光叶菝葜的干燥根茎。

135. D 土茯苓饮片呈长圆形或不规则的薄片，边缘不整齐。切面黄白色至红棕色，**粉性，可见点状维管束及多数小亮点；以水湿润后有黏滑感。**

136. E 题干描述符合百合的药材特征。

137. C 天冬为百合科植物天冬的干燥块根。

138. D 麦冬在夏季采挖，洗净，反复暴晒、堆置，至七八成干，除去须根，干燥。

139. E 图示药材为山麦冬。本题主要干扰项为麦冬和天冬。天冬呈长纺锤形，略弯曲，表面黄白色至淡黄棕色，以此与山麦冬进行区分。麦冬表面黄白色或淡黄色，颜色较山麦冬稍浅；麦冬外表有细纵皱纹，山麦冬纵皱纹较为明显；麦冬中柱细小，比较特征，与山麦冬可以区别。

140. B 知母为百合科植物知母的干燥根茎。

141. D 山药粉末的显微鉴别：草酸钙针晶束存在于黏液细胞中，长 80～240μm，针晶直径 2～5μm。

142. B 射干为鸢尾科植物射干的干燥根茎。

143. B 题干选项符合干姜的药材特征。其中"呈扁平块状，具指状分枝""分枝处常有鳞叶残存，分枝顶端有茎痕或芽"以及"气香、特异，味辛辣"可作为主要特征进行记忆。

144. D 姜黄药材呈不规则卵圆形、圆柱形或纺锤形，常弯曲，有的具短叉状分枝，长 2～5cm，直径 1～3cm。表面深黄色，粗糙，有皱缩纹理和明显的环节，并有圆形分枝痕及须根痕。质坚实，不易折断，断面棕黄色至金黄色，角质样，有蜡样光泽，内皮层环纹明显（故 D 选项内容错误），维管束呈点状散在。气香特异，味苦、辛。以质坚实、断面金黄、香气浓厚者为佳。

145. B 天麻药材呈椭圆形或长条形，略扁，皱缩而稍弯曲，长 3～15cm，宽 1.5～6cm，厚 0.5～2cm。表面黄白色至淡黄棕色，有纵皱纹及由潜伏芽排列而成的横环纹多轮，有时可见鳞叶或棕褐色菌索。**顶端有红棕色至深棕色鹦嘴状的芽苞或残留茎基**；底部有圆脐形疤痕。质坚硬，不易折断，断面较平坦，黄白色至淡棕色，角质样。气微，味甘。以质地坚实沉重、有鹦哥嘴、断面明亮、无空心者（冬麻）质佳；质地轻泡、有残留茎基、断面色晦暗、空心者（春麻）质次。

146. C 题干描述的特征，符合天麻粉末显微鉴别特征。

147. E 山慈菇为兰科植物杜鹃兰、独蒜兰或云南独蒜兰的干燥假鳞茎。前者习称"毛慈菇"，后二者习称"冰球子"。

148. E 图 E 为甘遂，为大戟科植物甘遂的干燥块根。其他选项的药味分别为：选项 A 为黄连，选项 B 为升麻，选项 C 为白芍，选项 D 为白头翁，均来源于毛茛科植物。

149. E 图 E 为白茅根，为禾本科植物白茅的干燥根茎。其他选项的药味分别为：选项 A 为独活，来源于伞形科植物；选项 B 为白附子，来源于天南星科植物；选项 C 为山慈菇，来源于兰科植物；选项 D 为干姜，来源于姜科植物。

150. D 白及为兰科植物白及的干燥块茎。其他选项中，姜黄、郁金、莪术均来源于姜科，茜草来源于茜草科。

（二）配伍选择题

[1～2] AB 大黄药材在秋末茎叶枯萎或次春植株发芽前采挖，除去泥土及细根，刮去外皮（忌用铁器），加工成卵圆形或圆柱形，或切成瓣、段、块、片，绳穿成串干燥或直接干燥。玄参药材冬季茎叶枯萎时采挖根。除去根茎、幼芽（供留种栽培用）、须根及泥沙，晒或烘至半干，堆放 3～6 天"发汗"，反复数次至干燥。

[3～6] ABCE 川牛膝断面浅黄色或棕黄色，点状维管束排列成数轮同心环。甘草断面略显纤维性，射线放射状，显"菊花心"。大黄断面淡红棕色或黄棕色，根茎髓部宽广，有"星点"环列或散在。何首乌断面异型维管束环列，形成"云锦状花纹"。

[7～8] BD 选项 A 为半夏，选项 B 为川贝母，选项 C 为天南星，选项 D 为浙贝母，选项 E 为豆蔻。

[9～13] ABCDE 白芍的气味特征是气微，味微苦、酸。黄连的气味特征是气微，味极苦。山豆根的气味特征是有豆腥气，味极苦。葛根的气味特征是气微，味微甜。甘草的气味特征是气微，味甜而特殊。

[14～15] AE A 为玄参，采收加工时需"发汗"。E 为三棱，冬季至次年春采挖，洗净，削去外皮，晒干。B 为桔梗，C 为药用大黄（药材），D 为绵马贯众。

[16～20] BADCE 防己饮片切面显车轮纹。黄芪切面显菊花心，具放射状纹理。麦冬饮片切面中心显小木心。莪术切面具有散在的筋脉点。泽泻饮片切面有多数细孔。

[21～24] EBAC 葛根为豆科植物野葛的干燥根。粉葛为豆科植物甘葛藤的干燥根。山药为薯蓣科植物薯蓣的干燥根茎。板蓝根为十字花科植物菘蓝的干燥根。

[25～28] EDCA 味连主产于重庆石柱县，四川洪雅、峨眉等地。当归主产于甘肃。山药主产于河南。三七主产于云南文山，广西田阳、靖西、百色等地。

[29～30] CD 山药于冬季茎叶枯萎后采挖，切去根头，洗净，除去外皮及须根，干燥，即为毛山药；或除去外皮，趁鲜切厚片，干燥，称为山药片；或选择肥大顺直的毛山药，置清水中，浸至无干心，闷透，切齐两端，用木板搓成圆柱状，晒干，打光，习称光山药。地黄于秋季采挖，除去芦头、须根及泥沙，洗净，鲜者习称鲜地黄。将鲜生地缓缓烘焙，至内部变黑，约八成干，捏成团块，习称生地黄。

[31～32] CA 党参根头部有多数疣状突起的茎痕及芽，习称"狮子头"。防风根头部有明显密集的环纹，习称"蚯蚓头"。

[33～35] ADE 选项中来源于百合科的中药为玉竹、天冬、浙贝母，其中玉竹药用部位为根茎，天

冬药用部位为块根,浙贝母药用部位为鳞茎。其他选项中,香附来源于莎草科,射干来源于鸢尾科植物。

[36~37] AD　各选项中,A 为紫菀,B 为茜草,C 为细辛,D 为徐长卿,E 为威灵仙。

[38~39] BE　羌活药材根茎圆柱形,略弯曲,长 4~13cm,直径 0.6~2.5cm。顶端具茎痕。表面棕褐色至黑褐色,外皮脱落处呈黄色。节间缩短,呈紧密隆起的环状,形似蚕、习称"蚕羌";节间延长,形如竹节状,习称"竹节羌"。节上有多数点状或瘤状突起的根痕及棕色破碎鳞片。体轻,质脆,易折断,断面不平整,有多数裂隙,皮部黄棕色至暗棕色,油润,有棕色油点,木部黄白色,射线明显,髓部黄色至黄棕色,气香,味微苦而辛。巴戟天药材为扁圆柱形,略弯曲,长短不等,直径 0.5~2cm。表面灰黄色或暗灰色,具纵纹及横裂纹,有的皮部横向断离露出木部,形似连珠。质坚韧,断面皮部厚,紫色或淡紫色,易与木部剥离;木部坚硬,黄棕色或黄白色,直径 0.1~0.5cm。气微,味甘而微涩。以粗壮、断面紫色者为佳。

[40~42] EAD　南板蓝根饮片呈类圆形的厚片;外表皮灰棕色或暗棕色;**切面灰蓝色至淡黄褐色,中央有类白色或灰蓝色海绵状的髓**。气微,味淡。葛根饮片呈不规则的厚片、粗丝或边长为 0.5~1.2cm 的方块;切面浅黄棕色至棕黄色;质韧,纤维性强。气微,味微甜。北豆根饮片为不规则的圆形厚片;表面淡黄色至棕褐色,木部淡黄色,呈放射状排列,纤维性,中心有髓,白色;气微,味苦。

(三) 多项选择题

1. ABCDE　单子叶植物的根横断面自中心向外无放射状结构,内皮层环较明显,中央有髓,外表无木栓层,有的具较薄的栓化组织。

2. BC　根茎类是一类变态茎,为地下茎的总称,包括根状茎、块茎、球茎及鳞茎等。根茎表面有节和节间 (故 A 选项错误),单子叶植物尤为明显。**双子叶植物根茎外**表常有木栓层;横切面有放射状结构,木部尤为明显;**中央有明显的髓部** (故 D 选项错误);形成层环明显,无内皮层 (故 E 选项错误)。

3. AE　少数双子叶植物根的异常构造,如何首乌皮部异型维管束形成的"云锦状花纹",商陆的异型维管束形成数个突起的同心环,习称"罗盘纹"等。

4. ABCE　何首乌药用部位为根。其他四味药材药用部位均为根及根茎。

5. ABC　大黄为蓼科植物掌叶大黄、唐古特大黄或药用大黄的干燥根及根茎。

6. ACE　威灵仙为毛茛科植物威灵仙、棉团铁线莲或东北铁线莲的干燥根和根茎。

7. ABC　甘草为豆科植物甘草、胀果甘草或光果甘草的干燥根及根茎。

8. ABCE　黄芪药材呈圆柱形,有的有分枝,上端较粗,长 30~90cm,直径 1~3.5cm。表面淡棕黄色或淡棕褐色,有不整齐的纵皱纹或纵沟。质硬而韧,不易折断 (故 D 选项错误),断面纤维性强,并显粉性,皮部黄白色,木部淡黄色,具放射状纹理及裂隙。老根中心偶呈枯朽状,黑褐色或呈空洞。气微,味微甜,嚼之微有豆腥味。以条粗长、断面色黄白、有粉性者为佳。

9. ABCDE　题中各选项中的药材均经过蒸煮加工,均是断面呈角质样的药材。

10. ABCD　羌活为伞形科植物羌活或宽叶羌活的干燥根及根茎。①羌活:根茎圆柱形,略弯曲,长 4~13cm,直径 0.6~2.5cm。顶端具茎痕。表面棕褐色至黑褐色,外皮脱落处呈黄色。节间缩短,呈紧密隆起的环状,形似蚕,习称"蚕羌";节间延长,形如竹节状,习称"竹节羌";②宽叶羌活:根茎类圆柱形,顶端具茎基及叶鞘残基,根类圆锥形,有纵皱纹及皮孔;表面棕褐色,近根茎处有较密的环纹,长 8~15cm,直径 1~3cm,习称"条羌"。有的根茎粗大,不规则结节状,顶部具数个茎基,根较细,习称"大头羌"。

11. ABDE　白芍来源于毛茛科植物。其他四味药材均来源于萝藦科。

12. ABCD　丹参药材根茎短粗,顶端有时残留茎基。根数条,长圆柱形,略弯曲,有的有分枝并具须状细根,长 10~20cm,直径 0.3~1cm。表面棕红色或暗棕红色,粗糙,具纵皱纹。老根外皮疏松,多显紫棕色,常呈鳞片状剥落。质硬而脆,断面疏松,有裂隙或略平整而致密,皮部棕红色,木部灰黄色或紫褐色,导管束黄白色 (故 E 选项错误),呈放射状排列。气微,味微苦涩。

13. ABCDE　巴戟天为茜草科植物巴戟天的干燥根。药材为扁圆柱形,略弯曲,长短不等,直径 0.5~2cm。表面灰黄色或暗灰色,具纵纹及横裂纹,有的皮部横向断离露出木部,形似连珠。质坚韧,断面皮部厚,紫色或淡紫色,易与木部剥离;木部坚硬,黄棕色或黄白色,直径 0.1~0.5cm。气微,味甘而微涩。以粗壮、断面紫色红者为佳。饮片形状为除去木心的巴戟天小段或不规则块。

14. ABC　党参为桔梗科植物党参、素花党参或川党参的干燥根。

15. ABC　天南星饮片有生天南星、制天南星、胆南星。

16. ABCD　山药为薯蓣科植物薯蓣的干燥根茎。其余药味均来源于百合科植物。

17. ABC　莪术为姜科植物蓬莪术、广西莪术或温郁金的干燥根茎。后者习称温莪术。

18. ABDE　天麻立冬后至次年清明前采挖，除去地上苗茎，立即洗净，蒸至透心，敞开低温干燥（故 C 选项错误）。其他选项均正确。

19. CDE　丹参和黄芩来源于唇形科。其他选项药材来源于玄参科。

20. BCD　甘草粉末中草酸钙方晶多见。白芍粉末中含有草酸钙簇晶。大黄粉末中草酸钙簇晶大而多。黄连、黄芪粉末中不含草酸钙结晶。

21. AD　党参、白术粉末显微鉴别中可见菊糖。其他选项均不具有该特征。

22. ABCDE　射干饮片呈不规则形或长条形的薄片。外表皮黄褐色、棕褐色或黑褐色，皱缩，可见残留的须根和须根痕，有的可见环纹。切面淡黄色或鲜黄色，具散在筋脉小点或筋脉纹，有的可见环纹。气微，味苦、微辛。故本题选项均正确。

23. ABCD　半夏的显微特征是：淀粉粒甚多，单粒类圆形、半圆形或圆多角形，直径 2 ~ 20 μm，脐点裂缝状、人字状或星状；复粒由 2 ~ 6 分粒组成。草酸钙针晶束存在于椭圆形黏液细胞中，或随处散在，针晶长 20 ~ 144 μm，螺纹导管直径 10 ~ 24 μm。故 E 选项叙述不正确。

二、茎木类中药

(一) 最佳选择题

1. D　题干描述符合海风藤的饮片特征。

2. A　木通皮部较厚，黄棕色，可见淡黄色颗粒状小点，木部黄白色，射线呈放射状排列，髓小或有时中空，黄白色或黄棕色。

3. D　槲寄生叶对生于枝梢，易脱落，无柄。

4. C　大血藤断面皮部红棕色，有数处向内嵌入木部，木部黄白色，有多数细孔状导管，射线呈放射状排列。

5. B　苏木为豆科植物苏木的干燥心材。

6. C　苏木药材表面黄红色至棕红色，具刀削痕，常见纵向裂缝。质坚硬，断面略具光泽，年轮明显，

有的可见暗棕色、质松、带亮星的髓部。

7. E　该变化为苏木的特征性质。

8. D　鸡血藤的切面特征为木部红棕色或棕色，导管孔多数；韧皮部有树脂状分泌物呈红棕色至黑棕色，与木部相间排列呈数个同心性椭圆形环或偏心性半圆形环；髓部偏向一侧。鸡血藤与大血藤的药名相近，易产生混淆，注意区别。

9. E　大血藤为木通科植物大血藤 *Sargentodoxa cuneata* (Oliv.) Rehd. et Wils. 的干燥藤茎。

10. D　图示药材为鸡血藤。

11. B　降香药材呈类圆柱形或不规则块状。表面紫红色或红褐色，切面有致密的纹理。质硬，有油性。气清香，味微苦。

12. E　沉香为瑞香科植物白木香含树脂的木材。

13. A　该变化为沉香药材的火试特征。

14. B　沉香药材呈不规则块状、片状或盔帽状，有的为小碎块。表面凹凸不平，有刀削痕，偶有孔洞，可见黑褐色树脂与黄白色木部相间的斑纹、孔洞及凹窝。表面多呈朽木状。质较坚实，断面刺状。故 B 选项正确。

15. A　沉香以色黑、质坚硬、油性足、香气浓而持久、能沉水者为佳。

16. E　通草为五加科植物通脱木的干燥茎髓。

17. B　通草饮片呈圆形的厚片或小段，表面有银白色光泽。髓部中空或有半透明的薄膜，体轻，质松软，有弹性。

18. B　钩藤为茜草科植物钩藤、大叶钩藤、毛钩藤、华钩藤或无柄果钩藤的干燥带钩茎枝。

19. B　题干描述符合忍冬藤的饮片性状特征。

20. E　题干描述符合竹茹的药材性状特征。

21. B　题干描述符合灯心草的药材性状特征。

22. B　石斛为兰科植物金钗石斛、霍山石斛、鼓槌石斛或流苏石斛的栽培品及其同属植物近似种的新鲜或干燥茎。

23. D　铁皮石斛为兰科植物铁皮石斛的干燥茎。11月至翌年 3 月采收，除去杂质，剪去部分须根，边加热边扭成螺旋形或弹簧状，烘干；或切成段，干燥或低温烘干。前者习称"铁皮枫斗（耳环石斛）"，后者习称"铁皮石斛"。

24. C　图 C 为海风藤，为胡椒科植物风藤的干燥藤茎。其他选项的药味分别为：选项 A 为忍冬藤，来源于忍冬科植物；选项 B 为竹茹，来源于禾本科植物；选项 D 为钩藤，来源于茜草科植物；选项 E 为灯心草，来源于灯心草植物。

（二）配伍选择题

[1～4] BCCD 沉香原植物属于瑞香科。降香原植物属于豆科。鸡血藤原植物属于豆科。石斛原植物属于兰科。

[5～7] CDE 通草以条粗、色洁白、有弹性者为佳。钩藤药材为带单钩或双钩的茎枝小段。铁皮枫斗药材呈螺旋形或弹簧状。

（三）多项选择题

1. BC 木通、大血藤来源于木通科。川木通来源于毛茛科。通草来源于五加科。沉香来源于瑞香科。

2. BCD 木通为木通科植物三叶木通、白木通和木通的干燥藤茎。

3. AC 桑寄生和槲寄生均来源于桑寄生科植物。

4. BCD 苏木为豆科植物苏木的干燥心材。鸡血藤为豆科植物密花豆的干燥藤茎。降香为豆科植物降香檀的树干和根的干燥心材。桑寄生来源于桑寄生科，大血藤来源于木通科。

5. ABCD 苏木药材呈长圆柱形或对剖半圆柱形，长10～100cm，直径3～12cm。表面黄红色至棕红色，具刀削痕，常见纵向裂缝。质坚硬，断面略具光泽，年轮明显，有的可见暗棕色、质松、带亮星的髓部。气微，味微涩（故E选项错误）。

三、皮类中药

（一）最佳选择题

1. E 牡丹皮药材呈筒状或半筒状，有纵剖开的裂缝，略向内卷曲或张开，长5～20cm，直径0.5～1.2cm，厚0.1～0.4cm。**外表面灰褐色或黄褐色，有多数横长皮孔样突起及细根痕，栓皮脱落处粉红色；内表面淡灰黄色或浅棕色，有明显的细纵纹，常见发亮的结晶**。质硬而脆，易折断，**断面较平坦，淡粉红色，显粉性**。气芳香，味微苦而涩。

2. A 某些皮类中药在皮的组织中富有石细胞群，折断面常呈颗粒状突起，如肉桂。

3. B 桑白皮呈扭曲的卷筒状、槽状或板片状，长短宽窄不一，厚0.1～0.4cm。外表面白色或淡黄白色，较平坦，有的残留橙黄色或棕黄色鳞片状粗皮；内表面黄白色或淡黄色，有细纵纹。**体轻，质韧，纤维性强，难折断，易纵向撕裂，撕裂时有粉尘飞扬**。

4. B 牡丹皮来源于毛茛科植物，桑白皮来源于桑科植物，合欢皮来源于豆科植物，地骨皮来源于茄科植物，香加皮来源于萝摩科植物。

5. A 厚朴药材于4～6月剥取，干皮置沸水中微煮后，经"发汗"处理至内表面变紫褐色或棕褐色时，再蒸软，取出，卷成筒状，干燥。

6. B 厚朴粉末的显微特征：石细胞类方形、椭圆形或不规则分枝状，直径11～65μm，壁厚，有的可见层纹。**油细胞椭圆形或类圆形，含黄棕色油状物**。纤维甚多，**壁甚厚，有的呈波浪形或一边呈锯齿状**，木化，孔沟不明显。

7. D 肉桂为樟科植物肉桂的干燥树皮。其他选项中，厚朴来源于木兰科植物，桑白皮来源于桑科植物，地骨皮源于茄科植物，香加皮来源于萝摩科植物。

8. E 肉桂粉末的显微特征：纤维大多单个散在，长梭形，直径约至50μm，壁厚，木化，纹孔不明显。石细胞类圆形或类方形，壁厚，有的一面菲薄，直径32～88μm。油细胞类圆形或长圆形（故E选项错误）。

9. B 肉桂质硬而脆，易折断，断面不平坦，外层棕色而较粗糙，内层红棕色而油润，两层中间有1条黄棕色的线纹。

10. B 肉桂药材根据采收时间和加工方法不同，分为几种商品规格。企边桂为剥取10年生以上的干皮，将两端削成斜面，突出桂心，夹在木质的凹凸板中间，压成两侧向内卷曲的浅槽状。

11. E 此为杜仲药材的重要特征。杜仲以皮厚、块大、去净粗皮、内表面暗紫色、**断面银白色、橡胶丝多者为佳**。

12. D 合欢皮气微香，味淡、微涩、稍刺舌，而后喉头有不适感。

13. C 合欢皮为豆科植物合欢的干燥树皮。

14. B **黄柏粉末的显微特征：纤维鲜黄色，常成束，周围细胞含草酸钙方晶（故B选项内容错误），形成晶纤维，含晶细胞壁木化增厚**。石细胞鲜黄色，类椭圆形、纺锤形或呈分枝状，壁厚，层纹明显。草酸钙方晶众多。

15. D 黄柏饮片呈丝条状，外表面黄褐色或黄棕色，内表面暗黄色或淡棕色，具纵棱纹。切面纤维性，呈裂片状分层，深黄色。味极苦。

16. A 关黄柏主产于辽宁、吉林等省，内蒙古、河北、黑龙江等省区亦产。以辽宁产量最大。

17. C 白鲜皮质脆，折断时有粉尘飞扬，断面不平坦，略呈层片状，剥去外层，迎光可见有闪烁的小亮点。有羊膻气，味微苦。

18. B 题干描述符合五加皮饮片的性状特征。

19. B 秦皮中含有大量香豆素类成分，其热水浸出液呈黄绿色，日光下显碧蓝色荧光。

20. B 香加皮呈卷筒状或槽状，少数呈不规则的块片状。外表面灰棕色或黄棕色，栓皮松软常呈鳞片状，易剥落。内表面黄色或淡黄棕色，较平滑，有细纵纹。体轻，质脆，易折断，断面不整齐，黄白色。有特异的香气，味苦。以条粗、皮厚、呈卷筒状、香气浓、味苦者为佳。

21. C 图示药材为香加皮。

22. C 地骨皮药材呈筒状或槽状，长3~10cm，直径0.5~1.5cm，厚0.1~0.3cm。**外表面灰黄色至棕黄色，粗糙，有不规则纵裂纹，易成鳞片状剥落。内表面黄白色至灰黄色，较平坦，有细纵纹。**体轻，质脆，易折断，断面不平坦，外层黄棕色，内层灰白色。气微，味微甘而后苦。

（二）配伍选择题

[1~3] CAE 牡丹皮呈筒状或管状。黄柏呈板片状。石榴树皮呈反曲状。

[4~5] BA 白鲜皮质脆，折断时有粉尘飞扬，断面不平坦，略呈层片状，剥去外层，**迎光可见有闪烁的小亮点，有羊膻气，味微苦。**桑白皮体轻，质韧，纤维性强，难折断，易纵向撕裂，撕裂时有粉尘飞扬，气微，味微甘。

[6~8] AED 牡丹皮折断面较平坦。厚朴折断面常呈颗粒状突起。苦楝皮折断面呈明显的层片状。

[9~11] DAB 肉桂内表面呈红棕色。杜仲内表面呈暗紫色或紫褐色。关黄柏内表面黄色或黄棕色。

[12~13] DE 各选项中，A厚朴，B为肉桂，C为秦皮，D为地骨皮，E为杜仲。

（三）多项选择题

1. ABCDE 皮类中药的性状鉴别要点主要包括性状、表面（外表面、内表面）、折断面、气味等。

2. ABCDE 厚朴饮片呈弯曲的丝条状或单、双卷筒状。外表面灰褐色，有时可见椭圆形皮孔或纵皱纹。内表面紫棕色或深紫褐色，较平滑，具细密纵纹，划之显油痕。切面颗粒性，有油性，有的可见小亮星。气香，味辛辣、微苦。

3. ABCD 厚朴干皮呈卷筒状或双卷筒状，习称"筒朴"；近根部干皮一端展开如喇叭口，习称"靴筒朴"。根皮（根朴）呈单筒状或不规则块片，有的弯曲似鸡肠，习称"鸡肠朴"。枝皮（枝朴）呈单筒状，表面灰棕色。质脆，易折断，断面纤维性。

4. ABCE 根据采收加工方法不同，肉桂有如下加工品：桂通（官桂）、企边桂、板桂、桂碎。

5. CDE 肉桂药材呈槽状或卷筒状（故A选项错误），长30~40cm，宽或直径为3~10cm，厚0.2~

0.8cm。外表面灰棕色（故B选项错误），稍粗糙，有不规则的细皱纹及横向突起的皮孔，有的可见灰白色的斑纹；内表面红棕色，较平坦，有细纵纹，划之显油痕。质硬而脆，易折断，断面不平坦，外层棕色而较粗糙，内层红棕色而油润，两层中间有1条黄棕色的线纹。气香浓烈，味甜、辣。

6. CE 选项中，茯苓、厚朴、杜仲三味药材在采收加工时均需要"发汗"处理。但茯苓非皮类药材，不符合题意。

7. AB 关黄柏为芸香科植物黄檗的干燥树皮。白鲜皮为芸香科植物白鲜的干燥根皮。

8. ABCDE 本题5个选项中的药味显微鉴别时均可见石细胞。黄连石细胞类方形、类圆形、类长方形或近多角形，直径25~64μm，长至102μm，黄色，壁厚，壁孔明显。黄芩石细胞类圆形、类方形或长方形，壁较厚或甚厚。党参石细胞斜方形、长方形或多角形，一端稍尖，壁较厚，纹孔稀疏。白术石细胞淡黄色，类圆形、多角形、长方形或少数纺锤形。厚朴石细胞类不规则分枝状，直径11~65μm，壁厚，有的可见层纹或层纹明显。

四、叶类中药

（一）最佳选择题

1. E 题干描述符合银杏叶药材的性状特征。"叶片完整者呈扇形"是其主要特征。

2. B 淫羊藿饮片呈丝片状。上表面绿色、黄绿色或浅黄色，下表面灰绿色，网脉明显，中脉及细脉凸出，**边缘具黄色毛刺状细锯齿。**近革质。气微，味微苦。

3. B 淫羊藿为小檗科植物淫羊藿、箭叶淫羊藿、柔毛淫羊藿或朝鲜淫羊藿的干燥叶。

4. A 蓼大青叶多皱缩、破碎。完整者展平后呈椭圆形，长3~8cm，宽2~5cm，蓝绿或蓝黑色，先端钝，基部渐狭，全缘。叶脉浅黄棕色，于下表面略突起。叶柄扁平，偶带膜质托叶鞘。质脆。气微，味微涩而稍苦。

5. E 大青叶为十字花科植物菘蓝的干燥叶；蓼大青叶为蓼科植物蓼蓝的干燥叶。完整的叶片展平后呈长椭圆形至长圆状倒披针形的是大青叶，完整者展平后呈椭圆形的是蓼大青叶。

6. C 枇杷叶呈丝条状，表面灰绿色、黄棕色或红棕色，较光滑，下表面可见绒毛，主脉突出。革质而脆。气微，味微苦。

7. E 题干描述符合满山红药材的性状特征。

8. B　罗布麻叶多皱缩卷曲，有的破碎，完整叶片展平后呈椭圆状披针形或卵圆状披针形，长 2 ～ 5cm，宽 0.5 ～ 2cm，淡绿色或灰绿色，**先端钝，有小芒尖**，基部钝圆或楔形，边缘具细齿，常反卷，**两面无毛，叶脉于下表面突起**；叶柄细，长约 4mm。质脆。气微，味淡。

9. B　罗布麻叶为夹竹桃科植物罗布麻的干燥叶。

10. A　紫苏叶完整的叶展平后呈卵圆形，长 4 ～ 11cm，宽 2.5 ～ 9cm，先端长尖或急尖，基部圆形或宽楔形，边缘具圆锯齿。**两面紫色或上表面绿色，下表面紫色**，疏生灰白色毛，**下表面有多数凹点状的腺鳞**。

11. B　图示药材为紫苏叶。

12. B　艾叶多皱缩、破碎，有短柄。完整叶片展平后呈卵状椭圆形，羽状深裂，裂片椭圆状披针形，**边缘有不规则的粗锯齿；上表面灰绿色或深黄绿色，有稀疏的柔毛和腺点；下表面密生灰白色绒毛**。质柔软。气清香，味苦。

13. E　艾叶粉末中的腺毛无柄，故 E 选项错误。

14. C　图示药材为艾叶。

（二）配伍选择题

[1 ～ 4] **DEAC**　番泻叶的原植物属于豆科，艾叶的原植物属于菊科。大青叶原植物属于十字花科。**紫苏叶原植物属于唇形科**。

[5 ～ 8] **ABDE**　侧柏叶小枝扁平，叶呈细小鳞片状，交互对生，贴伏于枝上。番泻叶呈长卵形或卵状披针形，叶端急尖，叶基稍不对称，全缘。上表面黄绿色，下表面浅黄绿色，无毛或近无毛，叶脉稍隆起。革质。气微弱而特异，味微苦，稍有黏性。枇杷叶上表面灰绿色、黄棕色或红棕色，较光滑，下表面密被黄色绒毛。大青叶上表面暗灰绿色，基部狭窄，下延至叶柄，呈翼状。

（三）多项选择题

1. ACE　叶类药材一般为单叶，如枇杷叶；少数有复叶的小叶，如番泻叶；有时尚带有部分嫩枝，如侧柏叶等。

2. ABCD　淫羊藿为小檗科植物淫羊藿、箭叶淫羊藿、柔毛淫羊藿或朝鲜淫羊藿的干燥叶。

3. AC　艾叶的饮片有艾叶和醋艾炭。

4. ABCDE　番泻叶粉末晶纤维多，草酸钙方晶直径 12 ～ 15μm。非腺毛单细胞，长 100 ～ 350μm，直径 12 ～ 25μm，壁厚，有疣状突起。上、下表皮细胞表面观呈多角形，垂周壁平直；上、下表皮均有气孔，主为平轴式，副卫细胞大多为 2 个。草酸钙簇晶

存在于叶肉薄壁细胞中，直径 9 ～ 20μm。

五、花类中药

（一）最佳选择题

1. E　松花粉入水不沉。故 E 选项错误。

2. E　辛夷为木兰科植物望春花、玉兰或武当玉兰的干燥花蕾。

3. C　辛夷花型具特征性的长卵形，似毛笔头，除去花被，雄蕊和雌蕊多数，螺旋状排列。

4. B　题干描述符合槐米药材的性状特征。

5. D　题干描述符合芫花药材的性状特征。

6. A　丁香为桃金娘科植物丁香的干燥花蕾。

7. B　丁香略呈研棒状，长 1 ～ 2cm。花冠圆球形，直径 0.3 ～ 0.5cm，花瓣 4，覆瓦状抱合，棕褐色至褐黄色，花瓣内为雄蕊和花柱，搓碎后可见众多黄色细粒状的花药。萼筒圆柱状，略扁，有的稍弯曲，长 0.7 ～ 1.4cm，直径 0.3 ～ 0.6cm，红棕色或棕褐色，上部有 4 枚三角状的萼片，十字状分开。质坚实，富油性。气芳香浓烈，味辛辣、有麻舌感。

8. C　丁香粉末显微特征：**花粉粒极面观三角形，赤道面观双凸镜形**，具 3 副合沟。纤维梭形，顶端钝圆，壁较厚。草酸钙簇晶（故 C 选项内容错误）众多，直径 4 ～ 26μm，存在于薄壁细胞中，常数个排列成行。油室多破碎，含油状物。

9. E　丁香采收加工时，需在花蕾由绿色转红时采摘，晒干。

10. C　洋金花花萼呈筒状，长为花冠的 2/5，灰绿色或灰黄色，先端 5 裂，基部具纵脉纹 5 条，表面微具毛茸；花冠呈喇叭状，淡黄色或黄棕色，先端 5 浅裂，裂片先端有短尖，短尖下有明显的纵脉纹 3 条，两裂片之间微凹，雄蕊 5，花丝贴生于花冠筒内，长为花冠的 3/4；雌蕊 1，柱头棒状。

11. D　洋金花粉末特征：花粉粒类球形或长圆形，直径 42 ～ 65μm，表面有条纹状雕纹。花萼、花冠裂片边缘、花丝基部均具非腺毛（故 D 选项内容错误）。花萼、花冠薄壁细胞中有草酸钙砂晶、方晶及簇晶。

12. B　金银花药材呈棒状，上粗下细，略弯曲，长 2 ～ 3cm，上部直径约 0.3cm，下部直径约 0.15cm。**表面黄白色或绿白色（贮久色渐深），密被短柔毛**。偶见叶状苞片。花萼绿色，先端 5 裂，裂片有毛，长约 0.2cm。开放者，花冠筒状，先端二唇形；雄蕊 5，附于筒壁，黄色；雌蕊 1，子房无毛。气清香，味淡、

微苦。以花蕾多、色绿白、质柔软、气清香者为佳。

13. D 金银花粉末显微特征：花粉粒类球形，表面具细密短刺及细颗粒状雕纹，具3个萌发孔。腺毛较多，头部倒圆锥形、类圆形或略扁圆形，多细胞，柄部亦为多细胞（故 D 选项内容错误）。非腺毛为单细胞，有一种甚长而稍弯曲，壁薄，有微细疣状突起；一种较短，壁厚，具壁疣，有的可见螺纹。

14. B 图示药材为金银花。

15. D 款冬花药材呈长圆棒状。**常单生或 2 ~ 3个基部连生**，长 1 ~ 2.5cm，直径 0.5 ~ 1cm。上端较粗，下端渐细或带有短梗，**外面被有多数鱼鳞状苞片**，习称"连三朵"。苞片外表面紫红色或淡红色，**内表面密被白色絮状茸毛**。体轻，撕开后可见白色茸毛。

16. C 红花雄蕊数为5个。

17. D 红花采收是在夏季花由黄变红时择晴天早晨露水未干时采摘，阴干或晒干。

18. D 图示药材为红花。**红花药材为不带子房的管状花**，长 1 ~ 2cm。表面红黄色或红色。花冠筒细长，先端5裂，裂片呈狭条形，长 0.5 ~ 0.8cm；雄蕊5，花药聚合呈筒状，黄白色；柱头长圆柱形，顶端微分叉。质柔软。气微香，味微苦。以花冠长、色红鲜艳、无枝刺、柔软如茸毛者为佳。

19. A 西红花浸水中，可见橙黄色成直线下降，并逐渐扩散，水被染成黄色，柱头呈喇叭状。

20. D 蒲黄为香蒲科植物水烛香蒲、东方香蒲或同属植物的干燥花粉。

（二）配伍选择题

[1 ~ 4] **ABCD** 红花的药用部位为花。西红花的药用部位为柱头。辛夷的入药部位是花蕾。菊花的入药部位是已开放的花序。

[5 ~ 8] **ABCD** 西红花原植物来源于鸢尾科。红花原植物来源于菊科。槐花原植物来源于豆科。洋金花原植物来源于茄科。

[9 ~ 13] **ABCDE** 款冬花的气味特征是气清香，味微苦而辛。菊花的气味特征是气清香，味甘、微苦。西红花的气味特征是气特异，微有刺激性，味微苦。丁香的气味特征是气芳香浓烈，味辛辣、有麻舌感。辛夷的气味特征是气芳香，味辛凉而稍苦。

[14 ~ 15] **BC** 洋金花粉末的显微特征是花粉粒类球形或长圆形，直径 42 ~ 65μm，表面有条纹状雕纹。金银花粉末的显微特征是花粉粒类球形，表面具细密短刺及细颗粒状雕纹，具3个萌发孔。其他选项

中，A 为丁香粉末的显微特征，D 为红花粉末的显微特征，E 为干扰项。

（三）多项选择题

1. BCD 辛夷、槐米、丁香药用部位为未开放的花蕾。

2. AB 金银花药材主产于山东、河南。

3. BCDE 山银花为忍冬科植物灰毡毛忍冬、红腺忍冬、华南忍冬或黄褐毛忍冬的干燥花蕾或带初开的花。A 选项忍冬为金银花药材的植物来源。

4. ABCDE 按产地和加工方法不同，菊花药材可分为亳菊、滁菊、贡菊、杭菊、怀菊。

5. ABDE 红花粉末的显微特征：花粉粒类圆球形或椭圆形，直径约至 60μm，外壁有刺或具齿状突起，具3个萌发孔（故 C 选项错误）。花冠、花丝、柱头碎片多见，有长管状分泌细胞常位于导管旁，直径约至 66μm，内含黄棕色至红棕色分泌物。

6. ACD 红花、菊花、款冬花来源于菊科。丁香来源于桃金娘科，西红花来源于鸢尾科。

六、果实及种子类中药

（一）最佳选择题

1. C 地肤子为藜科植物地肤的干燥成熟果实。

2. E 炒王不留行呈类球形爆花状，表面白色，质松脆。

3. B 五味子为木兰科植物五味子的干燥成熟果实，习称北五味子。

4. E 五味子主产于吉林、辽宁、黑龙江等省。

5. B 南五味子与五味子的植物来源为易混淆知识点。南五味子为木兰科植物华中五味子的干燥成熟果实，五味子为木兰科植物五味子的干燥成熟果实，习称北五味子。

6. D 五味子呈不规则的球形或扁球形，直径 0.5 ~ 0.8cm。表面红色、紫红色或暗红色，皱缩，显油润；有的表面呈黑红色或出现"白霜"。果肉柔软（故 D 选项内容错误），种子 1 ~ 2 粒，肾形，表面棕黄色，有光泽，种皮硬而脆。果肉气微，味酸；种子破碎后，有香气，味辛、微苦。

7. A 五味子粉末显微特征：种皮表皮石细胞淡黄棕色，表面观类多角形（故 A 选项内容错误），直径 18 ~ 50μm，壁较厚，孔沟细密，胞腔含暗棕色物。种皮内层石细胞呈多角形、类圆形或不规则形，直径约至 83μm，壁不甚厚，纹孔较大。果皮表皮细胞表面观类多角形，垂周壁略呈连珠状增厚，表面有角质

线纹，表皮中散有油细胞。

8. B 肉豆蔻为肉豆蔻科植物肉豆蔻的干燥种仁。

9. B 葶苈子为十字花科植物播娘蒿或独行菜的干燥成熟种子。前者习称"南葶苈子"，后者习称"北葶苈子"。

10. E 《中国药典》规定，南葶苈子膨胀度不低于3，北葶苈子膨胀度不低于12。

11. B 题干描述的是芥子的性状特征。

12. E 莱菔子药材种皮薄而脆，子叶2，黄白色，有油性。故E选项前半部分不符合莱菔子药材特征。

13. C 木瓜以安徽宣城的质量最好。

14. A 木瓜饮片呈类月牙形薄片。外表面紫红色或红棕色，有不规则的深皱纹。切面棕红色。气微清香，味酸。

15. D 图示药材为木瓜。木瓜药材长圆形，多纵剖成两半，长4~9cm，宽2~5cm，厚1~2.5cm。外表面紫红色或红棕色，有不规则的深皱纹；剖面边缘向内卷曲，果肉红棕色，中心部分凹陷，棕黄色；种子扁长三角形，多脱落。质坚硬。气微清香，味酸。以外皮抽皱、肉厚、内外紫红色、质坚实、味酸者为佳。

16. B 山楂药材为圆形片，皱缩不平，直径1~2.5cm，厚0.2~0.4cm。外皮红色，具皱纹，有灰白小斑点。果肉深黄色至浅棕色。中部横切片具5粒浅黄色果核，核多脱落而中空。有的可见短而细的果梗或花萼残迹。气微清香，味酸、微甜。

17. A 苦杏仁呈扁心形，表面黄棕色至深棕色，一端尖，另端钝圆，肥厚，左右不对称，尖端一侧有短线形种脐，圆端合点处向上具多数深棕色的脉纹，种皮薄，子叶2，乳白色，富油性，气微，味苦，以颗粒饱满、完整、味苦者为佳。本题需掌握苦杏仁与桃仁的区别。桃仁主要特征：呈扁长卵形，较苦杏仁小，表面黄棕色至红棕色，密布颗粒状突起，一端尖，中部膨大，另端钝圆稍偏斜，边缘较薄。尖端一侧有短线形种脐，圆端有颜色略深不甚明显的合点，自合点处散出多数纵向维管束，种皮薄，子叶2，类白色，味微苦。

18. C 图示药材为苦杏仁。苦杏仁药材特征参见上题答案。

19. C 本题注意区分桃仁与苦杏仁，参见17题解析。

20. E 郁李仁为蔷薇科植物欧李、郁李或长柄扁桃的干燥成熟种子。前二种习称"小李仁"，后一种

习称"大李仁"。欧李主产于辽宁、黑龙江、河北、山东等省，郁李主产于华东及河北、河南、山西、广东等省，长柄扁桃主产于内蒙古等省区。

21. A 乌梅呈类球形或扁球形，直径1.5~3cm。表面乌黑色或棕黑色，皱缩不平，基部有圆形果梗痕。果核坚硬，椭圆形，棕黄色，表面有凹点；种子扁卵形，淡黄色。气微，味极酸。

22. A 金樱子药材为花托发育而成的假果，呈倒卵形，长2~3.5cm，直径1~2cm。表面红黄色或红棕色，有突起的棕色小点，系毛刺脱落后的残基。顶端有盘状花萼残基，中央有黄色柱基，下部渐尖。质硬。切开后，花托壁厚1~2mm，内有多数坚硬的小瘦果，内壁及瘦果均有淡黄色绒毛。气微，味甘、微涩。

23. A 图示药材为金樱子。

24. C 题干描述的是白扁豆药材性状特征。

25. E 沙苑子气微，味淡，略呈圆肾形而稍扁，长2~2.5mm，宽1.5~2mm，厚约1mm。表面绿褐色至灰褐色，光滑，边缘一侧微凹处具圆形种脐。质坚硬，不易破碎。除去种皮，有淡黄色子叶2片，胚根弯曲，长约1mm。气微，味淡，嚼之有豆腥味。

26. D 题干描述符合淡豆豉药材性状特征。

27. D 决明子略呈菱状方形或短圆柱形，两端平行倾斜，长3~7mm，宽2~4mm。表面绿棕色或暗棕色，平滑有光泽。一端较平坦、另端斜尖，背腹面各有1条突起的棱线，棱线两侧各有1条斜向对称而色较浅的线形凹纹。质坚硬，不易破碎。种皮薄，子叶2，黄色，呈"S"形折曲并重叠。气微，味微苦。

28. B 补骨脂呈肾形，略扁，长3~5mm，宽2~4mm，厚约1.5mm。表面黑色、黑褐色或灰褐色，具细微网状皱纹。顶端圆钝，有一小突起，凹侧有果梗痕。质硬。果皮薄，与种子不易分离；种子1枚，子叶2，黄白色，有油性。气香，味辛、微苦。

29. B 图示药材为补骨脂。

30. B 枳壳以江西清江、新干所产最闻名，商品习称江枳壳，量大质优。

31. E 枳壳饮片呈不规则弧状条形薄片。切面外果皮棕褐色至褐色，中果皮黄白色至黄棕色，近外缘有1~2列点状油室，内侧有的有少量紫褐色瓤囊。

32. D 枳壳是芸香科植物酸橙及其栽培变种的干燥未成熟果实。

33. D 香橼为芸香科植物枸橼或香圆的干燥成熟果实。

34. C 题干描述符合广陈皮药材性状特征。注意

与陈皮药材的区别。陈皮常剥成数瓣，基部相连，有的呈不规则的片状，厚1～4mm；外表面橙红色或红棕色，有细皱纹和凹下的点状油室；内表面浅黄白色，粗糙，附黄白色或黄棕色筋络状维管束；质稍硬而脆。气香，味辛、苦。

35. E　四花青皮气香，味苦、辛。个青皮气清香，味酸、苦、辛。故E选项不正确。

36. E　题干描述符合橘核药材性状特征。

37. A　化橘红为芸香科植物化州柚或柚的未成熟或近成熟的干燥外层果皮。前者习称"毛橘红"，后者习称"光七爪""光五爪"。

38. E　**吴茱萸呈球形或略呈五角状扁球形**，直径2～5mm。表面暗黄绿色至褐色，粗糙，有多数点状突起或凹下的油点。**顶端有五角星状的裂隙**，基部残留被有黄色茸毛的果梗。质硬而脆，横切面可见子房5室，每室有淡黄色种子1粒。**气芳香浓郁，味辛辣而苦。**

39. C　鸦胆子为苦木科植物鸦胆子的干燥成熟果实。

40. C　题干描述符合鸦胆子药材性状特征。

41. D　巴豆为大戟科植物巴豆的干燥成熟果实。

42. C　**巴豆呈卵圆形，一般具三棱，长1.8～2.2cm**，直径1.4～2cm。表面灰黄色或稍深，粗糙，有纵线6条，顶端平截，基部有果梗痕。破开果壳，可见3室，每室含种子1粒。种子呈略扁的椭圆形，长1.2～1.5cm，直径0.7～0.9cm，表面棕色或灰棕色，一端有小点状的种脐及种阜的疤痕，另端有微凹的合点，其间有隆起的种脊；外种皮薄而脆，内种皮呈白色薄膜；种仁黄白色，油质。气微，味辛辣。以种子饱满、种仁色黄白、无杂质者为佳。

43. C　图示药材为巴豆。

44. C　酸枣仁为鼠李科植物酸枣的干燥成熟种子。

45. C　酸枣仁呈扁圆形或扁椭圆形，长0.5～0.9cm，宽0.5～0.7cm，厚约3mm。表面紫红色或紫褐色，平滑有光泽，有的有裂纹。有的两面均呈圆隆状突起；有的一面较平坦，中央有1条隆起的线纹，另一面微隆起，边缘略薄。一端凹陷，可见线形种脐，另一端有细小突起的合点。种皮较脆，胚乳白色，子叶2，浅黄色，富油性。气微，味淡。

46. C　沙棘系蒙古族、藏族习用药材，为胡颓子科植物沙棘的干燥成熟果实。

47. C　题干描述符合沙棘药材性状特征。

48. E　胖大海为梧桐科植物胖大海的干燥成熟种子。

49. E　胖大海主产于越南、泰国、印度尼西亚、马来西亚等国。

50. B　小茴香为双悬果，呈圆柱形，有的稍弯曲，长4～8mm，直径1.5～2.5mm。表面黄绿色或淡黄色，两端略尖，顶端残留有黄棕色突起的柱基，基部有时有细小的果梗。分果呈长椭圆形，背面有纵棱5条，接合面平坦而较宽。横切面略呈五边形，背面的四边约等长。有特异香气，味微甜、辛。

51. B　蛇床子为双悬果，呈椭圆形，长2～4mm，直径约2mm。表面灰黄色或灰褐色，顶端有2枚向外弯曲的柱基，基部偶有细梗。分果的背面有薄而突起的纵棱5条，接合面平坦，有2条棕色略突起的纵棱线。果皮松脆，揉搓易脱落，种子细小，灰棕色，显油性。气香，味辛凉，有麻舌感。

52. D　山茱萸呈不规则的片状或囊状，长1～1.5cm，宽0.5～1cm。表面紫红色至紫黑色，皱缩，有光泽。顶端有的有圆形宿萼痕，基部有果梗痕。质柔软。气微，味酸、涩、微苦。以个大皮肉厚、色紫红、质柔软、油润、无核、味酸者为佳。

53. A　图示药材为连翘。**连翘药材呈长卵形至卵形**，稍扁，长1.5～2.5cm。**表面有不规则纵皱纹和多数突起的小斑点，两面各有1条明显的纵沟。**顶端锐尖，基部有小果梗或已脱落。青翘多不开裂，表面绿褐色，突起的灰白色小斑点较少；质硬；种子多数，黄绿色，细长，一侧有翅。老翘自顶端开裂或裂成两瓣，表面黄棕色或红棕色，内表面多为浅黄棕色，平滑，具一纵隔；质脆；种子棕色，多已脱落。气微香，味苦。"青翘"以色墨绿、不开裂者为佳；"老翘"以色黄、壳厚、无种子、纯净者为佳。

54. C　女贞子为木犀科植物女贞的干燥成熟果实。

55. D　马钱子药材呈纽扣状圆板形，常一面隆起，一面稍凹下，直径1.5～3cm，厚0.3～0.6cm。**表面密被灰棕或灰绿色绢状茸毛，自中间向四周呈辐射状排列，有丝样光泽。**边缘稍隆起，较厚，有突起的珠孔，底面中心有突起的圆点状种脐。质坚硬，平行剖面可见淡黄白色胚乳，角质状，子叶心形，叶脉5～7条。气微，味极苦。以个大饱满、质坚肉厚、表面灰棕色微带绿、有细密毛茸、有光泽者为佳。

56. C　图示药材为马钱子。

57. A　菟丝子为旋花科植物南方菟丝子或菟丝子的干燥成熟种子。

58. C 牵牛子主产地为辽宁省。

59. D 蔓荆子为马鞭草科植物单叶蔓荆或蔓荆的干燥成熟果实。

60. E 题干符合蔓荆子药材性状特征。

61. C 题干符合天仙子药材性状特征。

62. D 栀子呈长卵圆形或椭圆形，长 1.5 ~ 3.5cm，直径 1 ~ 1.5cm。表面红黄色或棕红色，具 6 条翅状纵棱，棱间常有 1 条明显的纵脉纹，并有分枝。顶端残存萼片，基部稍尖，有残留果梗。果皮薄而脆，略有光泽；内表面色较浅，有光泽，具 2 ~ 3 条隆起的假隔膜。种子多数，扁卵圆形，集结成团，深红色或红黄色，表面密具细小疣状突起。气微，味微酸而苦。以皮薄、饱满、色红黄者为佳。

63. E 题干符合车前子药材性状特征。

64. D 牛蒡子呈长倒卵形，略扁，微弯曲，长 5 ~ 7mm，宽 2 ~ 3mm。表面灰褐色，带紫黑色斑点，有数条纵棱，通常中间 1 ~ 2 条较明显。顶端钝圆，稍宽，顶面有圆环，中间具点状花柱残迹；基部略窄，着生面色较淡。果皮较硬，子叶 2，淡黄白色，富油性。气微，味苦后微辛而稍麻舌。

65. D 题干符合苍耳子药材性状特征。

66. C 薏苡仁为禾本科植物薏苡的干燥成熟种仁。

67. C 槟榔为棕榈科植物槟榔的干燥成熟种子。

68. D 槟榔槟饮片呈类圆形的薄片。切面可见棕色种皮与白色胚乳相间的大理石样花纹。气微，味微涩、微苦。

69. A 图示药材为豆蔻。豆蔻药材呈类球形，直径 1.2 ~ 1.8cm。表面黄白色至淡黄棕色，有 3 条较深的纵向槽纹，顶端有突起的柱基，基部有凹下的果柄痕，两端均具浅棕色绒毛。果皮体轻，质脆，易纵向裂开，内分 3 室，每室含种子约 10 粒；种子呈不规则多面体，背面略隆起，直径 3 ~ 4mm，表面暗棕色，有皱纹，并被有残留的假种皮。气芳香，味辛凉，略似樟脑。

70. B 草豆蔻为类球形的种子团，直径 1.5 ~ 2.7cm。表面灰褐色，中间有黄白色的隔膜，将种子团分成 3 瓣，每瓣有种子多数，粘连紧密，种子团略光滑。种子为卵圆状多面体，长 3 ~ 5mm，直径约 3mm，外被淡棕色膜质假种皮，种脊为一条纵沟，一端有种脐；质硬，将种子沿种脊纵剖两瓣，纵断面观呈斜心形，种皮沿种脊向内伸入部分约占整个表面积的 1/2；胚乳灰白色。气香，味辛、微苦。

71. B 益智的主产地为海南。

72. C 益智药材呈椭圆形，两端略尖，长 1.2 ~

2cm，直径 1 ~ 1.3cm。表面棕色或灰棕色，有纵向凹凸不平的突起棱线 13 ~ 20 条，顶端有花被残基，基部常残存果梗。果皮薄而稍韧，与种子紧贴，种子集结成团，中有隔膜将种子团分为 3 瓣，每瓣有种子 6 ~ 11 粒。种子呈不规则的扁圆形，略有钝棱，直径约 3mm，表面灰褐色或灰黄色，外被淡棕色膜质的假种皮；质硬，胚乳白色。有特异香气，味辛，微苦。

73. C 图示药材为益智。

74. D 各选项中，A 为吴茱萸，B 为补骨脂，C 为小茴香，D 为决明子，E 为牛蒡子。

75. C 图 C 为香橼，系芸香科植物枸橼或香圆的干燥成熟果实。其他选项中，A 为鸦胆子，来源于苦木科植物；B 为沙棘，来源于胡颓子科植物；D 为胖大海，来源于梧桐科植物；E 为天仙子，来源于茄科植物。

（二）配伍选择题

[1 ~ 4] DCEB 龙眼肉、肉豆蔻衣药用部位为假种皮。莲子心药用部位为幼叶及胚根。淡豆豉药用部位为发酵加工品。草豆蔻药用部位为种子。

[5 ~ 7] ABE 蛇床子药用部位是干燥成熟果实，山茱萸药用部位是干燥成熟果肉，枳实药用部位是干燥幼果。马钱子、酸枣仁药用部位均为干燥成熟种子。

[8 ~ 10] BAC 决明子药用部位是种子，木瓜药用部位是近成熟果实，肉豆蔻药用部位是种仁。其他选项中，山茱萸药用部位是干燥成熟果肉，巴豆药用部位为果实。

[11 ~ 13] BAD 大腹皮以果皮入药。橘络以中果皮部分的维管束组织入药。肉豆蔻衣以假种皮入药。其他选项中，乌梅药用部位是果实，青皮药用部位为幼果。

[14 ~ 17] EDCB 山楂外皮红色，有细皱纹和灰白色小点。五味子表面紫红色或暗红色，皱缩，有的具"白霜"。栀子表面棕红色或红黄色，有 6 条翅状纵棱。豆蔻表面黄白色，有 3 条纵向槽纹，柱基和果柄处均具绒毛。

[18 ~ 19] DA 有的种子水浸后种皮显黏液，如葶苈子；有的种子水浸后种皮呈龟裂状，如牵牛子。

[20 ~ 21] CE 栀子来源于茜草科植物。枸杞子来源于茄科植物。

[22 ~ 23] DE 牵牛子呈橘瓣状，背面有 1 条浅纵沟。地肤子呈扁球状五角星形，外被宿存花被。

[24 ~ 26] CDE 决明子略呈菱状方形或短圆柱形，两端平行倾斜。牛蒡子呈长倒卵形，顶面有圆

环，中间具点状花柱残基。枳壳呈半球形，外果皮有颗粒状突起。

[27~29] CDB　巴豆药材呈卵圆形，一般具三棱。金樱子药材呈倒卵形，顶端有盘状花萼残基。女贞子药材呈椭圆形、倒卵形或肾形。

（三）多项选择题

1. BCE　五味子、蛇床子、吴茱萸药用部位为果实。其他选项中，马钱子、决明子的药用部位为成熟种子。

2. CE　肉豆蔻和龙眼肉药用部位是假种皮。其他选项中，绿豆衣药用部位为种皮，五味子药用部位是果实。菟丝子药用部位是种子。

3. ACD　葶苈子、苦杏仁、桃仁以种子入药。其他选项中，金樱子、女贞子药用部位为果实。

4. ABCDE　五味药材原植物均为蔷薇科。

5. ACDE　肉豆蔻来源于肉豆蔻科植物。其他四种药材均来源于姜科植物。

6. ABCD　金樱子为花托发育而成的假果，呈倒卵形，长 2~3.5cm，直径 1~2cm。表面红黄色或红棕色，有突起的棕色小点，系毛刺脱落后的残基。顶端有盘状花萼残基，中央有黄色柱基，下部渐尖。质硬。切开后，花托壁厚 1~2mm，内有多数坚硬的小瘦果，内壁及瘦果均有淡黄色绒毛。气微，味甘、微涩（故 E 选项错误）。

7. AD　枳壳、吴茱萸来源于芸香科植物。其他选项中，**巴豆来源于大戟科植物，酸枣仁来源于鼠李科植物，补骨脂来源于豆科植物**。

8. BD　蛇床子、小茴香原植物来源于伞形科。其他选项中，牛蒡子来源于菊科植物，连翘来源于木犀科植物，五味子来源于木兰科植物。

9. ABCE　**小茴香为双悬果**，呈圆柱形，有的稍弯曲，长 4~8mm，直径 1.5~2.5mm。表面黄绿色或淡黄色，两端略尖，顶端残留有黄棕色突起的柱基，基部有时有细小的果梗。分果呈长椭圆形，背面有纵棱 5 条（故 D 选项错误），接合面平坦而较宽。横切面略呈五边形，背面的四边约等长。有特异香气，味微甜、辛。

10. ABCD　**马钱子呈纽扣状圆板形，常一面隆起，一面稍凹下**，直径 1.5~3cm，厚 0.3~0.6cm。表面密被灰棕或灰绿色绢状茸毛，自中间向四周呈辐射状排列，有丝样光泽。边缘稍隆起，较厚，有突起的珠孔，底面中心有突起的圆点状种脐。质坚硬，平行剖面可见淡黄白色胚乳，角质状，子叶心形，叶脉 5~7 条。气微，味极苦（故 E 选项错误）。

11. ABCE　瓜蒌呈类球形或宽椭圆形，长 7~15cm，直径 6~10cm。表面橙红色或橙黄色，皱缩或较光滑，顶端有圆形的花柱残基，基部略尖，具残存的果梗。轻重不一。质脆，易破开，内表面黄白色，有红黄色丝络，果瓤橙黄色（故 D 选项错误），黏稠，与多数种子黏结成团。具焦糖气，味微酸、甜。

12. ABC　砂仁为姜科植物阳春砂、绿壳砂或海南砂的干燥成熟果实。

13. ACDE　砂仁粉末显微鉴别特征：内种皮厚壁细胞红棕色或黄棕色，表面观类多角形（故 B 选项错误），壁厚，胞腔含硅质块。种皮表皮细胞淡黄色，表面观呈长条形，常与下皮细胞上下层垂直排列；下皮细胞含棕色或红棕色物。

七、全草类中药

（一）最佳选择题

1. E　图示药材为广金钱草。广金钱草药材茎呈圆柱形，密被黄色伸展的短柔毛，断面中部有髓。叶互生，小叶 1 或 3，圆形或矩圆形，直径 2~4cm；先端微凹，基部心形或钝圆，全缘；上表面黄绿色或灰绿色，无毛，下表面具灰白色紧贴的绒毛，侧脉羽状；叶柄长 1~2cm；托叶 1 对，披针形，长约 0.8cm。与其他选项比较，其叶片直径、叶形等特征区别明显。

2. B　图示药材为麻黄。麻黄药材表面绿色至黄绿色，有细纵脊线，触之微有粗糙感。节明显，节间长 2~6cm。节上有膜质鳞叶，长 3~4mm；裂片 2（稀 3），锐三角形，先端灰白色，反曲，基部联合成筒状，红棕色。体轻，质脆，易折断，断面略呈纤维性，周边绿黄色，髓部红棕色，近圆形。

3. E　鱼腥草为三白草科植物蕺菜的新鲜全草或干燥地上部分。

4. E　苦地丁为罂粟科植物地丁草的干燥全草。

5. A　仙鹤草饮片为不规则的段，茎多数方柱形，有纵沟和棱线，有节。故 A 选项后半部分描述不正确。

6. B　紫花地丁药材多皱缩成团。**主根长圆锥形**，直径 1~3mm；淡黄棕色，有细纵皱纹。**叶基生，灰绿色**，展平后叶片呈披针形或卵状披针形，长 1.5~6cm，宽 1~2cm；**先端钝，基部截形或稍心形，边缘具钝锯齿，两面有毛；叶柄细，长 1~6cm，上部具明显狭翅。花茎纤细；花瓣 5，紫堇色或淡棕色；花距细管状。蒴果椭圆形或 3 裂，种子多数，淡棕色。**气微，味微苦而稍黏。故 B 选项正确。

7. C　金钱草是报春花科植物过路黄的干燥全草。

8. E　金钱草主产于四川省，长江流域及山西、陕西、云南、贵州等省区亦产。

9. C　金钱草叶展平后呈宽卵形或心形，上表面灰绿色或棕褐色，下表面色较浅，主脉明显突出，用水浸后，对光透视可见黑色或褐色的条纹。

10. E　广藿香饮片呈不规则的段，茎略呈方柱形，表面灰褐色、灰黄色或带红棕色，被柔毛。切面有白色髓。叶破碎或皱缩成团，完整者展平后呈卵形或椭圆形，两面均被灰白色绒毛；基部楔形或钝圆，边缘具大小不规则的钝齿；叶柄细，被柔毛。气香特异，味微苦。

11. E　广藿香的采收加工：枝叶茂盛时采割，日晒夜闷，反复至干。

12. D　干益母草茎方柱形，上部多分枝，四面凹下成纵沟，长 30～60cm，直径约 5mm；表面灰绿色或黄绿色；体轻，质韧，断面中部有白色髓。

13. B　薄荷主产于江苏的太仓、南通、海门及浙江、安徽、江西、湖南等地。

14. D　薄荷茎呈方柱形，有对生分枝，表面紫棕色或淡绿色，棱角处具茸毛，质脆，断面白色，髓部中空。揉搓后有特殊清凉香气，味辛凉。

15. B　图示药材为香薷。香薷为唇形科植物石香薷或江香薷的干燥地上部分。

16. C　肉苁蓉为列当科植物肉苁蓉或管花肉苁蓉的干燥带鳞叶的肉质茎。

17. A　肉苁蓉片呈不规则形的厚片。表面棕褐色或灰棕色。有的可见肉质鳞叶。切面有淡棕色或棕黄色点状维管束，排列成波状环纹。气微，味甜、微苦。

18. B　图示饮片为肉苁蓉。

19. B　锁阳体重，质硬，难折断，断面浅棕色或棕褐色，有黄色三角状维管束。

20. B　题中所述为穿心莲的性状鉴别特征。

21. B　穿心莲粉末的显微特征：上、下表皮均有钟乳体晶细胞；气孔直轴式（故 B 选项内容错误），副卫细胞大小悬殊，少数为不定式。另有腺鳞和非腺毛。

22. E　白花蛇舌草药材扭缠成团状，灰绿色或灰棕色。主根 1 条，须根纤细。茎细而卷曲，具纵棱。叶对生，多破碎，极皱缩，易脱落，完整叶片线形；有托叶，长 1～2mm，膜质，下部联合，顶端有细齿。花单生或对生于叶腋，多具梗。蒴果扁球形，顶端具 4 枚宿存的萼齿。气微，味淡。

23. D　茵陈药材春季幼苗高 6～10cm 时采收的，习称"绵茵陈"；秋季花蕾长成至花初开时采割的，称"花茵陈"。

24. D　茵陈粉末显微特征：叶下表皮细胞垂周壁波状弯曲，气孔不定式，副卫细胞 3～5 个。故 D 选项后半部分描述不正确。

25. D　青蒿的原植物为黄花蒿。

26. A　青蒿药材茎呈圆柱形，上部多分枝，长 30～80cm，直径 0.2～0.6cm；表面黄绿色或棕黄色，具纵棱线；质略硬，易折断，断面中部有髓。叶互生，暗绿色或棕绿色，卷缩易碎，完整者展平后为三回羽状深裂，裂片及小裂片矩圆形或长椭圆形，两面被短毛。气香特异，味微苦。以色绿、叶多、香气浓者为佳。

27. B　千里光药材茎呈细圆柱形，稍弯曲，上部有分枝；表面灰绿色、黄棕色或紫褐色，具纵棱，密被灰白色柔毛。故 B 选项前半部分描述不正确。

28. E　淡竹叶药材长 25～75cm。茎呈圆柱形，有节，表面淡黄绿色，断面中空。叶鞘开裂。叶片披针形，有的皱缩卷曲，长 5～20cm，宽 1～3.5cm；表面浅绿色或黄绿色。叶脉平行，具横行小脉，形成长方形的网格状，下表面尤为明显。体轻，质柔韧。气微，味淡。

29. B　各选项中，A 为麻黄，B 为半枝莲，C 为鱼腥草，D 为广藿香，E 为薄荷。

30. C　各选项中，A 为茵陈，B 为青蒿，C 为仙鹤草，D 为苦地丁，E 为千里光。

（二）配伍选择题

[1～3] ACB　紫花地丁药用部位为全草。穿心莲药用部位为地上部分。麻黄药用部位为草质茎。

[4～8] ABCDE　麻黄气微香，味涩、微苦。金钱草气微，味淡。广金钱草气微香，味微甘。广藿香气香特异，味微苦。荆芥略具香气，味苦而辛。

[9～11] ABC　青蒿叶呈三回羽状深裂，裂片及小裂片矩圆形或长椭圆形，两面被短毛，气香特异。车前草叶呈卵状椭圆形或宽卵形，基部宽楔形，全缘或有不规则波状浅齿，气微香。广藿香叶呈卵形或椭圆形，两面均被灰白色绒毛，边缘具大小不规则的钝齿，气香特异。

[12～14] ABC　穿心莲茎呈方柱形，多分枝，节稍膨大，质脆，易折断。青蒿茎呈圆柱形，上部多分枝，质略硬，易折断，断面中部有髓。广金钱草茎呈圆柱形，长可达 1m；密被黄色伸展的短柔毛，质稍脆，断面中部有髓。

（三）多项选择题

1. BCD　药用部位为地上部分的药材有益母草、仙鹤草、广金钱草、广藿香、荆芥、薄荷、穿心莲、香薷、茵陈、青蒿、千里光、大蓟等。A、E 选项药用部位均为草本植物全体。

2. BCDE 药用部位为草本植物全体的药材有苦地丁、白花蛇舌草、紫花地丁、蒲公英、金钱草、半枝莲、车前草等。A选项薄荷的药用部位为地上部分。

3. ACDE 草麻黄：呈细长圆柱形，少分枝，直径1~2mm。有的带少量棕色木质茎。表面淡绿色至黄绿色，有细纵脊线，触之微有粗糙感。节明显，节间长2~6cm。节上有膜质鳞叶，长3~4mm；裂片2（稀3），锐三角形，先端灰白色，反曲（故B选项错误），基部联合成筒状，红棕色。体轻，质脆，易折断，断面略呈纤维性，周边绿黄色，髓部红棕色，近圆形。气微香，味涩、微苦。

4. CDE 益母草、荆芥、香薷均为来源于唇形科植物。其他选项中，金钱草原植物属于报春花科，穿心莲原植物属于爵床科。

5. ABCD 青蒿、茵陈、蒲公英、千里光原植物为菊科。E选项中，仙鹤草的原植物来源于蔷薇科。

八、藻、菌、地衣类中药

(一) 最佳选择题

1. D 冬虫夏草以完整、虫体丰满肥大、外色黄亮、内部色白、子座短者为佳。

2. E 灵芝形如伞状，菌盖肾形、半圆形或近圆形，直径10~18cm，厚1~2cm；皮壳坚硬，黄褐色或红褐色，有光泽，具环状棱纹和辐射状皱纹，边缘薄而平截，常向内卷。

3. B 茯苓为多孔菌科真菌茯苓的干燥菌核。有的茯苓中间抱有松根，习称茯神。

4. C 茯苓多于7~9月采挖，挖出后除去泥沙，堆置"发汗"后，摊开晾至表面干燥，再"发汗"，反复数次至现皱纹，内部水分大部散失后，阴干。

5. B 茯苓粉末的显微特征：不规则颗粒状团块和分枝状团块，无色，遇水合氯醛液溶化。菌丝无色或淡棕色，细长，稍弯曲，有分枝。

6. C 猪苓以个大、皮黑、肉白、质致密而细腻者为佳。

7. A 猪苓粉末菌丝黏结成团，大多无色。散在的菌丝细长、弯曲。草酸钙结晶呈正八面体形、双锥八面体形或不规则多面体形。

8. C 雷丸断面不平坦，白色或浅灰黄色，常有黄白色大理石样纹理。

(二) 配伍选择题

[1~4] DAAB 海藻的药用部位为藻体。雷丸、

猪苓的药用部位为干燥菌核。灵芝的药用部位为干燥子实体。

[5~6] DC 海藻为马尾藻科植物海蒿子或羊栖菜的干燥藻体。前者习称"大叶海藻"，后者习称"小叶海藻"。大叶海藻：皱缩卷曲，黑褐色，有的被白霜，长30~60cm。主干呈圆柱状，具圆锥形突起，主枝自主干两侧生出，侧枝自主枝叶腋生出，具短小的刺状突起。初生叶披针形或倒卵形，长5~7cm，宽约1cm，全缘或具粗锯齿；次生叶条形或披针形，叶腋间有着生条状叶的小枝。气囊黑褐色，球形或卵圆形，有的有柄，顶端钝圆，有的具细短尖。质脆，潮润时柔软，水浸后膨胀，肉质，黏滑。气腥，味微咸。小叶海藻：较小，长15~40cm。分枝互生，无刺状突起。叶条形或细匙形，先端稍膨大、中空。气囊腋生，纺锤形或球形，囊柄较长。质较硬。

[7~9] DCA 冬虫夏草主产于四川、青海、西藏等地。茯苓主产于安徽、云南和湖北。猪苓主产于陕西省和云南省。

[10~12] ACB 灵芝来源于多孔菌科。海藻来源于马尾藻科。雷丸来源于白蘑科。

(三) 多项选择题

1. ABCD 茯苓多于7~9月采挖，挖出后除去泥沙，堆置"发汗"后，阴干，称为"茯苓个"；或将鲜茯苓按不同部位切制，阴干，分别称为"茯苓块"和"茯苓片"；收集削下的外皮，阴干，称"茯苓皮"。茯苓个有的中间抱有松根，习称"茯神"。无"茯苓粉"饮片，故E选项错误。

2. ABCE 茯苓体重，质坚实（故D选项错误）。

3. ABE 二者均来源于多孔菌科真菌的菌核，均气微，味淡。

九、树脂类中药

(一) 最佳选择题

1. D 树脂是一类化学组成比较复杂的物质，一般认为是植物体内的挥发油成分如萜类，经过复杂的化学变化，如氧化、聚合、缩合等作用形成的。

2. B 酯树脂主成分为树脂酯，如枫香脂、血竭。乳香、没药、阿魏属于油胶树脂。松香属于酸树脂。

3. C 乳香属于油胶树脂类。

4. B 树脂类中药的性状鉴别也需从形状、大小、表面、颜色、质地、断面、气、味、水试、火试等各方面特征来进行鉴定。此外还需对其品质优良度和纯度做物理的、化学的测定，如在一定溶剂中的溶解

度、浸出物以及树脂的灰分、酸值、皂化值、碘值、醇不溶物等。其中酸值对于树脂的真伪和掺假具有一定的鉴定意义，但同一种树脂，其理化常数也可能因样品的纯度不同而有差异。

5. A　乳香质脆，遇热软化，破碎面有玻璃样或蜡样光泽，具特异香气。

6. C　阿魏具强烈而持久的蒜样特异臭气，味辛辣，嚼之有灼烧感。

7. E　血竭粉末置白纸上，用火隔纸烘烤即熔化，但无扩散的油迹。以火燃烧则产生呛鼻的烟气。

8. C　血竭药材略呈类圆四方形或方砖形，表面暗红色，有光泽，附有因摩擦而成的红粉。质硬而脆，破碎面红色。研粉为砖红色。气微、味淡。在水中不溶，在热水中软化。以表面黑红色、粉末鲜红色、不粘手、燃烧呛鼻、无松香气、无杂质者为佳。

（二）配伍选择题

［1~4］ABCE　松香属于酸树脂。枫香脂属于酯树脂。藤黄属于胶树脂。苏合香属于香树脂。

［5~6］CB　乳香燃烧时显油性，冒黑烟，有香气；加水研磨成白色或黄白色乳状液。血竭研粉为砖红色，气微、味淡，在水中不溶，在热水中软化。

（三）多项选择题

1. ACE　油胶树脂主成分为树脂、挥发油和树胶，如乳香、没药、阿魏。松香属酸树脂。血竭属酯树脂。苏合香属香树脂。

2. CD　乳香为橄榄科植物乳香树及同属植物树皮（切伤后）渗出的树脂。没药为橄榄科植物地丁树或哈地丁树的干燥树脂。

十、其他类中药

（一）最佳选择题

1. B　海金沙的药用部位为干燥孢子。

2. B　海金沙少量撒于火上，即发出轻微爆鸣及明亮的火焰。

3. D　青黛呈深蓝色粉末，取少量滴加硝酸，产生气泡并显棕红色或黄棕色。

4. D　青黛置于锡纸上用微火灼烧，有紫红色的烟雾产生。

5. E　儿茶主产于云南西双版纳，广东、广西、福建、海南等地亦产。

6. E　此为儿茶药材的鉴别特征，故 E 选项正确。

7. E　天然冰片为樟科植物樟的新鲜枝、叶经提取加工制成。

8. D　冰片为无色透明或白色半透明的片状松脆结晶，具挥发性，**点燃发生浓烟，并有带光的火焰**。

9. B　五倍子是盐肤木、青麸杨或红麸杨叶上的虫瘿。

（二）配伍选择题

［1~3］ABC　青黛是爵床科植物马蓝、蓼科植物蓼蓝或十字花科植物菘蓝的叶或茎叶加工制得的干燥粉末或团块。儿茶是豆科植物儿茶的去皮枝、干的干燥煎膏。天然冰片为樟科植物樟的新鲜枝、叶经提取加工制成的结晶。

［4~7］EBAD　五倍子采收加工：秋季五倍子由青转成黄褐色，成熟爆裂前采摘，置沸水中略煮或蒸至外表面变成灰色，杀死蚜虫。取出，干燥。儿茶采收加工：冬季采收枝、干，除去外皮，砍成大块，加水煎煮，浓缩，干燥。海金沙采收加工：秋季孢子未脱落时采割藤叶，晒干，搓揉或打下孢子，除去藤叶。青黛采收加工：夏、秋两季，当植物的叶生长茂盛时，割取茎叶，置大缸或木桶中，加入清水，浸泡 2~3 昼夜至叶腐烂时，茎脱皮时，捞去茎枝叶渣，每 50kg 茎叶加石灰 4~5kg，充分搅拌，待浸液由乌绿色转变为紫红色时，捞取液面蓝色泡沫状物，晒干。

（三）多项选择题

1. ABCE　海金沙呈粉末状，棕黄色或浅棕黄色。体轻，手捻有光滑感，置手中易由指缝滑落。气微，味淡。**将海金沙粉末撒在水中则浮于水面，加热始逐渐下沉**（故 D 选项错误）；**将其少量撒于火上，即发出轻微爆鸣及明亮的火焰。**

2. ABC　青黛为爵床科植物马蓝、蓼科植物蓼蓝或十字花科植物菘蓝的叶或茎叶经加工制得的干燥粉末或团块。

3. ABCDE　儿茶药材呈方形或不规则块状，大小不一。表面棕褐色或黑褐色，光滑而稍具光泽。质硬，易碎，断面不整齐，具光泽，有细孔，遇潮有黏性。气微，味涩、苦，略回甜。

4. ABCD　五倍子饮片呈不规则碎片状，表面灰褐色或灰棕色，微有柔毛，内壁光滑，外表面有麻点状突起或明暗相间的纵向纹理。质硬而脆，断面角质样，有光泽。气特异（故 E 选项错误），味涩。

第二节 常用动物类中药的鉴别

（一）最佳选择题

1. B 地龙为环节动物门钜蚓科动物参环毛蚓、通俗环毛蚓、威廉环毛蚓或栉盲环毛蚓的干燥体。前一种习称"广地龙"，后三种习称"沪地龙"。

2. B 地龙全体具环节，背部棕褐色至紫灰色，腹部浅黄棕色；**第 14～16 环节为生殖带，习称"白颈"，较光亮**。

3. A 水蛭药材为扁平纺锤形，有多数环节，体长 4～10cm，宽 0.5～2cm。背部黑褐色或黑棕色，稍隆起，用水浸后，可见黑色斑点排成 5 条纵纹；腹面平坦，棕黄色；两侧棕黄色。前端略尖，后端钝圆。两端各具一吸盘，前吸盘不显著，后吸盘较大。

4. B 石决明为软体动物门鲍科动物杂色鲍（九孔鲍）、皱纹盘鲍、羊鲍、澳洲鲍、耳鲍或白鲍的贝壳。

5. E 珍珠粉末的显微特征：不规则碎块，半透明，具彩虹样光泽；表面显颗粒性，由数十数薄层重叠，片层结构排列紧密，可见致密的成层线条或极细密的微波状纹理。

6. D 珍珠母为蚌科动物三角帆蚌、褶纹冠蚌或珍珠贝科动物马氏珍珠贝的贝壳。

7. C 牡蛎饮片为不规则的碎块，白色，质硬，断面层状。气微，味微咸。

8. D 海螵蛸（无针乌贼）呈扁长椭圆形，中间厚，边缘薄，长 9～14cm，宽 2.5～3.5cm，厚 1.3cm。背面有瓷白色脊状隆起，两侧略显微红色，有不甚明显的细小疣点状突起；腹面白色，自尾端到中部有细密波状横层纹。

9. D 全蝎头胸部与前腹部呈扁平长椭圆形，后腹部呈尾状，皱缩弯曲，完整者体长约 6cm。头胸部呈绿褐色，前面有 1 对短小的螯肢及 1 对较长大的钳状脚须，形似蟹螯，背面覆有梯形背甲，腹面有足 4 对，均为 7 节，末端各具 2 爪钩；前腹部由 7 节组成，第 7 节色深，背甲上有 5 条隆脊线。背面绿褐色，后腹部棕黄色，6 节，节上均有纵沟，**末节有锐钩状毒刺，毒刺下方无距**。气微腥，味咸。

10. D 全蝎粉末的显微鉴别：体壁碎片淡黄色至黄色，外表皮表面观有多角形网状纹理及圆形毛窝，有时可见棕褐色或红棕色刚毛。刚毛具纵直纹理，髓腔细窄。横纹肌纤维多碎断，明带较暗带宽（故 D 选项错误），明带中有一暗线，暗带有致密的短纵纹理。

11. A 蜈蚣呈扁平长条形，长 9～15cm，宽 0.5～1cm。由头部和躯干部组成，全体共 22 个环节。头部暗红色或红褐色，略有光泽，有头板覆盖，头板近圆形，前端稍突出，两侧贴有颚肢 1 对，前端两侧有触角 1 对。躯干部第 1 背板与头板同色，其余 20 个背板为棕绿色或墨绿色，具光泽，自第 4 背板至第 20 背板常有 2 条纵沟线；腹部淡黄色或棕黄色，皱缩；自第 2 节起，每体节两侧有步足 1 对，步足黄色或红褐色，偶有黄白色，呈弯钩形，最末一对步足尾状，故又称尾足，易脱落。质脆，断面有裂隙。气微腥，并有特殊刺鼻的臭气，味辛、微咸。

12. D 土鳖虫呈扁平卵形，长 1.3～3cm，宽 1.2～2.4cm。前端较窄，后端较宽，背部紫褐色，具光泽，无翅。前胸背板较发达，盖住头部；腹背板 9 节，呈覆瓦状排列。腹面红棕色，头部较小，有丝状触角 1 对，常脱落，胸部有足 3 对，具细毛和刺。腹部有横环节。质松脆，易碎。气腥臭，味微咸。

13. D 图 A 为地龙；图 B 为僵蚕；图 C 为水蛭；图 D 为土鳖虫；图 E 为斑蝥。

14. E 桑螵蛸的药用部位为干燥卵鞘。

15. A 僵蚕略呈圆柱形，多弯曲皱缩。长 2～5cm，直径 0.5～0.7cm。表面灰黄色，被有白色粉霜状的气生菌丝和分生孢子。头部较圆，足 8 对，体节明显，尾部略呈二分歧状。质硬而脆，易折断，**断面平坦，外层白色，中间有亮棕色或亮黑色的丝腺环 4 个**。气微腥，味微咸。

16. D 僵蚕粉末的显微特征：菌丝体近无色，细长卷曲缠结在体壁碎片中。气管壁碎片略弯曲或呈弧状，具棕色或深棕色的螺旋丝。表皮组织表面具网格样皱缩纹理及圆形毛窝。刚毛黄色或黄棕色，表面光滑，壁稍厚。

17. D 海马（线纹海马）呈扁长形而弯曲，体长约 30cm。表面黄白色。头略似马头，有冠状突起，具管状长吻，口小，无牙，两眼深陷。躯干部七棱形；尾部四棱形，渐细卷曲，体上有瓦楞形的节纹并具短棘。体轻，骨质，坚硬。气微腥，味微咸。

18. E 蟾酥粉为棕黄色至棕褐色粉末。气微腥，**味初甜而后有持久的麻辣感，嗅之作嚏**。

19. D 蛤蟆油在温水中浸泡体积可膨胀。

20. E 《中国药典》规定，蛤蟆油的膨胀度不得低于 55。

21. D 龟甲的药用部位为背甲和腹甲。石决明的药用部位为贝壳，海螵蛸的药用部位为干燥内壳，桑螵蛸的药用部位为干燥卵鞘，鳖甲的药用部位为背甲。

22. A 乌梢蛇呈半圆筒状或圆槽状的段，**背部黑褐色或灰黑色，腹部黄白色或浅棕色，脊部隆起呈屋脊状，脊部两侧各有 2~3 条黑线**，肋骨排列整齐，肉淡黄色或浅棕色。

23. A 鸡内金为家鸡的干燥沙囊内壁。

24. C 阿胶的采收加工：将驴皮浸泡去毛，切块洗净，分次水煎，滤过，合并滤液，浓缩（可分别加入适量的黄酒、冰糖及豆油）至稠膏状，冷凝，切块，晾干，即得。

25. D 阿胶珠断面中空或多孔状，淡黄色至棕色。

26. C 麝香香气浓烈而特异，味微辣、微苦带咸。

27. C 毛壳麝香剖开后可见中层皮膜呈棕褐色或灰褐色，半透明；**内层皮膜呈棕色，内含颗粒状及粉末状的麝香仁和少量细毛及脱落的内层皮膜（习称"银皮"）。麝香仁药材中呈不规则圆球形或颗粒状者习称"当门子"**，表面多呈紫黑色，油润光亮。

28. C 一些传统经验鉴别方法仍是鉴别动物类中药有效而重要的手段，**如水试法中，牛黄水液可使指甲染黄，习称"挂甲"。**

29. D 羚羊角为脊索动物门哺乳纲牛科动物赛加羚羊的角。

（二）配伍选择题

[1~3] ABC 常用动物类中药的药用部位如下：①动物的干燥整体：如水蛭、全蝎、蜈蚣、斑蝥、土鳖虫、虻虫、九香虫等；②除去内脏的动物体：如地龙、蛤蚧、乌梢蛇、蕲蛇、金钱白花蛇等；③动物体的某一部分：如角类包括鹿茸、鹿角、羚羊角、水牛角等，鳞、甲类包括龟甲、鳖甲等，骨类包括豹骨、狗骨、猴骨等，贝壳类包括石决明、牡蛎、珍珠母、海螵蛸、蛤壳、瓦楞子等，脏器类包括哈蟆油、鸡内金、鹿鞭、海狗肾、水獭肝、刺猬皮等；④**动物的生理产物**：如分泌物包括麝香、蟾酥、熊胆粉、虫白蜡、蜂蜡等，如排泄物包括五灵脂、蚕沙、夜明砂等，其他生理产物包括蝉蜕、蛇蜕、蜂蜜、蜂房等；⑤**动物的病理产物**：如珍珠、僵蚕、牛黄、马宝、猴枣、狗宝等；⑥动物体某一部分的加工品：如阿胶、鹿角胶、鹿角霜、龟甲胶、血余炭、水牛角浓缩粉等。

[4~7] BDCA 土鳖虫药用部位为雌虫干燥体。桑螵蛸药用部位为干燥卵鞘。海螵蛸药用部位为干燥内壳。牛黄药用部位为干燥胆结石。

[8~10] ECD 金钱白花蛇、蕲蛇、乌梢蛇分别来源于眼镜蛇科、蝰科、游蛇科。

[11~13] BCD 蕲蛇主产于浙江温州、丽水、金华。花鹿茸主产于吉林、辽宁、黑龙江、河北、四川等省亦产，品质优。羚羊角主产于俄罗斯。

[14~17] BDCA 蛤蚧呈扁片状，头略呈扁三角形，两眼多凹陷成窟窿，口内角质细齿，生于颚的边缘，无异型大齿。吻部半圆形，吻鳞不切鼻孔，与鼻鳞相连。腹背部呈椭圆形，腹薄。背部灰黑色或银灰色，有黄白色或灰绿色斑点，或橙红色斑点散在或密集成不显著的斑纹，趾间仅具蹼迹，足趾底面具吸盘。牛黄多呈卵形、类球形、三角形或四方形，大小不一，少数呈管状或碎片。表面黄红色至棕黄色，**有的表面挂有一层黑色光亮的薄膜，习称"乌金衣"**，有的粗糙，具疣状突起，有的具龟裂纹。体轻，质酥脆，易分层剥落，断面金黄色，可见细密的同心层纹，有的夹有白心。蕲蛇卷呈圆盘状，头在中间稍向上，呈三角形而扁平，吻端向上，习称"翘鼻头"。上腭有管状毒牙，中空尖锐。背部两侧各有黑褐色与浅棕色组成的"V"形斑纹 17~25 个，其"V"形的两上端在背中线上相接，**习称"方胜纹"**，有的左右不相接，呈交错排列。腹部撑开或不撑开，灰白色，鳞片较大，有黑色类圆形的斑点，**习称"连珠斑"**。金钱白花蛇呈圆盘状，头盘在中间，尾细，常纳口中。背部黑色或灰黑色，有白色环纹 45~58 个，黑白相间，背正中明显突起一条脊棱，脊鳞扩大呈六角形，背鳞细密。

[18~21] CDAE 花鹿茸锯茸具 1 个分枝者习称"二杠"，具 2 个分枝者习称"三岔"，主枝习称"大挺"，侧枝习称"门庄"。马鹿茸侧枝 1 个者习称"单门"，2 个者习称"莲花"，3 个者习称"三岔"，4 个者习称"四岔"或更多。

[22~24] DCE "骨塞"是羚羊角的术语。"挂甲"是牛黄的术语。"大挺"是鹿茸的术语。

[25~26] BE "乌金衣"是牛黄的术语。"通天眼"是羚羊角的术语。

（三）多项选择题

1. ABCDE 贝壳类中药主要有石决明、牡蛎、珍珠母、海螵蛸、蛤壳、瓦楞子等。

2. ACD 蟾酥为分泌物，蝉蜕为其他生理产物，蚕沙为排泄物，以上皆为生理产物。牛黄、马宝为病理产物。

3. ABCE 蝉蜕为动物的生理产物，故不正确。

4. AC 水试法：熊胆仁投于水杯中，即在水面旋转并呈现黄线下降而不扩散。牛黄水液可使指甲染黄，习称"挂甲"。

5. ABCE 花鹿茸呈圆柱状分枝，具1个分枝者习称"二杠"，具2个分枝者，习称"三岔"，主枝习称"大挺"，离锯口约1cm处分出侧枝，习称"门庄"。

6. ABCDE 牛黄为脊索动物门哺乳纲牛科动物牛干燥的胆结石，习称天然牛黄。在胆囊中产生的称"胆黄"或"蛋黄"，在胆管中产生的称"管黄"，在肝管中产生的称"肝黄"。药材多呈卵形、类球形、三角形或四方形，大小不一，少数呈管状或碎片。表面黄红色至棕黄色，有的表面挂有一层黑色光亮的薄膜，习称"乌金衣"，有的粗糙，具疣状突起，有的具龟裂纹。体轻，质酥脆，易分层剥落，断面金黄色，可见细密的同心层纹，有的夹有白心。气清香，

味先苦而后甘，有清凉感，嚼之易碎，不粘牙。

7. ABCD 人工牛黄由牛胆粉、胆酸、猪去氧胆酸（故E选项错误）、牛磺酸、胆红素、胆固醇、微量元素等加工制成。

8. ABCDE 羚羊角药材呈长圆锥形，略呈弓形弯曲，长15~33cm。类白色或黄白色，基部稍呈青灰色。嫩枝对光透视有"血丝"或紫黑色斑纹，光润如玉，无裂纹，老枝有细纵裂纹。除顶端部分外，有10~16个隆起环脊，间距约2cm，用手握之，四指正好嵌入凹处。角基部横截面类圆形，直径3~4cm，内有坚硬质重的角柱，习称"骨塞"，骨塞长占全角的1/3或1/2，表面有突起的纵棱与其外面角鞘的内凹沟紧密嵌合，从横断面观，其结合部呈锯齿状。除去骨塞后，角的下半部呈空洞，全角呈半透明，对光透视，上半段中央有1条隐约可辨的细孔道直通角头，习称"通天眼"。质坚硬，气微，味淡。

9. ABCD 图A为蟾酥，图B为哈蟆油，图C为鸡内金，图D为牛黄，均为动物药。图E为五倍子，为植物类中药。

第三节　常用矿物类中药的鉴别

（一）最佳选择题

1. D 矿物在白色毛瓷板上划过后所留下的粉末痕迹称为条痕，粉末的颜色称为条痕色。条痕色比矿物表面的颜色更为固定，更能反映矿物的本色，因而更具鉴定意义。

2. C 有的矿物具特殊的气味，尤其是矿物受到锤击、加热或湿润时较为明显。如雄黄灼烧有砷的蒜臭味，胆矾具涩味，芒硝具苦、咸味等。

3. E 按阳离子分类法分类，属于镁化合物类的是滑石。

4. E 按阴离子分类法分类，轻粉属于卤化物类。

5. B 矿物均有固定的条痕色，樱红色或红棕色的如赭石，浅橘红色的如雄黄，淡黄色的如硫黄，黑色的如磁石，白色的如芒硝、紫石英、硝石，无色的如胆矾。

6. E 矿物的硬度各不相同，1~2级的如硫黄，2级的如硝石，2.5级的如胆矾，3级的如方解石，5级的如炉甘石，5.5~6级的如赭石，6~7级的如磁石。故选项E的硝石硬度最小。

7. D 朱砂药材条痕红色至褐红色。

8. B 磁石为氧化物类矿物尖晶石族磁铁矿，主含四氧化三铁（Fe_3O_4）。

9. B 磁石药材为块状集合体，呈不规则块状，或略带方形，多具棱角。灰黑色或棕褐色，条痕黑色，具金属光泽。体重，质坚硬，断面不整齐。具磁性。有土腥气，味淡。

10. C 赭石药材一面多有圆形的突起，习称"钉头"；另一面与突起相对应处有同样大小的凹窝。以色棕红、断面层次明显、有"钉头"、无杂石者为佳。

11. D 选项A为朱砂，选项B为雄黄，选项C为牛黄，选项D为赭石，选项E为自然铜。赭石药材为鲕状、豆状、肾状集合体。多呈不规则的扁平块状。暗棕红色或灰黑色，条痕樱红色或红棕色，有的有金属光泽。一面多有圆形的突起，习称"钉头"；另一面与突起相对应处有同样大小的凹窝。体重，质硬，砸碎后断面显层叠状。

12. D 紫石英为氟化物类矿物萤石族萤石，主含氟化钙（CaF_2）。

13. D 紫石英药材为块状或粒状集合体，呈不规则块状，具棱角；紫色或绿色，深浅不匀，条痕白色；半透明至透明，有玻璃样光泽，表面常有裂纹；质坚脆，易击碎。

14. E 炉甘石主要含碳酸锌（$ZnCO_3$）。

15. B 滑石为白色或类白色、微细、无砂性的粉

末，**手摸之有滑腻感**。

16. D　选项 A 为石膏，选项 B 为芒硝，选项 C 为炉甘石，选项 D 为滑石，选项 E 为硫黄。滑石药材多为块状集合体，呈不规则块状，白色、黄白色或淡蓝灰色，**有蜡样光泽**。质软，细腻，手摸有滑润感，无吸湿性，置水中不崩散。

17. E　白矾为硫酸盐类矿物明矾石族明矾石经加工提炼制成。主含含水硫酸铝钾［KAl（SO$_4$）$_2$·12H$_2$O］。

18. E　枯矾呈不规则的块状、颗粒或粉末；白色或淡黄白色，无光泽；不规则的块状表面粗糙，凹凸不平或呈蜂窝状；体轻，质疏松而脆，手捻易碎，有颗粒感。气微，味微甘而极涩。

19. C　硫黄药材呈不规则块状。黄色或略呈绿黄色。**表面不平坦，呈脂肪光泽，常有多数小孔**。用手握紧置于耳旁，**可闻轻微的爆裂声**。体轻，质松，易碎，断面常呈针状结晶形。

20. A　本题可着重从具有特异臭气的特征进行思考。选项中雄黄与硫黄具有这样的特征，而题干中条痕淡橘红色、晶面有金刚石样光泽、断面具树脂样光泽等均为雄黄的典型特征，故 A 选项正确。

（二）配伍选择题

［1~3］CED　赭石为氧化物类矿物刚玉族赤铁矿，主含 Fe$_2$O$_3$。朱砂为硫化物类矿物辰砂族辰砂，主含 HgS。自然铜为硫化物类矿物黄铁矿族黄铁矿，主含 FeS$_2$。

［4~8］BEDCA　自然铜具金属光泽。滑石具蜡样光泽。芒硝具玻璃样光泽。朱砂具金刚石样光泽。石膏具绢丝样光泽。

［9~12］ADEC　石膏的主要成分是含水硫酸钙。朱砂的主要成分是硫化汞。滑石的主成分是含水硅酸镁。雄黄的主要成分是二硫化二砷。

［13~15］BEC　赭石药材多呈不规则的扁平块状，暗棕红色或灰黑色，一面多有圆形的突起，习称"钉头"；另一面与突起相对应处有同样大小的凹窝，砸碎后断面显层叠状。生石膏药材为纤维状的集合体，呈长块状、板块状或不规则块状，白色、

灰白色或淡黄色，有的半透明，纵断面具绢丝样光泽。**雄黄药材为块状或粒状集合体，呈不规则块状，深红色或橙红色，晶面有金刚石样光泽，断面具树脂样光泽。**

［16~18］EBA　炉甘石药材为块状集合体，呈不规则块状。灰白色或淡红色，表面粉性，无光泽，凹凸不平，多孔，似蜂窝状；体轻，易碎；气微，味微涩。朱砂药材为粒状或块状集合体，呈颗粒状或块片状；鲜红色或暗红色，条痕红色至褐红色，具光泽；体重，质脆，片状者易破碎，粉末状者有闪烁的光泽；气微，味淡。芒硝药材为棱柱状、长方形或不规则块状及粒状；无色透明或类白色半透明；质脆，易碎，断面呈玻璃样光泽；气微，味咸。

（三）综合分析选择题

1. C　重量差异非胶囊剂检查项目。

2. A　薄荷脑的主要成分为薄荷醇。

3. D　按阴离子分类法分类，朱砂、雄黄、自然铜等为硫化合物类；石膏、芒硝、白矾为硫酸盐类；炉甘石、鹅管石为碳酸盐类；磁石、赭石、信石为氧化物类；轻粉为卤化物类等。

（四）多项选择题

1. ACE　按阳离子分类法分类，磁石、自然铜、赭石等为铁化合物类。

2. ABC　按阳离子分类法分类，雄黄、雌黄、信石等为砷化合物类。

3. ABC　按阴离子分类法分类，石膏、芒硝、白矾为硫酸盐类。

4. ABD　矿物在白色毛瓷板上划过后所留下的粉末痕迹称为条痕，粉末的颜色称为条痕色。矿物均有固定的条痕色，樱红色或红棕色的如赭石，浅橘红色的如雄黄，淡黄色的如硫黄，白色的如芒硝、紫石英、硝石。

5. ABE　石膏药材为纤维状的集合体。呈长块状、板块状或不规则块状。白色、灰白色或淡黄色，有的半透明。体重，质软（故 C 选项错误），纵断面具绢丝样光泽（故 D 选项错误）。气微，味淡。

第五章 中药制剂与剂型

第一节 固体制剂

一、基本要求

最佳选择题

C 内服散剂无胃肠道崩解或溶散过程，在胃肠道中迅速分散后药物成分从散剂粒子中溶出、吸收，因没有丸剂、胶囊剂和片剂等的崩解或溶散的限速过程，因此一般起效较快。

二、散剂

（一）最佳选择题

1. C 除另有规定外，儿科用及局部用散剂应为最细粉，故 A 选项错误。多剂量包装的散剂应附分剂量的用具，含有毒性药的口服散剂应单剂量包装。故 B 选项错误。除另有规定外，单剂量包装的散剂应检查装量差异，多剂量包装的散剂，按照《中国药典》最低装量检查法检查，故 D、E 选项错误。本题正确选项为 C。

2. B 散剂按药物组成分类，可分为单味药散剂和复方散剂。A 选项为按给药要求分类，C 选项为按药物性质分类，D 选项为按医疗用途分类。没有 E 选项分类法。

3. D 散剂易吸潮，挥发性成分易散失、部分药物成分易被氧化，所以易吸湿或易氧化变质的药物、刺激性大的药物、含挥发性成分多且剂量大的药物不宜制成散剂。但可将某些药物制成特殊散剂，如：含毒性药散剂，如九分散等；含低共熔成分散剂，如避瘟散等；含液体成分散剂，如蛇胆川贝散等。

4. E 散剂应进行水分测定，除另有规定外，水分不得过 9.0%。

5. A 制备含有毒性药、贵重药或药物剂量小的散剂时，应采用配研法混匀并过筛。

6. C 按照《中国药典》要求，其中细粉系指能全部通过五号筛，并含能够通过六号筛不少于 95% 的粉末；最细粉系指能全部通过六号筛，并含能够通过七号筛不少于 95% 的粉末；极细粉系指能全部通过八号筛，并含能够通过九号筛不少于 95% 的粉末。故 C

选项正确。

（二）配伍选择题

[1~2] CA 由两种或两种以上的药物组成的散剂称为复方散剂，如参苓白术散、银翘散。由一种药物组成的散剂称为单味药散剂，如川贝散。

[3~5] BDC 《中国药典》规定，除另有规定外，口服散剂应为细粉，儿科用及局部用散剂应为最细粉，眼用散剂应为极细粉。

（三）多项选择题

1. ABCD 散剂易吸潮，挥发性成分易散失，部分药物成分易被氧化，故 E 选项不属于散剂的特点。易吸湿或易氧化变质的药物、刺激性大的药物、含挥发性成分多且剂量大的药物不宜制成散剂。

2. ABE 特殊散剂分为含毒性药散剂，如九分散等；含低共熔成分散剂，如避瘟散等；含液体成分散剂，如蛇胆川贝散等。

3. ABCDE 散剂的质量检查项目有粒度、外观均匀度、水分、装量差异、装量、微生物限度等。

三、颗粒剂

（一）最佳选择题

1. E 颗粒剂的粒度要求为：不能通过一号筛与能通过五号筛的总和不得过 15%，故 E 选项的说法错误。

2. D 《中国药典》规定，混悬颗粒以及已规定检查溶出度或释放度的颗粒剂可不进行溶化性检查。可溶颗粒及泡腾颗粒需要检查溶化性。故 D 选项正确。

3. E 制备颗粒剂可根据需要加入适宜的辅料，如稀释剂、黏合剂、分散剂、着色剂以及矫味剂等。中药饮片应按各品种项下规定的方法进行提取、纯化、浓缩成规定的清膏或干浸膏，一般辅料用量不超过清膏量的 5 倍，不超过干膏量的 2 倍。

4. B 除另有规定外，颗粒剂含水分不得过 8.0%。

5. D 颗粒剂的质量检查项目有粒度、水分、溶化性、装量差异、装量、微生物限度、药物的定性鉴别、含量测定等。颗粒剂不要求检查崩解时限。

（二）配伍选择题

[1～3]　**CBA**　颗粒遇水产生二氧化碳气体的是泡腾颗粒。制颗粒时有难溶性药物细粉加入的是混悬颗粒。可溶颗粒包括水溶颗粒和酒溶颗粒。

[4～5]　**AA**　可溶颗粒5分钟应全部溶化，允许有轻微混浊。泡腾颗粒5分钟内应完全分散或溶解在水中。

[6～9]　**EDCB**　凡规定检查含量均匀度的颗粒剂，不再进行装量差异检查。除另有规定外，可溶颗粒剂应进行溶化性检查，缓释颗粒应进行释放度检查，混悬颗粒应进行溶出度检查。

（三）多项选择题

1. ABCDE　颗粒剂的特点：①剂量较小，服用、携带、贮藏、运输均较方便；②色、香、味俱佳，深受患者欢迎；③肠溶颗粒耐酸而在肠液中释放活性成分或控制药物在肠道内定位释放，可防止药物在胃内分解失效，避免对胃的刺激性；④可制为缓释、控释制剂而达到缓释、控释的目的；⑤适于工业生产，产品质量稳定；⑥必要时进行包衣可增加防潮性，亦可掩盖药物的不良气味；⑦某些中药颗粒具有一定吸湿性，包装不严易吸湿结块；少数品种颗粒松散，细粉较多。

2. ABDE　颗粒剂应控制辅料用量，一般将清膏加适量辅料或饮片细粉，混匀并制成颗粒，辅料不超过清膏量的5倍（故C选项错误）。其他选项均正确。

3. BCDE　一般来说，中药颗粒的服药时间同样应根据病情和药性而定。病在上焦，宜饭后1小时服；病在下焦，宜饭前1小时服；急性重病不拘时服；慢性病定时服；滋补药宜在饭前服；驱虫药和泻下药宜在空腹时服；安神药宜睡前服；健胃药和对胃肠道刺激性较大的药物宜在饭后服；活血清热药宜饭后半小时服，以减少对胃的刺激性。故A选项不正确。

4. ABCE　凡规定检查含量均匀度的颗粒剂，不再进行装量差异的检查，但其他颗粒剂均需进行装量差异检查。故D选项错误。

四、胶囊剂

（一）最佳选择题

1. E　甘油作为增塑剂，可增加囊壳的韧性与可塑性。

2. E　O/W型乳剂会失水破坏，不宜作为软胶囊

的填充物，故选项E内容错误。

3. E　硬胶囊的崩解时限为30分钟，软胶囊的崩解时限为1小时，故选项E内容错误。

4. C　本品黄连的主要活性成分为小檗碱等生物碱，黄芩的主要活性成分为黄芩苷等黄酮类成分，两者共煎煮会产生共沉淀现象，影响其体内吸收和生物有效性，因此，制备时采取分别煎煮，浸膏粉分别制粒的方式。

（二）配伍选择题

[1～5]　**DACEB**　二氧化钛在明胶空心胶囊中作遮光剂。甘油、山梨醇、羧甲纤维素钠在明胶空心胶囊中作增塑剂。十二烷基磺酸钠在明胶空心胶囊中作增光剂。对羟基苯甲酸酯类，如羟苯甲酯、羟苯乙酯等在明胶空心胶囊中作防腐剂。琼脂在明胶空心胶囊中作增稠剂。

[6～7]　**EB**　硬胶囊的崩解时限为30分钟，软胶囊的崩解时限为1小时。

（三）综合分析选择题

1. B　明胶是空胶囊囊壳的主要囊材。另外，还要加入适当的辅料，以满足制备和不同产品的要求，保证囊壳的质量要求。

2. E　明胶空心胶囊的干燥失重应控制在12.5%～17.5%。

3. C　明胶空心胶囊中铬的含量不得过百万分之二。

（四）多项选择题

1. ABCD　胶囊剂可制成不同释药速度和释药方式的胶囊剂，实现定时定位释放药物，故E选项错误。

2. ACD　刺激性强的易溶性药物，因其在胃中溶解后局部浓度过高而对胃黏膜产生较强刺激性，故是不宜制成胶囊剂的药物（故B选项错误）。吸湿性强的药物，可使胶囊壁干燥变脆，也是不宜制成胶囊剂的药物（故E选项错误）。其他选项均正确。

3. ABCD　软胶囊又称胶丸，可用滴制法或压制法制备（故E选项错误）。

4. DE　二氧化钛为遮光剂，可防止光对药物氧化的催化，增加光敏性药物的稳定性（故D选项错误）。十二烷基磺酸钠为增光剂，可增加囊壳的光泽，不具有调整胶囊剂口感的作用（故E选项错误）。

5. CE　软胶囊填充药物为混悬液时，分散介质常用植物油或PEG 4000。

6. CDE 缓释胶囊应符合缓释制剂的有关要求并应进行释放度检查。控释胶囊应符合控释制剂的有关要求并应进行释放度检查。肠溶胶囊应符合迟释制剂的有关要求，并进行释放度检查。

7. CDE 部分散剂既可内服，又可外用，应用时分别按照相应用法的要求合理使用（故 A 选项错误）。可溶颗粒、泡腾颗粒应加温开水冲服，切忌放入口中用水送服（故 B 选项错误）。

五、丸剂

（一）最佳选择题

1. B 蜜丸系指饮片细粉以炼蜜为黏合剂制成的丸剂。其中每丸重量在 0.5g（含 0.5g）以上的称大蜜丸。

2. E 每丸重量在 0.5g 以下的称小蜜丸。

3. E 蜡丸在体内不溶散，缓慢持久释放药物而延长药效，与现代骨架型缓释、控释制剂系统相似。毒性或刺激性强的药物，制成蜡丸可减轻毒性和刺激性。

4. D 滴丸剂可选用不同基质制成不同释药速度的制剂（如缓释、控释制剂）。

5. E 糖丸味甜，易溶化，适合于儿童用药，多用于疫苗制剂。

6. E 蜂蜜需经炼制，其目的在于：除去杂质、破坏酶类、杀灭微生物、降低水分含量、增加黏性等。

7. D 中蜜（又称炼蜜）的标准：炼制温度为 $116 \sim 118^\circ C$，含水量为 14% ~ 16%，相对密度为 1.37 左右。

8. A 中蜜炼制时表面翻腾"鱼眼泡"（黄色均匀而有光泽的气泡）。手指捻有黏性，但两指分开时，指间无长白丝出现。老蜜炼制时表面出现"牛眼泡"（较大的红棕色气泡），能"滴水成珠"（滴入冷水呈球形而不散）。手指捻黏性强，两指分开时，有白色长丝（俗称"打白丝"）。故 BCD 选项均为老蜜炼制时的术语。E 选项为干扰项。

9. E 除另有规定外，大蜜丸及研碎、嚼碎后或用开水、黄酒等分散后服用的丸剂不检查溶散时限。

10. C 方中芒硝主要成分为 $Na_2SO_4 \cdot 10H_2O$，极易溶于水。以芒硝水溶液泛丸，既能使之成型，又能起治疗作用，故 C 选项叙述错误。

11. D 葛根芩连丸为深棕褐色至类黑色的浓缩水丸，采用泛制法制备。

（二）配伍选择题

[1~4] ADEC 饮片细粉以水或黄酒、醋等为黏合剂制成的丸剂是水丸。饮片细粉以炼蜜为黏合剂制成的丸剂是蜜丸。在体内不溶散，缓慢释放药物的剂型是蜡丸。浓缩丸系指饮片或部分饮片提取浓缩后，与适宜的辅料或其余饮片细粉，以水、炼蜜或炼蜜和水为黏合剂制成的丸剂。根据所用黏合剂的不同，分为浓缩水丸、浓缩蜜丸和浓缩水蜜丸。

[5~6] BD 滴丸基质有水溶性和非水溶性两大类。①水溶性基质：常用的有聚乙二醇类（如聚乙二醇6000、聚乙二醇4000 等）、泊洛沙姆、硬脂酸聚烃氧（40）酯（商品名 S－40）、明胶、甘油明胶、硬脂酸钠等；②非水溶性基质，常用的有硬脂酸、单硬脂酸甘油酯、氢化植物油、虫蜡、蜂蜡、十八醇等。

[7~9] BDC 常见的药物衣有朱砂衣（镇静、安神、补心类药物常用）、黄柏衣（利湿、渗水、清下焦湿热药物常用）、雄黄衣（解毒、杀虫类药物常用）、青黛衣（清热解毒类药物常用）、百草霜衣（清热解毒类药物常用）等。

[10~13] BCDD 除另有规定外，蜜丸和浓缩蜜丸中所含水分不得过 15.0%；水蜜丸和浓缩水蜜丸不得过 12.0%；水丸、糊丸、浓缩水丸不得过 9.0%。

（三）综合分析选择题

1. E 水丸较易溶散，吸收、显效较快。

2. E 除发挥润湿、诱导药粉黏性作用外，醋有助于增加药粉中生物碱类成分的溶出，利于吸收，提高药效。同时醋味酸、苦，性温，具有活血散瘀、理气止痛、行水消肿、矫味矫臭及引药入肝等作用，因此当入肝经、活血散瘀止痛的药物制备水丸时，常选用米醋作赋形剂。故 E 选项正确。

3. C 聚乙二醇类（如聚乙二醇6000、聚乙二醇4000 等）常作为滴丸的水溶性基质。故 C 选项正确。

4. E 题干中描述的为茯苓饮片材的性状特征。故 E 选项正确。

5. D 橙皮苷为黄酮类化合物（二氢黄酮类的代表性成分）。

6. A 厚朴生品辛味峻烈，对咽喉有刺激性，故一般内服都不生用。姜厚朴可消除对咽喉的刺激性，并可增强宽中和胃的功效。

7. B 炮制萸黄连时，取吴茱萸加适量水煎煮，取汁去渣，煎液与黄连片拌匀，稍闷润，待药液被吸尽后，置炒制容器内，用文火加热，炒干，取出晾凉，筛去碎屑。每 100kg 黄连片，用吴茱萸 10kg。故

B 选项叙述有误。

8. D 香连丸为水丸剂型，除另有规定外，小蜜丸、水蜜丸和水丸应在 1 小时内全部溶散。故 D 选项正确。

9. A 萸黄连的中柱鞘纤维束为鲜黄色，纤维壁稍厚，纺锤形或梭形，纹孔明显。故 A 选项正确。

(四) 多项选择题

1. ABCDE 传统的丸剂由于制作方法和功效不同，在服用时也有一定的差别。此外，部分中成药丸剂为增强疗效，可采用药饮送服。本题中选项均正确。

2. ACDE 选用不同基质，可制成不同释药速度的滴丸制剂（如缓释制剂、控释制剂等），故 B 选项错误。

3. ABCDE 丸剂的包衣有药物衣、保护衣和肠溶衣。保护衣常见的有薄膜衣、糖衣、有色糖衣、明胶衣等。

4. ABCDE 丸剂的药物衣有朱砂衣、黄柏衣、雄黄衣、青黛衣、百草霜衣。

5. AD 丸剂的包衣：①药物衣：朱砂衣（镇静、安神、补心类药物常用）、黄柏衣（利湿、渗水、清下焦湿热的药物常用）、雄黄衣（解毒、杀虫类药物常用）、青黛衣（清热解毒类药物常用）、百草霜衣（清热解毒类药物常用）等；②保护衣（薄膜衣、糖衣、有色糖衣、明胶衣）；③肠溶衣（聚丙烯酸树脂Ⅰ号、聚丙烯酸树脂Ⅱ号、聚丙烯酸树脂Ⅲ号，纤维醋法酯）。

六、片剂

(一) 最佳选择题

1. C 片剂制备多需加用赋形剂，且经压制成型，其溶出度稍差于胶囊剂及散剂，有时可能影响其生物利用度。故选 C。

2. B 分散片系指在水中能迅速崩解并均匀分散的片剂。分散片中的原料药物应是难溶性的，另加高效崩解剂及亲水性高黏度溶胀辅料制成。分散片可加水分散后口服，也可将分散片含于口中吮服或吞服。

3. E 可溶片系指临用前能溶于水的非包衣片或薄膜包衣片剂。可溶片应溶解于水中，溶液可呈轻微乳光。可供口服、外用、含漱等用。

4. D 半浸膏片系指将处方部分饮片细粉与其余药料制得的稠膏混合制成的片剂。

5. E 甘露醇为白色结晶性粉末，清凉味甜，易溶于水；无引湿性，可压性好，是口含片的主要稀释剂和矫味剂，亦可作为咀嚼片的填充剂和黏合剂。

6. D 咀嚼片系指于口腔中咀嚼后吞服的片剂，一般应选择甘露醇、山梨醇、蔗糖等水溶性辅料作填充剂和黏合剂。

7. B 糊精常与淀粉配合用作片剂或胶囊剂的稀释剂。

8. C 作为润湿剂，乙醇的浓度应视药物和辅料的性质及环境温度而定，**常用浓度为 30% ~ 70% 或更高。**

9. B 泡腾崩解剂为碳酸氢钠（或碳酸钠）与有机酸（枸橼酸或酒石酸等）组成的崩解剂，遇水产生二氧化碳气体而使片剂崩解。

10. C 羧甲淀粉钠（CMS - Na）为淀粉在碱性条件下与氯乙酸作用生成的淀粉羧甲基醚的钠盐，能分散于水中，形成凝胶；在醇中溶解度约为 2%，不溶于其他有机溶剂；在水中的体积能膨胀 300 倍，**是优良的崩解剂。**

11. D 片剂常用的润滑剂有硬脂酸、滑石粉、聚乙二醇、十二烷基硫酸钠、微粉硅胶等，故本题正确答案为 D 选项。淀粉、糊精、糖粉等常作为稀释剂、吸收剂，微晶纤维素常可作片剂的黏合剂、崩解剂、助流剂和稀释剂。

12. D 润滑剂应压片前加入。

13. D 聚乙二醇 4000 为水溶性润滑剂，适用于可溶片或泡腾片。

14. B 阴道泡腾片应检查发泡量，除另有规定外，供试品 10 片，依法检查，平均发泡体积应不小于 6ml，且少于 4ml 的不得超过 2 片。

15. D 阴道片应检查融变时限。

16. A 分散片、以难溶性原料药物制成的口崩片应进行溶出度检查，并符合各品种项下规定。

17. B 规定检查溶出度、释放度的片剂，一般不再进行崩解时限检查。

18. A 小剂量片剂需要进行含量均匀度检查。

19. C 浸膏（半浸膏）片应在 1 小时内全部崩解。

20. C 舌下片含后 30 分钟内不宜马上饮水或饮食，故 C 选项错误。

(二) 配伍选择题

[1 ~ 3] CED 处方中含有较多挥发油液体成分，压片需加入吸收剂。主药剂量小于 0.1g，压片困难者需加入稀释剂。各类片剂压片前需加入润滑剂。

[4 ~ 7] AECB 常作为崩解剂的有干燥淀粉、

羧甲淀粉钠、低取代羟丙纤维素。常作为润湿剂的是水。常作为填充剂的是乳糖。常作为润滑剂的是硬脂酸镁。羟丙甲纤维素常作为黏合剂，兼有崩解作用。

[8～13] **ABDBEE** 普通片剂崩解时限为 15 分钟。泡腾片崩解时限为 5 分钟。糖衣片崩解时限为 60 分钟。舌下片崩解时限为 5 分钟。药材原粉片崩解时限为 30 分钟。浸膏片崩解时限为 60 分钟。口崩片应在 60 秒杀内全部崩解。分散片应在 3 分钟内全部崩解。可溶片应在 3 分钟内全部崩解。

(三) 综合分析选择题

1. **D** 片剂特点之一为片内药物均匀、含量差异小。

2. **E** 舌下片无首过效应。

3. **B** 中药片剂按其原料特性不同可分为全粉片、浸膏片、半浸膏片。半浸膏片系指将处方部分饮片细粉与其余药料制得的稠膏混合制成的片剂。

4. **A** 浸膏黏性太大或含浸膏量多而制片困难者应选用稀释剂。

(四) 多项选择题

1. **ABCDE** 口服片系指经口服，在胃肠道崩解、吸收而发挥局部或全身治疗作用的片剂。题目中各选项均正确。

2. **ABCDE** 舌下片系指置于舌下能迅速溶化，药物经舌下黏膜吸收发挥全身作用的片剂。舌下片中的原料药物应易于黏膜吸收，主要适用于急症的治

疗。题目中各选项均正确。

3. **ABCDE** 稀释剂与吸收剂统称为填充剂。淀粉、糊精、预胶化淀粉、糖粉、乳糖、甘露醇、硫酸钙、磷酸氢钙、微粉硅胶、氧化镁、碳酸钙、碳酸镁等均可作为填充剂。

4. **ABC** 稀释剂适用于主药剂量小于 0.1g，或浸膏黏性太大，或含浸膏量多而制片困难者。

5. **AD** 除口含片、舌下片、缓释片、咀嚼片等，一般片剂均需加崩解剂。

6. **ABCD** 片剂包衣的作用有：①隔绝空气，避光，防潮，提高药物的稳定性；②掩盖药物的不良气味，增加患者的顺应性；③控制药物在胃肠道内定位释放。包肠溶衣可避免药物对胃的刺激，防止胃酸或胃酶对药物的破坏。包结肠定位肠溶衣可在结肠定位释放药物，治疗结肠部位疾病；④包缓释或控释衣，改变药物释放速度，减少服药次数，降低不良反应；⑤隔离有配伍禁忌的成分，避免相互作用，有助复方配伍；⑥改善外观，使片剂美观，且便于识别。

7. **ABD** 除另有规定外，咀嚼片、以冷冻干燥法制备的口崩片以及规定检查溶出度、释放度的片剂，一般不再进行崩解时限检查。故 C、E 选项错误。

8. **ABD** 缓释片、控释片和肠溶片以及经肠溶材料包衣的颗粒制成的口崩片应进行释放度检查，并符合各品种项下的规定。

第二节 浸出制剂

一、汤剂

(一) 最佳选择题

1. **B** 质地坚硬、有效成分不易煎出的矿物类药材需要先煎，故 B 选项正确。

2. **D** 服药后易呕吐者宜凉服，故 D 选项正确。

(二) 多项选择题

1. **CDE** 汤剂、合剂是以水为溶剂的浸出制剂（故 A、B 选项错误）。

2. **ABCE** 汤剂不需要加防腐剂（故 D 选项错误）。

3. **ABCD** 煎煮火候应沸前武火，沸后文火（故 E 选项错误）。

4. **ABCDE** 需要先煎的有：①质地坚硬、有效成分不易煎出的矿物类、贝壳甲骨类中药饮片，如水牛

角、珍珠母、牡蛎、寒水石等；②先煎、久煎方能去除毒性或减轻毒性的有毒中药，如乌头、附子、商陆等。

5. **ABCDE** 需要后下的有：①含挥发油较多的气味芳香的中药饮片，如青蒿、薄荷、细辛等；②含有热敏性成分的中药饮片，如钩藤、大黄、番泻叶等。

6. **ABCDE** 需要包煎的有：①花粉类中药，如蒲黄；②细小种子类中药，如菟丝子、葶苈子、苏子等；③易沉淀于锅底的中药细粉，如六一散、黛蛤散等；④煎煮时易糊化、粘锅焦化的含淀粉和黏液质较多的中药，如车前子、浮小麦等；⑤含附着绒毛较多的中药，如旋覆花等。

二、合剂

(一) 最佳选择题

A 合剂的组方固定，不能像汤剂一样随证加减，

故选 A。

（二）配伍选择题

[1~2] DA　合剂可以根据需要加入适宜的附加剂。在制剂确定处方时，该处方的抑菌效力应符合《中国药典》抑菌效力检查法的规定，山梨酸和苯甲酸的用量不得超过 0.3%（其钾盐、钠盐的用量分别按酸计），羟苯酯类的用量不得超过 0.05%。

（三）综合分析选择题

1. E　甘草酸为三萜皂苷类化合物。

2. B　合剂中若加糖浆，除另有规定外，含糖量一般不高于 20%（g/ml）。

三、糖浆剂

（一）最佳选择题

1. A　单糖浆浓度为 85%（g/ml）。

2. B　乙醇含量不属于糖浆剂质量检查项目。

3. D　糖浆剂根据需要可加入适宜的附加剂，如需加入抑菌剂，**山梨酸和苯甲酸的用量不得过 0.3%**（其钾盐、钠盐的用量分别按酸计），羟苯酯的用量不得过 0.05%。防腐效果还与糖浆剂的 pH 相关。例如，在含糖 40%~80%（g/ml）的糖浆剂中用**枸橼酸调节 pH 为 3.0~3.5 时**，苯甲酸对霉菌和酵母菌的抑制作用较强，而山梨酸的最适 pH 为 4.4~4.8。故 D 选项正确。

4. C　糖浆剂含蔗糖量应不低于 45%（g/ml）。

（二）多项选择题

1. ABCDE　单糖浆既是药用糖浆的原料，又可用作其他口服液体制剂的矫味剂、助悬剂，还可作为丸剂、片剂的黏合剂等。高浓度糖浆还是包糖衣的主要材料。

2. BCDE　糖浆剂含蔗糖量应不低于 45%（g/ml）。

四、煎膏剂

（一）最佳选择题

1. B　煎膏剂系指中药饮片用水煎煮，煎液浓缩，加炼蜜或炼糖（或转化糖）制成的半流体制剂。

2. D　按照《中国药典》规定，煎膏剂需进行不溶物等检查。

3. C　煎膏剂含糖浓度高，制备时常常因为炼糖程度把握不好导致成品放置过程中析出糖的结晶，俗称"返砂"。"返砂"后的煎膏剂属于质量不稳定，不宜使用。

4. A　按照《中国药典》要求，除另有规定外，煎膏剂应检查相对密度、不溶物、装量及微生物限度。但加饮片细粉的煎膏剂，不检查相对密度。

5. B　煎膏剂可加入药粉，除另有规定外，一般应加入细粉，故 A 选项错误。"返砂"后的煎膏剂属于质量不稳定，不宜使用，故 C 选项错误。除另有规定外，煎膏剂应密封，置阴凉处贮存，而非常温贮存，故 D 选项错误。煎膏剂中加入炼蜜或炼糖（或转化糖）的量，一般不超过清膏量的 3 倍，故 E 选项错误。

6. E　益母草膏为煎膏剂。

（二）多项选择题

1. ABD　煎膏剂多采用煎煮法制备，不适合含挥发性成分的药物（故 C、E 选项错误）。

2. ABCD　煎膏剂中加入炼蜜或糖（或转化糖）的量，一般不超过清膏量的 3 倍（故 E 选项错误）。其他选项均正确。

3. ABD　蜜丸系指饮片细粉以炼蜜为黏合剂制成的丸剂。煎膏剂系指中药饮片用水煎煮，煎液浓缩，加炼蜜或炼糖（或转化糖）制成的半流体制剂，俗称膏滋。水丸系指饮片细粉以水（或根据制法用黄酒、醋、稀药汁、糖液、含 5% 以下炼蜜的水溶液等）为黏合剂制成的丸剂，习称水泛丸。滴丸系指原料药与适宜的基质加热熔融混匀，滴入不相混溶、互不作用的冷凝介质中制成的球形或类球形制剂。糖浆剂系指含有原料药物的浓蔗糖水溶液。滴丸及糖浆剂一般均不使用蜂蜜作为辅料。

五、茶剂

（一）最佳选择题

1. B　《中国药典》规定，不含糖块状茶剂以及袋装茶剂与煎煮茶剂的水分不得过 12.0%。

2. E　《中国药典》规定，含糖块状茶剂的水分不得过 3.0%。

3. C　茶剂泡服时应结合所含活性成分的性质选择适宜的水温，一般采用温开水泡服，含挥发性成分较多的应用 60℃ 以下温水泡服，加水量一般为 200~300ml。

（二）多项选择题

1. ABDE　袋泡茶应能在较短时间内浸出有效成分，味厚、质坚及滋补性等饮片一般不宜制成袋泡茶（故 C 选项错误）。

2. ABCDE　按照《中国药典》规定的方法检查，茶剂应检查水分、溶化性、重量差异、装量差异、微生物限度等项目。

六、酒剂

（一）最佳选择题

1. D 酒剂可用浸渍法、渗漉法或其他适宜方法制备。

2. E 酒剂内服应注意用量，儿童、孕妇、心脏病及高血压患者不宜服用。

3. D 舒筋活络酒为酒剂，按照《中国药典》的要求，需检查含醇量。

4. E 除另有规定外，酒剂中含甲醇量不得过 0.05%（ml/ml）。

（二）多项选择题

1. ABCE 内服药酒应以谷类酒为原料（故 D 选项错误）。其他选项均正确。

2. ABCDE 按照《中国药典》规定的方法检查，酒剂的总固体、乙醇量、甲醇量、装量及微生物限度等均应符合有关规定。

七、酊剂

（一）最佳选择题

1. B 酊剂系指原料药物用规定浓度的乙醇提取或溶解而制成的澄清液体制剂，也可用流浸膏稀释制成。

2. E 酒剂应检查总固体、甲醇量、乙醇量、装量及微生物限度等（故 A 选项错误）。除另有规定外，酊剂的浓度要求为每 100ml 相当于原饮片 20g（故 B 选项错误）。酊剂应澄清，久置允许有少量摇之易散的沉淀（故 C 选项错误）。酊剂应检查微生物限度（故 D 选项错误）。

3. B 藿香正气水属于酊剂，按照《中国药典》规定的方法检查，乙醇量应符合规定。

4. E 除另有规定外，酊剂中含甲醇量不得过 0.05%（ml/ml）。

（二）配伍选择题

[1～2] BD 除另有规定外，普通药物酊剂，每 100ml 相当于原饮片 20g；含有毒性药的酊剂，每 100ml 应相当于原饮片 10g。

[3～4] DA 酊剂可用溶解法、稀释法、浸渍法或渗漉法制备。煎膏剂用水煎煮法制备。

（三）综合分析选择题

1. A 生苍术温燥而辛烈，燥湿、祛风、散寒力强。用于风湿痹痛，肌肤麻木不仁，腰膝疼痛，风寒感冒，肢体疼痛，湿温发热，肢节酸痛。麸炒后，苍术辛味减弱，燥性缓和，气变芳香，增强了健脾和胃的作用，用于脾胃不和、痰饮停滞、脘腹痞满、青盲、雀目。

2. C 该饮片为白芷。白芷饮片为类圆形的厚片，外表皮灰棕色或黄棕色，切面白色或灰白色，显粉性，形成层环棕色，近方形或近圆形，皮部散有多数棕色油点，气芳香，味辛、微苦。

3. D 藿香正气水为酊剂。

八、流浸膏剂与浸膏剂

（一）最佳选择题

1. B 根据溶剂不同，流浸膏剂与浸膏剂有以水为溶剂制备而成和以乙醇为溶剂制备而成之分，其中大多以不同浓度的乙醇为溶剂，以水为溶剂者较少。

2. E 除另有规定外，流浸膏剂用渗漉法制备，也可用浸膏剂稀释制成。浸膏剂用煎煮法、回流法或渗漉法制备。

3. E 除另有规定外，流浸膏剂系指每 1ml 相当于饮片 1g 者；浸膏剂分为稠膏和干膏两种，每 1g 相当于饮片 2～5g。故 E 选项正确。

4. E 除另有规定外，流浸膏剂中含甲醇量不得过 0.05%（ml/ml）。

（二）配伍选择题

[1～2] DC 除另有规定外，流浸膏剂系指每 1ml 相当于饮片 1g 者；浸膏剂分为稠膏和干膏两种，每 1g 相当于饮片 2～5g。

（三）多项选择题

1. CE 酒剂和酊剂需检查含醇量。

2. AE 按照《中国药典》规定的方法检查，流浸膏剂和浸膏剂的装量、微生物限度应符合规定。故选择 A、E 项。含有乙醇的流浸膏剂的乙醇量、甲醇量应符合规定，故含醇量检查不属于此两种剂型均需检查的项目，D 选项干扰性较强。

第三节　液体制剂

一、基本要求

（一）最佳选择题

1. B　吐温 80 属于非离子型表面活性剂。

2. C　溶液剂的粒径 <1nm，高分子溶液的粒径 1~100nm，溶胶的粒径 1~100nm，乳浊液的粒径 >100nm，混悬液的粒径 >500nm。

3. E　本类表面活性剂中亲水、亲油基团对油和水的综合亲和力，称为亲水亲油平衡值（HLB）。

4. A　本类表面活性剂起表面活性作用的是阴离子。主要包括高级脂肪酸盐（肥皂类）、硫酸化物以及磺酸化物。

5. B　阳离子型表面活性剂分子结构中起表面活性作用的是阳离子，具有良好的表面活性和杀菌作用。常用的有苯扎氯铵（洁尔灭）、苯扎溴铵（新洁尔灭）等。

（二）配伍选择题

[1~5] ABCDE　HLB 值在 1~3 的表面活性剂适合用作消泡剂。HLB 值在 3~8 的表面活性剂适合用作 W/O 型乳化剂。HLB 值在 7~9 的表面活性剂适合用作润湿剂。HLB 值在 8~16 的表面活性剂适合用作 O/W 型乳化剂。去污剂最适宜表面活性剂的 HLB 值为 13~16。HLB 值在 15~18 的表面活性剂适合用作增溶剂。

（三）多项选择题

1. ABCDE　液体制剂具有：①分散度大、吸收快、作用较迅速；②易控制药物浓度，可减少固体药物口服后由于局部浓度过高而引起胃肠道刺激；③便于分剂量和服用，尤其适用于儿童及老年患者等优点。但液体制剂稳定性较差，贮藏、运输不方便。选项 B 是液体制剂的定义，正确。

2. ABCDE　根据分散介质中药物粒子大小不同，液体制剂分为真溶液、胶体溶液、乳状液和混悬液四种分散体系，其中，胶体溶液又分为高分子溶液剂和溶胶剂。

3. ABC　乳状液为非均相分散体系（故 D 选项错误）。混悬液为热力学和动力学不稳定体系（故 E 选项错误）。

4. ABCDE　苯甲酸、苯甲酸钠、山梨酸钾等均为常用的防腐剂。此外，含 20% 以上的乙醇、含 30% 以上的甘油、中药中很多挥发油等均有防腐效力。注射剂中常加苯甲醇等作防腐剂之用。故本题选项均正确。

5. ABCE　表面活性剂常用做增溶剂、乳化剂、润湿剂、起泡剂、消泡剂以及去污剂、抑菌剂或消毒剂等，故 D 选项错误。

二、溶液剂

（一）最佳选择题

1. D　根据分散相不同，溶液剂可分为低分子溶液剂、高分子溶液剂和溶胶剂。低分子溶液剂为均相液体制剂，所形成的分散体系均匀、透明并能通过半透膜。常用的有溶液剂、芳香水剂、甘油剂、醑剂等。高分子溶液剂系指高分子化合物溶解于溶剂中制成的均匀分散的液体制剂。溶胶剂系指固体药物以多分子聚集体分散于水中形成的非均相的液体制剂，亦称为疏水胶体溶液。故 D 选项正确。

2. B　高分子溶液中分子周围的水化膜可阻碍质点的相互聚集。水化膜的形成是决定其稳定性的主要因素，任何能破坏分子周围水化膜形成的因素均会影响高分子溶液稳定性。

（二）多项选择题

1. ACDE　真溶液型液体制剂主要有溶液剂、芳香水剂、甘油剂、醑剂等。

2. BCDE　溶胶剂具有极大的分散度，分散相质点与溶剂之间存在相界面，属热力学不稳定体系（故 A 选项错误）。其他选项均正确。

3. AC　薄荷油在水中的溶解度为 0.05%，滑石粉作为薄荷油的分散剂，共研时可使挥发油吸附在滑石粉颗粒周围，加水振摇时，易使挥发油均匀分布于水中以增加溶解度。同时滑石粉还具有吸附作用，过量的挥发油过滤时因吸附在滑石粉表面而被去除。

4. ABCD　碘在甘油中的溶解度约为 1.0%，加入碘化钾与碘形成可溶性络合物而助溶，并可提高碘的稳定性。甘油作为碘的溶剂可缓和碘对黏膜的刺激性，甘油可使药物滞留皮肤、黏膜而延长疗效。本品临床应用时不宜用水稀释，以免增加刺激性。故 E 选项错误。

三、乳剂

（一）最佳选择题

1. C　乳剂在放置过程中，分散相乳滴合并且与连续相分离成不相混溶的两层液体的现象称为破裂。

2. E 羟苯乙酯的作用是防腐剂。

（二）配伍选择题

[1~4] ABEC 乳剂在放置过程中，乳滴逐渐聚集在上层或下层的现象称为分层。由于ζ电位降低促使液滴聚集，出现乳滴聚集成团的现象称为絮凝。乳剂受外界因素及微生物作用，使体系中油相或乳化剂发生变质的现象称为酸败。由 O/W 型乳剂转变为 W/O 型乳剂或出现相反的变化称为转相。

（三）多项选择题

1. ABCDE 乳剂属热力学和动力学不稳定的非均相体系，由于分散体系及外界条件的影响常常出现分层、絮凝、转相、合并、破裂和酸败等不稳定现象。

2. ABCDE 影响乳剂稳定性的因素包括乳化剂的性质、乳化剂的用量、分散相的浓度、分散介质的黏度、乳化及贮藏时的温度、制备方法及乳化器械以及其他（如微生物的污染）等。

四、混悬剂

（一）最佳选择题

1. B 影响混悬型液体制剂稳定性的主要因素与压力无关。

2. E 口服混悬剂沉降体积比应不低于0.90。

3. B 羧甲纤维素钠在处方中的作用是助悬剂。

（二）配伍选择题

[1~2] AE 吐温类物质在混悬液型液体制剂中常作为润湿剂。枸橼酸盐在混悬液型液体制剂中常作为絮凝剂。

[3~5] EEB 薄荷水、碘甘油均为低分子溶液剂，炉甘石洗剂为混悬剂。

（三）多项选择题

1. ABC 剧毒药或剂量小的药物不应制成混悬液（故 D、E 选项错误）。

2. ACDE 为了增加混悬型液体制剂的物理稳定性，在制备时需加入能使混悬剂稳定的附加剂，包括助悬剂、润湿剂、絮凝剂和反絮凝剂等（B 选项错误）。

3. ABD 温度影响药物微粒的溶解与结晶过程，可能导致结晶长大、晶型转变。因此混悬液一般应贮藏于阴凉处（故 C 选项错误）。由 Stokes 公式可知，微粒沉降速度 V 与微粒半径的平方 r^2 成正比，因此减小微粒粒径才能提高稳定性（故 E 选项错误）。其他选项均正确。

第四节 注射剂

一、基本要求

（一）最佳选择题

1. B 皮内注射的注射部位在表皮与真皮之间。一次注射量为 0.2ml 以下。

2. E 肌内注射的注射部位在肌肉组织，一次注射量为 5ml 以下。

3. C 油溶液和混悬液或乳状液易引起毛细血管栓塞，一般不宜静脉注射，但平均直径小于 1μm 的乳状液，可作静脉注射。

4. D 脊椎腔注射：注射部位在脊椎四周蛛网膜下腔内，一次注射量在 10ml 以下。

5. D 按《中国药典》规定，中药注射剂中重金属及其有害元素残留量需进行检查，按各品种项下每日最大使用量计算，铅不得超过 12μg，镉不得超过 3μg，砷不得超过 6μg，汞不得超过 2μg，铜不得超过 150μg。

（二）多项选择题

ABCDE 用于静脉注射、静脉滴注、鞘内注射、椎管内注射的溶液型注射液、注射用无菌粉末及注射用浓溶液，按《中国药典》规定，需进行不溶性微粒检查，应符合规定。

二、可灭菌小容量型注射液

（一）最佳选择题

1. B 注射用水为纯化水经蒸馏所得到的水，应符合细菌内毒素试验要求。故 B 选项错误。

2. E 注射用水为纯化水经蒸馏所得到的水。注射用水可作为配制注射剂、滴眼剂等的溶剂或稀释剂及容器的精洗，不能用于注射用灭菌粉末的溶剂或注射剂的稀释剂。故 E 选项错误。

3. C 注射用水可作为配制注射剂、滴眼剂等的溶剂或稀释剂及容器的精洗。

4. A 亚硫酸钠、亚硫酸氢钠和焦亚硫酸钠等为注射剂常用的抗氧剂。

5. E 有些注射剂，常因药液中含有微量金属离子的存在，而加速主药的氧化、变质，可加入能与金属离子络合的络合物，使与金属离子生成稳定的水溶性络合物，阻止其促进氧化，使药液稳定。常用的金属离子络合剂有乙二胺四乙酸（EDTA）、乙二胺四乙酸二钠（EDTA－2Na）等。

6. D 常用的调节注射剂渗透压的附加剂有氯化钠、葡萄糖等。

7. C 为减轻注射时的疼痛而加入的附加剂称为止痛剂，一般用于肌内或皮下注射的注射剂。常用的止痛剂有三氯叔丁醇、盐酸普鲁卡因、盐酸利多卡因等。

8. B 药剂学上的"热原"通常是指细菌性热原，是微生物的代谢产物或尸体，注射后能引起特殊的致热反应。大多数细菌和许多霉菌甚至病毒均能产生热原，致热能力最强的是革兰阴性杆菌所产生的热原。

9. E 中药注射剂应单独使用，禁忌与其他药品配伍使用。

（二）配伍选择题

[1～3] BDE 苯酚、甲酚、三氯叔丁醇、硫柳汞等为常用的抑菌剂。氯化钠、葡萄糖等常用做注射剂的调节渗透压的附加剂。枸橼酸、氢氧化钠、氢氧化钾、碳酸氢钠、缓冲剂磷酸氢二钠和磷酸二氢钠等常用作注射剂的 pH 调节剂。

（三）多项选择题

1. ABCDE 注射剂中污染热原的途径主要有：①溶剂是热原污染的主要途径。若蒸馏设备结构不合理、操作或贮存不当均易被热原污染；②原辅料本身质量不佳，贮藏时间过长或包装不符合要求甚至破损，均能受到微生物污染而产生热原。以中药为原料的制剂，原料中带有大量的微生物，提取处理的条件不当也容易产生热原；③注射剂制备时所用的用具、管道、装置、灌装注射剂的容器等接触药液的一切器具，使用前清洗不彻底或灭菌不完全，均可污染热原；④制备过程中环境的洁净级别达不到规定要求、工作人员未严格执行操作规程或操作时间过长、灭菌不及时或灭菌不彻底、包装不严密等，都可能使注射剂污染热原；⑤临床应用过程，多数由于临床使用注射器具（输液瓶、乳胶管、针头与针筒等）的污染所致。

2. ACD 热原系指注射后能引起恒温动物体温异常升高的致热物质。广义的热原包括细菌性热原、内源性热原、内源性低分子热原及化学性热原等。药剂学上的"热原"通常是指细菌性热原，是微生物的代谢产物或尸体，注射后能引起特殊的致热反应。大多

数细菌和许多霉菌甚至病毒均能产生热原，致热能力最强的是革兰阴性杆菌所产生的热原。内毒素是产生热原反应的最主要致热物质。内毒素由磷脂、脂多糖和蛋白质所组成的复合物，存在于细菌的细胞膜与固体膜之间，其中脂多糖是内毒素的主要成分，具有特别强的致热活性。

3. ACD 内毒素是产生热原反应的最主要致热物质。内毒素是由磷脂、脂多糖和蛋白质所组成的复合物。

4. ABCDE 去除热原的方法包括高温法、酸碱法、吸附法、离子交换法、凝胶滤过法、超滤法、反渗透法等。

5. ABCDE 注射剂常用的附加剂有增溶剂、助悬剂、乳化剂、抗氧剂、抑菌剂、调节 pH 的附加剂、调节渗透压的附加剂以及止痛剂等。

6. AB 常用的调节渗透压的附加剂有氯化钠、葡萄糖等。

7. ABDE 静脉给药与脑池内、硬膜外、椎管内用的注射液均不得加抑菌剂。

三、输液剂

（一）最佳选择题

A 输液剂系指由静脉滴注输入体内的大容量（一般不小于 100ml，生物制品一般不小于 50ml）注射液。

（二）多项选择题

ABCDE 输液剂用药剂量大且直接静脉注入，其质量要求比普通注射剂更为严格。①输液剂的 pH 接近人体血液的 pH，pH 过低或过高易引起酸、碱中毒；②除另有规定外，输液应尽可能与血液等渗；③输液剂应澄明，不得含有肉眼可见的异物，同时还要控制微粒数。静脉用乳状液型注射液中 90% 的乳滴粒径应在 1μm 以下，不得有大于 5μm 的乳滴；④输液剂应无菌、无热原、无毒性输入体内后不应引起血象异常变化，不得有溶血、过敏和肝肾损害等毒副作用；⑤输液剂中不得添加任何抑菌剂。

四、注射用无菌粉末

多项选择题

ABCDE 注射用无菌粉末除应符合《中国药典》对注射用原料药物的各项规定外，还应符合下列要求：①粉末无异物，配成溶液后可见异物检查合格；②粉末细度或结晶度应适宜，便于分装；③无菌、无热原。

第五节 外用制剂

一、基本要求

（一）最佳选择题

1. E 外用膏剂透皮吸收的途径有完整的表皮、毛囊、皮脂腺和汗腺等皮肤的附属器官。一般认为，药物透过完整的表皮的角质层细胞及其细胞间隙是其吸收的主要途径，皮肤的附属器官占皮肤面积较小，不是透皮吸收的主要途径。

2. B 水溶性基质聚乙二醇对药物的释放较快，但对药物的穿透作用影响不大，制成的软膏较难透皮吸收。故 B 选项错误。

3. D 基质的组成、类型和性质，直接影响药物的释放、穿透和吸收。一般认为药物的吸收在乳状液型基质中最好，在吸水性软膏基质（凡士林加羊毛脂）中次之，在烃类基质中最差。若基质的组成与皮脂分泌物类似，则利于某些药物透过皮肤。水溶性基质聚乙二醇对药物的释放较快，但对药物的穿透作用影响不大，制成的软膏较难透皮吸收。

（二）配伍选择题

[1~4] ADCB 软膏剂系指原料药物与油脂性或水溶性基质混合制成的均匀的半固体外用制剂。膏药系指饮片、食用植物油与红丹（铅丹）或官粉（铅粉）炼制成膏料，摊涂于裱背材料上制成的供皮肤贴敷使用的外用制剂。前者称为黑膏药，后者称为白膏药。贴膏剂系指将原料药物与适宜的基质制成膏状物，涂布于背衬材料上供皮肤贴敷、可产生全身性或局部作用的一种薄片状柔性制剂。贴剂系指原料药物与适宜的材料制成的供粘贴在皮肤上的可产生全身性或局部作用的一种薄片状制剂。贴剂一般由背衬层、药物贮库层、粘贴层及临用前除去的保护层组成。

（三）多项选择题

1. ABCDE 药物的透皮吸收除皮肤条件、药物性质、基质等影响因素外，还与药物浓度、应用面积、应用次数及与皮肤接触时间等密切相关。

2. BCE 皮肤细胞膜具有类脂性，一般脂溶性药物比水溶性药物易穿透皮肤，而组织液是极性的，因此，具有适宜的油水分配系数，既有一定脂溶性又有一定水溶性的药物透皮吸收较理想。在油和水中都难溶的药物则很难透皮吸收。强亲油性药物可能聚积在角质层表面而难以透过（故 A 选项错误）。皮肤湿度大，有利于角质层的水合作用，致角质层肿胀，细胞间隙疏松，有利于吸收皮肤的厚薄、毛孔的多少等与药物的穿透、吸收均有关系。不同年龄和性别，由于皮肤条件不同，对药物的穿透、吸收影响也不同。（故 D 选项错误）。

3. ABCDE 皮肤条件对药物透皮吸收的影响：①应用部位：皮肤的厚薄、毛孔的多少等与药物的穿透、吸收均有关系；②皮肤的病变：皮肤烧伤、溃疡破损时，药物可自由地进入真皮，吸收的速度和程度大大增加。某些皮肤病使角质层致密硬化，则不利于药物的透过；③皮肤的温度与湿度：皮肤温度提高，皮下血管扩张，血流量增加，可加速吸收。皮肤湿度大，有利于角质层的水合作用，致角质层肿胀，细胞间隙疏松，有利于吸收；④皮肤的清洁：洗涤可除去部分角质层以及毛囊、皮脂腺上的堵塞物，有利于药物的透过。

二、软膏剂与乳膏剂

（一）最佳选择题

1. C 软膏剂的水溶性基质包括纤维素衍生物类和聚乙二醇类。

2. A 羊毛脂的组成与皮脂分泌物相近，故可提高软膏中药物的渗透性。常与凡士林合用，调节凡士林的渗透性和吸水性。

3. B 羊毛脂常与凡士林合用，调节凡士林的渗透性和吸水性。

4. C 石蜡与液状石蜡在软膏基质中的主要作用是调节软膏的稠度。

5. A 属于烃类的软膏基质有凡士林、石蜡、液状石蜡。

6. C 水包油（O/W）型乳剂基质能与多量的水混合、无油腻、易洗除，药物的释放和穿透较其他基质快。

7. D 水包油（O/W）型乳剂基质，若患处分泌物太多，分泌物会反向吸收进入皮肤而使炎症恶化，应注意适应证的选择。

8. C 水溶性基质是由天然的或合成的水溶性高分子水溶性物质组成。该类基质释药较快，无油腻性和刺激性，能吸收组织渗出液，可用于糜烂创面及腔道黏膜，但润滑作用较差，易失水、发霉，故需加保湿剂与防腐剂。故 C 选项错误。

9. E 硅酮类物质对眼睛有刺激性，不宜作为眼膏基质。

（二）配伍选择题

[1～5] ABCDE 羊毛脂可提高软膏中药物的渗透性。白蜡可用于增加软膏稠度。二甲硅油具有良好的润滑作用，常用于乳膏中的润滑剂。钠皂常作为水包油型乳化剂。钙皂常作为油包水型乳化剂。

（三）多项选择题

1. ABCDE 理想的基质应：①具有适宜的黏度，易于涂布于皮肤或黏膜；②作为药物的良好载体，能与药物的水溶液或油溶液互相混合，有利于药物的释放和吸收；③性质稳定，与药物无配伍禁忌；④无刺激性和过敏性，不影响皮肤的正常功能与伤口愈合；⑤易清洗，不污染衣物。

2. ABCD 油脂性基质主要包括油脂类、类脂类、烃类和硅酮类。

3. ABCDE 软膏剂应均匀、细腻，具有适当的黏稠性，易涂布于皮肤或黏膜上并无刺激性；应无酸败、变色、变硬、融化、油水分离等变质现象；含细粉的软膏剂不得检出大于 $180\mu m$ 的粒子；用于烧伤或严重创伤的软膏剂应进行无菌检查；装量、微生物限度等应符合规定。

4. ABCDE 康妇软膏为乳膏剂，制备时先将油相硬脂酸、羊毛脂、液状石蜡与水相三乙醇胺、甘油、蒸馏水分别加热至 70℃，在搅拌下将水相加入油相中，冷却至 40℃，加入 3.6g 对羟基苯甲酸乙酯，搅匀，制成 O/W 型乳剂基质。基质配方中部分硬脂酸与三乙醇胺生成硬脂酸三乙醇胺皂（简称为三乙醇胺皂），为 O/W 型乳化剂；甘油为保湿剂。本品应密闭，避光保存。

三、膏药

（一）最佳选择题

1. C 黑膏药的基质原料主要是植物油和红丹。植物油以麻油为好，其制成品外观光润，棉籽油、豆油、菜油、花生油等亦可应用，但制备时较易产生泡沫。

2. D 红丹又称章丹、铅丹、黄丹、东丹、陶丹，主要成分为四氧化三铅。

3. B 官粉又称宫粉、铅粉、铅白，主要成分为碱式碳酸铅。

（二）综合分析选择题

1. A 外用膏剂中药物透皮吸收包括释放、穿透及吸收三个阶段。释放系指药物从基质中脱离出来并扩散到皮肤或黏膜表面；穿透系指药物通过表皮进入真皮、皮下组织，对局部组织起治疗作用；吸收系指药物透过皮肤或黏膜通过血管或淋巴管进入体循环而产生全身作用。

2. D 膏药为油润固体，用前需烘软，通常贴于患处，亦可贴于经络穴位，发挥保护、封闭及拔毒生肌、收口、消肿止痛等局部作用；或经透皮吸收，发挥药物的祛风散寒、行滞祛瘀、通经活络、强壮筋骨等功效，治疗跌打损伤、风湿痹痛等，以弥补内服药的药力不足。

（三）多项选择题

AC 黑膏药的基质主要是植物油和红丹。

四、贴膏剂

（一）最佳选择题

1. C 除另有规定外，橡胶贴膏应检查耐热性。

2. E 处方中三乙醇胺主要作用为增加膏体的赋形性和持黏力。

（二）配伍选择题

[1～2] BE 凝胶贴膏应检查赋形性。膏药应检查软化点。

（三）多项选择题

1. ABCDE 橡胶贴膏的特点：黏着力强，不需预热可直接贴用，不污染衣物，携带方便；有保护伤口、防止皮肤皲裂等作用。但橡胶贴膏膏层薄，容纳药物量少，维持时间较短。

2. ABCDE 凝胶贴膏的特点有载药量大，使用方便，贴敷舒适，对皮肤无刺激性。由于基质亲水，膏层含有一定量水分，贴用后皮肤角质层易软化，水合作用增加，有利于药物的透皮吸收。缺点是黏性较差。

五、贴剂、糊剂、凝胶剂、搽剂、洗剂、冲洗剂、涂剂、涂膜剂

（一）最佳选择题

1. B 透皮贴剂可用于完整皮肤表面。

2. A 贴剂在标签中应注明每贴所含药物剂量、总的作用时间及药物释放的有效面积。

3. A 凝胶剂基质属单相分散系统，有水性与油性之分。水性凝胶基质一般由水、甘油或丙二醇与纤

维素衍生物、卡波姆和海藻酸盐、西黄蓍胶、明胶、淀粉等构成；油性凝胶基质由液状石蜡与聚乙烯或脂肪油与胶体硅或铝皂、锌皂等构成。故 A 选项错误。

（二）配伍选择题

[1~2] AC 除另有规定外，橡胶贴膏、凝胶贴膏应检查黏附力；凝胶剂应一般应检查 pH。膏药经检查软化点。

[3~6] ABCE 糊剂系指原料药物固体粉末均匀地分散在适宜的基质中所组成的半固体外用制剂。凝胶剂系指原料药物与能形成凝胶的辅料制成的具凝胶特性的稠厚液体或半固体制剂。搽剂系指原料药物

用乙醇、油或适宜的溶剂制成的液体制剂。涂膜剂系指原料药物溶解或分散于含成膜材料的溶剂中，涂搽患处后形成薄膜的外用液体制剂。D 选项为软膏剂定义。

（三）多项选择题

1. ABCE 贴剂一般由背衬层、药物贮库层、粘贴层及临用前除去的保护层组成。贴剂的贮库可以是骨架型或控释膜型。

2. ACDE 除另有规定外，以水或稀乙醇为溶剂的洗剂一般应检查 pH。含乙醇的洗剂应检查乙醇量。故 B 选项错误。

第六节 直肠给药制剂

一、基本要求

最佳选择题

1. A 直肠给药是指通过肛门将药物置入肠管，以发挥局部治疗作用或使药物通过直肠黏膜吸收而发挥全身治疗作用的给药形式。

2. D 水溶性药物分散在油脂性基质中，药物能较快释放或分散至分泌液中，故吸收较快。脂溶性药物分散于油脂性基质，药物需由油相转入水性分泌液中方能被吸收，吸收速度与药物的油水分配系数有关。

二、栓剂

（一）最佳选择题

1. A 栓剂不仅在腔道起润滑、抗菌、消炎、杀虫、收敛、止痛、止痒等局部治疗作用，而且可经腔道吸收产生全身治疗作用。

2. B 可可豆脂具有同质多晶性，有 α、β、γ 三种晶型。

3. C 甘油明胶系由明胶、甘油与水制成，常用作阴道栓剂基质，但不适用于鞣酸等与蛋白质有配伍禁忌的药物。

4. C 聚乙二醇在体温条件下不熔化，能缓缓溶于直肠液中，但对黏膜有一定刺激性。

5. D 在油脂性基质中，水溶性药物释放较快。水溶性基质或油水分配系数小的油脂性基质中，脂溶性药物释放较快。故将脂溶性药物制成起效迅速的栓剂，应选用的基质是水溶性基质，应选水溶性基质聚乙二醇。

6. C 栓剂的质量检查项目包括融变时限、重量差异、膨胀值、微生物限度等。

7. B 关于栓剂的融变时限检查，除另有规定外，**脂肪性基质的栓剂应在 30 分钟内全部融化**、软化或触压时无硬芯，**水溶性基质的栓剂应在 60 分钟内全部溶解**。

8. E 除另有规定外，栓剂应在 30℃ 以下密闭贮存和运输。

（二）配伍选择题

[1~2] AC 甘油明胶在体温下能软化并缓慢溶解于直肠液中。可可豆脂属油脂性基质，常温下为黄白色固体，可塑性好，无刺激性，能与多种药物配伍使用。

[3~4] EC 栓剂基质分为油脂性基质（可可豆酯和半合成脂肪甘油酯类）、水溶性基质（聚乙二醇类和甘油明胶等）。

[5~7] ACD 可可豆脂是具有同质多晶性的基质。**甘油明胶多用作阴道栓剂基质**。聚乙二醇类对黏膜有一定刺激性。

（三）多项选择题

1. ABCDE 影响直肠给药栓剂中药物吸收的因素：①生理因素：栓剂塞入直肠的深度、直肠有无粪便存在、腹泻及组织脱水等均能影响药物从直肠部位的吸收。直肠液的 pH 约为 7.4，且无缓冲能力，对弱酸弱碱性药物的吸收都有影响；②药物因素：药物的溶解度、脂溶性与解离度及粒径大小等均可影响药物的直肠吸收；③基质因素：水溶性药物分散在油脂性基质中，药物能较快释放或分散至分泌液中，故吸收较快。

2. ACE 直肠栓剂可发挥局部或全身治疗作用，发挥全身治疗作用的栓剂药物吸收途径有：①经直肠上静脉吸收，由门静脉进入肝脏，再由肝脏进入大循环；②经直肠下静脉和肛门静脉吸收，由髂内静脉绕过肝脏，从下腔大静脉直接进入大循环；③经直肠淋巴系统吸收。

3. ABCDE 栓剂的基质要求主要包括：①室温时具有适宜的硬度和韧性，塞入腔道时不变形、不碎裂。在体温下易软化、熔融或溶解；②与药物无配伍禁忌，无毒性、无过敏性及黏膜刺激性，不影响药物的含量测定；③熔点与凝固点相距较近，且有润湿与乳化能力，能混入较多的水；④在贮藏过程中不易霉变，且理化性质稳定。

4. BDE 甘油明胶为水溶性基质，凡士林为软膏基质，均不属于油脂性栓剂基质。

5. ACDE 除另有规定外，栓剂应在30℃以下密闭贮存和运输，防止因受热、受潮而变形、发霉、变质。故B选项错误。

6. BCD 栓剂的质量评价包括融变时限、重量差异、膨胀值、微生物限度。

7. ABCDE 小儿消炎栓为小儿用药，主要针对患者用药特点及药物性质，从口服剂型研制成栓剂，具有增加患者依从性、用药方便等特点，各选项均正确。

三、灌肠剂

多项选择题

ABCDE 灌肠剂具有易被直肠吸收，较口服给药吸收快，生物利用度高，可避免肝脏首过效应以及胃和小肠消化液和酶系的破坏，避免口服药物对胃的刺激等优点。

第七节　阴道给药制剂

一、常用剂型及其特点

多项选择题

ABCDE 阴道给药与传统的口服给药相比有许多优点，是很有效的药物持续释放系统，不仅可以局部用药，而且可以发挥全身作用。药物通过阴道黏膜吸收可以避免肝肠循环产生的首过效应。阴道给药还适合于一些有严重胃肠道反应的药物。阴道给药还可以避免多次给药产生的"峰谷"现象。

二、药物吸收途径及其影响因素

最佳选择题

C 与鼻腔、直肠黏膜相比，药物的阴道吸收较慢，原因主要是阴道上皮具有多层细胞，形成了吸收屏障。

三、质量要求

最佳选择题

E 阴道片、阴道栓应检查融变时限。除另有规定外，阴道片3片，均应在**30分钟内全部溶化**或崩解溶散并通过开孔金属圆盘，或仅残留少量无硬心的软性团块。

四、临床应用注意事项

最佳选择题

C 一阴道给药制剂般选择在睡前使用。

第八节　眼用制剂

一、常用剂型及其特点

最佳选择题

A 滴眼剂系指由原料药物与适宜辅料制成的供滴入眼内的无菌液体制剂。可分为溶液、混悬液或乳状液。

二、药物吸收途径及其影响因素

多项选择题

ABCDE 影响眼用制剂中药物吸收的因素主要包括药物从眼睑缝隙的损失、药物的外周血管消除、眼用制剂的 pH 及药物的 pK_a、眼用制剂的刺激性、滴眼剂的表面张力、黏度等。

三、质量要求

最佳选择题

1. C 除另有规定外，滴眼剂每个容器的装量应不超过 10ml。

2. D 除另有规定外，洗眼剂每个容器的装量应不超过 200ml。

3. C 除另有规定外，眼用半固体制剂每个容器的装量应不超过 5g。

4. D 除另有规定外，**眼用制剂应遮光密封贮存，在启用后最多可使用 4 周**。

四、临床应用注意事项

最佳选择题

C 在使用两种以上滴眼液时，须间隔 5～10 分钟或以上，以免第 2 种滴眼液会将先滴入的药液冲洗掉。

五、滴眼液典型处方分析

最佳选择题

A 除另有规定外，水溶性滴眼剂应与泪液等渗，常用渗透压调节剂有氯化钠以及该制剂处方中的硼酸、硼砂等。

第九节 鼻用制剂

一、常用剂型及其特点

（一）最佳选择题

A 鼻用制剂系指直接用于鼻腔，发挥局部或全身治疗作用的制剂。

（二）多项选择题

ABCDE 鼻腔给药不需要专业设备和护理人员，患者可自行给药，使用方便，不良反应较小，有较好的依从性，适用于无注射条件尤其是不便口服或注射的药物。

二、药物吸收途径及其影响因素

多项选择题

ABCDE 影响鼻用制剂吸收的因素主要有：①鼻腔黏膜的功能状态，包括鼻黏膜有无感染、纤毛运动障碍，鼻道有无阻塞，鼻黏膜的血流状态，鼻腔的温度、湿度等；②药物的理化性质，包括药物的剂型、pH、渗透压、浓度、黏滞度、气味以及对鼻腔黏膜有无刺激等；③用药器具及用药方法。此外，微粒大小是影响药物在鼻腔沉积的重要因素，沉降在鼻前庭的药物可延长在鼻腔存留的时间，但吸收很少；沉降在鼻甲的药物存留时间短，但吸收较多；沉降在鼻道的药物在鼻腔存留的时间和吸收量适中；沉降在嗅裂的药物可较快地进入颅内。

三、质量要求

最佳选择题

1. C 除另有规定外，鼻用制剂装量按体积计应不超过 10ml。

2. C 除另有规定外，鼻用制剂装量按重量计应不超过 5g。

3. E 鼻用粉雾剂中，原料药物与适宜辅料的粉末粒径一般应为 30～150μm。

4. A 鼻用气雾剂和鼻用喷雾剂喷出后的雾滴粒子绝大多数应大于 10μm。

5. D 除鼻用气雾剂、鼻用喷雾剂和鼻用粉雾剂外，多剂量包装的鼻用制剂在开启后使用期一般不超过 4 周。

四、临床应用注意事项

最佳选择题

D 正常人鼻腔液 pH 一般为 5.5～6.5。滴鼻剂 pH 应为 5.5～7.5。

第十节 吸入制剂

一、特点与分类

（一）最佳选择题

D 气雾剂制备时需要耐压容器、阀门系统和特殊的生产设备，成本高。故 D 选项错误。

（二）多项选择题

1. ABCE 吸入制剂的特点：①具有速效和定位作用：药物呈细小雾滴能够直达作用部位，局部浓度高，药物分布均匀，吸收快，奏效迅速；②制剂稳定性高：药物装在密闭不透明的容器中，不易被微生物污染，且能避免与空气、水分和光线接触，提高了稳定性；③给药剂量准确（故 D 选项错误），副作用较小；④局部用药的刺激性小。

2. ABCDE　吸入气雾剂系指原料药物或原料药物和附加剂与适宜抛射剂共同装封于具有定量阀门系统和一定压力的耐压容器中，形成溶液、混悬液或乳液，使用时借助抛射剂的压力，将内容物呈雾状物喷出而用于肺部吸入的制剂。

二、药物吸收与影响因素

（一）最佳选择题

1. B　吸入气雾剂和吸入喷雾剂给药时，药物以雾状吸入可直接作用于支气管平滑肌，适宜粒径的雾滴在肺泡部位有较好的分布和沉积，肺泡为药物的主要吸收部位。

2. A　吸入气雾剂雾滴（粒）的粒径应在 $10\mu m$ 以下，其中大多数应在 $5\mu m$ 以下。

（二）多项选择题

AB　影响吸入气雾剂和吸入喷雾剂药物吸收的主要因素有：①药物的脂溶性及分子大小，吸入给药的吸收速度与药物的脂溶性成正比，与药物的分子大小成反比（故 E 选项错误）；②雾滴（粒）粒径大小，雾滴（粒）的大小影响其在呼吸道沉积的部位，吸入气雾剂雾滴（粒）的粒径应在 $10\mu m$ 以下，其中大多数应在 $5\mu m$ 以下。雾滴过粗，药物易沉着在口

腔、咽部及呼吸器官的各部位（故 C 选项错误）；粒子过小，雾滴（粒）易到达肺泡部位（故 D 选项错误），但沉积减少，多被呼出，吸收较少。

三、质量要求

（一）最佳选择题

1. A　吸入制剂中原料药物粒度大小通常应控制在 $10\mu m$ 以下，其中大多数应在 $5\mu m$ 以下。

2. D　除另有规定外，吸入液体制剂应进行递送速率和递送总量、微细粒子剂量以及无菌检查，应符合规定。

（二）多项选择题

ABCD　除另有规定外，吸入气雾剂应进行递送剂量均一性、每罐总揿次、每揿主药含量、微细粒子剂量以及微生物限度检查，应符合规定。

四、临床应用注意事项

（一）最佳选择题

E　吸入液体制剂使用前其 pH 值应在 $3\sim10$ 范围内。

（二）多项选择题

1. ABCE　吸入气雾剂药物遇热和受撞击有可能发生爆炸，储存时应注意避光、避热、避冷冻、避碰撞，即使药品已用完的小罐也不能弄破、刺穿或燃烧。D 选项为干扰项。

2. ABCE　吸入制剂吸入时，头略后仰并缓慢地呼气，尽可能呼出肺内空气。

第十一节　其他剂型

一、胶剂

（一）最佳选择题

C　胶剂系指将动物的皮、骨、甲或角用水煎取胶质，浓缩成稠胶状，经干燥后制成的固体块状内服制剂。如阿胶（皮胶类）、鹿骨胶（骨胶类）、龟甲胶、鳖甲胶（甲胶类）、鹿角胶（角胶类）。阿拉伯胶不属于胶剂。

（二）多项选择题

ABCE　胶剂制备时加水煎煮数次至煎煮液清淡为止，合并煎煮液，静置，滤过，浓缩。浓缩后的胶液在常温下应能凝固。胶凝前（D 选项错误），可按

各品种制法项下规定加入适量辅料（如黄酒、冰糖、食用植物油等）。胶凝后，按规定重量切成块状，阴干。

二、膜剂

多项选择题

1. ABDE　膜剂的特点：①生产工艺简单，易于自动化和无菌生产；②药物含量准确、质量稳定；③使用方便，适于多种给药途径；④可制成不同释药速度的制剂；⑤制成多层膜剂可避免配伍禁忌；⑥体积小，重量轻，便于携带、运输和贮存。

2. ABC　膜剂的成膜材料常用的有聚乙烯醇、丙烯酸树脂类、纤维素类及其他天然高分子材料。

三、锭剂、灸剂、线剂、熨剂、糕剂、丹剂、条剂、钉剂、棒剂

（一）最佳选择题

1. B　棒剂指将药物制成小棒状的外用制剂。可直接用于皮肤或黏膜，起腐蚀、收敛等作用，多用于眼科。

2. A　红升丹的主要成分是氧化汞（HgO），白降丹的主要成分是氯化汞（$HgCl_2$），轻粉的主要成分是氯化亚汞（Hg_2Cl_2）。

3. E　钉剂系指饮片细粉加糯米混匀后加水加热制成软材，分剂量，搓成细长而两端尖锐（或锥形）的外用固体制剂。

（二）配伍选择题

[1~4] CABD　线剂系指将丝线或棉线置药液中先浸后煮，再经干燥制成的一种外用制剂。糕剂系指饮片细粉与米粉、蔗糖等蒸制成的块状制剂。丹剂系指汞以及某些矿物药为原料，经高温炼制成的具有不同结晶形状的汞的无机化合物。条剂系指用桑皮纸粘药膏后搓捻成细条，或用桑皮纸搓捻成条，粘一层面糊，再粘药粉而制成的外用制剂，又称纸捻。

[5~6] CB　锭剂系指饮片细粉加适宜黏合剂（或利用饮片细粉本身的黏性）制成不同形状的固体制剂。熨剂系指饮片细粉或饮片提取液与经煅制的铁砂混合制成的外用制剂。

（三）多项选择题

ABD　丹剂按制法分为升丹和降丹，主要药物有红升丹、白降丹、轻粉等。

第十二节　新型给药制剂

一、调释制剂

（一）最佳选择题

1. A　缓释制剂、控释制剂无靶向性。

2. A　控释制剂系指在规定释放介质中，按要求缓慢地恒速释放药物。故 A 选项错误。

3. D　结肠定位制剂系指在胃肠道上部基本不释放、在结肠内大部分或全部释放的制剂，即一定时间内在规定的酸性介质与 pH 6.8 磷酸盐缓冲液中不释放或几乎不释放，而在要求的时间内，于 pH 7.5~8.0 磷酸盐缓冲液中大部分或全部释放的制剂。

（二）多项选择题

ABCDE　调释制剂包括缓释制剂、控释制剂、迟释制剂（包括肠溶制剂、结肠定位制剂和脉冲制剂等）。

二、微粒制剂

（一）配伍选择题

[1~3] ABC　靶向制剂可分为三类：①一级靶向制剂，系指进入特定组织或器官；②二级靶向制剂，系指药物进入靶部位的特殊细胞（如肿瘤细胞）释药；③三级靶向制剂，系指药物作用于细胞内的特定部位。

（二）多项选择题

1. ABCDE　微粒制剂具有掩盖药物的不良气味与口味、液态药物固态化、减少复方药物的配伍变化，提高难溶性药物的溶解度，或提高药物的生物利用度，或改善药物的稳定性，或降低药物不良反应，或延缓药物释放、提高药物靶向性等作用。

2. ABDE　小单室脂质体的粒径一般在 20~80nm 之间，也可称为纳米脂质体。

3. ABCE　靶向制剂特点是可使药物浓集于靶组织、靶器官、靶细胞及其周围，提高疗效并显著降低对其他组织、器官及全身的毒副作用。故 D 选项错误。

4. ABCDE　微粒制剂的常用载体主要有微囊、微球、脂质体、亚微乳、纳米粒、聚合物胶束等。